中耳炎
理论与临床创新研究

Innovative Research on Otitis Media
——Theory and Clinical Practice

主　　编　张全安

副 主 编　韦俊荣　林基祯　李　荣

编　　者　（以姓氏笔画为序）

韦俊荣　史蒂文·久恩　任晓勇

朱立团　许　珉　张　青　张全安

张晓彤　李　荣　林基祯　郑国玺

侯　薇　赵玉祥　康全清　曹永华

董季平　樊孟耘

绘　　图　张全安

中 国 出 版 集 团

世界图书出版公司

西安　北京　广州　上海

图书在版编目(CIP)数据

中耳炎理论与临床创新研究/张全安主编. —西安:世界图书
出版西安有限公司,2013.4
ISBN 978-7-5100-5396-2

Ⅰ.①中…　Ⅱ.①张…　Ⅲ.①中耳炎—临床医学—研究
Ⅳ.①R764.21

中国版本图书馆 CIP 数据核字(2013)第 056372 号

中耳炎理论与临床创新研究

主　　编	张全安	
责任编辑	王梦华　马可为	
出版发行	**世界图书出版西安有限公司**	
地　　址	西安市北大街 85 号	
邮　　编	710003	
电　　话	029-87233647(市场营销部)	
	029-87234767(总编室)	
传　　真	029-87279675	
经　　销	全国各地新华书店	
印　　刷	西安华新彩印有限责任公司	
开　　本	889×1194　1/16	
印　　张	17	
字　　数	420 千字	
版　　次	2013 年 4 月第 1 版	
印　　次	2013 年 4 月第 1 次印刷	
书　　号	ISBN　978-7-5100-5396-2	
定　　价	180.00 元	

编 者 名 单

韦俊荣	西安交通大学第二附属医院	教　授
史蒂文·久恩	美国明尼苏达大学中耳炎研究中心	教　授
朱立团	陕西周至县人民医院	主治医师
任晓勇	西安交通大学第二附属医院	教　授
许　珉	西安交通大学第二附属医院	教　授
李　荣	陕西铜川市人民医院	主任医师
张　青	西安交通大学第二附属医院	副教授
张全安	西安交通大学第二附属医院	教　授
张晓彤	西安交通大学第二附属医院	教　授
林基祯	美国明尼苏达大学中耳炎研究中心	副教授
郑国玺	西安交通大学第二附属医院	教　授
侯　薇	陕西中医学院附属医院	主治医师
曹永华	陕西中医学院第二附属医院	副主任医师
康全清	西安交通大学第二附属医院	教　授
董季平	西安市中心医院	教　授
樊孟耘	西安高新医院	副主任医师
赵玉祥	延安大学附属医院	主任医师

主编简介

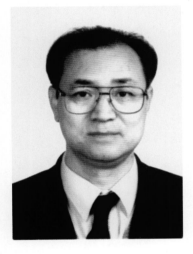

张全安，1944 年出生于陕西省周至县。1969 年毕业于第四军医大学。西安交通大学第二附属医院教授，硕士生导师，主任医师。曾任西安交通大学耳病研究所所长，西安交通大学第二附属医院耳鼻咽喉头颈外科主任等职。

从事耳鼻咽喉头颈外科临床医疗、教学、科研 40 余年，积累了丰富的临床经验。先后提出"筛颌区海绵状血管瘤"、"喘息型呼吸道异物"、"外生性面神经鞘膜瘤 (Outgrowing Schwannoma of the Facial Nerve)"和"慢性渗出-肉芽型中耳炎"4 种新的疾病诊断名称。

1993 年曾应邀赴美国明尼苏达大学中耳炎研究中心从事长达三年半的中耳炎病理研究，在有重要临床意义的几个方面，如中耳炎性渗出液和肉芽组织的产生、演变规律，胆脂瘤形成机制，慢性中耳炎形成的病理机制，咽鼓管黏骨膜病理特征，中耳炎病变在中耳腔的分布特点，中耳炎病理演变过程模式路线图等方面都取得了新的发现和进展，并初步建立了自己的中耳炎病理理论体系。

1997 年回国后，把主要精力放在以前期病理研究为基础的中耳炎临床诊治研究方面。在中耳炎的临床分类、慢性中耳炎手术分型、以听骨链为中心的诊治理念、中耳炎精准诊治方法的研究、中耳炎外科手术方法的研究等方面取得了进展。发现了"脑膜炎-脑脊液分离现象"是耳源性硬脑膜下脓肿的临床特征，研究设计了"应用耳后皮下组织蒂岛状皮瓣行外耳道成形术""诊治性鼓窦插管术""脂肪压片法修补鼓膜穿孔""应用外耳道皮下组织修补鼓膜穿孔""病变根除、乳突术腔充填、鼓室成形和外耳道骨创面植皮术"和"全中耳复原重建术"等 7 种新的手术方法，逐渐形成了自己的一套中耳炎临床诊治技术。创办的省市和国家级"中耳炎理论与临床研究新进展"学习班，已连续举办了 12 期。发表中英文论文 50 余篇。在诸多中耳炎理论和临床诊治技术方面取得的研究成果居国内外领先水平。多篇论文被 SCI 和 Medline 收录，获省市级科技进步奖一二等奖共 3 项。

前　言

中耳炎是听力致残率很高的常见病,至今仍被认为是疑难顽症,因而是耳科学重点研究的课题之一。作者将近 20 年来在中耳炎理论与临床诊治研究的结果加以整理,并提取国外有关分子生物学研究内容的精华,编著成书。书中主要包括中耳炎基础理论、临床理论和诊治技术研究三方面的内容。特别对中耳炎病因学,中耳炎组织病理学观察及连续演变过程机制,胆脂瘤型中耳炎形成的组织病理学和分子生物学机制,中耳炎分类理论,慢性中耳炎手术分型研究,以听骨链区为中心的诊治理念,精确诊断、精准治疗的诊治理念,诊治性鼓窦插管术,鼓膜穿孔修补新技术,全中耳复原重建术,外耳道胆脂瘤中耳并发症,以及如何将慢性中耳炎病变根除与听力重建术完美结合、快速愈合等有重要临床意义的中耳炎核心理论和诊治技术的创新研究给予重点介绍。为读者易于理解、掌握书中理论,精选了 450 多幅彩色图片资料插入书中,每节前还附有内容要点。可供临床耳鼻喉头颈外科医生、教师、医学生和研究者参考。

本书是以自主创新研究的新理论、新概念、新技术、新经验为主要内容的中耳炎专著。为减少篇幅,耳科医师所熟知的、在一般专业书籍中涵盖的相关内容不再赘述。因此,在中耳炎理论的系统性和完整性方面存在某些不足。

限于作者的专业视野和水平,书中内容难免有遗漏和差错,希望读者指正。

作者在应邀赴美国明尼苏达大学中耳炎研究中心进行中耳炎病理研修和临床观摩学习期间,受到在耳科学领域著名的 Michael M. Paparella 教授和资深科学家 Patricia A. Schachern 的热心指导和资助。在颞骨病理实验室研修期间,为本书病理照片资料的采集和制作方面得到 Sherry Fulton 女士的很多帮助。他们的指导和帮助对本书的完成至关重要,在此一并表示衷心感谢!

主　编　张全安

目　　录

第一章 中耳炎病因学及流行病学

第一节 中耳炎的病因学新概念

内容要点

● 致病微生物是各种非特异性中耳炎最重要、最直接的外源性致病病因。

● 咽鼓管功能障碍与中耳黏膜免疫功能不全本身极少单独致病，它们是促使中耳炎发生的两个重要因素。

● 在中耳炎的一系列炎症病理级联反应过程中，上一级病理改变将引起下一级病理改变，并称之为下一级病理改变的病理病因。

● 中耳炎的一系列连锁病理病因的相互作用事件，使中耳炎病变向更严重的病理阶段发展，并形成各种慢性中耳炎和后遗症。

当今，中耳炎的病因学概念是指引起中耳炎发生的病因，以及中耳炎起始发病的相关因素。研究中耳炎发病的病因固然重要，但中耳炎是一个连续的炎症病理级联反应过程，深入、系统地研究中耳炎病理演变中的一系列连锁病理病因、上下级病理级联反应的因果关系，以及由这些级联反应的固有因果关系形成的病理演变规律，对系统、正确认识中耳炎病程演变规律、指导诊治，阻断中耳炎病理恶性循环的形成和进展都具有极其重要的理论和临床意义。

因此，在现代中耳炎病理学、分子生物学研究新进展的基础上，突破当今中耳炎病因学概念，以崭新的视角在更广的病理学层面和更高的分子生物学层面研究、诠释中耳炎的病因学，才能全面系统、深入透彻地认识中耳炎从发病到病理终端的系统因果关系，从而对中耳炎的致病病因、病理病因有一个全新的认识和理解。

一、中耳炎发生的病因学研究现状

从大体上看，目前人们仍认为咽鼓管功能障碍、感染和免疫功能不全是中耳炎的三大发病病因，这与以往无大的变化。但若仔细研究当今的新发现和循证医学新证据，就会发现其实对中耳炎发生的病因学概念和理解正悄然发生着重大变化。以往认为，在这三大病因中，咽鼓管功能障碍在非化脓性中耳炎（分泌性中耳炎）的发病中起到关键性作用，是咽鼓管功能障碍引起中耳腔负压，导致黏膜血管通透性增强而有浆液漏出。感染是化脓性中耳炎的关键性致病病因。

1. **咽鼓管功能障碍** 主要有三种功能障碍。第一种是开放机制失调，包括咽鼓管壁塌陷、主动开放不能和异常开放，直接表现为咽鼓管通风引流功能低下和通气过度。第二种是由咽鼓管阻塞引起的通风引流障碍，主要由咽鼓管黏膜的炎性病变（主要在鼓口处，实际是中耳黏膜炎性病变脱垂）和鼻咽部病变（腺样体肥大、淋巴组织增生、填塞物及肿瘤等）引起。第三种是黏液纤毛毯功能障碍。这三种功能障碍中，除异常开放引起中耳过度通气外，其他都是咽鼓管通风引流功能低下引起中耳腔负压。当咽鼓管开放时，中耳的负压易于把鼻咽部的病菌吸入中耳腔导致感染。但无论是哪种咽鼓管功能障碍，都会因中耳负压或过度通气促使致病微生物侵入中耳腔且排出困难，从而使中耳易感染导致中耳炎。如果没有致病微生物进入中耳腔，咽鼓管功能障碍本身极少引起中耳炎。咽鼓管功能障碍也不是引起分泌性中耳炎的必备条件，但它可延长中耳炎的病理过程，促使其慢性化。

2. 感染　主要由肺炎链球菌、流感嗜血杆菌、流感病毒、腺病毒和鼻病毒等引起。研究表明，非化脓性中耳炎的渗出液中细菌培养阳性率达 1/3~1/2。中耳细菌成分，特别是细菌外膜和内毒素的存在是慢性中耳积液的主要原因。非化脓性中耳炎可能是中耳的一种轻型或低毒性细菌感染的表现。动物研究显示：用细菌及其代谢产物、灭活细菌、细胞因子及炎症介质等物质均可诱导出分泌性中耳炎动物模型，且造模成功率高达70%~100%，说明致病微生物不仅是引起化脓性中耳炎的主要病因，且非化脓性中耳炎也直接或间接地与致病微生物感染有关。因此，致病微生物的入侵和感染是引起各种非特异性中耳炎（包括化脓性和非化脓性中耳炎）最重要、最常见、最直接的外源性致病病因。

3. 中耳黏膜免疫功能不全　特别是在小儿，这是中耳易于感染发病的内源性基础病因，但如果没有病原体的入侵依然不会发生中耳炎。

因此，在这三种致病病因中，致病微生物的入侵感染是各种非特异性中耳炎最重要、最直接的外源性致病病因，另两种所谓的病因属机体的内在性病因，如果没有外源性病因的参与，一般很少单独致病，它们是促使中耳感染发生中耳炎的两个重要因素。因此，不能把这两个因素看做是引起中耳炎发生的直接病因。

近年的相关研究和循证医学证据也支持这一基本论点。①中耳炎常与上呼吸道感染有密切关系，多随上呼吸道感染的发生而发病，随其痊愈而自行消退，常与上呼吸道感染有锁时关系。②在非化脓性中耳炎的渗出液中可查出细菌，细菌培养阳性率占 1/3~1/2，并检测出内毒素及细菌解体的成分。③对分必性中耳炎进行抗感染治疗往往获得较好的效果。④中耳炎常可自行消退，多为短期的炎性病程，这与因咽鼓管发育不全或顽固性病变引起的咽鼓管功能障碍应为长期性的特点不符合。⑤现今乘飞机旅行很普遍，但极少有气压创伤性中耳炎发生。⑥笔者的中耳炎颞骨病理连

续切片光镜观察研究表明，急、慢性中耳炎时咽鼓管黏膜无明显炎症改变，管腔亦均无病理性阻塞（图 1-1-1）。咽鼓管黏膜的特殊组织解剖结构对炎症有极强的屏障作用，咽鼓管的解剖和功能都具有超强的稳定性，极少对炎症和治疗有反应。这些研究结果都说明咽鼓管功能障碍并非是中耳炎的主要病因。相反，在中耳炎病程中它始终不被炎性病变阻塞，且保持通风引流通道的通畅对引流中耳渗出液、促进中耳炎的恢复非常有利，其功大于过。

基于以上对中耳炎致病病因的认识，针对其致病病因的治疗理应以抗感染、消除炎症为基本治疗方法，而针对咽鼓管功能障碍的治疗则很难奏效，临床的实践经验也证实了这一点。

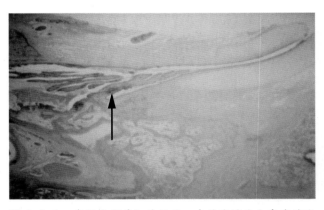

图 1-1-1　中耳炎颞骨切片显示，中鼓室脓液和高度肿胀脱垂的黏膜进入鼓口部，但咽鼓管软骨部无明显炎症病变，它们之间的分界线在骨与软骨交界处（箭头所示），管腔无病理性阻塞。HE 染色（×8）。

虽然至今仍认为咽鼓管功能障碍、感染和免疫功能低下是中耳炎发病的三大病因，但基于最新的研究成果和崭新的病因学视角，对中耳炎致病病因有了全新的概念、认识和诠释。深入分析、解读这三种病因中的主次、内因和外因、直接和间接病因的关系，可使耳科医师对这三种病因在中耳炎发病中起到的真正作用能有更深入、明确地理解。

二、中耳炎的病理病因学

何为病理病因？中耳炎是一个连续的病理过程，在中耳炎的炎症病理级联反应过程中，上一级的病理改变将引起下一级的病理变化，炎症的上、下级病理演变就构成了因果关系。将上一级的病理改变称为下一级病理改变的病理病因，即

是引起下一级病理变化的原因。例如，早期中耳炎的炎性渗出液在中耳腔的积存是引起慢性中耳炎肉芽组织形成的病理病因。研究中耳炎病理过程中这一系列连锁的病理病因及其相互关系，对理解、把握中耳炎病理演变机制和规律十分重要，对指导中耳炎诊治，打断中耳炎病理演变的恶性循环，阻止其病理向更严重的阶段发展有指导意义。

中耳炎是一个十分复杂的病理级联反应过程，根据当今相关分子生物学和病理学研究结果，在其由早期中耳炎向慢性中耳炎和中耳炎后遗症的病理演变过程中，有如下明显的病理病因学因果关系。

（1）在早期中耳炎的炎性渗出液中存在有致病微生物、细菌成分和内毒素、补体、各种炎性细胞，以及主要由炎性细胞产生的如白介素、肿瘤坏死因子、前列腺素、转化生长因子、血管内皮生长因子、成纤维细胞生长因子等多种炎症介质和细胞因子。它们的相互作用可导致一系列十分复杂的炎症病理级联反应，使中耳炎症和渗出液持续存在，并形成肉芽组织、骨质破坏等病理改变，使炎症向慢性病理阶段发展，渗出液中所有这些物质的存在都是中耳炎持续进展和向慢性中耳炎阶段发展的病理病因。因而，减少渗出液的产生，及时排出渗出液，研究阻断炎症介质的药物是预防和治疗慢性中耳炎的基本思路。

（2）在中耳炎病理过程中，黏膜的充血、肿胀、炎性粘连及包裹性积液、肉芽组织这些病理改变可以不同程度地阻塞或封闭中耳腔系统某些狭窄的内通风引流通道（如鼓峡、鼓窦口、乳突周围气房等），使阻塞部位以后的区域的渗出液长期积存不能被引流排出，久之机化形成肉芽组织

（图1-1-2），并导致慢性中耳炎的形成。因此，中耳内通风引流通道炎性病变的阻塞是慢性中耳炎及其病理恶性循环形成的一个重要病理病因。故此，及时强有力的抗炎治疗、排出渗出液、疏通内通风引流通道是预防和治疗慢性中耳炎的重要措施。

（3）由于中耳炎的听骨链区（包括上鼓室、后上鼓室砧-镫骨周围）有悬韧带和黏膜皱襞纵横交错，此区多发生黏膜肿胀、粘连、包裹性积液和肉芽组织等炎性病变，是中耳炎时炎症病变最重的区域。此区的炎性病变持续刺激、浸润，进而粘连鼓膜的松弛部、紧张部后上区，向内形成内陷囊袋（图1-1-3）。因此，听骨链区的顽固性炎性病变是鼓膜内陷囊袋形成的一个重要病理病因。

鼓膜内陷囊袋受其内侧听骨链区顽固性炎性病变的持续刺激和浸润，引起鼓膜内陷囊袋内的鼓膜鳞状上皮过度增生、角化、脱落、堆积而无法排出，随着体积的增大，形成胆脂瘤。因此，听骨链区顽固性炎性病变的持续存在和鼓膜内陷囊袋的形成是胆脂瘤形成的病理病因（图1-1-3）。尽早彻底治疗中耳炎症，防止听骨链区顽固性炎性病变的形成是预防鼓膜内陷囊袋和胆脂瘤形成的根本治疗措施。

（4）近代研究显示，炎性肉芽组织（包括胆固醇肉芽肿）和胆脂瘤基质中有白介素-1、肿瘤坏死因子、前列腺素和多种溶解、吸收、破坏骨质的炎症介质。它们常吸收破坏其周围的骨质，可出现听骨链中断，面神经骨管、骨迷路、乙状窦前骨壁或鼓室天盖的吸收破坏，导致一系列颅内外并发症的发生。还由于中耳和外耳道空间狭

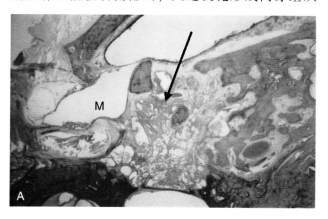
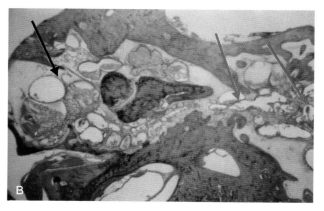

图1-1-2　A.左耳砧-镫骨区粘连肉芽组织封闭鼓峡（箭头所示），前半中耳腔(M)无病变。B.阻塞以后的上鼓室（黑箭头所示）、鼓窦口（红箭头所示）、鼓窦（蓝箭头所示）充满包裹性积液和粘连、肉芽组织。HE染色（×14）。

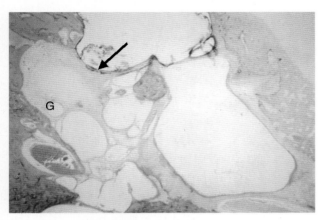

图 1-1-3 右耳面神经隐窝肉芽组织 (G) 粘连鼓膜后上区，形成早期胆脂瘤内陷囊袋 (箭头所示)。HE 染色 (×8)。

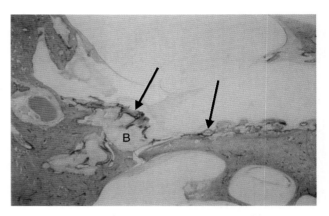

图 1-1-4 右耳慢性中耳炎鼓岬及后鼓室有新生骨 (箭头所示) 和玻璃样变 (B) 形成。HE 染色 (×8)。

窄，常被炎性病变阻塞，当中耳腔系统病变感染加重，出现化脓性炎症时，可因引流不畅或受阻而使含有大量致病菌和内毒素的脓液在中耳腔产生很高的压力，这些脓液和毒性物质可经颅内外间骨质被吸收破坏的通道或血液循环通路向周围颅内外扩散，可引起一系列颅内外并发症。因此，肉芽组织和胆脂瘤组织对骨质的吸收、破坏，中耳和外耳道病理性阻塞使感染的中耳乳突腔脓液无法排出、压力增高是引起耳源性颅内外并发症的两个主要病理病因。因为只要中耳腔周围没有骨质破坏，就不存在感染向颅内外扩散的通道；如果引流通道没有阻塞，中耳虽然有化脓性感染，但脓液可引流出来，不会在中耳腔产生很高的压力，感染就不易经血运向周围扩散，也不会发生颅内外并发症。

（5）中耳腔增厚的黏骨膜或肉芽组织可发生进一步纤维化、玻璃样变，听骨关节被包绕、固定，甚至骨化形成新骨（图 1-1-4），形成粘连性中耳炎和鼓室硬化的结局。所以，中耳炎导致的黏骨膜炎、增厚和肉芽组织可能是演变为粘连性

中耳炎、鼓室硬化的直接病理病因。

目前，一般认为慢性中耳炎是急性中耳炎治疗不彻底或反复迁延不愈的结果。这仅是一个模糊的临床病程概念，并没有准确、详尽描述其过程中的许多炎症级联反应、病理上的因果关系和深层次的病理变化。只有对其过程中一系列复杂的病理改变事件的病理学和分子生物学机制的透彻研究，才能从更高层次上揭开慢性中耳炎形成的奥秘。

总之，只有从新的视角，用新的方法，才能清楚认识中耳炎真正的致病病因、相关因素及其相互关系。拓宽病因学视野，用病理病因学概念，深入研究慢性中耳炎形成的复杂病理过程中的炎症级联反应机制及其病理病因的相互关系，才能真正透彻认识中耳炎的病理演变径路、规律和本质，建立完善的中耳炎病因学理论；才能为针对性强的病因治疗，阻断中耳炎炎症级联反应的恶性病理循环提供明确的思路和诊疗方法，从而提高诊疗水平。

张全安　任晓勇

参考文献

[1] 田勇泉. 耳鼻咽喉头颈外科学. 第 7 版. 北京：人民卫生出版社，2008
[2] 殷善开，于栋祯. 咽鼓管与中耳炎. 中华耳科学杂志，2005, 3 (1)：74-77
[3] Jeon EJ, Park YS, Lee SK, et al. Effect of nitric oxide and peroxynitrite on mucociliary transport function of experimental otitis media. Otolaryngol Head Neck Surg, 2006,134:126
[4] Kim DH, Park YS, Jeon EJ, et al. Effects of tumor necrosis factor alpha antagonist, platelet activating factor antagonist, and nitric oxide synthase inhibitor on experimental otitis media with effusion. Ann Otol Rhinol Laryngol, 2006, 115:617
[5] Cho JG, Lee ES, Woo JS, et al. Expressions of cyclooxygenase 1 and 2 in endotoxin-induced otitis media with effusion in the rat. Int J Pediatr Otorhinolaryngol, 2007,71:101

［6］Ma ZX, Dai CF, Yang SJ, et al. Protective effect of pulmonary surfactant on cilia of eustachian tube in otitis media with effusion. Int J Pediatr Otorhinolaryngol，2007,71:1889

［7］Tada N, Furukawa M, Ogura M, et al. Experimental otitis media with effusion induced by leukotriene D₄. Auris Nasus Larynx, 2002,29:127

［8］Yilmaz A, Uslu C, Akyuz M. Nitric oxide synthase activity and nitric oxide level in erythrocytes of guinea pigs with experimental otitis media with effusion. Cell Biochem Funct, 2006,24:471

［9］Kim TH, Chae SW, Kim HJ, et al. Effect of recombinant vascular endothelial growth factor on experimental otitis media with effusion. Acta Otolaryngol, 2005,125:256

［10］Lee DH, Park YS, Jung TTK, et al. Effect of tumor necrosis factor-α on experimental otitis media with effusion. Laryngoscope, 2001,111: 728

［11］张全安, 郑国玺, Paparella MM. 中耳炎颞骨咽鼓管峡部黏软骨膜的组织病理学观察.临床耳鼻咽喉科杂志，1999,13 (4) : 161-163

［12］Kamimura M, Himi T, Yosioka I, et al. Adhesion molecules in immune-mediated otitis media with effusion. In: ed. Abstracts of the Sixth International Symposium on Recent Advances in Otitis Media. Ft. Lauderdale, 1995, 193-195

［13］Ichiimiya I, Kawauchi H, Mogi G. Analysis of immunocompetent cells in middle ear mucosa. Arch Otolaryngol, 1990,116:324-330

［14］Bakaletz LO, Griffith SR, Lin DJ. Effect of prostaglandin E₂ and bacterial endotoxin on the rate dye transport in the eustachian tube of the chinchila. Ann Otol Rhinol Laryngol，1989，98:278-282

［15］Johnson MD, Fitzgerald J, Leonard C, et al. Cytokines in experimental otitis media with effusion. Laryngoscope, 1994, 104:191-196

［16］Nakata J, Suzuki M, Kawauchi H, et al. Experimental otitis media with effusion induced by middle ear effusion. Laryngoscope, 1992,102:1037-1042

［17］Yan SD, Huang CC. The role of tumor necrosis factor alpha in bone resorption of cholesteatoma. Am J Otolaryngol, 1991,12: 83-89

［18］张全安, 张青, 郑国玺, 等. 胆脂瘤型中耳炎形成的局部炎性浸润和刺激的病理机理研究. 中华耳鼻咽喉-头颈外科杂志, 2005,40(1):6-9

第二节　中耳炎流行病学

内容要点

● 在世界范围内, 中耳炎至今仍是发病率很高的常见病。
● 影响中耳炎发病率的因素主要有：①内源性因素, 包括性别、年龄、种族、遗传等。②外源性因素, 包括环境、气候、喂养方式、家庭经济状况等。

一、中耳炎患病率概况

中耳炎是耳科最常见的炎性疾病。虽然中耳炎在不同年龄阶段均可发病, 但主要的发病人群是儿童。中耳炎是发达国家儿童应用抗生素治疗最多的疾病, 也是发展中国家儿童听力残疾最常见的原因。几乎所有的儿童在 5 岁前至少有一次中耳炎患病史, 70%~90%的儿童在 6 岁前至少患过一次中耳炎, 25%的儿童在 3~5 岁前至少有 3 次以上发作。在美国, 每年因中耳炎在儿科就诊的人数超过 2 000 万例次。在其他工业化国家, 中耳炎的发病率也很高。英、美等国每年都会花费数 10 亿美元用于中耳炎的预防和治疗。进入 21 世纪以来, 世界范围内中耳炎的患病率并没有发生太大的变化, 尤其在儿童人群中仍然居高不下。我国 1987 年的全国残疾人抽样调查结果显示, 当年全国有听力和言语残疾者约 1 770 万人, 其中中耳炎所致传导性听力残疾约占 14%, 约 248 万人。2004 年全国第二次残疾人抽样调查结果显示听力残疾人数几乎增长了 3 倍, 相应的因中耳炎所致传导性听力残疾人数也大幅增加。尤其在经济相对落后的地区更加突出。

1. 西方国家中耳炎患病率情况　西方国家有关中耳炎的患病率、发病率、致病微生物类型和受累程度等的调查报告比较多。据美国第三次国家健康及营养状况调查显示，儿童中耳炎患病率达 66.7%~69.7%，1 岁以内患病率为 41.4%~45.8%，而反复发作 3 次以上的复发性中耳炎患病率为 34.8%~41.1%。研究显示目前中耳炎的发病率、患病率还有增加的趋势。由于采用的诊断手段和标准不同，世界范围内中耳炎的患病情况也不尽相同。表 1-2-1 列出了部分西方国家儿童分泌性中耳炎的患病情况，表 1-2-2 列出了部分国家或地区慢性化脓性中耳炎的患病情况。

2. 亚洲部分国家儿童分泌性中耳炎患病情况见表 1-2-3。

3. 我国中耳炎患病率情况　与发达国家相比，我国大陆地区中耳炎防治的流行病学研究还很缺乏。笔者虽然检索到一些中耳炎患病率调查的研究，但尚未看到比较严格的基于人群的随机筛查资料。最近在武汉市部分幼儿园进行的儿童分泌性中耳炎患病率调查发现：在 3~6 岁的儿童人群中，中耳炎总体患病率为 6.67%，男、女之间患病率无统计学差异，3 岁患病率明显高于 4~6 岁。在广西报告的一项有 2 000 名儿童参加的调查中，2~4 岁组儿童分泌性中耳炎（声导纳峰值＜0.2mmho）患病率为 21%，同时中耳负压（声导纳峰压＜-139dapa）的患病率为 9.8%；而 5~7 岁组中耳炎患病率为 13.8%，中耳负压为 6.6%。另一项在帕米尔高原进行的自然人群分泌性中耳炎调查显示：高原地区分泌性中耳炎发病率约为 4.2%，平原地区为 2.1%，提示高原海拔可能对分泌性中耳炎的

表 1-2-1　部分西方国家儿童分泌性中耳炎患病情况

组　别	国　家	作　者	诊断标准	患病率%(95% CI)
2~3 岁组	丹麦	Fiellau-Nikolajsen	声顺值≤0.1mL,镫骨肌反射阴性	21(16.9~25.1)
	荷兰	Ziehuis 等	声顺值≤0.1mL	25.5(23.9~27.1)
4~5 岁组	丹麦	Sorenson 等	声顺值<0.25mL	13.7(15.9~24.1)
	丹麦	Moller 等	声顺值<0.1mL,镫骨肌反射阴性	22(10.6~33.4)
6~7 岁组	荷兰	Schilder 等	声顺值≤0.1mL	10(8.1~11.9)
	英国	Williamson 等	声顺值≤0.1mL,镫骨肌反射阴性	6.9(5.0~8.8)
	丹麦	Lous 等	声顺值≤0.1mL,镫骨肌反射阴性	9(6.1~11.9)

表 1-2-2　部分国家或地区慢性化脓性中耳炎的患病率情况

组　别	国家或地区
患病率最高(＞4%)	坦桑尼亚、印度、所罗门群岛、关岛、澳大利亚原住民、格陵兰岛
患病率高(2%~4%)	尼日利亚、安哥拉、莫桑比克、韩国、泰国、菲律宾、马来西亚、越南、密克罗尼西亚、中国、爱斯基摩人聚居区
患病率低(1%~2%)	巴西、肯尼亚
患病率最低(＜1%)	冈比亚、沙特阿拉伯、以色列、澳大利亚、英国、丹麦、芬兰、美国印第安人聚居区

表 1-2-3　亚洲部分国家儿童分泌性中耳炎患病情况

国家	作者(年龄组)	诊断标准	患病率(%)
越南	Dang (0.5~10 岁)	B 型鼓室图	7.1
马来西亚	Saim (5~6 岁)	B 型鼓室图,无声反射,鼓膜外观异常	13.8
印度	Chadha (5~12 岁)	B 型鼓室图	2~8.9
日本	Takasaka (6~8 岁)	B 或者 C2 型鼓室图	8.7
科威特	Holmquist (7~9.5 岁)	B 型鼓室图	12.2
沙特阿拉伯	Zakzouk (1~12 岁)	B 型鼓室图	8.2

患病率有一定影响。与上述调查不同，刘辉采用听力检查和耳镜检查作为诊断手段，在受检的 2 420 名 3~7 岁儿童中发现，分泌性中耳炎的患病率为 1.3%~2%，平均为 1.65%。这一结果提示由于所选择的诊断方法不同（耳镜检查或声导抗检查），不同调查的结果之间会有很大差异。

笔者于 2007 年秋冬季到 2008 年年初，在西安地区开展了以 2 902 名儿童为调查对象的流行病学调查，结果显示：2~7 岁儿童分泌性中耳炎的总体患病率为 4.3%，中耳负压为 12.9%，随着年龄增加，分泌性中耳炎和中耳负压的患病率均有逐年下降的趋势。男女儿童之间中耳炎患病率没有显著性差异，但是中耳异常人数男性多于女性。

与儿童分泌性中耳炎的患病率调查相比，慢性化脓性中耳炎的人群流行病学调查在国内开展则较早。上世纪 60 年代在山东进行的一项调查显示慢性中耳炎的人群发病率为 1.65%，但是此后有关慢性中耳炎患病率的数据就鲜见报道。一直以来的残疾人调查相关的中耳炎致聋数据也只是针对听力障碍设计的调查研究，其中的病因分析部分虽然常常提出因中耳炎致聋的患者比例，但是有关中耳炎的患病率数据也只是大概估算。例如，1987 年全国残疾人抽样调查显示，全国有听力和言语残疾者约 1 770 万人（占人群的 2.04%），其中传导性耳聋（中耳炎所致）约占 14%，据此估计中耳炎在人群中的患病率不低于 0.3%。最近的听力残疾调查数据显示：听力残疾的人群患病率为 2.94%，其中中耳炎约占所有听力残疾总数的 11.12%，因此慢性中耳炎人群患病率的理论值应不低于 0.33%。西安交通大学第二附属医院 2007—2008 年对西安地区儿童中耳炎的调查显示，儿童人群中慢性化脓性中耳炎的患病率仅约 0.05%（约 7/1.3 万）。这一调查结果与周边国家的调查数据相较明显偏低。笔者分析这可能和调查点毗邻城镇、利用医疗资源便利，中国计划生育政策使得儿童健康备受关注，以及调查地良好的经济基础等因素有关。当然由于笔者的调查覆盖的农村人群有限，样本全部来自小学和幼儿园，因此该调查也有一定的局限性。能够代表全体人群，尤其是代表农村人群的慢性中耳炎患病率资料还需要今后进一步调查才能得出。

中国香港的儿童中耳炎流行病学调查显示：2~3 岁、4~5 岁和 6~7 岁儿童组中耳炎的患病率为分别为 30.7%、13.8% 和 7.3%，与西方国家的调查数据相比没有显著性差异。在中国台湾地区，儿童中耳炎的总体患病率为 9.82%。其中 3 岁组患病率为 12.4%，4 岁组为 12.4%，5 岁组为 11.8%，6 岁组为 6.1%。

二、影响中耳炎患病率的因素

对中耳炎患病率相关影响因素的研究对于疾病的预防和干预尤其重要，这些研究可以帮助我们针对特定人群及早制订防治措施。一般来说影响中耳炎患病率的因素包括内源性和外源性两大类：内因是指个体的年龄、性别、遗传等宿主自体的因素；外因则包括环境、气候、喂养方式、家庭经济社会状况等外部的相关因素。对于个体来说，患病是内因和外因共同作用的结果。在流行病学调查领域，研究者可以通过科学设计，分析量化单个因素对于疾病的影响大小，区分出哪些因素是疾病的危险因素，哪些是预防和降低疾病发生的因素。

（一）内源性因素

1. 年龄　一般来说，小儿随着年龄的增加，中耳炎患病率有逐年增加的趋势。与此相关，中耳炎的发病率主要有两个高峰年龄段：第一阶段大约是出生后 6~24 个月，这一阶段的婴儿刚刚脱离来自母体的抗体保护，独立暴露于外界环境中；另一个高峰发病时间段是当孩子离开家庭进入幼儿园，外界环境的变化以及众多儿童彼此之间呼吸道疾病的交叉感染可能是这一阶段中耳炎高发的易感因素。而在澳大利亚原住民儿童中，中耳炎的第一发病高峰从 2 月龄就已经开始。

2. 性别　很多研究发现分泌性中耳炎在男孩（性）中的患病率比在女孩（性）人群高，这一现象的原因至今还未阐明。但是性别差异并不是一个很强的影响因素。而在其他研究中人们发现，中耳炎患病率在男女之间没有显著性差异，甚至有个别研究还发现女性比男性更易罹患中耳炎。

3. 种族/人群　人们很早就发现中耳炎在特定的人群中患病率很高，例如，在澳大利亚原住民、美国印第安人以及爱斯基摩人群中耳炎的患病率很高；而在另外一些人群中发病率则较低，例如，某些非洲黑人人群等。有些研究提出，这可能是由于不同种族之间咽鼓管结构的差异造成的。

4. 家庭成员中耳炎患病史　家庭成员中的中耳炎病史和中耳炎发病的关系已经在相关报道中有描述。如果家庭中有兄弟姐妹罹患中耳炎，那么该个体患中耳炎的危险会增加。当然这也许和同一家庭内部成员之间及兄弟姐妹之间的交叉感染有关。

5. 过敏 研究表明中耳炎患病率可能和宿主过敏状态有关，但是这一联系似乎并不显著，因为在另一些研究中，并未显示出这种联系。

6. 机体免疫状态 机体免疫系统是我们和细菌、病毒对抗的武器，在黏膜免疫中，分泌性 IgA 发挥了巨大作用。临床研究发现，部分患者由于机体免疫缺陷，对鼻咽部细菌的免疫反应降低，鼻咽部分泌性 IgA 减少，因此易患中耳炎。

7. 遗传特质和基因异常 遗传因素可能对中耳炎患病率有很大影响。一项在挪威 2 750 对双胞胎中进行的调查显示，基因遗传特性和中耳炎的患病率有关：在女性双胞胎中遗传的相关性是 74%，在男性双胞胎中则是 45%。另一项研究显示 HLA-A2 基因可能和复发性中耳炎相关。

8. 先天性颅面畸形、腭裂和唐氏综合征 造成中耳炎在这些疾病人群中高发的原因可能是这些疾病能够影响咽鼓管的功能状态，同时这些患者也缺乏来自鼻咽部器官的自然保护和清洁作用。

9. 腺样体肥大及周边组织感染性疾病 由于和咽鼓管功能密切相关，腺样体及周边组织感染被认为是中耳炎的一个易患因素。腺样体肥大等周边组织感染有可能导致鼻咽部细菌生物膜的形成和细胞内包涵体增多。研究表明在腺样体切除后进行鼓膜置管可以减少再次置管的概率。

（二）外源性因素

1. 外界环境因素 研究表明中耳炎的患病率和外界环境因素有关。冬季的中耳炎患病率往往高于其他季节。空气湿度大或者海滨地区也可能是中耳炎的一个易感因素。高原地区比平原地区中耳炎患病率高。此外，大气污染对中耳炎也可能有一定的影响。

2. 幼儿园入托 迄今为止人们了解的对中耳炎患病率影响最大的外源性因素可能是幼儿入托。调查发现，在全日制幼儿园中 1/5 的儿童有鼓膜置管。幼儿园入学可以成倍增加儿童上呼吸道感染

的患病率，中耳炎的患病风险也随着入园儿童总数的增加而增加。这也许主要是因为在幼儿园内部，儿童之间交叉感染使之更容易发生。Paradise 等研究发现如果 2 岁儿童每周在幼儿园生活 5d，那么罹患 1 次以上中耳炎的概率将明显增加，患病儿童的中耳渗出液潴留时间也会延长。

3. 上呼吸道感染 容易发生冬季，并易于在儿童间传播，这也许是对中耳炎患病率影响的一个原因。研究表明 19% 的急性中耳炎中耳积液中可以分离出呼吸道病毒，包括呼吸道合胞病毒、鼻病毒、腺病毒等。

4. 被动吸烟 被动吸烟在各种人群都很常见。研究表明，在原住民居民儿童中，被动吸烟的比例为 64%；在非原住民居民人群，有 40% 的儿童暴露于被动吸烟环境。研究表明，如果父母吸烟，儿童反复发作的急性中耳炎和慢性中耳炎的患病率会显著增加（HR 1.66，95%CI 1.33~2.06）。

5. 儿童喂养方式 母乳中除了含有很多婴儿成长所必需的营养成分外，还含有其有免疫保护作用的分泌性 IgA 抗体、乳铁蛋白、溶菌酶以及其他能够增进宿主免疫力的营养成分。研究显示接受母乳喂养 3 个月以上的婴儿急性中耳炎患病率会明显降低。相反，奶瓶喂养对于儿童来说就是一个危险因素。

6. 社会经济状态 社会经济水平较低的人群卫生保健也较差，这可能会对中耳炎的患病率造成负面影响。

（三）其他易患因素

除了上述列举的各种内因和外因之外，其他一些因素也可能会对中耳炎的患病率造成影响，包括早产儿、低出生体重、扁桃体炎、艾滋病病毒感染、气压工作环境、游泳、婴儿使用橡皮奶嘴、胃食管反流等。这些因素对中耳炎患病率的影响到底有多大，在不同的研究中结论也不尽相同，各个因素对不同类型的中耳炎影响也不尽一致，有些相关性还需要进一步研究加以证实。

张　青　韦俊荣　康全清

参考文献

[1] Paparella MM, Kim CS, Goycoolea MV, et al. Pathogenesis of otitis media. Ann Otol Rhinol Laryngol, 1977, 86 (4 Pt 1): 481-492

［2］ 唐志辉，虞玮翔，顾家铭，等.中国香港与西方儿童分泌性中耳炎发病率的比较.中华耳鼻咽喉科杂志，2004，(39) 7：429-432

［3］ Reinert P. The role of pneumococcal and haemophilus type B vaccination in the prevention of acute otitis media. Clin Microbiol Infect. 1997, 3（Suppl 3）:S59-S61

［4］ Dhooge IJ, van Kempen MJ, Sanders LA, et al. Deficient IgA and IgG2 anti-pneumococcal antibody levels and response to vaccination in otitis prone children. Int J Pediatr Otorhinolaryngol, 2002, 64（2）:133-41

［5］ Prymula R, Peeters P, Chrobok V, et al. Pneumococcal capsular polysaccharides conjugated to protein D for prevention of acute otitis media caused by both Streptococcus pneumoniae and non-typable Haemophilus influenzae: a randomised double-blind efficacy study. Lancet, 2006, 367（9512）:740-748

［6］ Auinger P, Lanphear BP, Kalkwarf HJ, et al. Trends in otitis media among children in the United States. Pediatrics, 2003,112（3 Pt 1）:514-520

［7］ 全国残疾人抽样调查办公室.中国 1987 年残疾人抽样调查资料.1987，15：1390-1393

［8］ 卜行宽.世界卫生组织预防聋和听力减退工作最新进展和我们的工作情况.中华耳鼻咽喉科杂志，2004，5（39）:316-318

［9］ Chen CH, Lin CJ, Hwang YH, et al. Epidemiology of otitis media in Chinese children. Clin Otolaryngol Allied Sci, 2003, 28（5）:442-445

［10］ Wang Z, Chen P, Xu Z, et al. The prevalence of otitis media with effusion of kindergarten children in Wuhan city. Lin Chung Er Bi Yan Hou Tou Jing Wai Ke Za Zhi, 2009, 23（22）:1036-1037

［11］ 赵静恒，李红辉，韦丹.2000 例低龄儿童中耳筛查与渗出性中耳炎患病分析.柳州医学，2007，20（1）:11-12

［12］ 王贵锋，戴鑫奇，邓斌，等.帕米尔高原地区分泌性中耳炎调查.听力学及言语疾病杂志，2004，12（3）:157-158

［13］ 刘辉，张国成.2420 例学龄前儿童分泌性中耳炎的患病调查.中国妇幼保健，1994,4：55

［14］ Zhang Q, Wei JR, Xu M, et al. Prevalence of otitis media with effusion among children in Xi' an China: a randomized survey in China' s mainland. Annals of ORL（in press）

［15］ 中华医学会山东分会耳鼻咽喉科学会.山东省慢性化脓性中耳炎的调查报告.山东医刊，1966,2,8-11

［16］ 孙斌，许珉，康全清，等.陕西省听力残疾抽样调查分析.中华耳科学杂志，2007，5（4）355-358

［17］ Uhari M, Mäntysaari K, Niemelä M. A meta-analytic review of the risk factors for acute otitis media. Clin Infect Dis, 1996, 22（6）:1079-1083

［18］ Watson K, Carville K, Bowman J, et al. Upper respiratory tract bacterial carriage in Aboriginal and non-Aboriginal children in a semi-arid area of Western Australia. Pediatr Infect Dis J, 2006, 25: 782-790

［19］ Teele DW, Klein JO, Rosner B. Epidemiology of otitis media during the first seven years of life in children in greater Boston: a prospective, cohort study. J Infect Dis, 1989, 160: 83-94

［20］ Martines F, Bentivegna D, Di Piazza F, et al. The point prevalence of otitis media with effusion among primary school children in Western Sicily. Eur Arch Otorhinolaryngol, 2010, 267（5）:709-14

［21］ Boswell JB, Nienhuys TG. Patterns of persistent otitis media in the first year of life in Aboriginal and non-Aboriginal infants. Ann Otol Rhinol Laryngol, 1996,105: 893-900

［22］ Doyle WJ. A functional-anatomic description of eustachian tube vector relations in four ethnic populations: an osteologic study. Pittsburgh: University of Pittsburgh, 1977

［23］ Kraemer MJ, Richardson MA, Weiss NS, et al. Risk factors for persistent middle-ear effusions. Otitis media, catarrh, cigarette smoke exposure, and atopy. JAMA, 1983,249（8）:1022-1025

［24］ Zielhuis GA, Heuvelmans-Heinen EW, Rach GH, et al. Environmental risk factors for otitis media with effusion in preschool children. Scand J Prim Health Care, 1989,7（1）:33-38

［25］ Tomonaga K, Krono Y, Mogi G. The role of nasal allergy in otitis media with effusion: a clinical study. Acta Otolaryngol Suppl, 1988,458: 41-47

［26］ Pukander J, Luotonem J, Timonen M, et al. Risk factor affecting the occurrence of acute otitis media among 2-3-year-old urban children. Acta Otolaryngol, 1985, 100:260-265

［27］ Prellner K, Kalm O, Harsten G, et al. Pneumococcal serum antibody concentration during the first three years of life: a study of otitis prone and non-otitis prone children. Int J Pediatr Otorhinolaryngol, 1989,17: 267-279

［28］ Kvaerner KJ, Harris JR, Tambs K, et al. Distribution and heritability of recurrent ear infections. Ann Otol Rhinol Laryngol, 1997,106:624-632.

［29］ Kalm O, Johnson U, Preliner K, et al. HLA frequency in patients with recurrent acute otitis media. Arch Otolaryngol Head Neck Surg, 1991,117:1296-1299

［30］ Balkany TJ, Downs MP, Jafek BW, et al. Otologic manifestations of Down syndrome. Surg Forum, 1978,29: 582-585

［31］ Kadhim AL, Spilsbury K, Semmens JB, et al. Adenoidectomy for middle ear effusion: a study of 50,000 children over 24 years. Laryngoscope, 2007,117:427-433

［32］ Tos M, Holm-Jensen S, Sφrensen CH. Changes in prevalence of secretory otitis from summer to winter in four-year-old children. Am J Otol, 1981, 2 (4) :324-327.

［33］ Wald ER, Dashefsky B, Byers C, et al. Frequency and severity of infections in daycare. J Pediatr, 1988,112:540-546.

［34］ Paradise JL, Rockette HE, Colborn DK, et al. Otitis media in 2253 Pittsburgh-area infants: prevalence and risk factors during the first two years of life. Pediatrics, 1997,99 (3): 318-333.

［35］ Ruuskanen O, Heikkinen T. Viral-bacterial interaction in acute otitis media. Pediatr Infect Dis J, 1994, 13: 1047-1049.

［36］ Jacoby P, Coates H, Arumugaswamy A, et al. The effect of passive smoking on the risk of otitis media in Aboriginal and non-Aboriginal children in the Kalgoorlie-Boulder region of Western Australia. Med J Aust, 2008,188:599-603.

［37］ Kong K, Coates HL. Natural history, definitions, risk factors and burden of otitis media. Med J Aust, 2009,191 (9 Suppl): S39-S43

第二章　中耳炎基础研究现状简介

第一节　炎症介质在中耳炎发病机制中的作用

内容要点

● 炎症介质的启动和保持是机体对感染和损伤的反应，其在中耳炎和胆脂瘤发病中起到重要作用。

● 炎症介质可能是一些中耳炎患者从急性阶段进展为慢性阶段的原因之一。血小板活化因子和组胺等炎症介质有可能会导致咽鼓管的功能障碍，从而引起黏膜纤毛清除率的下降。这也可能会导致细菌产物如脂多糖、细胞壁和细菌抗原在中耳腔的积存，引起慢性炎症反应。

● 细胞因子和花生四烯酸代谢产物持续释放，引起更深的炎症反应，损害宿主细胞。另外，肿瘤坏死因子、白介素-1和血小板活化因子等炎症介质诱发中耳上皮分泌黏蛋白。这将增加中耳渗出液的黏度，使黏膜纤毛清除率下降，细菌产物滞留，引起慢性炎症反应和炎症介质释放。

● 未来的研究需要进一步阐明新发现的各种化学物质在中耳炎和胆脂瘤发生中的作用，需要更多地开展针对炎症介质特异性阻断剂的研究，为慢性中耳炎和胆脂瘤寻找新的治疗思路和方法。

一、引　言

免疫系统通过固有的级联反应，也就是通常说的炎症反应对损伤或刺激作出应答。组织损伤会引发许多细胞和化学事件，对炎症反应所造成的结果有重要影响。炎症介质是炎症反应的中心，包括蛋白质、多肽、糖蛋白、细胞因子、花生四烯酸代谢产物（前列腺素和白三烯）、一氧化氮（NO）和氧自由基等。这些化合物来源于上皮细胞、内皮细胞和浸润的炎症细胞。炎症介质是一把双刃剑，有抗感染作用，同时也损伤宿主。

中耳炎是机体对急性或持续性炎性刺激产生的一种炎症反应，典型特征是细胞和化学介质聚集在中耳腔。这些炎症介质对中耳的炎症反应过程，如血管通透性改变、趋化作用、刺激上皮细胞的分泌活动和其他炎症介质的产生有重要影响。本节综述了有关中耳炎和胆脂瘤发病中的重要炎症介质的文献，旨在阐明在中耳炎性反应中哪些炎症介质最重要。另外，也综述了有关中耳炎慢性化过程中可能的关键因子的文献。

二、炎症的启动

大部分中耳炎是由来自鼻咽部的细菌通过咽鼓管进入中耳引起的。目前认为，细菌性中耳炎病例，其细菌来自鼻咽扁桃体（腺样增殖体）。但是，无菌性中耳炎的病例也很多，其产生机制仍不清楚。内毒素是细菌细胞壁的一种成分，能够启动中耳的炎症反应。内毒素是各种炎症介质的强烈诱导剂，也是免疫反应的调节者，它能够刺激局部巨噬细胞产生肿瘤坏死因子（TNF）和白介素（IL）-1β。此外，角化细胞自身也能产生许多可溶性介质，包括 TNF-α、IL-1β、IL-1、IL-6 和 IL-8，对损伤作出反应。这些细胞因子中有许多能促进急性期炎症反应，并有助于其他介质的释放（图 2-1-1）。

三、炎症介质的来源

中耳炎症中重要的炎症介质来源于浸润到中耳腔的免疫细胞，如中性粒细胞、单核细胞和淋巴细胞。此外，有研究表明局部的角化细胞和肥大细胞也能产生炎症介质。参与中耳炎病程的炎症介质的来源和功能见表2-1-1。

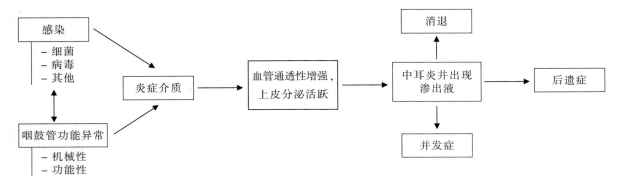

图 2-1-1　中耳炎的发病机制

四、补体系统

补体系统是机体炎症起始阶段活化的炎症介质之一。此途径最先对侵害刺激作出细胞毒性反应，同时启动白细胞的聚集和血管反应。补体系统是体液免疫系统的一部分，由多种成分构成，这些成分通过相互作用和分裂激活后，形成酶并作为结合蛋白发挥作用。各种刺激物，包括抗原抗体复合物、细菌产物和毒素能够在血管内激活补体系统，受损的内皮细胞也能激活补体系统。补体系统的两条激活途径中，C3 均占据中心位置。抗体结合抗原后，能激活抗体依赖的经典途径，内毒素的脂多糖和其他非蛋白成分能够激活旁路途径。C3 无生物学活性，但通过 C3 转化酶裂解后，能够产生有活性的片段包括 C3a 和 C3b。活性裂解产物 C3b 能够沉积在外来异物或靶细胞表面，这样，吞噬细胞表面的受体就可以辨认。C3a 是肥大细胞和嗜碱性粒细胞强有力的刺激物，能够诱导组胺从分泌颗粒中释放。在两种途径中，C5 通过蛋白水解裂解生成 C5a，它也是一种强有力的炎症介质。C5a 是来源于补体系统的化学趋化因子，对中性粒细胞、嗜酸性粒细胞、单核细胞和巨噬细胞有趋化性。C5a 也能够激活血小板，使血小板聚集并表达 D-选择蛋白。

有学者在人中耳渗出液中发现有补体活化。在急性中耳炎动物模型中，用眼镜蛇蛇毒处理动物，消耗掉体内的补体，结果发现，其中耳抗原受到攻击。与对照组相比，补体完全消耗掉的动物出现的炎症反应轻且中耳渗出液的量较少。免疫荧光显微技术发现，儿童慢性分泌性中耳炎中耳黏膜出现大量的补体成分 C3 和 C9。在人类，缺乏补体系统会导致反复或慢性的中耳炎发生。然而，补体本身似乎对中耳黏膜就有损害作用。膜辅蛋白和 CD59（表面抗原蛋白 59）是两种中耳蛋白质，有助于防止补体无限制地损伤机体。

五、细胞因子

细胞因子是一类糖蛋白，由炎性细胞和上皮细胞产生，调节免疫应答。能广泛介导细胞间的信息传导。炎性细胞包括中性粒细胞、巨噬细胞和淋巴细胞，都是通过细胞因子在炎症反应的各个阶段发挥作用的。多种细胞均可产生细胞因子。例如，IL-1 可由巨噬细胞、淋巴细胞、血管内皮细胞、中性粒细胞、成纤维细胞及单核细胞产生和分泌。IL-1 具有多种生物学功能，包括对细胞毒性 T 细胞和 B 淋巴细胞有趋化作用，可诱导细胞因子 IL-2、IL-8 和 TNF 的合成，趋化中性粒细胞并使其脱颗粒，促进成纤维细胞和上皮细胞的增殖及组胺的释放。目前的理论认为，在中耳炎病程中，细胞因子参与了许多病原微生物诱导的炎症改变。

炎症的早期和晚期有不同的细胞因子参与。IL-1 和 TNF-α 是早期阶段的细胞因子，且前者的作用更强。虽然在炎症细胞浸润和炎症持续期需要更多的 TNF-α，但是在炎症启动阶段 IL-1 可能比 TNF-α 更重要。局部细胞释放的 IL-1 和 TNF-α

表 2-1-1　中耳炎症过程中重要炎症介质的来源和作用

炎症介质	来　源	主要作用
细胞因子		
肿瘤坏死因子-α(TNF-α)	巨噬细胞、淋巴细胞、上皮细胞、内皮细胞	刺激前列腺素释放，激活中性粒细胞、嗜酸性粒细胞、巨噬细胞,刺激细胞因子释放
白介素-1(IL-1)	巨噬细胞、中性粒细胞、成纤维细胞、内皮细胞、上皮细胞	刺激 B 细胞和 T 细胞活化，刺激上皮细胞和成纤维细胞增殖,促进细胞因子合成,组织胺释放,导致发热和骨吸收
白介素-2(IL-2)	T 细胞	刺激 T 细胞活化
白介素-4(IL-4)	T 细胞、肥大细胞、嗜碱性粒细胞	刺激 T_{H2} 细胞分化和增殖，促进 T 细胞、B 细胞、单核细胞发挥抗炎作用
白介素-5(IL-5)	T 细胞、肥大细胞、嗜碱性粒细胞	刺激和维持 B 淋巴细胞产生 IgA,对嗜酸性粒细胞有趋化性,刺激骨髓产生嗜酸性粒细胞
白介素-6(IL-6)	巨噬细胞、淋巴细胞、上皮细胞	活化 B 细胞和 T 细胞,刺激抗体产生,导致发热和骨吸收
白介素-10(IL-10)	巨噬细胞	下调炎性产物 IL-1、IL-6、TNF-α
白介素-12(IL-12)	巨噬细胞、中性粒细胞、朗格汉斯细胞	促进干扰素释放,活化巨噬细胞,促进 T 细胞增殖和细胞因子产生,促进淋巴细胞的细胞毒作用,诱导 T_{H1} 淋巴细胞发育
白介素-13(IL-13)	T 细胞	与 IL-4 相似,是过敏性炎症细胞和非免疫细胞之间联系的分子桥梁
转化生长因子-β(TGF-β)	中性粒细胞、巨噬细胞	启动和推进炎症反应过程，对炎性组织和细胞有趋化、活化和促增殖作用
粒细胞-巨噬细胞集落刺激因子(GM-CSF)	巨噬细胞	刺激有粒白细胞(中性粒细胞、嗜酸性粒细胞、嗜碱性粒细胞)生成
趋化因子		
白介素-8(IL-8)	单核/巨噬细胞、成纤维细胞、上皮细胞、内皮细胞	趋化并激活中性粒细胞,促进血管发生
RANTES	上皮细胞	趋化单核细胞和 T 细胞
单核细胞趋化蛋白-1(MCP-1)	上皮细胞	趋化单核细胞和 T 细胞
组胺	嗜碱性粒细胞、嗜碱性粒细胞	增加血管渗透性,促进血管舒张,趋化中性粒细胞和嗜酸性粒细胞
血管内皮生长因子(VEGF)	血小板	增加血管渗透性,促进血管舒张和炎症细胞浸润
血小板活化因子(PAF)	单核细胞、中性粒细胞、淋巴细胞	趋化并诱导中性粒细胞脱颗粒,增加血管通透性(是组织胺效能的 1 000 倍)
肥大细胞产生的炎症介质	来源于骨髓中表达 CD34 分子的细胞	释放已形成的介质：组织胺和纤溶酶释放从头合成的介质:白三烯和前列腺素
前列腺素		
前列腺素 E_2	肥大细胞、中性粒细胞、单核细胞	促进血管舒张和黏液生成，诱导 IL-1 的细胞保护作用
前列腺素 I_2	内皮细胞	促进血管舒张,抑制血小板凝集
白三烯		
白三烯 B_4	中性粒细胞	趋化并诱导中性粒细胞脱颗粒
白三烯 C_4、D_4、E_4	肥大细胞、嗜碱性粒细胞、嗜酸性粒细胞	增加血管通透性,促进血管收缩
缓激肽	血浆	增加血管通透性,致痛

能诱导血管内皮细胞表达糖蛋白黏附分子，它能够黏着白细胞，以便白细胞游出血液循环到达受感染部位。

1. 肿瘤坏死因子（TNF）　肿瘤坏死因子就是起初被称为恶病质因子（TNF-α）和淋巴细胞毒素（TNF-β）的物质。TNF-α 是由接受刺激后的巨噬细胞产生的分子量为 17 kD 的多肽。其他细胞如成纤维细胞、T 细胞和 B 细胞也能产生 TNF-α。TNF-β 主要由淋巴细胞产生，其活性型是一种分子量为 25 kD 糖基化的多肽。

内皮细胞和上皮细胞均能合成 TNF。TNF 诱导炎症反应的急性期，促进其他细胞因子的释放。TNF 能激活多形核白细胞，促进成纤维细胞的增殖，抑制内皮细胞和 B 淋巴细胞增殖，并刺激软骨和骨的吸收。因此，TNF 有许多作用和 IL-1 相同。事实上，TNF-α 和 IL-1β 能相互诱导对方产生，在体内具有协同作用。TNF 能刺激花生四烯酸代谢，产生在中耳炎发病中起重要作用的物质——前列腺素和白三烯。TNF-α 是 IL-1、IL-2、IL-6、IL-8 和内皮细胞黏附分子（包括细胞间黏附分子-1 和血管细胞黏附分子-1）的强烈诱导剂，对中性粒细胞、单核细胞、巨噬细胞和淋巴细胞有趋化作用。

在人类中耳渗出液中能检测到 TNF-α，似乎它也是中耳炎中最有意义的炎症介质之一。肺炎链球菌和脂多糖诱发的中耳炎动物模型均显示，中耳炎急性期 TNF-α 水平有所增高。Ball 等发现，TNF 在脂多糖诱导的大鼠模型中耳渗出液中是一种重要的介质。在人类中耳炎中 TNF-α 的高表达提示中耳炎复发、病程延长和中耳炎慢性化的危险性很高。这些研究结果表明，临床上应用 TNF 抑制剂对控制急性中耳炎的症状或阻止中耳炎慢性化和复发上具有潜在的治疗作用。

2. 白介素-1（IL-1）　最初发现 IL-1 是一种鼠胸腺细胞促有丝分裂因子。现在研究发现它可以由许多不同类型的细胞产生，并调节免疫反应。IL-1 是最有效的通过激活破骨细胞诱导骨质再吸收的物质之一。IL-1 主要由中性粒细胞和巨噬细胞产生，它以正反馈机制诱导中性粒细胞产生 IL-1。现已发现 IL-1 能够刺激 TNF、IL-2、IL-6 和 IL-8 的合成。

IL-1 主要由两种 17kD 多肽——IL-1α 和 IL-1β——组成，其基因定位于 2 号染色体。它们都

有相同的生物学功能，可以与细胞表面相应的受体相结合。IL-1α 和 IL-1β 都是由 33kD 的前分子经蛋白水解酶裂解产生的，IL-1α 是一种膜结合蛋白，而 IL-1β 则游离在血液中。

IL-1 可促进其他细胞因子的释放，并通过环氧化酶和脂氧化酶途径刺激花生四烯酸的代谢。IL-1 主要由白三烯和脂多糖刺激产生。TNF 也可以刺激 IL-1 合成。血小板活化因子通过白三烯代谢产物能够刺激 IL-1 的释放。IL-1β 定位于细胞内或这些细胞表面，主要由巨噬细胞等免疫细胞产生并释放到细胞外。它可以诱导黏附分子（细胞间黏附分子-1 和血管细胞黏附分子-1）的产生，黏附分子进而又促进白细胞的移动。

已有资料表明，IL-1β 在分泌性中耳炎发病机制中发挥重要的作用。给鼠类动物中耳注入流感嗜血杆菌内毒素后，其产生的中耳渗出液含有比对照组更高水平的 IL-1β，将 IL-1β 接种入中耳也可引起与内毒素相似的病理改变。此外，将抗 IL-1 受体的抗体与内毒素一同注入中耳，能降低中耳渗出液的发生率和中耳黏膜的病理改变。将活肺炎链球菌注入 chinchilla 鼠中耳腔，6h 后可以引起 IL-1β 浓度的增加。Sato 等的研究表明，在灭活流感嗜血杆菌诱导的中耳炎动物模型中，IL-1β 和 TNF-α 在中耳炎的急性期中耳黏膜产生，之后引发炎性细胞积聚，进一步引起炎症后期 IL-8 和 TNF-α 等细胞因子的产生。

Barzilai 等的研究表明，在细菌培养阳性的急性中耳炎中 IL-1 的水平比培养阴性的中耳炎高。不论细菌是否被消灭，在抗生素治疗 4~5d 后，IL-1 的水平都显著降低。另一方面，研究表明，通过酶联免疫吸附测定法（ELISA）检测分泌性中耳炎患者的中耳渗出液，发现年龄与 IL-1β 的浓度和检出率呈负相关。因此，在儿童中耳炎的早期，降低 IL-1β 的含量，可能是一种有效的辅助治疗方法。

3. 白介素-2（IL-2）　IL-2 是一种 15.5 kD 的糖蛋白，它主要由激活的 T 淋巴细胞合成，同时 B 淋巴细胞也能合成少量的 IL-2。IL-2 基因定位于人类染色体 4q26。它能诱导 T 淋巴细胞、B 淋巴细胞、NK 细胞、单核细胞及巨噬细胞的增殖和分化。受 IL-2 刺激的辅助性 T 细胞分泌细胞因子来刺激其他淋巴细胞。同样受 IL-2 刺激的细胞毒性 T 细胞和 NK 细胞也能自身增殖并分泌细胞因子

IFN-γ、GM-CSF 和 TNF-α，它们能优先激活单核细胞和巨噬细胞。IL-2 在炎症级联反应早期即达浓度高峰，临床症状出现前又很快下降。1 型辅助性 T 细胞（T$_{H1}$）参与调节细胞免疫，而 2 型辅助性 T 细胞（T$_{H2}$）提供体液免疫反应的信号。然而，用 ELISA 法没有在急性中耳炎患者渗出液中检测到 IL-2 的存在，在实验性肺炎链球菌 3 型和非典型流感嗜血杆菌诱导的急性中耳炎模型中用逆转录 PCR 技术也未发现 IL-2。但是，ELISA 法可以在慢性分泌性中耳炎中耳渗出液中检测到 IL-2。研究者认为，IL-10 的下调与 IL-2 的上调相平衡。Smirnova 等报道，这些细胞因子生成的不平衡可能诱导炎症进入慢性阶段。IL-2 的生成过多能够引起体液免疫反应和（或）慢性炎症细胞介导的炎症过程。然而，IL-2 的不足会促使分泌性中耳炎持续存在，并随时间推移发展为慢性分泌性中耳炎。从这一点可以看出，与慢性分泌性中耳炎相关的慢性持续进展的炎症状态产生的细胞类型和细胞因子不同于急性中耳炎。

4. 白介素-4、5、13（IL-4、5、13）和粒细胞-巨噬细胞集落刺激因子（GM-CSF） IL-4 是一种分子量为 20 kD 的糖基化多肽，主要来源于 CD4$^+$ T 细胞，也来源于肥大细胞和嗜碱性粒细胞。其主要功能是作为 B 细胞和一些类型的 T 细胞的生长因子。IL-4 影响活化 T 细胞的增殖，并促使其分化为 T$_{H2}$ 细胞。这些 T$_{H2}$ 细胞促进体液免疫反应中抗体的产生。IL-4 能刺激 B 细胞增加同类型 IgG 和 IgE 的数量。IL-4 也能刺激产生许多抗炎症作用，它能控制许多分子进程，引起巨噬细胞失活，抑制炎症反应，下调致炎细胞因子 TNF-α、IL-1 和 IL-8 的分泌和产生。虽然 Melhus 等报道在肺炎链球菌和流感嗜血杆菌性急性中耳炎动物模型中未能检测到 IL-4 的 mRNA，但是 Kim 等在慢性分泌性中耳炎渗出液中能检测到 IL-4。他们认为 T$_{H2}$ 细胞因子如 IL-4 和 IL-6 对变态反应性中耳渗出液的持续可能是一种促进因素。此外，由于 IL-4 有诱导 B 细胞分化为浆细胞分泌 IgG 的作用，所以在系统免疫的小鼠急性中耳炎模型中，IgG 的增加与 IL-4 的表达有关。研究者认为，有变态反应性疾病的患者，可通过此途径导致中耳炎症反应的发生。Smirnova 等报道 IL-4 有可能通过上调甘露糖受体在活化巨噬细胞中的表达来诱导炎症反应由急性向慢性转化。甘露糖受体可以

促进活化巨噬细胞融合和多核巨细胞的形成，营造慢性炎症反应的细胞环境。

IL-5 是由 T 淋巴细胞产生的一种分子量为 40~45kD 的糖蛋白，它也参与 T$_{H2}$ 细胞途径的炎症反应。它还能诱发嗜酸性粒细胞的分化，促进活化的 B 细胞增殖，特异性地作用于 B 细胞，刺激和维持 IgA 的产生。在系统免疫小鼠的慢性分泌性中耳炎研究中，IL-5 阳性细胞比 IL-4 阳性细胞数量更多。这一发现与变态反应性慢性中耳炎所见的局部 IgA 增加相符。

Iino 等最近的发现表明，IL-5 可能在嗜酸性粒细胞性中耳炎（EOM）的发病中起到重要的作用。EOM 是一种与支气管哮喘或过敏性鼻炎相关的中耳炎。急性中耳炎和分泌性中耳炎通常在儿童发病，而 EOM 通常发生于成人。IL-5 的作用可能与其对嗜酸性粒细胞的趋化作用有关。EOM 的特点是其黏稠胶状的渗出液中含有很多的嗜酸性粒细胞，增厚的中耳黏膜中也含有大量的嗜酸性粒细胞。嗜酸性粒细胞浸润的原因是局部产生的 IL-5。Iino 等研究发现，EOM 中耳渗出液比渗出性中耳炎渗出液含有更高浓度的 IL-5。这一发现进一步证明 IL-5 在 EOM 和分泌性中耳炎患者的病程中有重要作用。

IL-13 也和中耳的渗出相关。Smirnova 等研究发现，25.9% 的中耳渗出液中存在这种炎性细胞因子。有研究发现，IL-4 和 IL-13 与中耳渗出液中的黏蛋白浓度存在正相关。在气道变态反应性动物模型研究中，抑制 IL-4 和 IL-13 对降低黏蛋白的产生和抑制过敏反应是必需的。如何理解 IL-4 和 IL-13 作为致炎因子共同在中耳炎病程中发挥作用还有待更多的研究阐明。

有研究表明 GM-CSF 在中耳炎中有重要的作用。它能够促进嗜酸性粒细胞活化和持续存在。GM-CSF 表达的上调有可能同 IL-5 共同引起嗜酸性粒细胞介导的炎症反应。也有研究证明 GM-CSF 可能是一种过敏性炎症的负性调节物，因为它能诱导嗜酸性粒细胞的凋亡。还需要更深入的研究来理解 GM-CSF 在中耳炎病程中的作用。

5. 白介素-6（IL-6） IL-6 是一种分子量为 25kD 的糖蛋白，由辅助性 T 细胞、巨噬细胞、肥大细胞、中性粒细胞、上皮细胞和成纤维细胞等多种类型细胞产生。能刺激 B 细胞分化，在感染时表达增加。其主要功能是调节机体免疫应答、

急性期反应及造血功能。研究表明，IL-6 在急性期反应中发挥重要作用，它可以诱导 C-反应蛋白产生。一般认为，C-反应蛋白是细菌感染的标志；但是，因其敏感性和阴性预测值较低，因此不能将其作为细菌性急性中耳炎的常规筛选检查。

IL-6 在中耳炎性细胞因子网络中起重要作用。儿童中耳渗出液中 IL-1、IL-6 和 TNF-α 的浓度高度相关。Russo 等也发现，中耳渗出液中 IL-6 的浓度和耳聋的程度显著相关。在体外培养的中耳黏膜上皮细胞中，IL-6 以时间和剂量依赖的方式上调黏蛋白的分泌。有趣的是，在儿童中耳炎的研究中，肺炎链球菌感染的急性中耳炎患者血清样本中 IL-6 不平比其他细菌或无细菌感染的中耳炎患者显著增高。这似乎表明，肺炎链球菌比其他细菌更能刺激 IL-6 产生。在灭活的流感嗜血杆菌诱发的豚鼠中耳炎中未检测到 IL-6。Fogle-Hansson 等发现接种革兰阴性菌比接种革兰阳性菌的动物会引起更加快速的 IL-6 增高。它们发现似乎可以通过分析 IL-6 的浓度来确定是革兰阳性还是革兰阴性菌感染。在一项大鼠模型研究中，IL-6 的 mRNA 在肺炎链球菌和流感嗜血杆菌诱发的急性中耳炎中增加了。中耳炎的病程越短，中耳渗出液中 IL-6 的浓度就越高。

总的来说，IL-6 的表达可能是检测急性中耳炎严重程度和慢性化的标志。最近的研究结果显示 IL-6 与黏蛋白上调有关，也进一步证明了这一结论。还需要有更多证实 IL-6 与黏蛋白上调直接相关的报道来说明其与中耳炎慢性化的关系。

6. 白介素-10（IL-10）　IL-10 是一种细胞因子合成抑制因子，被认为是急性炎症的免疫抑制调节因子。IL-10 由单核细胞、CD4+ T 细胞、活化的 CD8+ T 细胞和 B 细胞在细菌产物如脂多糖诱导下产生。与其他细胞因子相比，IL-10 产生相对较晚。但也有证据表明，在前炎症刺激因子出现后很短时间甚至同一时间，IL-10 表达即上调。IL-10 是主要的 T_{H2} 细胞因子，它能够正向调节机体体液免疫应答，减弱细胞介导的免疫反应。如果 IL-10 在炎症部位长时间出现，就会持续诱导体液免疫应答增强。研究认为，通过这种体液免疫放大机制，IL-10 有可能促成感染向慢性阶段的转化。也有研究发现缺乏 IL-10 会导致中耳炎慢性化，因为 IL-1β、TNF-α 和 IL-6 没有下调。作为重要的抗炎症细胞因子，IL-10 能抑制单核/巨噬细胞和

TNF、IL-1、IL-6 和 IL-8 的产生。不仅如此，它也能抑制活化的中性粒细胞产生氧自由基和蛋白酶。在实验性中耳炎动物模型中耳渗出液中，用 ELISA 可以检测到 IL-10，实验性中耳炎的早期和晚期 IL-10 的 mRNA 表达均有上调。研究者认为，IL-10 有助于中耳炎症的消退，对中耳炎中 TNF-α 存在负反馈调节机制。也有研究者认为，IL-10 的产生必须与 IL-2 的生成达到平衡。两种细胞因子需要协调，才能够避免产生其他后果。IL-10 抑制急性炎症反应，IL-2 增强细胞炎症反应。

7. 转化生长因子（TGF）　转化生长因子分为两类多肽生长因子：TGF-α 和 TGF-β。它们在结构和基因上互不关联，且通过不同的受体机制发挥作用。TGF-β 至少存在 5 种亚型：TGF-β1 到 TGF-β5。TGF-β 是低分子量细胞因子超家族成员的一部分，它们在炎症过程的起始和成熟阶段（包括炎细胞的聚集、激活和增殖）发挥重要的作用。研究发现，TGF-β 能够刺激细胞外基质（纤维结合蛋白、胶原和蛋白聚糖）的合成，趋化蛋白酶抑制因子和成纤维细胞。研究认为 TGF-β 对成纤维细胞的增殖有一定作用。TGF-β 在中耳过度生成能导致慢性分泌性中耳炎。其生成过度能够引起成纤维细胞的积聚和活化，B 细胞分泌 IgA，单核细胞的积聚和活化。在 IL-10、IL-4 和 GM-CSF 等细胞因子存在时，以上结果能引起细胞介导的炎症反应、体液性炎症反应、进行性纤维化，从而导致分泌性中耳炎的慢性状态。Cooter 等研究发现中耳渗出液中 TGF-β1 和 TGF-β2 的含量分别是 100% 和 98%。TGF-β 的主要作用出现在炎症后期，其高水平表达说明它参与中耳组织损伤的修复。

8. 白介素-12（IL-12）　IL-12 是一种异二聚体的前炎症细胞因子，来源于巨噬细胞、中性粒细胞和朗格汉斯细胞。在受到细菌或者细菌毒素如（LPS 脂多糖）刺激后，这些细胞能够释放大量的 IL-12。IFN-γ 能加强这种作用。IL-12 能够有效地诱导 T 淋巴细胞和自然杀伤细胞产生 IFN-γ。Wang 等发现，IL-2 可以上调 IL-12 的表达，并增加 NK 细胞对 IL-12 的反应。IFN 对 IL-12 的产生有促进作用，T_{H1} 细胞免疫反应借此持续下来。IFN 激活巨噬细胞和 NK 细胞，加强活化的 T 细胞增殖。IL-12 在早期免疫反应中很重要，因为它能够使固有免疫反应持续，并产生 T_{H1} 细胞免疫反

应。它是连接早期天然免疫和继发的获得性免疫反应的桥梁。然而迄今还没有 IL-12 在中耳表达的研究报道。研究者认为，IL-12 在中耳的作用有限。

六、趋化因子

趋化因子是结构相似的小分子蛋白家族，其作用主要是对白细胞有趋化作用，借以调节免疫应答。趋化因子有两个家族 CXC 和 CC。CXC 家族趋化因子包括 IL-8，它对中性粒细胞有趋化作用；CC 家族趋化因子对单核细胞和淋巴细胞有趋化作用。

1. 白介素-8（IL-8） 白细胞介素-8 来源于单核细胞、巨噬细胞、成纤维细胞、内皮细胞和淋巴细胞。它是在 IL-1β、TNF-α、IL-13、脂多糖、刀豆球蛋白 A 或病毒刺激下，由上述细胞合成的。因为 IL-8 的表达受初级细胞因子 IL-1β 和 TNF-α 的控制，因此，研究者认为，它是中耳炎症反应的次级细胞因子。IL-8 对中性粒细胞有选择性趋化作用。它能诱导中性粒细胞的趋化、活化和脱颗粒，表达黏附分子和细胞质含钙增加。在急性炎症反应期 IL-8 增加中性粒细胞的黏附分子的附着和迁移。因为 IL-8 能够诱导溶酶体酶释放，所以其在组织损伤中也发挥了重要作用，从而导致中耳炎症反应的延长。直接将 IL-8 接种到健康小鼠中耳腔时发现，它能引起比肺炎链球菌接种更强的炎性改变。在肺炎链球菌和流感嗜血杆菌诱发的中耳炎病例，IL-8 的分泌增强了。

有学者报道在人类中耳渗出液中能够检测出 IL-8。在儿童和成人的中耳渗出液样本中，75% 可以检测到 IL-8 的转录产物。儿童中耳渗出液中 IL-8 的平均水平也比成人高。在豚鼠中耳炎动物模型中耳渗出液中 TNF-α 和 IL-1β 的峰浓度先于 IL-8 峰浓度的出现。IL-8 峰浓度的延迟出现表明，产生 IL-8 的炎症细胞是在 TNF-α 和 IL-1β 的影响下聚集到炎症部位的。

IL-8 的水平与中耳渗出液中细菌和中性粒细胞的出现紧密相关。研究显示抗生素治疗后，随着细菌从中耳清除，IL-8 的水平下降。相关研究表明，通过分析中耳渗出液中 IL-8 的含量能够推测其中中性粒细胞的数量。

Smirnova 等用人杯状细胞株 HT29-MTX 来评估 IL-8 和其他促炎症反应细胞因子对杯状细胞的作用。人杯状细胞株 HT29-MTX 能够分泌与分泌

性中耳炎相关的黏蛋白 MUC5AC 和 MUC5B。研究认为，杯状细胞是 IL-8、TNF-α 和 IL-1β 的靶细胞，并认为 IL-8 能促使杯状细胞分泌长时间黏蛋白，这可能与慢性中耳炎炎症状态的持续有关。此外，在 1 个月内急性中耳炎的复发，与中耳炎症初期渗出液中高水平的 IL-8 有关。这些研究结果表明我们有可能通过检测 IL-8 水平，来估计中耳炎临床治疗的预后。

2. 单核细胞趋化蛋白-1（MCP-1） MCP-1 来源于被 IL-1 或者 TNF 激活的内皮细胞、成纤维细胞和上皮细胞。它在体内、体外都能趋化单核细胞和淋巴细胞。MCP-1 不能单独激活这些细胞，但是与其他刺激因素如脂多糖一起，就能够产生增强的炎症反应。MCP-1 通过刺激单核细胞表面黏附分子的表达和活化，能够增加其与内皮细胞的黏附力。MCP-1 对单核细胞的趋化和活化有重要的作用，它参与多种以大量单核细胞浸润为特征的疾病，如动脉粥样硬化、类风湿性关节炎和多发性硬化症。它在慢性炎症阶段趋化聚集单核细胞的活动中有重要作用。在细菌和病毒混合感染的中耳渗出液中其含量更高。有研究发现当 LPS 存在时，它能够上调炎细胞的活动。

3. 巨噬细胞炎症蛋白-1α（MIP-1α） MIP-1α 来源于单核细胞、肥大细胞、内皮细胞、成纤维细胞、上皮细胞、B 淋巴细胞和 T 淋巴细胞。它有强大的诱导单核细胞和淋巴细胞的功能，能诱发嗜碱性粒细胞和肥大细胞释放组胺。它很可能在中耳微环境中发挥重要作用，特别是与嗜碱性粒细胞的功能有关。正因为它由单核细胞释放后能诱导组胺的释放和单核细胞趋化，所以这种炎性介质有可能在急性和慢性中耳炎病程中起重要作用。

4. 调节活化正常 T 细胞表达和分泌的细胞因子（RANTES） 正常 T 细胞活化后能表达和分泌一种化学趋化因子调节蛋白，简称 RANTES。它在分类上属于一种 CC 亚族的趋化因子，在功能上与细胞因子有许多类似，它对单核细胞和淋巴细胞有趋化作用。有研究报道，在 144 份中耳渗出液标本中 94 份能够检测到该调节蛋白。RANTES 的浓度与内毒素的浓度呈正相关。中耳黏膜上皮细胞表达 RANTES 因子，以剂量依赖的方式对前炎症因子（TNF-α）作出反应。Schousboe 等推测，分泌性中耳炎单核细胞的聚集可能是 TNF 介导的

内毒素刺激造成的结果。Jang 和 Kim 证实，在有变态反应参与的分泌性中耳炎中耳渗出液中 RANTES 与嗜酸性粒细胞阳离子蛋白的浓度高度相关，并且比对照组显著升高。他们的研究结果表明，在分泌性中耳炎的发病中趋化因子有变态反应样的作用。

七、影响炎症血管通透性的细胞、因子和物质

1. 肥大细胞　肥大细胞是定植于中耳中数目最多的白细胞。受激活后肥大细胞释放已合成的细胞介质、组胺和纤溶酶，并重新合成炎症介质白三烯和前列腺素。肥大细胞也能合成多种细胞因子，包括 TNF 和 IL-1。中耳炎时，肥大细胞数量显著增加，肥大细胞能借助 Toll 样受体和 CD48 分子直接作用于细菌产物。Ebmeyer 等研究表明，肥大细胞可能主要促进急性炎症反应，并在中耳炎发生中将感染与变态反应联系起来。

2. 组胺　组胺引起血管扩张、血管通透性增加和中耳黏膜水肿。组胺来源于中耳中的肥大细胞。当补体或抗原与其表面的 IgE 结合时，肥大细胞激活可以释放组胺。通过其舒张血管作用，组胺能够引起黏液纤毛和咽鼓管的功能障碍。在浆液性中耳炎患儿的腺样体组织中组胺水平和肥大细胞数量比正常儿童高。这提示很有可能先是腺样体释放组胺，然后是咽鼓管功能阻塞。在患有慢性中耳疾病的患者中，中耳肥大细胞双倍增加。研究发现黏液性渗出液中组胺水平比浆液性渗出液更高，因此组胺可能是影响急、慢性分泌性中耳炎的重要介质。

3. 血管内皮生长因子（VEGF）　VEGF 是另一种增加血管通透性的因子。它的作用很强，估计是组胺的 50 000 倍。血小板活化因子比组胺作用强 1 000 倍，意味着 VEGF 的通透作用大约是血小板活化因子的 50 倍。Kim 等发现，当大鼠中耳暴露到 0.1 μg 和 1.0 μg 重组血管内皮生长因子时，可出现剧烈的炎细胞浸润、上皮下组织水肿和血管扩张。研究者认为，血管内皮生长因子的主要作用是增加血管通透性，这在组胺存在时可以显示出来。

4. 激肽释放酶-激肽系统　血浆激肽系统由 3 种血浆蛋白组成，它们在接触到负电荷表面时，以一种复杂的方式相互作用。这些因子是 XII 因子、前激肽释放酶和高分子量激肽原。XII 因子一旦转化为 XIIa，就会使前激肽释放酶转化为激肽释放酶。激肽释放酶降解高分子量激肽原释放缓激肽。在浆液性中耳炎中，缓激肽能够增加中耳黏膜的血管渗透性，使血浆漏出到中耳腔。血浆漏出表现为浆液性渗出液，这发生在炎症早期。黏液性渗出液的血浆漏出程度低，这与浆液性渗出液不同。激肽释放酶系统的消耗可以解释黏液性渗出液血浆漏出到中耳减较的现象。缓激肽是激肽释放酶-激肽系统诱导产生的急性期介质，能够增强中耳血管通透性导致中耳渗出液的产生。

5. 血小板活化因子（PAF）　PAF 是细胞受刺激时通过重建途径释放的一种膜磷脂。PAF、IL-1 和 TNF 能相互诱导释放，并以自身产生的正反馈循环诱导它们的合成。PAF 来源于中性粒细胞、血小板、嗜酸性粒细胞、巨噬细胞、肥大细胞和血管内皮细胞。PAF 的合成是由 PAF 和白三烯（LTB$_4$、LTC$_4$ 及 LTD$_4$）诱导的。它能够刺激花生四烯酸的释放和代谢，增加血管的通透性，激活中性粒细胞、单核细胞和巨噬细胞。PAF 能诱导中性粒细胞黏附到血管内皮细胞。此外，PAF 在中耳渗出液的生成中起到重要的作用，它能够增加血管的通透性、刺激上皮细胞的分泌活动、降低中耳黏液纤毛活动、引起咽鼓管功能障碍。通过刺激黏液糖蛋白的释放，PAF 似乎介导了中耳腔和咽鼓管黏液过多分泌。研究表明，PAF 以剂量依赖方式损坏黏液纤毛清除功能。黏液纤毛清除功能的丧失，在一定程度上是因为慢性中耳渗出液造成的。有报道称人慢性中耳炎渗出液样本中 PAF 的浓度是：化脓性中耳炎 5.5μg/mL，黏液性中耳炎 7.6μg/mL，浆液性中耳炎 1.5μg/mL。

6. 花生四烯酸代谢产物：前列腺素（PG）和白三烯（LT）　花生四烯酸代谢产物也称为类花生酸类物质，能够影响各种生物过程，包括炎症反应和血小板的功能（表 2-1-2）。花生四烯酸来源于某些细胞膜的膜磷脂，对一些能够活化磷脂酶 A2（PLA$_2$）的刺激因素作出反应。可能的刺激

表 2-1-2　花生四烯酸代谢产物的活性

活性	代谢产物
血管收缩	TXA$_2$、LTC$_4$、LTD$_4$、LTE$_4$
血管舒张	PGI$_2$、PGE$_1$、PGE$_2$、PGD$_2$
增加血管渗透性	LTC$_4$、LTD$_4$、LTE$_4$
趋化性	LTB$_4$、HETE（羟基甘碳四烯酸）

因素有很多，例如抗原抗体复合物、氧自由基、缓激肽和凝血酶等。白三烯和前列腺素分别是在脂肪氧合酶与环氧合酶作用下形成的。在人中耳渗出液和实验诱发的动物中耳渗出液中已经检测到花生四烯酸代谢产物的存在。吲哚美辛和布洛芬是合成前列腺素中环氧合酶的抑制剂，有研究报道，它们能够有效减少中耳炎动物模型中耳渗出液的积累和减轻黏膜增厚。然而，根据以往的研究结果，白三烯似乎比前列腺素更能有效地促进炎症反应。

花生四烯酸代谢产物能够影响细胞因子的产生，细胞因子能够调节花生四烯酸代谢产物的生成。PLA_2 激活蛋白刺激 PLA_2 降解花生四烯酸。PLA_2 激活蛋白是在 IL-1、TNF、LTD_4 和缓激肽诱导下由内皮细胞内合成的。将 PGE_1 和 PGE_2 作用于中耳咽鼓管系统，可使血管扩张、通透性增加。LTD_4 和 PGE_2 引起咽鼓管开放次数减少，LTC_4 减慢中耳咽鼓管清除率。这说明白三烯诱导的渗出性中耳炎部分原因是损害了咽鼓管黏膜纤毛的转运功能。

LTB_4 主要是由多形核中性粒细胞合成，对中性粒细胞、单核细胞和淋巴细胞有趋化作用。Chinchilla 鼠肺炎链球菌中耳炎模型研究表明，中耳内的花生四烯酸产物（包括白三烯）应该来源于炎细胞，因为这些物质是在炎细胞进入中耳以后才出现的。中耳炎动物模型研究表明 LTB_4 以及其他白三烯类物质的浓度，与中耳炎症的程度有很大相关性。急性中耳炎中 LTB_4 的含量比慢性中耳炎高，表明 LTB_4 与中耳疾病的急性期相联系。在 chinchilla 鼠中耳炎模型研究中，LTC_4 是持续时间最长的花生四烯酸类物质。Tada 等证实，因为 LTD_4 刺激了致炎（炎症前）细胞因子的释放，单独接种 LTD_4 能诱发分泌性中耳炎的发生，并且能够持续超过 14d。他们还称口服抗白三烯药物普仑司特能减轻实验性分泌性中耳炎。研究表明，其他白三烯抑制剂如普罗比妥钠和 SCH/37224，在临床和实验中也有防止和治疗分泌性中耳炎的作用。

7. 自由基 一氧化氮（NO）是 NO 合酶在多种细胞和组织中产生的自由基，包括神经元细胞、巨噬细胞、中性粒细胞、内皮细胞、平滑肌细胞、肺组织和呼吸道上皮细胞（包括中耳上皮细胞）。在中耳炎中，其主要作用是使血管扩张，增加血管通透性并产生黏液性渗出液。由激活的炎细胞

合成的 NO 能够调节炎症过程中其他细胞的活动。NO 是次级炎症介质，由中耳上皮细胞产生，对早期前炎症细胞因子如 IL-1β 有反应。有研究表明抑制细胞间 NO 产物能阻止活性氧激发的豚鼠气道黏膜上皮细胞分泌过多的黏蛋白。在注射脂多糖的大鼠中耳腔，抑制胞内 NO 的释放，能够阻止黏蛋白的释放。Jeon 等最近的报道表明 NO 是重要的信号分子，在中耳炎病理生理过程中的每一步都发挥作用。也有研究显示，NO 的损伤效应可能是其代谢产物活性氮类物质造成的，它们是 NO 与活性氧类物质发生反应形成的。除 NO 外，其他氧自由基也能够直接损伤中耳上皮。肺炎链球菌和中性粒细胞能产生活性氧自由基，已经表明在中耳炎中它们直接损伤中耳黏膜。

八、与炎症介质相关的其他问题

1. 儿童和成人中耳炎 成人中耳炎发病率相对较低，对中耳炎的研究大多主要集中在儿童。儿童和成人中耳渗液由不同的炎症介质介导。溶菌酶是一种非特异性防御性抵抗细菌感染的溶酶体酶，有研究表明它在儿童中耳渗液中比成人高。儿童中耳炎早期反应阶段 IL-1β 和 TNF-α 检出率比成人更高（IL-1β：儿童 85%，成人 12%；TNF-α：儿童 85%，成人 8%）。这表明成人中耳炎与早期反应阶段细胞因子低表达有关，究其原因可能是因为成人有更发达的免疫系统来抵抗不同病原体。

2. 中耳炎的慢性后遗症 某些炎症介质可能促使中耳炎后遗症的发生。慢性中耳炎临床上以骨破坏为其特点，IL-1 是通过诱导增强破骨细胞活性而导致骨质重吸收作用最强的物质之一。

3. 急、慢性炎症介质 IL-1 和 TNF-α 是参与炎症早期反应阶段的细胞因子，与 TNF-α 相比，IL-1 是更有效的激活剂。化脓性中耳炎中耳渗出液比浆液性和黏液性中耳渗出液含有更高浓度的 IL-1β，同样细菌培养阳性的急性中耳炎患者比细菌培养阴性的患者中耳渗出液含有更高浓度的 IL-1β。另一方面，也有研究报道，中耳渗出液中高浓度的 TNF-α 与多部位鼓膜造孔插管的病史有一定关系。体外培养的单核细胞，已分化成巨噬细胞，经脂多糖诱导产生的 IL-1 明显减少；而 TNF-α 不同，表明 TNF-α 可能同分化的巨噬细胞和存在于中耳腔中的细菌内毒素一起，参与了慢

性中耳炎的病程。分析慢性分泌性中耳炎中耳渗出液中内毒素和 TNF-α 的含量，发现 40% 的中耳渗出液含有内毒素。TNF-α 和 IL-1β 之间的关联有统计学显著性，并且 TNF-α 和 IL-1β 同内毒素之间的关联也有统计学显著性。Hebda 等通过 16 周的随访研究发现，实验性中耳炎黏膜中 IL-6、IL-10、IFN-γ、TNF-α、MCP-1 和 TGF-β 的 mRNA 表达均上调。目前认为内毒素和上调的 TNF-α 产物是分泌性中耳炎长期持续存在的重要因素。

LTB$_4$ 和 IL-8 是在中耳急性感染时产生的，这些多形核中性粒细胞相关的炎症物质可能在急性中耳炎复发和延迟恢复中起到重要作用。LTB$_4$、LTC$_4$、PGE$_2$ 和 PAF 似乎在中耳炎急性过程中发挥着重要的作用。还需深入研究以更好地理解白三烯、前列腺素和血小板活化因子之间的相互作用，及其在中耳中的作用。

4. 细菌内毒素和脂多糖　有些慢性渗出性中耳炎可能与细菌抗原的持续存在有关，后者对免疫系统的长期局部刺激，促进中耳炎症和渗出的持续存在。内毒素是所有革兰阴性菌外膜一个必不可少的成分，由脂多糖和蛋白质构成。脂多糖由磷脂 A 通过 3-脱氧-D-甘露辛酮糖酸连接到 O-特异性多糖抗原构成。然而革兰阴性菌病原体非典型流感嗜血杆菌和卡他莫拉菌无 O-特异性多糖抗原，因此这类细菌的内毒素是由脂低聚糖（LOS）和蛋白质构成的。

Iino 等的研究发现，中耳炎性渗出液中含有 100ng/mL 至 1 μg/mL 的脂多糖和由培养的人单核细胞受脂多糖刺激后产生的 25~100 ng/mL TNF-α 产物。因此，单核细胞和巨噬细胞可能被激活产生炎症细胞因子例如 TNF-α，导致慢性炎症过程。已有研究表明脂多糖能诱导 IL-1β、IL-6 和 TNF-α 的产生，中耳渗出液中发现 IL-1β、IL-6 和 TNF-α 的表达水平有一定意义。LPS 是一种有效的巨噬细胞源性 TNF-α 和 IL-1 表达刺激物。非典型流感嗜血杆菌能够增加在体外培养的人中耳上皮细胞 IL-1β、TNF-α、MIP-1β、IL-8、IL-6 和 MCP-1 mRNA 的表达。Barrett 等通过在活体外培养的兔中耳上皮细胞的研究证明，脂多糖激活细胞间黏附分子-1（ICAM-1）受体、IL-8 和 NF-κB，它是一种普遍存在的转录因子，能与其细胞质内的抑制因子（IκB）构成复合体。有研究报

道，在很大一部分中耳渗出液，甚至非化脓性中耳渗出液中都能检测到内毒素。一项内毒素含量水平的检测调查发现，在黏液性渗出液中含有内毒素的样本为 76.8%，浆液性渗出液为 55.6%；成人中耳渗液为 47.8%，急性中耳炎为 100%。

B 型流感嗜血杆菌内毒素和非典型流感嗜血杆菌细胞壁外层能够诱发豚鼠中耳炎。在 Chinchilla 鼠动物模型中灭活的肺炎链球菌能诱发中耳黏膜炎症反应，包括上皮细胞的变形、水肿，渗出液中多形核中性粒细胞浸润。流感嗜血杆菌和肺炎链球菌抗原成分在人中耳渗液中分别占到 26% 和 21%。给豚鼠中耳接种高浓度的脂多糖能引起长时间中耳渗出。小鼠动物模型表明，内毒素诱发的单核细胞大量浸润可以使中耳黏膜上皮下间隙变厚。细菌内毒素使 chinchilla 鼠中耳黏膜纤毛转运延迟，表明中耳腔内细菌成分可以使炎症持续存在，从而促使中耳渗液长期存在。中耳渗液本身就可以诱发动物中耳的炎症反应。将人中耳渗出液接种到豚鼠中耳腔也能诱发豚鼠中耳渗出，并降低纤毛运动。Maeda 等发现，内毒素诱发的中耳炎产生黏液性渗出液，咽鼓管功能障碍引发中耳的浆液性渗出液。将内毒素接种活体后，引起黏膜细胞的增殖，上皮细胞渗出产物形成。

鉴于在中耳渗出液中内毒素的高检出率，许多研究集中在内毒素对耳蜗的影响，以确定是否能引起包括耳聋在内的病理变化。研究方法是将不同来源的内毒素直接注射到内耳或中耳。有人把 1mg/mL 的内毒素注射到正常豚鼠圆窗膜上，结果发现听觉脑干反应阈提高了。DeMaria 在实验性中耳炎研究中发现流感嗜血杆菌内毒素能够渗透入内耳，并结合到中耳和内耳的组织和炎细胞中。因此，炎性渗出液中的内毒素可能是引起中耳炎后遗症感音神经性耳聋的一个重要因素。

5. 转录因子和拓样受体　在多种转录调节因子中，NF-κB 在调节许多基因表达的过程中扮演了关键的角色，包括细胞因子、趋化因子和其他参与炎症反应的多种介质的生成。NF-κB 是由 p50（NF-κB1）和 p65（RelA）两个亚单元组成的二聚体转录因子。NF-κB 能够被许多化学结构各异的因子和细胞刺激物快速激活，包括细菌脂多糖、细菌和病毒病原体、细胞因子和生长因子。在静息细胞，NF-κB 存在于胞浆中，当受到诸如细菌感染等多种因素刺激后进入细胞核。NF-κB

的活性受抑制性亚单位 IκB（NF-κB 的抑制性蛋白质）的控制，IκB 使得 NF-κB 能够存在于细胞质中。NF-κB 通过转位依赖途径激活，包括 IκB 快速磷酸化、泛素化后降解，暴露出 NF-κB 核定位序列区。多种激酶能够在特异的氨基末端丝氨酸残基使 IκB 磷酸化。IκB 通过 IκB 激酶途径磷酸化后，NF-κB 转位到核内，接着再激活核内靶基因的表达。非典型流感嗜血杆菌是中耳炎常见的病原体，在培养的人中耳上皮细胞系（HMEEC-1）中，能够通过转位依赖途径和非依赖途径强烈地激活 NF-κB。NF-κB 非转位依赖途径涉及 MKK3/6-p38 MAPK 途径的激活。研究也表明，TNF-α 和非典型流感嗜血杆菌能够协同诱导 NF-κB 的激活。

在宿主先天性免疫系统内，表面上皮细胞通过直接与各种细菌病原相关分子相互作用，借助宿主表达的 To4 样受体（TLR）识别入侵的细菌。在这些受体中，TLR2 研究得最清楚。它能够对各种革兰阳菌产物如肽聚糖、脂蛋白、脂膜酸和脂阿拉伯甘露聚糖作出反应。它在非典型流感嗜血杆菌诱导的 NF-κB 活化中起重要作用。总的来说，当非典型流感嗜血杆菌结合 TLR2 后，激活 NF-κB 可以使几个关键的炎症介质包括 IL-1β、IL-8 和 TNF-α 的表达上调。

另一方面，许多调节基因的启动子区域含有 NF-κB 基因的调节区，促进其转录和表达。TNF-α 也能够促进 NF-κB 的活化。研究表明 TNF-α 与其受体相互作用可以激活几种信号通路，包括 MAPK / MEKK-1 依赖的 MAPK 信号通路和 NIK -IKK -IκBα 信号通路。Watanabe 等对包含有 HMEEC-1 的上皮细胞系研究表明，非典型流感嗜血杆菌和 TNF-α 共存时，能够通过 NF-κB 转位依赖和非转位依赖两种途径协同诱导 NF-κB 的活化。

6. 黏液分泌和黏液性中耳炎　黏液性中耳炎以黏稠的中耳渗出液为特征，它积聚在中耳腔并含有高浓度的黏蛋白。黏蛋白分泌过多影响黏液纤毛传输系统。咽鼓管鼓室黏液纤毛功能障碍在分泌性中耳炎的病理生理过程中有重要的作用，中耳渗出液的流变学性质在分泌性中耳炎恢复过程中也发挥重要的作用。黏蛋白是引起中耳渗出液黏稠的主要成分。中耳渗出液的黏弹性与中耳黏膜中杯状细胞的密度正相关。黏膜纤毛清除率取决于中耳渗出液的流变学特性或者黏性。渗出液的黏性变得很高或者很低时，黏膜纤毛运输率都会降低。儿童分泌性中耳炎中耳出现黏液纤毛功能障碍，纤毛细胞数量减少，杯状细胞数量增多，黏液和纤毛的相互作用异常，有可能引起黏液在中耳腔积聚，导致儿童分泌性中耳炎的发生。

促炎症细胞因子 TNF-α 和 IL-8 在黏液性中耳炎发病过程中具有重要的作用。人中耳黏液性渗出液中含有比浆液性渗出液更高水平的 IL-8。TNF-α 能够增强磷脂酶 A₂（PLA₂）的表达。PLA₂ 能够增加体外培养 chinchilla 鼠中耳黏膜上皮细胞黏蛋白的分泌。花生四烯酸参与黏液糖蛋白的生成和分泌，PLA₂ 能增加花生四烯酸的释放。TNF-α 能够以剂量依赖和时间依赖的方式显著增加大鼠中耳上皮细胞 MUC2 黏蛋白 mRNA 稳定状态。将 TNF-α 接种入中耳腔，然后堵塞咽鼓管腔，能刺激中耳腔黏液细胞化生及增生肥大，并伴随产生大量的黏蛋白和黏液糖蛋白。黏液性中耳炎比浆液性中耳炎含有更高浓度的 NO。有报道显示，TNF-α 通过激活 NO 合酶产生 NO 来刺激豚鼠气管上皮黏蛋白的分泌。因此 NO 有可能对黏液性中耳炎的发病起到非常重要的作用。

血小板活化因子（PAF）也能通过 PAF 受体依赖机制抑制咽鼓管黏液纤毛清除率，刺激花生四烯酸代谢产物（尤其是脂氧酶途径代谢产物）介导的黏液糖蛋白的分泌。已知在炎症性疾病中，可溶性黏附分子，例如细胞间黏附分子-1（ICAM-1）在细胞表面的表达上调。有报道称在黏液性渗出液中 ICAM-1 的表达水平比浆液性渗出液高。最近，Maeda 等证明咽鼓管阻塞引起中耳浆液性渗出液后，形成黏液性渗出液时需要更多内毒素。黏液性中耳炎比浆液性中耳炎更具有炎症性和慢性特质。

非典型流感嗜血杆菌在上皮细胞系（包括人中耳上皮细胞系）中，通过 TGF-β-Smad 信号途径和 TLR2-MyD88-TAK1-NIK-IKKβ/γ-IκBα 信号途径介导 NF-κB 依赖的 MUC2 黏蛋白转录。Jono 等也报道在上皮细胞系，包括 HMEEC-1 中，非典型流感嗜血杆菌通过 TLR2-MyD88 依赖的 p38 途径强烈地诱导黏蛋白分泌上调。但是，激活 TGF-β-Smad 信号通路也可引起 MAPK 磷酸化导致 p38 下调，因此对 MUC5AC 起负的调节作用。

第二节　细胞因子在胆脂瘤发病机制中的作用

内容要点

● 继发性中耳胆脂瘤是在持续慢性炎症的微环境基础上形成的，有多种细胞因子参与其中。

● 分化抑制因子-1（Id-1）、TNF-α、IL-1 都参与了胆脂瘤上皮的增殖和分化，在胆脂瘤发病机制中起到重要作用。

● TNF-α、基质金属蛋白酶（MMPs）、IL-1 在胆脂瘤的骨质吸收、破坏机制中起到重要作用。

胆脂瘤型中耳炎的特点是纤维基质中的角化鳞状上皮迁移进入中耳和乳突腔。胆脂瘤发生的病理生理学机制迄今仍未详尽阐明，已有的诸多理论都认为获得性胆脂瘤是多因素共同作用的结果。大多数学者认为胆脂瘤起源于鼓膜松弛部的内陷囊袋。引起鼓膜内陷的易感因素包括长期咽鼓管功能障碍伴中耳负压、反复细菌感染或慢性中耳炎。

在许多胆脂瘤病例中，诱导胆脂瘤形成的因素似乎都关系到细胞内分子调节障碍和细胞外刺激如致炎细胞因子、生长因子和（或）细菌毒素。获得性胆脂瘤几乎都是在炎症和感染的基础上形成的。炎性肉芽组织也总是伴随着人胆脂瘤和实验性动物胆脂瘤的侵入性上皮组织出现。研究者已经很好地描述了慢性中耳炎和胆脂瘤的炎性环境。如前所述，许多致炎细胞因子如前列腺素、生长因子和炎性细胞均可在慢性中耳炎和胆脂瘤中检出。

目前，胆脂瘤组织增殖的病理学原因仍不完全清楚。最近的研究表明，一种转录因子——分化抑制因子-1（Id-1），通过 NF-κB/细胞周期蛋白 D1 依赖机制参与胆脂瘤上皮细胞的增殖。首先，豚鼠中耳黏膜受链球菌感染时，细胞抑制蛋白表达上调。然后，抑制因子表达上调导致中耳黏膜增厚伴有上皮细胞增生。这基本上是通过细胞周期上调实现的，即 NF-κB/细胞周期蛋白 D1/细胞周期蛋白依赖性蛋白激酶（CDK2/4）/E2F/增殖细胞核抗原（PCNA）信号途径（图 2-2-1）。磷脂酶 C-γ1 是激活磷酸肌醇第二信使信号转导途径的中心分子。它的作用是转导来自酪氨酸激酶和表皮生长因子的受体。表皮生长因子信号转导的增加，会产生各种细胞事件，包括诱导细胞增生、

生长，细胞角蛋白表达和肿瘤的侵袭。免疫组织化学和免疫印迹研究显示磷脂酶 C-γ1 在胆脂瘤基质内过度表达。在胆脂瘤组织中，表皮生长因子受体表达不仅仅限于基底层，各层表达都增加。胆脂瘤角化细胞中 75% 有表达，在正常皮肤和耳道的角化细胞中有表达的只占 10%。在胆脂瘤基质的全层，TGF-α 和表皮生长因子配体也有表达。

虽然目前对胆脂瘤生长调节失控的分子学特征已有描述，但是其过度生长的确切病理学机制仍不清楚。研究发现胆脂瘤细胞并不能消除局部炎症细胞产生的增生和迁移信号。这些局部免疫细胞分泌的细胞因子有可能使角化细胞内生物化学途径产生变化，这些变化可以导致上述过度增

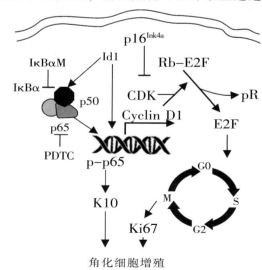

图 2-2-1　Id1 诱导角化细胞增殖和角蛋白 10 大量产生的路径图解。

Cyclin D1, 细胞周期蛋白 D1; CDK, 细胞周期蛋白依赖性蛋白激酶（CKD 4/6）; Rb, 视网膜母细胞瘤蛋白; pRb, 磷酸化的视网膜母细胞瘤蛋白; E2F, 一种能够驱动细胞由 G0/G1 向 S 期转变的转录因子。

生的表现。而且，细菌产物和毒素等有害性刺激能够扩大这种变化。Ottaviani 等的实验表明，胆脂瘤周围基质对细胞间黏附分子-1（ICAM-1）和内皮细胞白细胞黏附分子-1（ELAM-1）有很强的反应性，两者都对炎性细胞定位到胆脂瘤上皮基质集合部位有作用。这种 ICAM-1 和 ELAM-1 过度表达似乎表明胆脂瘤组织中的角化细胞处在一种活化状态，其过度增殖是由炎症和（或）自分泌细胞因子介导的。在这一点上，Huang 等的研究已经表明，GM-CSF 是在胆脂瘤组织上皮下间质的单核细胞和成纤维细胞中高表达的一种蛋白质，在胆脂瘤组织全层呈高表达。有研究证明，GM-CSF 在体外能够诱导角化细胞增殖和蛋白质合成。

当前有些胆脂瘤形成理论认为，免疫细胞大量浸润胆脂瘤组织，在某些细胞因子持续过多分泌的影响下导致慢性炎症的发生。目前我们还不完全清楚为什么局部炎症反应不能够得到控制，推测很有可能是在胆脂瘤中形成了局部的微环境，即肉芽组织、细菌病原体、侵入的大量增殖的角化细胞等形成了一种持续炎症状态。例如，有研究表明，获得性胆脂瘤组织中肥大细胞数量显著增加。肥大细胞参与了各种强有力的细胞因子的分泌，其中许多涉及胆脂瘤的发病过程，这些细胞因子包括 IL-1、IL-6、GM-CSF、IFN-γ 和 TNF-α。除肥大细胞浸润增加外，获得性胆脂瘤组织中活化的 T 细胞和巨噬细胞数量也增多了。

在以上所提到的细胞因子中，TNF-α 在获得性胆脂瘤生物学形成中有重要的作用。与正常外耳道皮肤相比，TNF-α 似乎更容易出现在胆脂瘤组织的上皮和结缔组织中。体外研究表明，TNF-α 能够诱导角化细胞的增殖、蛋白合成及终末分化。它主要由活化的巨噬细胞分泌，同时肥大细胞和胆脂瘤组织中的角化细胞也能分泌产生。它能诱导破骨细胞介导的骨质再吸收，刺激成纤维细胞分泌胶原酶和前列腺素 E_2，前列腺素 E_2 又可以引起局部软组织损伤，并有可能引起骨质吸收，抑制软骨蛋白聚糖合成。此外，在获得性胆脂瘤型中耳炎组织中 TNF-α 的表达水平与炎细胞浸润的数量、骨质吸收和感染的严重程度相关。这些证据均表明 TNF-α 在胆脂瘤发病机制中起到重要的作用。

同样，IL-1 也在胆脂瘤上皮中表达。IL-1 由胆脂瘤上皮细胞和肉芽组织周围的炎性细胞产生。胆脂瘤组织中 IL-1α 和 IL-1β 的水平比正常鳞状上皮组织高。研究表明 IL-1 与骨质重吸收有关，也有研究表明它能刺激角化细胞增殖。

在胆脂瘤骨侵蚀发生发展中，基质金属蛋白酶（MMP）有至关重要的作用，表现在它对胆脂瘤上皮细胞外基质的生理学转归有重要影响。正常情况下，MMP 的作用受到严格控制，其活性增强会引起细胞外基质剥脱，增加上皮细胞的侵袭力。而在胆脂瘤组织中，MMP 的调节明显失衡，MMP 表达上调，MMP 抑制因子表达下降，引起细胞外基质降解。这可以解释胆脂瘤组织的侵袭性和骨质破坏。根据 Wilmoth 等的研究，在体外培养的沙鼠鼓膜暴露于脂多糖和 TNF-α 时，MMP_2 水平增加了。这说明炎性介质和有潜在破坏作用的 MMP 的分泌之间有一定的联系，这种联系可能有助于解释胆脂瘤的发病机制。

史蒂文·久恩　林基祯

参考文献

[1] Juhn SK, Carvis WJ, Lees CJ, et al. Determining otitis media severity from middle ear fluid analysis.Ann Otol Rhinol Laryngol, 1994, 103: 43-46

[2] Köck A, Schwarz T, Kirnbauer R, et al. Human keratinocytes are a source for tumor necrosis factor alpha: evidence for synthesis and release upon stimulation with endotoxin or ultraviolet light. J Exp Med, 1990, 172 (6) :1609-1614

[3] Narkio-Makela M, Jero J, Meri S. Complement activationb and expression of membrane regulators in the middle ear mucosa in otitis media with effusion. Clin Exp Immunol, 1999, 116: 401-409

[4] Juhn SK, Tolan CT, Carvis WJ, et al. The Levels of IL-lβ in Human Middle Ear Effusions. Acta Otolaryngol (Stockh) Suppl, 1992, 493:37-42

[5] Cruse JM, Lewis RE. Cytokines and chemokines. In: Cruse JM, Lewis RE. eds. Atlas of immunology. 2nd ed. Boca Raton, FL: CRC Press LLC. 2004;285-319.

[6] Gowen M, Mundy GR. Actions of recombinant interleukin 1, interleukin 2, and interferon-gamma on bone resorption in vitro. J

Immunol, 1986, 136 (7) :2478-2482

［7］ Watanabe T, Hirano T, Suzuki M, et al. Role of interleukin-1β in a murine model of otitis media with effusion. Ann Otol Rhinol Laryngol, 2001, 110:574-580

［8］ Sato K, Kawana M, Nonomura N, et al. Course of IL-1beta, IL-6, IL-8, and TNF-alpha in the middle ear fluid of the guinea pig otitis media model induced by nonviable Haemophilus influenzae. Ann Otol Rhinol Laryngol, 1999, 108:559-563

［9］ Ondrey FG, Juhn SK, Adams GL. Early-response cytokine expression in adult middle ear effusions. Otolaryngol Head Neck Surg, 1998, 119 (4) :342-345

［10］ DeMaria TF, Murwin DM. Tumor necrosis factor during experimental lipopolysaccharide-induced otitis media. Laryngoscope, 1997, 107:369-372

［11］ Maxwell KS, Fitzgerald JE, Burleson JA, et al. Interleukin-8 expression in otitis media. Laryngoscope, 1994, 104:989-995

［12］ Ball SS, Prazma J, Dais CG, et al. Role of tumor necrosis factor and interleukin-1 in endotoxin-induced middle ear effusions. Ann Otol Rhinol Laryngol, 1997, 106: 633-639

［13］ Fiorentino DF, Zlotnik A, Mosmann TR, et al. IL-10 inhibits cytokine production by activated macrophages. J Immunol, 1991, 147: 3815-3822

［14］ Schroder JM. The neutrophil-activating peptide l/interleukin 8, a novel neutrophil chemotactic cytokine. Arch Immunol Ther Exp (Warsz) , 1992, 40: 23-31

［15］ Storgaard M, Larsen K, Blegvad S, et al. Interleukin-8 and chemotactic activity of middle ear effusions. J Infect Dis, 1997, 175 (2) :474-477

［16］ Schall TJ, Bacon KB. Chemokines, leukocyte trafficking, and inflammation. Curr Opin Immunol, 1994, 6: 865-873

［17］ Schousboe LP, Rasmussen LM, Ovesen T. RANTES in otitis media with effusion: presence, role and correlation with cytokines and microbiology. APMIS, 2001, 109: 441-446

［18］ Jang CH, Kim YH. Demonstration of RANTES and eosinophilic cationic protein in otitis media with effusion with allergy. Int J Pediatr Otorhinolaryngol, 2003, 67: 531-533

［19］ Connolly DT, Heuvelman DM, Nelson R, et al. Tumor vascular permeability factor stimulates endothelial cell growth and angiogenesis. J Clin Invest, 1989, 84: 1470-1478

［20］ Tsuji H, Furukawa M, Ikeda H, et al. The presense of platelet-activating factor- acetylhydrolase in human middle ear effusions. ORL J Otorhinolaryngol Relat Spec, 1998, 60: 25-29

［21］ Rhee CK, Jeong PS, Kim YH, et al. Effect of platelet activating factor and its antagonist on the mucociliary clearance of the eustachian tube in guinea pigs. Ann Otol Rhinol Laryngol, 1999, 108: 453- 458

［22］ Ganbo T, Hisamatsu K, Shimomura S, et al. Inhibition of mucociliary clearance of the eustachian tube by leukotrienes C4 and D4. Ann Otol Rhinol Laryngol, 1995, 104: 231-236

［23］ Tada N, Furukawa M, et al. Experimental otitis media with effusion induced by leukotriene D4. Auris Naus Larynx, 2002, 29: 127-132

［24］ Jung TT, Park SK, Rhee CK. Effect of inhibitors of leukotriene and/or platelet activationg factor on killed H. influenzae induced experimental otitis media with effusion. Int J Pediatr Otorhinolaryngol, 2004, 68: 57-63

［25］ Takoudes TG, Haddad J. Evidence of oxygen free radical damage in human otitis media. Otolaryngol Head Neck Surg, 1999, 120: 638-642

［26］ Willett DN, Rezaee RP, Billy JM, et al. Relationship of endotoxin to tumor necrosis factor-α and interleukin-1β in children with otitis media with effusion. Ann Otol Rhinol Laryngol, 1998, 107: 28-33

［27］ Meyerhoff WL, Kim CS, Paparella MM. Pathology of chronic otitis media. Ann Otol Rhinol Laryngol, 1978, 87: 749-760

［28］ Chung JW, Yoon TH. Different production of interleukin-1α, interleukin-1β and interleukin-8 from cholesteatomatous and normal epithelium. Acta Otolaryngol, 1998, 118: 386-391

［29］ Yetiser S, Satar B, Aydin N. Expression of epidermal growth factor, tumor necrosis factor-α, and interleukin-1α in chronic otitis media with or without cholesteatoma. Otol Neurotol, 2002, 23: 647-652

［30］ Park K, Chun YM, Lee DH, et al. Signal transduction pathway in human middle ear cholesteatoma. Otolaryngol Head Neck Surg, 1999, 120: 899-904

［31］ Bujia J, Kim C, Holly A, et al. Epidermal growth factor receptor in human middle ear cholesteatoma: an analysis of protein production and gene expression. Am J Otol, 1996, 17: 203- 206

［32］ Akimoto R, Pawankar R, Yagi T, et al. Acquired and congenital cholesteatoma: determination of tumor necrosis factor-alpha, intracellular adhesion molecule-1, interleukin-1 -alpha, and lymphocyte functional antigen-1 in the inflammatory process.

ORL J Otorhinolaryngol Relat Spec, 2000, 62 (5) : 257-265

[33] Chung JW, Yoon TH. Different production of interleukin-1alpha, interleukin-1beta and interleukin-8 from cholesteatomatous and normal epithelium. Acta Otolaryngol, 1998, 118 (3) : 386-391

[34] Ahn J, Huang C, Abramson A. Interleukin-1 causing bone destruction in middle ear cholesteatoma. Otolaryngol Head Neck Surg, 1990, 103: 527-536

[35] Schonermark M, Mester B, Kempf HG, et al. Expression of matrix - metalloproteinases and their inhibitors in human cholesteatomas. Acta Otolaryngologica (Stockh) , 1996, 116: 451-456

[36] Wilmoth JG, Schultz GS, Antonelli PJ. Tympanic membrane metalloproteinase inflammatory response. Otolaryngol Head Neck Surg, 2003, 129: 647-654

[37] Iino Y, Toriyama M, Kudo K, et al. Erythromycin inhibition of lipopolysaccharidestimulated tumor necrosis factor alpha production by human monocytes in vitro. Ann Otol Rhinol Laryngol, 1992, 101: 16-20

[38] Tong HH, Chen Y, James M, et al. Expression of cytokine and chemokine genes by human middle ear epithelial cells induced by formalin-killed Haemophilus influenzae or its lipooligosaccharide htrB and rfaD mutants. Infect Immun, 2001, 69: 3678-3684

[39] Ohashi Y, Nakal Y, Ohno Y, et al. Effects of human middle ear effusions on the mucociliary system of the tubotympanum in the guinea pig. Eur Arch Otorhinolaryngol, 1995, 252: 35-41

[40] DeMaria TF. Localization of nontypable Haemophilus influezae endotoxin in the middle and inner ear during experimental otitis media. Acta Otolaryngol (Stockh) , 1999, 119: 583-587

[41] Ovesen T, Barrett TQ. Nuclear factor-κB in middle ear epithelial cells: a methodological study using an ELISA. Acta Otolaryngol, 2003, 123: 306-309

[42] Shuto T, Xu H, Wang B, et al. Activation of NF-kappa B by nontypeable Hemophilus influenzae is mediated by toll-like receptor 2-TAK1-dependent NIK-IKK alpha /beta-I kappa B alpha and MKK3/6-p38 MAP kinase signaling pathways in epithelial cells. Proc Natl Acad Sci USA, 2001, 98 (15) : 8774-8779

[43] Shuto T, Imasato A, Jono H, et al. Glucocorticoids synergistically enhance nontypeable Haemophilus influenzae-induced Toll-like receptor 2 expression via a negative cross-talk with p38 MAP kinase. J Biol Chem, 2002, 277 (19) :17263-17270

[44] Watanbe T, Jono H, Han J, et al. Synergistic activation of NF-κB by nontypeable Haemophilus influenzae and tumor necrosis factor α. Proc Natl Acad Sci USA, 2003, 101: 3563-3568

[45] Pospiech L, Jaworska M, Kubacka M. Soluble L-selectin and interleukin-8 in otitis media with effusion. Auris Nasus Larynx, 2000, 27: 213-217

[46] Chung MH, Choi JY, Lee WS, et al. Compositional difference in middle ear effusion: mucous vs. serous. Laryngolscope, 2002, 112: 152-155

[47] Lin J, Haruta A, Kawano H, et al. Induction of mucin gene expression in middle ear of rats by tumor necrosis factor alpha: Potential cause for mucoid otitis media. J Infect Dis, 2000, 182: 882-887

[48] Lin J, Juhn SK, Adams GL, et al. Dexamethasone inhibits mucous glycoprotein secretion via a phospholipase A2-dependent mechanism in cultured chinchilla middle ear epithelial cells. Acta Otolaryngol (Stockh) , 1997, 117: 406-413

[49] Lin J, Kim Y, Lees C, et al. Effects of platelet-activating factor (PAF) receptor blockage on mucous glycoprotein secretion in cultured chinchilla middle ear epithelium. Acta Otolaryngol (Stockh) , 1996, 116: 69-73

[50] Lin J, Haruta A, Kawano H, et al. Induction of mucin gene expression in middle ear of rats by tumor necrosis factor-α: potential cause for mucoid otitis media. J Infect Dis, 2000, 182: 882-887

[51] Kawano H, Haruta A, Tsuboi Y, et al. Induction of mucous cell metaplasia by tumor necrosis factor alpha in rat middle ear: the pathological basis for mucin hyperproduction in mucoid otitis media. Ann Otol Rhinol Laryngol, 2002, 111: 415-422

[52] Jono H, Shuto T, Xu H, et al. Transforming growth factor-beta -Smad signaling pathway cooperates with NF-kappa B to mediate nontypeable Haemophilus influenzae-induced MUC2 mucin transcription. J Biol Chem, 2002, 277: 45547-45557

[53] Jono H, Xu H, Kai H, et al. Transforming growth factor-beta-Smad signaling pathway negatively regulates nontypeable Haemophilus influenzae-induced MUC5AC mucin transcription via mitogen-activated protein kinase (MAPK) phosphatase-1-dependent inhibition of p38 MAPK. J Biol Chem, 2003, Jul 25;278 (30) : 27811-27819

[54] Smirnova MG, Birchall JP, Pearson JP. Evidence of T-helper cell 2 cytokine regulation of chronic otitis media with effusion. Acta Oto-Laryngologica, 2005, 125: 1043-1050.

[55] Iino Y, Kakizaki K, Katano H, et al. Eosinophil chemomattractants in the middle ear of patients with eosinophilic otitis media. Clinical Experimental Allergy, 2005, 35: 1370-1376

[56] Fogle-Hansson M, et al. Otomicroscopic findings and systemic interleukin-6 levels in relation to etiologic agent during experi-

mental acute otitis media. APMIS, 2006,114: 285-291

[57] Kim TH, et al. Effect of recombinant vascular endothelial growth factor on experimental otitis media with effusion. Acta Oto-Laryngologica, 2005, 125: 256-259

[58] Maeda K, Hirano T, Ichimiya I, et al. Cytokine expresión in experimental chronic otitis media with effusion in mice. The Laryngoscope, 2004, 114: 1967-1972

[59] Nutku E, Aizawa H, Hudson SA, et al. Ligation of Siglec-8: a selective mechanism for induction of human eosinophil apoptosis. Blood, 2003, 01: 5014-5020

[60] Ebmeyer J, Furukawa M, Pak K, et al. Role of mast cells in otitis media. Journal of Allergy & Clinical Immunology, 2005, 116 (5) :1129-35

[61] Kerschner JE, Meyer TK, Yang C, et al. Middle ear epithelial mucin production in response to interleukin-6 exposure in vitro. Cytokine, 2004, 26 (1) : 30-36

[62] Russo E, Smith CW, Friedman EM, Lee SK, et al. Cell adhesion molecules and cytokines in middle ear effusions in children with or without recent acute otitis media. Otolaryngology- Head and Neck Surgery, 2004, 130 (2) : 242-248

[63] Jeon EJ, Park YS, Lee SK, et al. Effect of nitric oxide and peroxynitrite on mucociliary transport function of experimental otitis media. Otolaryngology- Head and Neck Surgery, 2006, 134 (1) : 126-131

第三节　中耳炎临床相关的基础研究

内容要点

● 早期中耳炎的发生是由细菌感染、炎症浸润和黏膜反应的连锁反应引起的，也是细菌与宿主细胞互相作用的结果。

● 中耳炎的慢性化有多种复杂因素参与，包括细菌生物膜的形成、黏液细胞化生、中耳负压长期不能缓解、渗出液积存、血管增生和肉芽组织形成等。

● 慢性中耳炎的骨质吸收和破坏与肉芽组织、胆脂瘤组织以及多种炎症介质密切相关。

一、概　述

中耳炎是一种非常常见的上呼吸道感染性疾病，发病率仅次于感冒。它由常住呼吸道的条件致病菌和病毒引起，与感冒密切关联，多发生于感冒之后。在西方发达国家，急性中耳炎在儿童中十分常见，这与小儿的免疫系统有关，2岁以前小儿对肺炎链球菌感染不会产生抗体。美国的临床资料统计显示，急性中耳炎列急诊就诊患者的第一位。仅在美国，每年就有大约2 200万人次的急诊访问，这还不包括预约患者。每年花费大约30亿~50亿美元。统计资料表明，在美国，几乎每个孩子在3岁之前会得一次急性中耳炎。年纪越小发病率越高，但也有个例外，出生后6个月内的婴儿由于受到母体抗体的保护，其中耳炎发病率会低一些。鉴于这种情况，每当小儿看急诊或感冒，全科医生都会推荐患儿父母带患儿去看小儿耳鼻喉科医生和小儿科感染性疾病专科医生。患中耳炎的危险因素包括幼儿上托儿所，躺卧位加奶瓶喂奶（非母乳）喂养，被动吸烟，男性，印第安和阿拉斯加原住民等。正常母乳喂养的婴儿患中耳炎的概率较低。在美国，患者一般都由小儿耳鼻喉科专科医生接诊。在中国，接诊医生目前并未细分，一般都由普通耳鼻喉科医生负责诊治。从诊断水平来看，有人做过调查，单凭耳镜检查，耳鼻喉科医生作出急性中耳炎的正确诊断率大约70%，小儿科医生大约为50%，普通医生大约为30%。

中耳炎有相当一部分由感冒触发。这部分病例容易被上呼吸道感染症状所掩盖。很多情况下，因没有看耳鼻喉科医生而漏诊。资料表明，上呼吸道感染小儿患者25%以上并发中耳炎。这是一个很高的比例，按此推算，中耳炎在小儿中发病率很高。也有相当部分始发感染在中耳，但由于没有其他上呼吸道感染症状不为患者所觉察，或者症状不明显没有看医生。所以说中耳炎是一个相当隐蔽的，或者说容易被忽略的疾病，临床上有隐蔽性中耳炎之称。许多病例是在死后尸检或作颞骨病理检查时才被发现。美国明尼苏达大学耳病理实验室的颞骨材料也证明，的确有许多病例生前没有任何中耳炎症状和体征（听力下降或者鼓膜病变），但是在颞骨上发现有中耳炎病理改变。也有相当部分始发因素与上呼吸道感染无关。例如，婴幼儿常因吃奶体位不当，奶水灌入中耳而引发中耳炎。由于生理缺陷（腭裂），咽腔之物进入中耳可引发中耳炎。坐飞机时忘记做吞咽动作（中耳负压）而引发的航空性中耳炎等。中耳炎的炎症过程也与感冒十分相似，有很大的自限性，一般1~2周痊愈。同为上呼吸道感染，中耳炎与感冒的最大不同在于前者多为细菌引起而后者多由病毒引起。其次前者多见于儿童，而后者不分年龄段。临床症状看中耳炎是否与感冒并行，并行者既有感冒症状又有耳部症状，而单行者只有耳部症状。

中耳炎常见的病原体有肺炎链球菌（占25%~50%，血清型19、23、6、14、3和18），流感嗜血杆菌（占15%~30%，几乎都是非典型流感嗜血杆菌），卡他性杆菌（6%），其他链球菌（2%），葡萄球菌（2%）和其他细菌（6%）等。其中肺炎链球菌在临床上比较重要，因为肺炎链球菌可能会造成更严重的感染，如菌血症和脑膜炎。实验证明，如果把1 000~10 000个肺炎链球菌注入中耳腔可致小白鼠死亡，但是把10亿个非典型流感嗜血杆细菌注入中耳腔不会致小白鼠死亡。可见细菌毒力差别是很大的。但临床症状较重者也不一定就是肺炎链球菌性中耳炎。病毒是否是帮凶，目前尚无定论，一般认为病毒可能参与其中，因为病毒也常常可以从中耳积液中检出（20%~25%）。另一个证据是病毒感染容易继发细菌感染。但是从中性粒细胞反应来看，病毒感染加细菌感染（比单纯细菌感染）并不会造成更严重的炎症细胞浸润情况。细菌混合感染则会大大加重中性粒细胞等炎症细胞浸润，造成更严重的炎症损伤。

二、临床相关的几个问题

（一）急性中耳炎是否该用抗生素治疗

在第九届中耳炎最新进展国际学术研讨会上有一个专题辩论会，分成正、反两方专门讨论了这个问题。正方的意见是急性中耳炎应该用抗生素。好处显而易见：杀菌、镇痛、防止转成慢性中耳炎、缓解患者及家属的焦虑情绪。反方的意见也很充分：首先，相当一部分诊断为急性中耳炎的患者并非真正的急性中耳炎患者，使用抗生素对非急性中耳炎患者有害无益；其次，急性中耳炎是一个自限性疾病，其中大多数（90%~95%）患者不治自愈；再次，使用抗生素使细菌发生耐药的机会增加，近年来耐药菌株的增加已经是不争的事实；最后，使用抗生素有增加神经性耳聋的风险。尽管反方的说法很有道理，但在医疗实践中，大量的抗生素仍被广泛应用。这样细菌耐药性的问题似乎就无法避免了。细菌产生了耐药性，真正需要用抗生素来杀灭细菌的时候却无抗生素可用，这在临床上是一个很尴尬的问题。

（二）菌株的耐药性

自1967年在澳大利亚首次报道抗肺炎链球菌耐药株以来，由于抗生素的使用日益广泛，细菌耐药已经成为一个世界性的问题。细菌耐药大大影响了抗生素的治疗效果。由于这一原因，抗肺炎链球菌的抗生素如头孢氨苄、头孢拉定、氯拉卡比和头孢克洛已不受青睐，甚至避免使用。在美国，阿莫西林仍然是一线治疗用药。假如患者对阿莫西林没有反应（包括高剂量），那么阿莫西林/克拉维酸钾和亚胺培南、头孢曲松能用做二线治疗药物。

据近年来的统计，所有的卡他性杆菌耐药，大约有44%的非典型流感嗜血杆菌耐药，肺炎链球菌耐药逐步增加，在过去的10年中从8%增加到34%，具体情况视地区而定。以美国为例，在中西部，大约有18%~22%的病例轻到中度耐药，大约有15%~20%的病例重度耐药。这与当地抗生素使用的广泛度和频度有关。

假如患者对一、二线治疗药物都没有反应，则应该做鼓膜切开和细菌培养，查出耐药菌株。治疗中耳炎也可考虑下列抗生素：复方新诺明、头孢罗齐、头孢泊肟、头孢克肟、阿奇霉素、克拉霉素和红霉素。选择抗生素时应考虑许多因素，包括过去的抗生素治疗史，对肺炎链球菌耐药的可能性，患者愿不愿服用及药物价格等。由于耐药株的出现，临床上选择合适的抗生素仍然是一个挑战。这里有一个容易被忽视的问题就是药代动力学。当抗生素治疗无效时，应考虑是不是药物浓度在中耳腔已经达到了抗菌所需的浓度。有些治疗失败并不一定就是耐药，也可能是药物剂量出了问题。最近的动物实验表明，中耳上皮细胞存在一种药物转运蛋白，可以将特定的药物转进或者转出。如果真有此蛋白主动将药物转进或者转出，则要加强药代动力学的研究，明确用药剂量，分清剂量和耐药的问题。

（三）中耳炎的慢性化

据估计，大约有 5%~10% 的急性中耳炎患者病程迁延不愈或者转为慢性。急性中耳炎并不可怕，大多数患者可以不治自愈或者经抗生素治疗痊愈，怕的就是急性中耳炎转为慢性，这是非常棘手的问题。那么，为什么会有患者病程迁延不愈，这其中涉及许多因素，包括有种族、易感性和家庭经济状况等，也可能有基因缺陷的问题。①种族因素：白种人似乎发病率偏高，其中美国印第安人（小耳朵）最高，亚裔和西班牙裔居中。与中国相比，美国的急性中耳炎患者似乎特别多。原因可能有四：一是就诊率高（急性中耳炎患者居急诊就诊患者人数的位）；二是诊断率高（医生比较注意区别上呼吸道感染和急性中耳炎，上呼吸道感染后约 25% 并发急性中耳炎）；三是医疗保险覆盖率高（大约 72% 的患者享有医疗保险，出现问题会及时就诊，这也增加了中耳炎病例的诊断）；四是发达国家卫生和环境条件相对较好，暴露于病毒和细菌的机会相对较少。抗体总量不低，但特异性抗体可能相对偏低，免疫力相对较弱，是否与此有关还值得探讨。②易感性因素：社会经济状况差（贫穷和营养不良）、不良生活方式（吸烟、酗酒、吸毒、上托儿所和学前班）、头部放射治疗、免疫缺陷（如艾滋病）、上呼吸道超敏等人群发病率高。③遗传因素：一般说来，中耳炎有一些家族遗传倾向。据现有资料，人类尚未发现单基因缺陷发病情况。但是小白鼠单基因缺陷（突变）发病情况已有报道。有一种叫做 Jeff & Junbo 的小白鼠，此小白鼠已知有基因（Fbxo 11 和 Evi1）突变（由喂养小白鼠致癌物质所致），导致该基因表达的蛋白功能受到影响，由此造成慢性化脓性中耳炎。具体机制目前还不太清楚，推测与 TGF-β 激活可能有关。遗传因素可能在中耳炎的慢性化中起到某种作用。④治疗因素：急性中耳炎治疗不当也可能转为慢性。这一点临床上

比较明确。

（四）中耳炎疫苗

虽然在中耳炎中检出的细菌种类很多，但主要的致病菌有 3 种，这为应用疫苗对付中耳炎提供了一个前提。目前实现商品化的是肺炎链球菌多价疫苗（七价疫苗，PCV7）。引发中耳炎的肺炎链球菌有许多血清型，这一多价疫苗的抗原来自多个血清型肺炎链球菌的细胞壁表面黏多糖成分，组合形成了一个多价抗原。开发者希望以一种疫苗对抗多个肺炎链球菌血清型。这一策略技术上还算成功，以 PCV7 为例，其减少了大约 34% 的肺炎链球菌性中耳炎。动物和临床试验显示其的确能应对多个肺炎链球菌血清型，并通过了美国食品药品管理局（FDA）的检测。多价疫苗研制成功后，在芬兰做了一次大型临床试验以检测其有效性。临床试验结果令人大失所望，只有约 6% 的临床有效率（指总体中耳炎发病率下降了 6%）。原因不在疫苗本身，而在于中耳炎病原菌的更改。严格地讲，中耳炎的致病菌是鼻咽部的正常寄生菌群。疫苗压制了肺炎链球菌，但是其他菌群趁机扩大了自己的群体，结果只是一个菌群替代了另外一个菌群而已。虽然疫苗特异地抑制了肺炎链球菌，减少了肺炎链球菌性中耳炎，但增加了其他杂菌性中耳炎，所以总体效果并不理想。显然，菌群的替补作用使得疫苗的效果大打折扣。只减少了 6% 的中耳炎，当然会使开发者和使用者感到失望。

但是，疫苗也有其作用。那就是减少了毒力较强的菌株的感染，肺炎链球菌血清型中有荚膜菌的感染变少了，无荚膜菌的感染变多了，特别是那些侵袭能力强的菌株。这是因为 PCV7 的荚膜多糖疫苗，其荚膜多糖是从有荚膜的菌株（24、6A、6B 等型）中得来的。有荚膜本身就是一个强菌落化的标志（由于荚膜含大量的多糖并且有许多粘连分子）。大家知道糖分子在显微镜下是无色的，故呈透明状。所以有荚膜的菌株也称为透明株。透明株肺炎链球菌善于菌落化，引起局部感染。在一定条件下，透明株转化为不透明株。不透明株失去了在黏膜上菌落化的能力并进入血流。这就是为什么在黏膜上检出的都是透明株而血培养出来的都是不透明株。有人将疫苗 PCV7 给予孕妇，希望孕妇产生抗体后通过脐带胎盘传给胎儿，以使胎儿在头几个月的脆弱期发育中得到保护。

意外的发现是，产后 7 个月时再查，婴儿自身产生的肺炎链球菌抗体比较低。可能的解释是，胚胎期给予母体 PCV7 使婴儿的免疫系统产生了耐受或适应。在免疫学上，大量或多个抗原同时"轰炸"免疫系统会产生疲劳现象。不过，这种耐受是不是一过性的还有待观察。

肺炎链球菌有一个偏好，就是喜欢液体。因此其常见于积液的中耳腔，充满浆液的肺叶、脑室和脊髓腔等。这从另外一个侧面可以理解为什么中耳积液常见的是肺炎链球菌而不是其他细菌。有一个问题是先有积液后有肺炎链球菌感染还是先有肺炎链球菌感染后有积液？一般认为，先有肺炎链球菌感染，再引起积液，积液再促进肺炎链球菌生长。这是一个恶性循环。

针对肺炎链球菌表面蛋白、神经氨酸酶和溶血素的个别疫苗也能有效减少肺炎链球菌菌落负荷和数量，如抗肺炎链球菌表面蛋白 PspA 的疫苗等。总体来说，其效果不如肺炎链球菌多价疫苗好，它仅能减少肺炎链球菌菌落的负荷和数量，而不能减少肺炎链球菌的临床感染率。

肺炎链球菌的表面蛋白 PspA 与细菌的毒力有关，PspA 含有磷酸胆碱。磷酸胆碱在结构上与血小板活化因子（PAF）有些相似，因此可以与 PAF 共用一个宿主细胞的表面受体（PAFR）进入细胞。这为细菌进入细胞提供了一个方便的途径。所以肺炎链球菌被认为是躲在细胞内的病原菌。但奇怪的是，进入细胞的肺炎链球菌反而不知道要做什么，没有证据表明细菌此时激活了宿主细胞的炎症和免疫反应。因为负责辨认细菌的受体在细胞表面而不在细胞质内，这有一点像一个访客错过了接待人员一样，什么也做不了。另外，PspA 还能阻断补体替代途径 C1b 的激活，这样，宿主的巨噬细胞和中性粒细胞在缺乏补体的情况下就不能将细菌吞下。再者，PspA 能与细菌杀手铁结合蛋白结合。我们知道，细菌本身不产生铁，细菌的生长需要从宿主细胞身上获得铁，而铁结合蛋白可以紧紧地"逮"住铁分子不让细菌利用，久而久之将导致细菌死亡。有趣的是细菌死得粉身碎骨，变成一个个片段，好像被刀切割过一样。PspA 就是我们通常所说的细菌毒力分子。没有了 PspA，细菌就失去了武器，也就没有了入侵组织的能力，肺炎链球菌菌血症和脑膜炎就不会发生，也就没有了中耳炎引发的脑脓肿。支持这一说法

的证据是敲除 PspA 基因，肺炎链球菌入侵组织的能力大为下降。这就是为什么 PspA 会让许多研究者着迷，下力气去研究的原因所在。但是，中耳炎是一个局部的感染，不能说没有 PspA 就没有中耳炎。

神经氨酸酶涉及细菌的菌落化（克隆化）问题。细菌的菌落化对于感染非常重要，是细菌能否在宿主细胞里面立足的根本。可以这么说没有神经氨酸酶就没有细菌的感染问题，也就没有中耳炎的问题。神经氨酸酶是由细菌分泌的，专门用来清除宿主细胞表面的蛋白和形形色色的障碍物。例如，去除唾液酸（去唾液化作用）。绝大部分参与免疫反应的分子是糖蛋白。糖蛋白的糖侧链上有一种结构叫做唾液酸，它带负性电荷，会排斥表面带负电荷的细菌，不让细菌靠近。但是，也有人认为唾液酸与细菌排斥无关。再举一例，黏蛋白的糖基也含有大量的唾液酸。这些蛋白参与阻挡细菌靠近宿主细胞，所以在细菌粘连之前必须清除掉。换句话说，神经氨酸酶对细菌生死攸关，非同小可。这也解释了为什么有肺炎链球菌感染的地方，必有神经氨酸酶存在。还有一种说法是神经氨酸酶帮助细菌清除神经组织上的神经氨酸，细菌即可黏附在神经组织上，以便于细菌入侵。

抗流感嗜血杆菌的疫苗也是一个方向。但它不像肺炎链球菌疫苗那样只要采集细菌荚膜的黏多糖即可，其研制技术比较困难。什么是有效的抗原结构，怎样提取才能用来制备疫苗都是一个问题。经过多年的努力，目前已找到了有效的流感嗜血杆菌细胞壁成分——LPS（脂多糖）——并已制备疫苗进入临床 I 期试验，有望在不远的将来进入临床使用。这一困难的疫苗研制是由一位华裔学者领导的小组完成的。抗流感嗜血杆菌细胞的 D 蛋白疫苗也已制备成功，其效果尚有待实践检验。抗卡他性杆菌的疫苗也有人在研究，目前未见有效性报道。抗流感病毒的疫苗虽已完成，但效果争议很大。有两项报道为有效率 30%，有一项报道结果为无效。争议大的另一个原因是病毒在中耳炎中的从犯作用不够肯定，因此，更不要奢谈疫苗效果。

曾经有一段时间，很多人将希望寄托在疫苗身上。现在回过头来看，有必要对此进行重新审视。疫苗研究仍然是一个重要方向，但是期望值不能太高。原因显而易见，中耳炎不是由一个明

确的致病细菌或病毒引起的，而是由常住菌群或称正常菌群引起的。这些细菌充其量也就是条件致病菌。就是用多价疫苗对抗了整个主要细菌和病毒群落如肺炎链球菌和流感嗜血杆菌，其他次要细菌和病毒群落还有可能乘虚而入，成为新的常住户，衍生出新的问题。不让细菌和病毒群落落脚于鼻咽部和咽鼓管的想法不切实际。这就是为什么疫苗多半是技术上成功，但是治疗上不是很有效的缘故。从整体来看，疫苗的作用在于减少肺炎链球菌性脑膜炎和老年性肺炎而不在中耳炎上。

（五）中耳炎的鼓膜置管

这是一个具有争议性的话题。在美国，小儿耳鼻喉医生主张用鼓膜置管的办法来解决顽固性中耳积液的问题。经过反复鼓膜穿刺，如果中耳积液的问题还不能得到解决，就采用鼓膜置管来处理。这个管常被用来平衡鼓膜内外的压力，所以也称为压力平衡管（PET）。鼓膜置管需要做鼓膜切开。通常在鼓膜的光锥外靠近鼓环的地方做一小切口，实际上鼓膜切口应做在鼓膜前上区，因为此处鼓室腔较宽、深，且咽鼓管口在此处，置管内口不易被阻塞。然后，把小管子插入切口内并转一下，使管子嵌入到鼓膜里（图2-3-1）。由于鼓膜置管的原因，鼓膜切开实际上是美国耳科最常见的小手术。这种治疗建立在以下认识基础之上——中耳积液是因为中耳负压造成的。中耳负压会将中耳黏膜血管中的血浆吸出并积在中耳腔里，如此形成中耳积液。实际上，中耳积液的形成机制还要复杂得多。负压是否促进主动分泌目前还无法确认，但由于非典型或隐蔽性炎症刺激主动分泌肯定也起了相当大的作用。在中国，少有医生主张用置管的办法来解决中耳积液、通风和平衡压力的问题。在美国，鼓膜置管是一个比较常见的做法。主要考虑是咽鼓管不通引起中耳积液，必须在鼓膜上放上一个管协助引流。医生们希望彻底引流液体。至于是否真的咽鼓管完全阻塞，还是不顺畅，还是暂时性不通，则要区别对待，不能一概而论。置管的前提条件是咽鼓管真的不通畅，这需要认真观察。另外，咽鼓管不通的说法不一定令人信服，但是从临床的角度来看，鼓膜置管确有效果。表现在积液引流，闭塞感消失，有些病例置管一段时间以后拔管，积液不再产生。这可能也是西方国家常采用鼓膜置

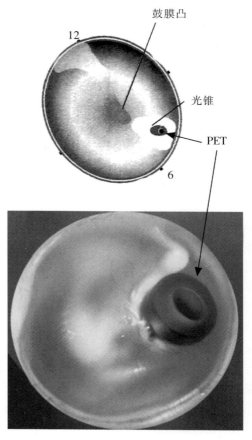

图2-3-1 鼓膜压力平衡管（PET）及其放置的位置。上：位置示意图。下：压力平衡管的实际位置。

管的原因所在。

鼓膜置管的缺点是使鼓室成为外耳道的一部分。外耳道的菌落自然而然地延伸进入中耳腔，使得中耳腔情况复杂化，如合并葡萄球菌感染。长期置管容易导致鼓膜并发症的发生，常见并发症包括鼓膜增厚、钙化斑、肉芽组织和纤维化。也会导致一些临床问题，如异物反应、细菌生物膜形成、鼓膜慢性增生肥厚和钙质沉着、脱管、真菌生长，以及游泳、洗澡时中耳腔进水等。优点是把中耳积液通过开窗的办法彻底引流，解决了中耳黏膜长期浸泡在炎症渗出液中的不利影响。假如置管一段时间后积液消失，就不需要再置管了。假如管子用了一段时间取掉之后，积液不消失，则表明病因比较顽固，需要长期置管。

笔者认为，鼓膜内外氧气和二氧化碳气体（浓度）不平衡和压力不平衡的问题是一个影响因子（造成生理紊乱），但不是积液发病的主要原因。

（六）细菌生物膜的形成

最先提出这一问题的是美国医生 James

Christopher Post。他上世纪 90 年代在匹兹堡大学小儿耳鼻喉科做研究员时，对中耳炎很感兴趣。在他看来，细菌生物膜形成与中耳炎慢性化和中耳慢性积液相关。

慢性中耳炎病程长期化，对抗生素治疗不敏感，中耳无菌性积液中检出细菌 DNA 但细菌培养却是阴性。在自然界中，有一种情况可使细菌长期处于一种不活动的状态，即形成细菌生物膜，此时细菌不需营养，无须代谢，只需要少量的水，长期处于休眠状态。细菌生物膜形成最典型的环境就是长期废弃不用的水槽，表面形成一层菌苔（图 2-3-2）。而慢性中耳炎被认为具有相同的条件可使细菌形成生物膜。

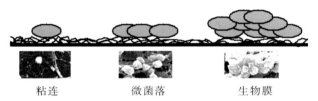

粘连　　　　微菌落　　　　生物膜

图 2-3-2　细菌生物膜形成的过程。

在慢性中耳炎中，肯定存在形成生物膜的情况，比如说，慢性中耳炎长期积液或者鼓膜穿孔后置管时。确切诊断则需要借助光镜或电镜看到生物膜。在治疗上颇为棘手。抗生素要选用能够抗静止期细菌的那一类，能降解基质和擦光表面以防细菌附着。除此之外，目前还没有更好的办法来治疗生物膜。换一个角度来看，如果生物膜不需营养、没有代谢、不生长、不释放代谢产物，就像一个异物停在中耳腔，虽不是好东西，但也无大碍。问题在于生物膜并非是真的异物存在于中耳腔无所作为，而是时机和条件成熟时就要出来"捣乱"，但我们并不确切了解和掌握这一时机和条件。笼统地讲，免疫力低下、抗生素失效等就会使冬眠化了的细菌重新复活。生物膜生长复活之时也就是杀其之最佳时机。所以，研究复活生物膜生长的条件也是很有临床意义的。

有关细菌生物膜的争论不在于有或者没有，而在于慢性中耳炎中到底有多少这种病例。由于诊断上比较麻烦，中耳炎分泌物培养阴性，而中耳黏膜活检也不易看到细菌生物膜，因此要确定这样的病例有很大难度。Post 及其合作者认为，细菌生物膜普遍存在于慢性中耳炎的中耳中。在 Post、Ehrlich（匹兹堡总医院）和 Kerschner（威斯康星星私立医学院）主持的一个研究报告中，他们

用高级聚焦激光扫描显微镜扫描 50 例慢性中耳积液或再发性中耳炎儿童患者的中耳黏膜活检样本，其中 46 个为细菌生物膜阳性（占 92%）。他们认为许多再发性中耳炎不是再发，而是同一种细菌的再次感染。这改变了人们对再发性中耳炎的认识。如果更多的资料证实这一研究结果，那么人们有可能慢慢会改变对慢性中耳炎和再发性中耳炎的认识和治疗的理念。

（七）急、慢性中耳炎中的炎症细胞

中耳渗出液中发现的主要细胞类型是中性粒细胞、单核细胞和巨噬细胞。在细菌性病原体入侵时，中性粒细胞是参与早期中耳炎宿主反应的主要细胞。已经表明中性粒细胞不仅参与急性中耳炎的发病，也参与儿童慢性分泌性中耳炎的发病过程。在慢性分泌性中耳炎中耳渗出液和黏膜中主要的细胞有单核细胞、巨噬细胞和淋巴细胞，还有浆细胞和肥大细胞。溶菌酶是多形核白细胞与单核细胞的产物，其含量在化脓性中耳炎中比浆液性中耳炎高。聚集到中耳的炎症细胞能启动慢性中耳炎中的迟发性炎症反应。

在慢性中耳炎反复急性发作时，中性粒细胞和巨噬细胞始终参与。在 chinchilla 鼠，巨噬细胞数量持续增加直到咽鼓管阻塞后 4 周。随着炎症过程进入慢性阶段，参与的白细胞不断发生变化，单核细胞的数量也不断增加。

（八）急、慢性中耳炎的组织病理学

①急性炎症改变包括血管扩张、黏膜下水肿、炎症细胞向中耳浸润。组织损伤发生后，开始出现黏膜下层纤维化、钙化、骨化及鼓膜鳞状上皮增生肥大。②咽鼓管阻塞导致的浆液性中耳炎动物模型组织病理学特点是黏膜下血管通透性增加、黏膜下间隙肿胀、上皮细胞增生肥厚。③中耳接种肺炎链球菌引起的化脓性中耳炎动物模型的组织病理学改变的特征是：上皮细胞和杯状细胞化生、上皮下间隙增宽、毛细血管腔增大、中性白细胞浸润并出现淋巴细胞和浆细胞。④持续性中耳炎患者中耳黏膜假复层上皮增厚，杯状细胞密度增加，基底细胞显著增生。毒素刺激呼吸道上皮后，通常可见到杯状细胞增殖。病理情况下，中耳扁平非纤毛上皮转化为假复层纤毛上皮，杯状细胞增加。123 例慢性中耳炎颞骨研究表明，黏、骨膜纤维性增厚，主要是肉芽组织，也经常可见到上皮下腺体形成。接种到鼻腔的流感病毒

可以引起咽鼓管鼻咽段上皮杯状细胞数量增加。豚鼠听泡内的肺炎链球菌抗原成分也诱发使杯状细胞数量增加。这些变化中很多是由中耳炎症介质引起的。

（九）黏液细胞化生

黏液细胞化生是一种病理现象。许多临床医生都注意到这种情况的存在，尤其是慢性中耳乳突炎。丹麦医师 Tos、以色列医师 Sade、福建医科大学易自翔和许光义医师，对黏液细胞化生均有很详细的描述和独到的见解。黏液细胞化生的现象存在于感染、过敏、吸烟、二氧化硫吸入等。

黏液细胞化生在呼吸道颇为常见，中耳作为上呼吸道的一个盲端也不例外。正常情况下，呼吸道上皮存在一定数量的黏液细胞。分泌的黏液构成黏液毯，起着保护黏膜上皮的作用。但是在慢性中耳炎时，黏液细胞大量增生，导致黏液产生过量，蓄积成灾。一般来讲，在刺激因子长期存在的条件下，一旦黏液细胞大量增生，就能够存活较长时间（几周到几个月时间）或者长期生存。如果感染反复，则旧的黏液细胞尚未消失，新的黏液细胞又生长出来，就会造成黏液细胞大量增生和产生黏液细胞化生的问题（图 2-3-3）。黏液细胞化生又与中耳炎慢性化相关联，使中耳

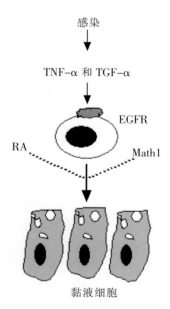

图 2-3-3 中耳炎黏液细胞化生的大体机制。中耳炎症时，上皮细胞和炎症细胞释放炎症介质（如 TNF-α 和 TGF-α）。这些炎症介质结合到它们各自的受体上，然后交叉激活上皮生长因子受体（EGFR）。在 RA（维 A 酸）和 Math1 参与下，上皮的基底细胞分化成为黏液细胞。

炎复杂化并产生慢性黏液性中耳炎，有人把此种情况称为难治性中耳炎。

临床上有很少数患者，黏液细胞化生扩展到中耳乳突气房，黏液细胞化的乳突上皮细胞躲在手术刀不易到达的地方或者面神经周围难以操作之处，时不时地分泌出黏液并伴随着感染化脓，造成慢性中耳炎乳突根治术后长期迁延不愈。其实黏液细胞化生的问题不仅困扰着慢性中耳炎患者，其病理机制也困扰着医学研究者。目前国外正在开展这方面的研究，聚焦于感染—炎症因子释放—上皮生长因子受体（EGFR）激活—信号分子传导—转录因子启动—黏液细胞分化的通路（图 2-3-3）。这种研究的目的就是要加深对黏液细胞分化的理解，希望找到一扇门，有朝一日找到一把开启这扇门的钥匙。细胞培养的初步实验表明，黏液细胞分化需要三要素，即炎症因子（TNF-α 或 TGF-α）、上皮发育因子（维 A 酸，RA）、分化转录因子（Math1 或 Atoh1）。具体来讲，炎症介质怎样诱发黏液细胞化生是一个尚未解决的问题。笔者在这里提供了一些初步资料并提出一个设想，以供读者参考（图 2-3-4）。

（十）血管增生

中耳炎，尤其是慢性中耳炎，血管增生的问题比较突出。这还是一个炎症介质的问题。让我们来假设一个实验。假定细菌感染是主因，将肺炎链球菌注射入小白鼠的中耳腔来制造中耳炎，然后从中耳黏膜中提取 RNA，再用微阵列来看一看到底与哪一个转录因子有关。从新近的实验来看，转录因子（Id1 和 Id3）在中耳黏膜中的量升高了。已知 Id1 和 Id3 在血管增生的过程中起着不可替代的作用。有人将 Id1 基因从小白鼠身上敲除，结果发现移植的肿瘤不能长大，因为新的血管不能增生。此外 Id1 可以诱发 VEGF 和 IL-8 表达（图 2-3-5），而这两个因子是诱发血管增生的强力因子。当然血管增生还与许多其他因素有关，在此就不再一一赘述。

（十一）黏膜下成纤维细胞增生

慢性中耳炎多伴有黏膜下成纤维细胞增生。一般认为，慢性中耳炎的炎症刺激是黏膜下成纤维细胞增生的原因。这很好理解，炎症刺激中耳上皮细胞或炎症细胞释放炎症介质，这其中包括 TGF-β。TGF-β 的作用是促进成纤维细胞增生，同时抑制中耳上皮细胞的生长。上皮细胞可以增

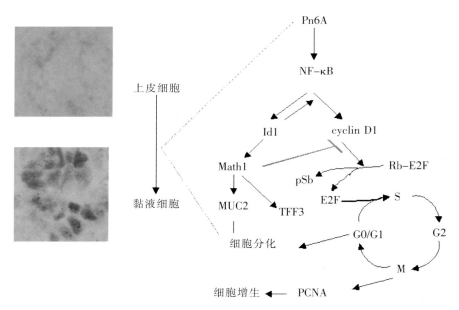

图 2-3-4 中耳炎导致黏液细胞化生的分子机制（假设）。中耳细菌感染激活上皮细胞（以 NF-κB 活化进入细胞核为标志）。NF-κB 调节炎症介质的产生，其中包括 TNF-α 和 TGF-α 等。一方面，激活的 NF-κB 结合到其下游的基因（cyclin D1）的调节区，以增加其转录。Cyclin D1 在 cyclin 依赖性激酶（CDK）的帮助之下，磷酸化 Rb 蛋白并使其释放转录因子（E2F），E2F 推动细胞周期，促使细胞分裂。另一方面，这些炎症介质经过它们的各自受体连接到另外一些重要的转录因子如 Id1 和 Math1 的表达。Math1 和 Id1 通过调节黏蛋白（MUC）和黏蛋白伴娘（TFF）促进分裂了的上皮细胞向黏液细胞方向分化。为确保细胞不再进入细胞周期循环，Math1 抑制了 cyclin D1 转录并且阻断细胞周期循环。PCNA，增殖细胞核抗原；Rb，视网膜母细胞瘤蛋白；Pn6A，肺炎链球菌 6A 型，着色细胞即为黏液细胞（AB-PAS 染色阳性）。

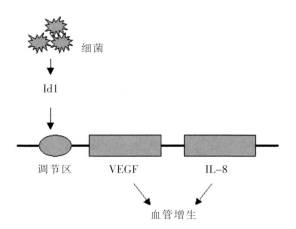

图 2-3-5 中耳感染致黏膜血管增生的一个分子机制。细菌感染上调 Id1，Id1 结合到 VEGF 和 IL-8 的基因调节区并上调 VEGF 和 IL-8 基因的转录和表达。VEGF 和 IL-8 是公认的血管增生因子。

生、脱落、消失，除了分泌性的物质之外在黏膜下并不留下特别的结构性蛋白，而成纤维细胞增生的过程则留下大量的胶原纤维。这些大量的胶原纤维则使得黏膜下胶原纤维化。起初，胶原纤维因为有细胞外基质消化酶 MMP 的控制和消化，

呈现出有合成也有降解，处在一个动态的"拉锯"过程之中，称作组织重塑。组织重塑是一个病理修复现象，有一个时间窗口期。过了这一个修复窗口期，则只有合成而没有降解。久而久之，胶原堆积、老化，成为均质样的物质，病理上称为胶原玻璃样变。慢性中耳炎患者久而久之，即出现上述病变。

（十二）肉芽组织形成

在慢性中耳炎中，肉芽组织的形成非常常见。这是炎症过程中必不可少的一种病理改变。炎症能激发炎症介质释放，其中的一种介质 TGF-β 可以抑制上皮细胞的增生，同时也可以刺激黏膜下成纤维细胞增生。成纤维细胞产生大量胶原纤维的同时，还可以激发毛细血管的增生（图 2-3-6）。大量的成纤维细胞加上大量毛细血管的增生，这在病理学上定义为肉芽组织。一般认为，肉芽组织形成于慢性中耳炎中。但实际上肉芽组织可以在中耳炎的急性期形成，动物实验表明了这一点。将 2.5×10^7 菌落形成单位的大量细菌（肺炎链球菌

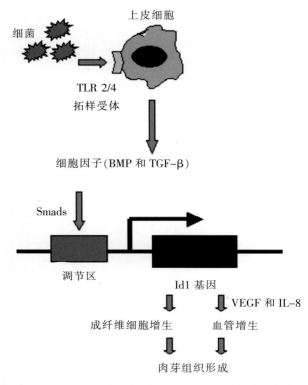

图 2-3-6 感染与肉芽组织形成的关系。中耳细菌感染通过拓样受体产生细胞因子包括骨形成蛋白（BMP）和 TGF-β。BMP 和 TGF-β 通过 Smad 信号分子家族激活 Id1 分子的转录。Id1 依次增加 VEGF 和 IL-8 的转录并由此促进血管的增生和肉芽组织的形成。

或非典型流感嗜血杆菌）注入大白鼠的中耳，5~7d 后取大白鼠的听泡做病理检查。在炎症严重的听泡中即可见到肉芽组织形成。肉芽组织形成在病理上是一种顽固性病变，炎症消退肉芽组织凋亡、吸收之后或多或少都会留下一些瘢痕组织（少量老化的成纤维细胞和大量的胶原纤维）。所以，每一次严重的急性中耳炎，都会在中耳腔留下痕迹。这样多次慢性中耳炎急性发作之后，在中耳腔看到的是一副破坏严重，难以修复的病理景象：瘢痕与肉芽组织交织，出现典型的慢性中耳炎病理。听骨链在这一炎性肉芽组织形成过程中损坏严重，部分或者大部分损坏。

（十三）慢性中耳炎的骨质吸收和破坏

这是一个与慢性中耳炎的肉芽组织形成密切相关的并发症。其中又涉及 TGF-β，该因子与骨形成蛋白（BMP）在功能上十分相似，与骨质形成和代谢有关。TGF-β 通路的激活导致细胞外基质消化酶（MMP）激活。MMP 可以消化细胞外基质（ECM），也同样可以消化骨细胞外基质并破坏

骨结构。骨组织的大部分是细胞外基质和钙，一旦骨细胞外基质被 MMP 消化，骨组织也就消失了，钙会释放出来并进行再沉积。所以，长期的慢性中耳炎必定伴随有骨质消化和钙质沉积的现象。这与慢性中耳炎手术中见到骨质破坏和骨质增生在中耳腔系统同时存在一致，说明慢性中耳炎病例的骨质破坏和修补性增生处于动态平衡中。如果钙质沉积在鼓膜上，慢性中耳炎有时可以出现很典型的钙化现象。鼓膜不含骨组织（锤骨头只是附着在其后面，并不是其一部分），但却会有钙质沉积的钙斑，这与骨质破坏吸收和再沉积有关。除了 MMP 之外，还与其他炎症因子有关，如前列腺素、胆脂瘤形成时的溶骨酶等，这里不一一赘述。

（十四）慢性中耳炎和胆脂瘤

有一部分慢性中耳炎伴有胆脂瘤（后天性或获得性胆脂瘤），多数临床医生的看法是慢性中耳炎继发了胆脂瘤。有没有胆脂瘤继发了慢性中耳炎？有，在先天性胆脂瘤中就存在这种情况，但为数不多。慢性中耳炎继发胆脂瘤是后天性胆脂瘤的病理机制之一，这已为临床医生广泛接受，但对这一病理过程形成的机制尚不清楚。现在的情形是只有学说没有实验证实，所以缺乏共识。在众多的学说中，外耳道皮肤角质细胞迁移学说受到更多的关注，原因是其比较能解释临床现象。首先，中耳炎的初期，咽鼓管有闭塞的时候，这可以成为诱因之一。咽鼓管的闭塞可以使鼓膜后上象限向中耳侧凹陷，但这不是非常重要的因素，理由是咽鼓管结扎的动物（数月内）从来没有发现有胆脂瘤形成。也许可以认为是咽鼓管结扎的时间不够长，但咽鼓管结扎几个月不出现胆脂瘤形成的任何迹象，时间长了就会形成吗？不一定。中耳负压—鼓膜凹陷—胆脂瘤形成的理论中心在于负压。这个理论给人的印象就是中耳负压引发了胆脂瘤形成。实际上，咽鼓管结扎后中耳负压发生在头几天，随着时间的推移和积液的形成，中耳负压会变得越来越小。关键的问题在于中耳的慢性炎症。众所周知，外耳道皮肤上皮细胞有干细胞存在。干细胞的增生或者扩增受到干细胞龛影响。所谓干细胞龛简单说就是干细胞生长和自我更新的环境。皮肤干细胞在周围各种成熟或者半成熟皮肤细胞的影响下生长和迁移，逐渐成长分化为专一的细胞（皮肤的终级细胞角质细

胞）。在干细胞龛中，生长因子和细胞介质是一个重要因素。而中耳慢性炎症中，最不缺乏的就是生长因子和细胞介质。这其中有角质细胞生长因子（KGF）、骨形成蛋白（BMP）和碱性成纤维细胞生长因子（bFGF）。这些因子是皮肤干细胞的最爱，哪里有这些因子皮肤干细胞就往哪儿跑，这可能是外耳道皮肤干细胞往中耳跑的一个重要原因。表面上看好像是中耳负压在起作用，实际上背后的操控者是生长因子和细胞炎症介质在用无形的手推着外耳道皮肤细胞往中耳腔里面挤，然后在异地生根发芽。目前这是一个新的想法，还没有实验证实，但是有许多间接依据的支持。其一，皮肤干细胞的确存在。其二，迁移到中耳腔的细胞可能是干细胞，不然无法解释为什么迁移后可以一代又一代地生长下去而且生长越来越旺。其三，皮肤干细胞的生长环境在中耳炎的情况下得到加强。另外，几年前有人做了一个动物实验，在大鼠中耳腔置入乳胶人为制造炎症再加上鼓膜穿孔，最后看到了胆脂瘤形成。当然，不论是细菌性炎症还是物理性炎症（外耳道结扎或外伤后种植），只要形成皮肤干细胞生长和迁移的合适条件，中耳生长胆脂瘤的风险就始终存在。这只是笔者的一个推论，有待实验进一步证实。当然，也有中耳慢性炎症中黏膜上皮细胞化生出角质上皮细胞的可能。

（十五）慢性中耳炎中的免疫抑制

有人认为中耳腔是一个免疫功能缺陷或不全区，或者说是一个免疫半赦免区。这样的判断一半来自临床实践经验，一半为猜测。比如说，异种鼓膜移植在临床实践多年，异种或同种异体鼓膜或其他移植物存放在70%乙醇中（处理和保存）即可用于鼓膜穿孔修补。中耳腔有免疫反应，但是免疫排斥反应并不强，使得来源于异种鼓膜的蛋白能够在患者身上得以存活。而不像在身体的其他部位，免疫排斥十分强烈，必须使用免疫抑制剂。也有人认为，异种或同种异体移植物只起一个框架作用，异种或同种异体蛋白存在有限或很快被降解了，所以并不出现异种或同种异体移植物的免疫排斥反应。在临床实践中，除了角膜移植出现相似的情况之外，身体的其他部位移植并不可以重复免疫耐受现象。中耳免疫的半赦免之说有一定的道理。

从另一方面来看，免疫功能不全或低下容易发生感染或慢性炎症。例如上呼吸道的感染就常常发生在免疫功能不佳之时。那么，慢性中耳炎是否因中耳腔局部免疫功能受到抑制致使炎症迁延不愈？理论上讲有可能。我们来看一看免疫调节的问题。TGF-β常见于慢性炎症中，也可以认为它是炎症转为慢性的一个指示性细胞介质。TGF-β信号传导增强意味着血管增生，细胞外基质蛋白合成增加。黏膜下纤维化病变还有一个不为人们所熟知的功能，即免疫抑制功能。TGF-β可以抑制IL-2和IFN-γ释放。IL-2和IFN-γ是促进免疫功能的两个重要因子。它们受到抑制以后，免疫功能就会受到一定程度的抑制，正常菌群的生长繁殖就失去控制，宿主和菌群以及免疫与感染处于一个相互牵制之中，谁也不能战胜谁，致使局部感染病程迁延不愈。新近发现的Jeff小白鼠（Fbx-11）基因突变株为此提供了一个很好的注解。Fbx-11基因与TGF-β有关。最新的证据表明，Fbx-11可与Spectrin Ⅱ蛋白结合（Spectrin Ⅱ是Smad3的调节蛋白），这一行动可以促使Smad3转入细胞核，从而调节TGF-β的下游信号传导。这等于降低了免疫功能从而导致慢性中耳炎的发生。不过，事实是否如此有待于更多的实验证实。从目前的资料看，这是一个新的研究方向，其具有重要意义，其关系到慢性中耳炎发生的基本机制。

（十六）中耳炎对智力的影响

鼓膜和听骨链能将听力放大20分贝左右，中耳炎影响鼓膜和听骨链的完整性和活动度，因而可以不同程度地影响听力。一般认为，听力障碍会影响到学习，听不清楚会衍生出学习效率问题。学习效率低下又可导致智力发育不全。由此推论，中耳炎可以影响患者的社会地位和经济地位。有人很认真地研究过这一问题，结论是中耳炎会或多或少地影响患者的智力。但也有人不同意这个结论，认为没有那么严重，智力归智力，听力归听力，相互之间没有太大的关联。持反对意见的人认为智力的发育不仅仅依赖于听力。听力在智力的发育过程中有一些作用，但并非不可替代。比如说，聋哑人也有很聪明的，具有说服力的例子比比皆是。普通人对聋哑人的感觉只不过是言语不通，交流不大方便而已，很少有人真正地认为聋哑人为智力障碍者。听力功能下降后有没有智力发育不全的问题，目前还没有定论。如何来衡量，尚无标准。

三、有关细胞生物学的几个问题

（一）中耳黏膜上皮细胞

典型的中耳黏膜上皮，尤其是靠近咽鼓管鼓口的黏膜上皮，是由3层细胞组成的。最表层的是黏液细胞和纤毛细胞，它们之间分布错落有致，有如细胞马赛克，这是呼吸道黏膜上皮的典型结构，也是中耳黏膜上皮的功能基础。可以说没有细胞马赛克结构，就没有完整均衡的黏液纤毛排泄系统（以下简称黏纤系统）。其中黏液细胞分泌黏液，它是一种胶状物，由黏蛋白分子和其伴随分子（TFF）共同组成。其中黏蛋白分子是主要分子，有如新娘；而TFF则为不可或缺的伴随分子，也称为黏蛋白分子伴娘。黏蛋白分子有一个大家族，由20余个成员组成，在中耳黏膜上皮，重要的有1、3、5AC和5B（MUC1、MUC3、MUC5AC和MUC5B）。中间层由中间细胞构成，此群细胞处于分化停顿状态，并由Notch1-Hes1信号传导所控制（图2-3-7）。一旦顶部的黏液细胞与纤毛细胞凋亡或死亡，处于分化停顿状态的中间细胞就分化为黏液细胞和纤毛细胞。这一过程是由分化了的细胞分泌一种叫Delta的分子控制的。它是一个结合子，能与受体Notch1结合并激活受体下游的信号分子Hes1。Notch1-Hes1由邻侧的细胞表达，这使邻侧被激活细胞处于分化停顿状态，所以也称作侧面抑制系统。一旦Notch1-Hes1侧面抑制解除，中间细胞即可分化为黏液细胞和纤毛细胞以替代死亡的上皮细胞。这种黏膜细胞生长和分化的控制，已见证于肠道黏膜，但在中耳黏膜中有待证实。在黏膜深层（基底膜之上），有一群具有强可塑性且不断自我更新的幼稚

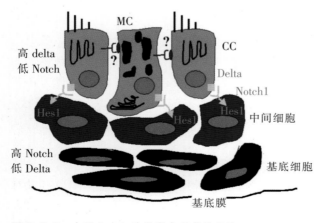

图2-3-7 中耳上皮细胞马赛克形成的假设。

细胞，它们就是黏膜干细胞。它们的作用就是替换老化脱落的上皮细胞。

（二）中耳黏液纤毛排泄系统

正常情况下，黏液细胞只出现在咽鼓管周围、下鼓室和鼓岬靠近咽鼓管部分。黏液细胞往往与纤毛细胞互相交织，形成细胞马赛克，彼此之间形成一个系统：纤毛细胞的纤毛有规律地扫动，黏液细胞的黏液在黏膜细胞表面形成黏液毯，在纤毛有规律的扫动的作用下向外排出脱落细胞、入侵物及尘埃。为什么黏液细胞往往与纤毛细胞交互形成马赛克目前还不清楚，主要的学说认为是侧面抑制系统形成的结果。这在黏膜的功能上是十分必要的。假使没有细胞马赛克，中耳上皮清除入侵的微生物的功能就要大打折扣。死亡和脱落细胞就不能及时地被清除出中耳腔。久而之，中耳腔就会塞满各种微生物和细胞垃圾。对中耳传音放大的功能也会造成影响。

（三）马赛克形成学说

上呼吸道的黏纤系统是很具特色的：黏液细胞、纤毛细胞和黏液毯，三者成为有机的统一体，缺一不可。其中黏液细胞分泌黏液颗粒到顶部表面，散开后形成一层均匀的黏液毯。黏液细胞与纤毛细胞形成马赛克是黏膜生理学的基础。没有马赛克，就没有黏纤系统，也就没有黏膜细胞的排除功能。侧面抑制系统不但参与中耳黏膜的细胞层次的形成，而且与黏液细胞、纤毛细胞形成马赛克相关。具体的机制如下：黏膜在成模因子的作用下，一些细胞表达Delta因子。Delta因子表达是一个信号，分泌它的细胞其本身的Notch1-Hes1信号系统受到抑制。但是在周围的细胞，Notch1-Hes1的信号系统被激活。这样，一个细胞成为Delta分泌细胞，其直接的邻居细胞则成为Delta效应细胞。假使Delta分泌细胞成为黏液细胞，则其直接的邻近细胞则成为非黏液细胞，依此类推（图2-3-7）。这样的细胞发育过程即是马赛克形成的过程，这也是中耳黏膜功能的结构基础。

（四）上皮细胞的分化

现在已基本清楚上皮细胞的分化是由一组转录因子控制的，这组转录因子的名称就叫做HLH。两个不同的HLH，一个叫Math1，一个叫E蛋白。它们形成杂合子，其共性是都有一个结合臂，能结合到DNA的E-Box基因调节区。这个调节区控制着一组基因。它们表达一组重要的上皮标志性

蛋白质，如上皮细胞钙黏蛋白、黏蛋白、角质素等，它们也是上皮细胞必不可少的结构性或功能性蛋白。这一表达过程也可称作搭架子或起始分化。过去不很清楚是什么转录因子在控制着黏液细胞的发育和分化，这种情况直到最近才有所改变。主要的实验依据来自于对转基因动物的研究。实验表明 Math1 基因缺失动物的黏膜黏液细胞发育不全，尤其是肠道黏膜黏液细胞完全缺失。在实验条件下，中耳黏膜上皮细胞用反顺义 Math1 去中和 Math1 信使 RNA 可使黏液细胞发育减少，这也证实了 Math1 分子在黏液细胞发育中的作用。

四、细菌和宿主细胞相互作用的几个问题

（一）关键病原分子和宿主对应受体的相互认别

肺炎链球菌的主要致病因子位于荚膜层。第一是因为荚膜层富含黏多糖和肽多糖（统称为肽多糖-黏多糖），它极不容易被降解，因此可以较长时间停留在中耳腔里，促使中耳炎慢性化。第二是因为荚膜含有所谓的病原相关分子模式（PAMP），它与荚膜层的特定结构有关，因此是认定某个细菌身份的标记物。此标记物与宿主细胞的受体 Toll 样受体 2（TLR2）相互作用，由此激活宿主细胞，产生炎症和免疫反应。其他的成分如细菌的蛋白、酶、DNA 等，都可以产生一定的炎症和免疫反应，但都是一过性的，不会持久。主要原因在于蛋白、酶、DNA 易被宿主的各种酶所降解。

与肺炎链球菌不同，流感嗜血杆菌没有荚膜黏多糖，但它有脂多糖或者内毒素。内毒素具有内毒素结构特征的病原相关分子模式。它与肺炎链球菌荚膜黏多糖的病原相关分子模式不同，不是通过 TLR2 而是通过 TLR4 激活宿主细胞，产生炎症和免疫反应。现已被普遍接受的是各种病原相关分子模式有各自的 Toll 样受体。病原相关分子模式对 Toll 样受体有不同的亲和力或选择性。这一点很重要，是理解肺炎链球菌和流感嗜血杆菌通过不同渠道对宿主细胞进行激活的理论基础。Toll 样受体识别病原相关分子模式，结合子与 Toll 样受体结合，产生信息传导，激活 NF-κB，宿主细胞被激活。激活之后的细胞可以增生（如上皮细胞、免疫细胞）、可以产生抗体（如 B 细胞），也可增强杀伤力（如 T 细胞）。此外，还有其他的

宿主分子，也可以与细菌的病原分子相互作用产生不同的效应。

（二）感染因子的转运受体

有许多表面受体介入细菌的感染和免疫反应，这些受体或介入细菌进入细胞的过程，或作为辅助受体协助细菌进入宿主细胞或激活宿主细胞的信息通道。总的来讲，受体分为 Toll 样受体、细菌转运受体（hpsIgA）和辅助受体（如 PAF 受体、CD17、CD11）。hpsIgA 受体将细菌转入细胞但不激活细胞；辅助受体只能与细菌的某些表面蛋白结合，或是帮助辨别抗原，或是协助细菌进入宿主细胞，或是协助免疫和炎症反应等，有些功能还不清楚。

（三）炎症介质的产生

NF-κB 是一个转录因子，它是炎症和免疫反应过程中的一个中心分子。它可调节多个炎症因子的转录，广泛参与细胞的各种反应。这些炎症因子中包括亲炎症介质，如 IL-1β、IL-8、TNF-α 等。激活 NF-κB 就意味着调高炎症因子的转录和表达。无论是肺炎链球菌还是流感嗜血杆菌都能激发上述炎症因子的转录和表达。例如，肺炎链球菌的细胞壁成分 PGPS 能激活中耳上皮细胞的 NF-κB 并使其转入细胞核（图 2-3-8）。

这里的 NF-κB 激活过程是一个既简单又复杂的事。简单的是 NF-κB 被激活了，不管是革兰阳性还是革兰阴性细菌。但其被激活的时间、强度以及是 NF-κB 家族中的哪一位则不能一概而论，因为 NF-κB 下游连接的信号通路不一样，对各个信号通路的影响力度也不一样，有时甚至是天差地别。举一个例子来说，TNF-α 是一个亲炎症的

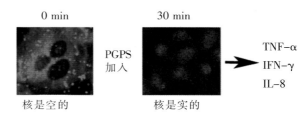

图 2-3-8　NF-κB 在中耳上皮细胞的激活。PGPS 加入到培养的小白鼠中耳上皮细胞 30 min 即可见到 NF-κB 从胞浆内向胞核内转移。绿色代表 NF-κB 分子。PGPS 加入前细胞核内相对来讲是空的，但在加入 PGPS 30 min 时胞核是实的而胞浆相对来讲是空的。NF-κB 转入胞浆后，就可激活炎症因子的转录和表达。这些因子包括 TNF-α、IL-8、IFN-γ 等。

炎症介质，它激活细胞既可能使其活化，又可能使其死亡（凋亡或坏死），这两种结果都与 NF-κB 的激活有关。上面提到 NF-κB 可激活 TNF-α，这里又说 TNF-α 可激活 NF-κB，看似有些矛盾和混淆呢。其实许多炎症分子都有彼此间的正反馈调节作用。通俗一点讲，NF-κB 在炎症中的作用就像是一个"媒人"，它只管介绍对象但是不管生孩子。NF-κB 在何背景下工作很重要。

现在来解释一下 TNF-α 的双重作用。首先，从量上来说，少量或中等量的 TNF-α（数微克到数 10 微克）可能会活化细胞，而大量 TNF-α（数 10 到 100 微克以上）则可以致细胞死亡。这一点从体外实验可以得到证明。其次，从时间来说，TNF-α 开始时是活化细胞的作用，而后来则是调节凋亡的作用。一般来说，TNF-α 的作用非常短暂，大约只有几分钟到十几分钟或稍长一点（根据细胞种类而定）。在炎症反应上只起到触发作用，在检查该介质时很难再找到它，原因就在于此。如果 TNF-α 长时间的高表达，则必定有细胞死亡，如炎症时细胞的坏死、肿瘤时由于 TNF-α 大量分泌导致的肿瘤细胞坏死。如果没有 TNF-α，炎症不会减轻，而是照样进行，但是炎症会将失去控制。此时，虽然白细胞包括 T 细胞和 B 细胞有大量增生，炎症和免疫反应并没有什么不同（至少目前的技术条件下看是如此），但是缺乏 TNF-α 的实验小白鼠却发生了死亡。这可能是因为增生的炎症和免疫细胞只增生不凋亡，大量的炎症介质源源不断地产生出来，结果一感染就容易招致死亡。看来，TNF-α 的一个重要作用就是控制炎症，不让炎症反应出现恶果。前面提到，TNF-α 大量产生也会招致恶果，如革兰阴性菌内毒素菌血症，TNF-α 产生过多导致弥散性血管内凝血（DIC），引起宿主死亡。

（四）白介素-8（IL-8）的产生

中耳炎症之后，有许多白介素产生。此处为什么单独介绍 IL-8？因为 IL-8 是一个强力的化学性趋因子。它主要的功能是吸引白细胞向炎症部位浸润，引发炎症；它还是一个强力的血管增生刺激因子，与肉芽组织形成有关；IL-8 还是一个黏液蛋白分泌素，有刺激黏液细胞释放黏液蛋白的作用。IL-8 是怎样从中耳上皮细胞产生的呢？这个问题最近得到了答案。举一个例子来说，肺炎链球菌的细胞壁成分 PGPS 通过 TLR2 这一受体

并与之结合，从而激活了 NF-κB 这一炎症和免疫中心分子，激活的 NF-κB 进入上皮细胞的细胞核，结合到多个炎症因子的调节区然后激活这些因子的转录，这其中包括了 IL-8。许多人可能会问，IL-8 在炎症中的作用是不是不可替代？有人把 IL-8 基因敲除了，结果发现白细胞浸润大大地减少了。与 TNF-α 相比，IL-8 的不同点在于它可以长期与炎症反应平行共存。慢性中耳炎的积液中，IL-8 常可检出。其作用除了吸引白细胞向炎症部位浸润外，还有刺激黏蛋白分泌和促进毛细血管增生等作用。最近的颞骨病理观察研究发现肉芽组织仅在炎性渗出液积存的区域形成，验证了 IL-8 常存在于积液和它刺激肉芽组织形成的理论。

（五）细菌感染、炎症浸润和黏膜反应"大三角"

中耳炎的所谓"大三角"理论（图 2-3-9）一直是理解中耳炎病理机制的一个支柱。这一理论概要地总结了细菌、炎症细胞和宿主反应之间的关系。病原（以细菌为代表）入侵中耳，粘连于中耳上皮，这引发了炎症细胞浸润（以巨噬细胞为代表）。巨噬细胞素有"炎症因子化工厂"之称，它产生大量的炎症因子，然后中耳黏膜出现各种反应。细菌入侵中耳黏膜是感染的第一个步骤。首先，处于第一线的中耳上皮细胞与细菌接触。这种接触分普通和特异两种，前者指泛泛地与黏液毯上的黏蛋白分子相遇但是并没有真正与上皮细胞亲密接触。因为分泌型黏蛋白已与分泌

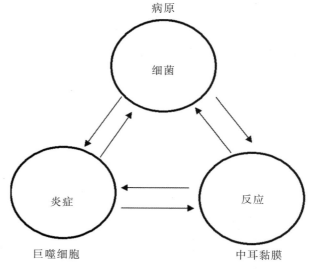

图 2-3-9 中耳炎炎症"大三角"。

它们的细胞脱钩，不会将接触细菌的信息传递给上皮细胞。后者指细菌已经找到了传递信息的"线人"并有亲密接触。一般来讲，"线人"在上呼吸道有一个专门的名字，叫做"M细胞"。这种细胞专司黏膜探知外界病原的功能，打一个比方说，M细胞相当于国境线上的一个哨所，一旦遇到外敌入侵，就立刻向上级或系统报警。然而迄今在中耳腔还没有找到典型的M细胞，是哪一类细胞起到"线人"的作用目前还不清楚。或许在中耳黏膜上皮，每一个细胞都是"线人"，也可能都不是。从现有的资料分析来看，每一个细胞都是"线人"的可能性比较大。因为从中耳腔分离的上皮细胞对细菌都有反应，这等于间接告诉我们它们可能是"线人"细胞。另外，Toll样受体存在于中耳黏膜上皮也提示它们是潜在的"线人"。有一点很清楚，就是它们都不是专职的"线人"。有时候需要有细胞介质"调教"，才会执行专业一点的任务，即介导炎症和免疫反应。

现已清楚，病原与"线人"接触时所对的暗码就是所谓的Toll样受体（TLR）。这种接触是比较特异的：流感嗜血杆菌认得TLR4，而肺炎链球菌认得TLR2。这是相对于细菌表面的病原相关分子模式而言，并不见得适用于细菌释放的酶或蛋白。有人认为TLR与细菌的接触对宿主的固有免疫反应更为重要。这种说法有一定道理。原因是没有TLR的小白鼠遭到感染后，抵抗力很差。可能的原因是免疫功能由于抗原抗体无法通过TLR互相确认，免疫环节出现了问题。TLR存在的理由是帮助宿主辨认病原，然后激发机体的炎症和免疫功能去铲除病原，但在这一过程中，机体因为炎症和免疫反应也会受到伤害。所以TLR有好的一面，也有不好的一面。没有TLR的情况更糟，炎症不会因为没有TLR受体而不发生，但是TLR的保护和恢复功能却无法发挥作用。TLR之后，接下来的就是各种各样的信息传导和NF-κB的激活。

NF-κB激活之后，就是各种炎症介质的转录和表达。各种炎症介质的具体功能和作用可参考本书的其他章节。炎症"大三角"的关键在于其反应的多样性和多变性。"线人"TLR及时报告，炎症细胞反应准确、及时到位，细菌被杀死、清除，结果是一次自限性的局部感染，1~2周后感染不再，一切恢复正常。临床上，大约有90%~95%的患者属于这种情况。如果TGF-β被反复激活，或者免疫反应有缺陷，或者免疫反应被抑制，或者TGF-β信号传导方面存在异常，如Jeff和Junbo小白鼠，则慢性中耳炎不可避免地要发生。许多慢性中耳炎的危险因子可参与其中，使得中耳炎的病情更加复杂化。

再一个值得注意的就是炎症后黏蛋白的高表达和黏液细胞的化生。黏蛋白的高表达是黏液细胞化生的前兆。一旦黏液细胞化生，中耳炎的临床过程会复杂得多，转为慢性的可能性会大大增加。黏液细胞化生本身是一个很难或者不可逆转的过程。大多数的临床医生反映浆液性中耳炎要比黏液性中耳炎容易对付得多。原因在于黏液性积液很难被吸收，而浆液性积液则不同，只要病因去除，积液很快就会被吸收。所以中耳炎的慢性化过程中有两个方面值得注意和大力研究：一方面是TGF-β通路在慢性化方面的影响，另一方面是黏液细胞的化生。前者涉及免疫抑制，后者则与炎症本身的过程相关，本质是一个恶性循环的问题。

林基祯　史蒂文·久恩

参考文献

［1］ Bluestone CD. Otitis media in children: to treat or not to treat? N Engl J Med, 1982, 306:1399-1404

［2］ Bluestone CD, Stephenson JS, Martin LM . Ten-year review of otitis media pathogens. Pediatr Infect Dis J, 1992, 11:S7-11

［3］ Caye-Thomasen P, Hermansson A, Tos M,et al. Changes in mucosal goblet cell density in acute otitis media caused by non-typeable Haemophilus influenzae. Acta Otolaryngol （Stockh）,1998, 118: 211-215

［4］ Dagan R. Treatment of acute otitis media—challenges in the era of antibiotic resistance. Vaccine,2000, 1 (19 Suppl) :S9-16

［5］ Daly KA, Hunter LL, Giebink GS. Chronic otitis media with effusion. Pediatr Rev,1999, 20:85-93

［6］ Depreux FF, Darrow K, Conner DA,et al. Eya4-deficient mice are a model for heritable otitis media. J Clin Invest,2008, 118: 651-658

［7］ Ehrlich GD, Veeh R, Wang X, et al. Mucosal biofilm formation on middle-ear mucosa in the chinchilla model of otitis media.

JAMA,2002, 287: 1710-1715

［8］　Eskola J, Kilpi T, Palmu A, et al. Efficacy of a pneumococcal conjugate vaccine against acute otitis media. N Engl J Med,2001, 344: 403-409

［9］　Giebink GS. Otitis media: the chinchilla model. Microb Drug Resist,1999, 5:57-72

［10］　Giebink GS, Meier JD, Quartey MK, et al. Immunogenicity and efficacy of Streptococcus pneumoniae polysaccharide-protein conjugate vaccines against homologous and heterologous serotypes in the chinchilla otitis media model. J Infect Dis,1996, 173: 119-127

［11］　Giebink GS, Mills EL, Huff JS. The microbiology of serous and mucoid otitis media. Pedatrics,1979, 63: 915-919

［12］　Giebink GS, Mills EL, Huff JS, et al. The microbiology of serous and mucoid otitis media. Pedatrics,1979, 63: 915-919

［13］　Giebink SG. Epidemiology of otitis media with effusion, In Hearing Impairment in Children. Parkton: York Press,1988, 75-90

［14］　Hamajima Y, Toyama K, Zhao Z,et al. Id1 induces the proliferation of middle ear epithelial cells in rats, Paper presented at: The Eighth International Symposium on Recent Advances in Otitis Media.Florida: BC Decker,2003

［15］　Han F, Yu H, Tian C,et al. Role for Toll-like receptor 2 in the immune response to Streptococcus pneumoniae infection in mouse otitis media. Infect Immun,2009, 77:3100-3108

［16］　Hausdorff WP, Yothers G, Dagan R,et al. Induction of mucous cell metaplasia by tumor necrosis factor alpha in rat middle ear: the pathologic basis for mucin hyperproduction in mucoid otitis media. Ann Otol Rhinol Laryngol,2002, 111:415-422

［17］　Kawano H, Paparella MM, Ho SB,et al. Identification of MUC5B mucin gene in human middle ear with chronic otitis media. Laryngoscope,2000, 110: 668-673

［18］　Lim DJ, Chun YM, Lee HY,et al. Cell biology of tubotympanum in relation to pathogenesis of otitis media. Vaccine, 2000,19 (Suppl 1) : S17-25

［19］　Lin J, Haruta A, Kawano H,et al. Induction of mucin gene expression in middle ear of rats by tumor necrosis factor-α: potential cause for mucoid otitis media. J Infect Dis,2000, 182:882-887

［20］　Lin J, Tsuboi Y, Rimell F,et al. Expression of mucins in mucoid otitis media. JARO, 2003,4:384-393

［21］　Lin J, Vambutas A, Haruta A,et al. Pneumococcus activation of the 5-lipoxygenase pathway and production of glycoproteins in the middle ear of rats. J Infec Dis,1999, 179:1145-1151

［22］　Parkinson N, Hardisty-Hughes R E, Tateossian H, et al. Mutation at the Evi1 locus in Junbo mice causes susceptibility to otitis media. PLoS Genet, 2006,2:e149

［23］　Ripley-Petzoldt ML, Giebink GS, Juhn S K, Aeppli D,et al. The contribution of pneumococcal cell wall to the pathogenesis of experimental otitis media. J Infect Dis, 1988,157: 245-255

［24］　Sade J. The biopathology of secretory otitis media. Ann Otol Rhinol Laryngol,1974, 11 (83 suppl) :59-70

［25］　Tos M. A new pathogenesis of mesotympanic (congenital) cholesteatoma. Laryngoscope,2000, 110:1890-1897

［26］　Tsuboi Y, Kim Y, Giebink GS,et al. Induction of mucous cell metaplasia in middle ear of rats by a three-step method: an improved model for otitis media with mucoid effusion. Acta Otolaryngol, 2002, 122:153-160

［27］　Tsuboi Y, Kim, Y, Paparella MM,et al. Pattern changes of mucin gene expression with pneumococcal otitis media. Int J Ped Otolaryngol,2002, 61: 23-30

［28］　Tsuchiya K, Komori M, Zheng QY,et al. Interleukin-10 is an essential modulator of mucoid metaplasia in a mouse otitis media model. Ann Otol Rhinol Laryngol,2008, 117:630-636

［29］　Zhang Q, Zheng G, Paparella, MM. Histopathologically observational study of cartilage-mucosa on the eustachian tube isthmus of temporal bone with otitis media. Lin Chuang Er Bi Yan Hou Ke Za Zhi, 1999,13: 161-163

第四节　胆脂瘤的疾病机制

内容要点

● 中耳慢性炎症刺激及其引起的损伤–修复反应是促使鼓膜、外耳道鳞状上皮基底层中干细胞增生、向中耳迁移的主要诱因。

● 表皮细胞通过具有化学趋向性和信号转导作用的炎性介质、细胞因子，经复杂的分子机制和多种迁移方式进入中耳腔。

● 中耳腔黏膜环境利于侵入的上皮增生、角化脱落，并阻塞其排出而形成胆脂瘤。

● 胆脂瘤与肿瘤在临床特征和生物学机制方面有相似之处，但它们在细胞学、基因学机制方面有本质区别。

一、引言

大多数的耳科学家相信"迁移"学说比较能够解释胆脂瘤的发病机制。首先，胆脂瘤从本质上说是一个异位生长的半开放性表皮样囊肿，是表皮基底细胞从外耳道或鼓膜表皮层逐渐向中耳腔生长的结果。尽管中耳和外耳道只有一层薄薄的鼓膜，但是这种迁移是一个十分缓慢的过程，多数情况下需要几年，甚至十几年的时间。而且这个过程有时进行得非常隐秘，直到临床症状出现时才被发觉、诊断出来。

慢性中耳炎是发生胆脂瘤最大的诱因。第一，大多数后天性胆脂瘤均有慢性中耳炎病史。第二，有炎症的情况下，胆脂瘤长得快，且更具有侵犯性。第三，在动物模型中刺激中耳腔黏膜诱发出胆脂瘤。这是中耳炎造成胆脂瘤这一说法被临床医生广泛接受的理论基础。

从临床基础的角度来讲，慢性炎症无疑会使大量的炎症细胞在中耳腔黏膜下积聚，并且释放许多的炎症细胞因子。这些炎症细胞因子具有化学趋向性，即能够吸引鼓膜和外耳道的表皮细胞向炎症处生长和转移。对于表皮的基底细胞而言，炎症细胞因子的存在即等同于创伤存在的"信号"，这些信号是吸引基底细胞迁移的起始原因。表皮基底细胞的一个基本功能是响应创伤信号，迁移到创伤部位去，然后着手进行修复和复原。

为什么是表皮的基底细胞担负起迁移和修复的任务，而不是其他细胞类型，这得要从表皮的结构说起。大家知道，皮肤本身由3层不同的组织构成，即皮下组织、真皮和表皮。皮下组织主要由脂肪细胞组成，真皮由成纤维细胞、血管和神经组织构成，而表皮由两种细胞组成，即角质细胞和色素细胞。没有任何迹象表明色素细胞参与了胆脂瘤的形成，因此，我们把重点放在角质细胞上。或许色素细胞没有参与的原因是中耳腔基本上是一个"暗箱"，没有色素细胞发育的基础。

角质细胞根据它们在表皮的位置分为基底细胞、棘状细胞、颗粒细胞和浅表角质层细胞。这是一个细胞增生、成熟和凋亡的过程。处于基底层的细胞不断增生，替代表面死亡脱落的角质细胞，起到更新换代保护真皮的作用。可以说在这三层里边，棘状细胞已分化，不再具备增生的能力，只会制造角质蛋白，不太可能迁移到创伤部位起修复作用。颗粒细胞已无能力增生，因为已接近凋亡状态。浅表角质层细胞已凋亡，更无可能起迁移和修复创伤的作用。只有位于表皮基底层的基底细胞——实际上包含一些角质干细胞——才有增生、迁移和修复的能力。

假如损伤的信号来自外耳道或者鼓膜某处，表皮的基底细胞就会增生、迁移到损伤部位并覆盖创伤面，最终修复此处创伤，并且细胞成熟角质化，跟原来的表皮没有两样。不幸的是创伤信号来自于中耳腔这一半封闭盲腔的黏膜。出于本能反应，鼓膜和邻近的外耳道表皮的基底细胞增生、迁移、向着创伤信号源方向移动。如果鼓膜由于激烈的炎症已穿孔，基底细胞就会沿着穿孔的边缘慢慢地往中耳腔内游移。如果鼓膜没有显性和隐性穿孔，但出现了结构弱化的地方，基底细胞就在弱化的地方往中耳腔内游移，长年累月一点一点地往内突，慢慢地形成了一个口袋，最后口袋由于结痂或脱落角质阻塞形成上鼓室胆脂瘤。

从上述的病理过程可以看出，似乎有一股力量推着表皮基底细胞往中耳方向走。这里涉及炎症细胞因子的作用问题。一般认为炎症细胞因子如 IL 和前炎症因子如 TNF-α 起着很重要的作用。这些因子一方面吸引白细胞浸润到中耳黏膜，同时也激活表皮基底细胞。无论是炎症细胞，还是表皮基底细胞，激活时一定伴有某些重要蛋白的高表达或者激活。其中 NF-κB 的激活很关键，它是一个免疫和炎症的中心分子。典型的生物学作用就是促进细胞增生、迁移和分化（在此可以叫做细胞活化），比如免疫 B 细胞活化就伴随着 NF-κB 的激活，B 细胞增生和分化，然后产生大量的 B 细胞生成抗体以对抗入侵的病原。而表皮基底细胞受炎症细胞因子的影响同样会出现增生反应、迁移和分化。活化在这里还有一层意思，那就是本来该走向凋亡的细胞或者正在等待凋亡的细胞由于 NF-κB 的激活而不凋亡。在细胞生物学上，NF-κB 的表达或者不表达往往是一个细胞走向凋亡或者是继续生存的关键因素。后面会讲到，NF-κB 调节活化素和其他关系到细胞存亡的蛋白的表达。

中耳腔每出现一次炎症，表皮的基底细胞就增生、迁移和分化一次，反复的中耳炎症刺激会形成一种模式，导致一些永久性的变化，生物学上叫做表观遗传学改变。这是因为某些基因的调节区发生了甲基化，即在 DNA 上的基因调节区出现了甲基化的 CpG 岛，即两个核苷酸中间的胞嘧啶（C）被甲基化了。结果出现该基因在调节区的某些结合位点不再与原来的转录因子（调节蛋白）相结合，该基因的转录和表达被下调了。同时某些基因被调高了。此外，新组蛋白修饰和微 RNA 的表达也会对一些基因表达产生影响。这三个方面的变化导致了表观遗传学上的改变。这是一个多基因、多方位、跨层面、缓慢的改变过程。如果基底细胞因为反复炎症刺激形成了某种记忆（被永久性地激活了，假定是表观遗传学上的改变），那么它就会不断地增生、迁移和分化。这就

是我们在胆脂瘤中所看到的现象：角质细胞高度增生、迁移和分化，永不停止。

已有明确证据表明胆脂瘤时上皮细胞被活化。首先，几乎所有后天性胆脂瘤都伴有炎症。许多临床医生认为是慢性中耳炎症导致胆脂瘤的发生。只要炎症存在，细胞的活化就一定存在。无论是细菌还是病毒，它们本身或是其代谢产物就可激活细胞，炎症细胞、免疫细胞以及中耳住户细胞在炎症的情况下都可以生产细胞因子来激活周围的细胞。举例来说，表皮的基底细胞受到炎症刺激，这种刺激可以是细菌的毒素，如内毒素，也可以是炎症细胞释放的细胞因子，如 IL。还有一种情况也算是一种刺激，那就是基底细胞在中耳黏膜环境中所受到的刺激。这种刺激并不亚于以上细胞因子的刺激，有时甚至是至关重要的刺激。说到底，细胞对环境的变化是很敏感的。表皮的基底细胞迁移到中耳黏膜环境中所感受到的变化就相当于把干细胞放到干细胞龛里。这就是颞骨骨折后个别表皮细胞掉入中耳黏膜里会长出胆脂瘤的缘故。病理学上，这种情况不归入中耳炎。虽然有损伤性炎症的存在，但它不是病原性的，也不是慢性的。

二、表皮基底细胞的激活

从本质上说，表皮的基底细胞层是一个生发中心。任何表层细胞的凋亡脱落都需要基底细胞扩增，向表层移行来补充。从某种意义上来说，整个基底细胞层可以当做一个干细胞池来看待，虽然现在还不清楚其中哪些是干细胞，哪些是祖代细胞，哪些是正在走向分化的细胞。干细胞的特征是能够自我更新，不断提供祖代细胞的同时也能够自我更新（图 2-4-1）。具体地说就是干细胞进行不对称分裂。一个干细胞在进行不对称分裂时产生两种略有不同的细胞：一个母细胞，一个子细胞。母细胞跟原来未分裂前的细胞一模一样，而子细胞与分裂前的细胞有些不同。子细胞在生物学上更倾向于分化，在这里就是指定向分化为角质细胞，也就是说子细胞更多的是定向分化，而不是自我更新。此是，子细胞失去了多潜能性。多潜能性在这里指的是双潜能性。因为基底细胞只能变成角质细胞或者色素细胞两种可能，严格地说，这种干细胞只能称作双潜能干细胞，不能叫做多潜能干细胞。如果将来在基底层里找

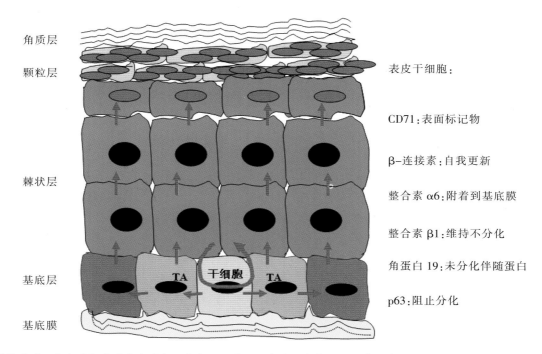

角质层

颗粒层

棘状层

基底层

基底膜

表皮干细胞：

CD71：表面标记物

β-连接素：自我更新

整合素 α6：附着到基底膜

整合素 β1：维持不分化

角蛋白 19：未分化伴随蛋白

p63：阻止分化

TA　干细胞　TA

图 2-4-1　表皮干细胞的自我更新。表皮干细胞位于表皮的基底层，具有自我更新能力，并产生短暂扩增 (TA) 细胞，即不具有自我更新能力但可以扩增数次以增加数量并等待分化为表皮的棘状细胞。TA 细胞相当于祖代细胞或者角质细胞前体。从数量上看，一个表皮干细胞会成为数个角质细胞。表皮干细胞是慢增生细胞，缓慢地进行细胞周期，以保持增生的能力。表皮棘状细胞需要补充时，由TA 细胞直接分化补充，直到 TA 细胞耗竭后才需要表皮干细胞再来一次分裂。这种的好处是干细胞发生突变的机会变小。抽烟等能够加快黏膜基底干细胞增生，所以干细胞突变的机会增加。

到两种不同特质的基底细胞，一种分化为角质细胞，另一种分化为色素细胞。那只好将所谓的干细胞改名为祖代细胞。再加上一个前缀叫角质祖代细胞或者叫色素祖代细胞，这样才名副其实。在这个问题还没有弄清楚之前，这里的干细胞指表皮或角质干细胞。

　　角质干细胞（KSC）按照字面的意思是来自皮肤表皮层的干细胞，也可以指来自黏膜基底细胞层的干细胞。因为皮肤和黏膜都有角质细胞。而epidermal stem cell 或缩写的 ESC 则是明确地指来自皮肤表皮层的干细胞。因为黏膜不叫表皮，而叫上皮。黏膜上皮可能有其特异的干细胞，那应该叫 epithelial stem cell （ESC），而不叫 epidermal stem cell。ESC 因为分不清是 epithelial stem cell 还是 epidermal stem cell，所以用时要加以注明，以免混淆。另外胚胎干细胞也是 ESC （embryonic stem cells）。

　　干细胞喜欢住在干细胞龛中。什么样的地方称得上是干细胞龛呢？首先，这个地方得靠近血

管网，以便获取营养物。其次，这个地方得有体细胞的信号，以便随时接受指令，启动增生程序，替代死亡或者损伤细胞。再者，得有胞外基质（ECM），以便保持与其他细胞的联系或者需要时互相"支持"。最后，得有基底板或者基底膜，那是干细胞落脚的地方。

　　由于还不清楚角质层的干细胞有哪些特征，因此目前还无法精确认定，对现有的一些识别方法也未能达成先识。澳大利亚学者 Li 和 Kaur 在1998 年发表了一篇文章，认定有两种分子为角质干细胞的标志性蛋白。一个为表面受体家族分子，叫做整合素 α6 （ITG-α6）。整合素 α6 虽然是一个表面受体，但是它与经典的表面受体不同，它不是与游离的配体相结合产生细胞效应，而是与细胞或者胞外基质互动产生效应。另一个标志物是增殖细胞相关的表面蛋白，也叫 CD71，实际上是一个转铁蛋白受体。前一个标志物表达较高，后一个标志物表达较低。用这两个标志物大体可以鉴定出角质干细胞，大约占未成熟的表皮细胞

（基底细胞）的 10% 左右。从细胞周期的活跃程度来看，这些角质干细胞是属于增生不活跃的那一类。干细胞正常情况下是静止的，或者是缓慢生长的。增生太活跃容易导致细胞突变。平时需要补充的细胞来自短暂扩增（TA）细胞而不是干细胞。只有在短暂扩增细胞被耗竭之后才需要干细胞增生补充。CD71 和 ITG-α6 阳性细胞之所以被认定为干细胞是因为这一群体细胞呈现出与干细胞一样的再生能力。其次是这一群细胞是少数群体，只占 10%，符合干细胞少数群体的概念（干细胞的比例通常在 5% 以内）。还有就是缓慢性生长。只能说用这两种标志物鉴定出来的基底细胞亚群仅符合干细胞的最低标准，即按照增生潜力、分化潜能、自我更新能力和亚群大小。表皮干细胞来源于两个地方：一个是毛囊的特定区域，另一个来源于基底细胞层。据最近的研究，基底细胞层里有 70%~80% 的细胞属于下面两种细胞：角质干细胞（约 10%）和短暂扩增细胞（约 60%~70%）。其余 20%~30% 属于分化细胞群。这些细胞已停止细胞周期，开始向棘状细胞分化，最终成为专门生产角质蛋白的细胞。

正常情况下，基底细胞，包括干细胞和其子细胞处于相对静止的状态，增生不活跃，只有静静地等待着补充短暂扩增细胞。即某些表皮细胞脱落出现空缺，中间层的细胞向表面移一步，中间层此时出现空缺，短暂扩增群中开始分化了的细胞向中间层移动一步，最后干细胞增生补充短暂扩增群细胞（即祖代细胞）。整个过程遵循一个原则——空位与补缺。由此看来空位是一个干细胞扩增的有效信号。假如由于外伤，表皮细胞受损丢失，周边的基底细胞开始增生并向表皮空缺处移动并最终覆盖整个创伤处。为什么细胞会在周围出现空缺时开始增生？这是细胞感知周围情况的一种机制在起作用，生物学上叫做细胞-细胞接触抑制。具体机制简要阐述如下：表皮细胞表面有一种受体，叫做 CD44。它能感知细胞外基质，也能与相邻细胞的表面蛋白如整合素相接触，从而感知周围细胞的存在。周围细胞存在的信号通过 CD44 传入细胞内抑制细胞增生，主要是抑制细胞周期的启动来阻止细胞增生。一旦周围细胞损伤脱落，这种抑制随即解除，细胞就进入细胞周期，增生，然后移动补缺。这是一种正常有序的生理机制。另外一种情况也可以解除细胞-细胞

接触抑制，那就是应急情况，比如细菌和病毒感染。

在中耳炎症的情况下，有两种可能：一是与细菌和病毒直接接触，一是炎症细胞因子传达信息，两种情况均可导致细胞-细胞接触抑制被解除。对于第一种情况而言，上皮细胞表面有一种 Toll 样受体（TLR），专门用来感知细菌和病毒的存在。其中 TLR2 和 TLR4 是主要的两个分子用来感知革兰阳性和阴性细菌的存在。假如中耳炎为肺炎链球菌感染，由上皮细胞的 TLR2 来识别，然后激活 NF-κB，此时细胞开始增生和迁移并且分化。虽然此时接触抑制仍然存在，但已经不起作用。具体的机制并不十分清楚，但是与感染引发的生长因子有很大关系。因为 CD44 还能识别角质上皮生长因子（KGF）、上皮生长因子（EGF）等。此外，炎症介质或者细胞因子，通过各自的受体将相关信号传入基底细胞内使其增生（图 2-4-2）。

信号汇总的结果使得细胞克服了细胞-细胞接触抑制，从而促使细胞增生。要注意的是细胞-细胞接触抑制并不是失灵了，而是要求增生的信号很强大，暂时把接触抑制的信号给淹没了。这是基底细胞被激活的结果，是对炎症作出的反应。细胞激活的机制相当复杂，这里只简要地说一说其特征性的改变。不管是病原代谢产物接触基底细胞的表面受体如 TLR，还是炎症细胞因子或生

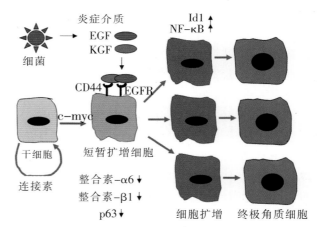

图 2-4-2 炎症介质、生长因子与基底细胞增生。中耳炎时释放大量的炎症介质和生长因子。生长因子如 EGF 和 KGF 可结合到它们各自的受体分子上促进干细胞中阻止分化的转录因子 p63（相当于普通角质细胞的 p53）下调，在 C-myc 和生长因子的共同作用下，细胞进入细胞周期并经数次的扩增，一个干细胞可变为数个短暂扩增细胞，此时 Id1 和 NF-κB 升高而整合素 α6 和整合素 β1 下调并离开基底膜位置向上分化为棘状细胞。

长因子，经过受体或者其他途径，均可使基底细胞内的NF-κB激活。NF-κB原本处在无活性状态或者是活性很低，因为其活性为IκB所抑制。当细胞受到刺激时，IκB被磷酸化，磷酸化了的IκB即从NF-κB复合物中分离，由此NF-κB从被抑制状态进入激活状态，从而进入细胞核并结合到靶基因的调节区，激活或抑制靶基因。这些靶基因有些表达细胞因子，有些表达炎症介质，有些与细胞增生、迁移和分化有关。

细胞增生是由于NF-κB和其效应分子调节细胞周期的结果（图2-4-3）。例如，NF-κB可以调节细胞周期抑制蛋白（p16^INK4a）使得细胞进入细胞周期，最终一分为二。一般说来，静止期的细胞，p16^INK4a活性比较高，因此细胞无法进入细胞周期和分裂。一旦NF-κB被激活，p16^INK4a活性下调，细胞即刻启动增生程序。

NF-κB激活一次，细胞增生一次。多次激活、多次增生，如此反复的结果可能会出现一种情况，

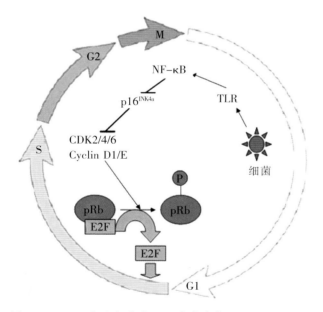

图2-4-3　细胞周期进展。细菌感染等可通过TLR激活NF-κB。NF-κB是促进细胞增生的一个重要分子。它可以抑制p16^Ink4a的活性，使后者对依赖于细胞周期蛋白的激酶CDK2/4/6的抑制解除。此抑制解除后CDK2/4/6即可推动pRb-E2F分离。办法是CDK2/4/6将一个磷酸加到pRb上使其与E2F的亲和力下降，从而导致E2F从复合体中分离出去。E2F是一个转录因子。游离了的E2F即进入到细胞核中结合到DNA上，调高一些基因的表达，调低另外一些基因的表达，综合效果是促进细胞从G1进入到S期。这样细胞周期从静止期进入到DNA合成期，然后进入G2和M期，最终细胞一分为二。

那就是NF-κB不但被激活而且整体表达水平也提高了。那么细胞的增生就将持续性进行。因为NF-κB还可以调节一种细胞生存因子（Bcl-2）的表达，因此，细胞不但持续地增生而且增生了的细胞很难凋亡，这就出现一种结果：胆脂瘤基质中的细胞变得越来越多，基质层变厚。由于正常的细胞-细胞接触抑制不能发挥作用，胆脂瘤的基质呈现扩张性生长，就像良性肿瘤细胞一样。好在这些细胞不会转移，因为细胞之间的连接如桥粒和紧密连接都还在，不会出现个体细胞游离和极性紊乱，但是会出现整个皮囊的扩张性生长。

三、表皮细胞的迁移及其分子机制

正常情况下，鼓膜以鼓脐为中心，角质细胞呈辐射状向四周移动，大概是每天1~2 mm。用墨汁点在鼓脐处，耳镜下可见到此迁移现象。可见，相比于鼓膜和外耳道的其他部位，鼓脐处的基底细胞增生是最活跃的。角质干细胞在此处可能也是最活跃的。表皮细胞迁移的生物学意义在于保持鼓膜的干净，防止角质积聚在鼓膜上。因为新增生的表皮细胞角质堆积和脱落最少，能够保持鼓膜的弹性和透明性，以及表面的光滑。

在炎症的情况下，表皮细胞的迁移就不一样了。前面提到过，炎症介质或者细胞因子的释放会吸引表皮的基底细胞向其靠拢。原因在于炎症介质或者细胞因子是具有化学趋向性的物质，而基底细胞对化学趋向性物质很敏感。细胞的迁移方向是由化学趋向性物质的浓度梯度所决定的，即基底细胞从化学趋向物质的低浓度处向着高浓度处迁移，一直到病灶或者损伤处。其机制与细胞因子吸引白细胞一样，只不过是强度比较弱、速度没有那么快而已，尤其是基底细胞层整体向某个方向移动，速度是十分缓慢的。这个过程还涉及"挤开"挡在其迁移路上的组织和细胞。

正常的组织是如何被"挤开"的呢？大家知道，细胞与细胞之间充满了细胞间质，即胞外基质。胞外基质就如细胞的黏合剂，把组织细胞粘在一块，形成了相互接触的一个群体，受到压力时有一定的弹性，而压力消失时，细胞回到原位。因为细胞与细胞之间已由胞外基质捆绑在一起了。怎么才能通过这样的细胞网络呢？答案是将胞外基质消化掉。被激活了的基底细胞合成一种酶，叫做基质金属蛋白酶。这种酶需要金属离子的辅

助，能分解细胞外基质蛋白，例如胶原蛋白等。一旦细胞间质蛋白被降解了，从基底细胞分裂出来的细胞就有了生长的空间。这样一点一点往前挤，细胞迁移就发生了。由于胆脂瘤基质细胞保持基本的上皮片状结构或囊状，所以临床上看到的现象是胆脂瘤的整个皮囊在膨胀，周围细胞间质被降解，细胞也被推开了。胆脂瘤基质生长得如此强势，以至于周围的骨组织都无法阻挡其扩张。

迁移的方式多种多样。有的是从鼓膜穿孔处边缘移到中耳腔，有的是从鼓膜的内陷处（鼓膜后上象限）向中耳腔生长，有的是从完整的鼓膜处"穿墙"而过，像变魔术一样显得不可思议。这种穿墙现象有两种解释：第一，鼓膜在病变的过程中存在肉眼不易觉察到的小穿孔。这种穿孔只有在显微镜底下才能见到。受到炎症介质或细胞因子吸引的表皮基底细胞钻过这一小孔进入中耳腔里。在炎症介质或细胞因子的培育下成长为一个角质化上皮囊。质疑迁移学说的人觉得没有穿孔，鼓膜没有破损，解释不了表皮细胞怎么能迁徙到中耳腔里去的问题。但是有一点被忽略了，即鼓膜的隐性穿孔足以让表皮细胞进入中耳腔。第二，炎症浸润现象。在炎症的情况下，表皮的基底细胞被激活了。激活了的基底细胞能够释放蛋白水解酶，尤其是胶原水解酶。这些酶可降解基底膜、细胞外基质的各种蛋白，导致鼓膜的隐性穿孔。自然，鼓膜和外耳道的表皮细胞就进入中耳腔了。这种隐蔽性迁移的现象是有实验基础的。Abramson 等做了一组动物实验，并得出结论说："在中耳炎症的影响下，动物外耳道的皮肤能够迁移到中耳并形成上皮囊。只要中耳炎症持续存在，鼓膜穿孔不一定是上皮迁移的一个前提。"也就是说以鼓膜是否穿孔作为判断迁移学说是否成立的理由是经不起推敲的。炎症时血管不用破裂炎症细胞也可跑出血管外。中耳黏膜虽密不透风，但感染时炎症细胞照样毫不费力地跑到中耳腔中来，原因在于有细胞因子在召唤。

单个细胞的迁移运动有点像阿米巴原虫的蠕动。细胞首先向要移动的方向突出一小块，粘连附着。这是细胞膜下丝状肌动蛋白重组或多聚化的结果。外形有点像一个足底，实际上是移动细胞的胞膜特化了的一部分，学名为板状伪足或者片足，胞浆向着突出的部分流动，然后细胞后部（相对应于突出方向的那一部分）收缩，整个

细胞向前挪动一步。这就是细胞迁移的整个过程，其与炎症细胞的迁移完全相同，也与癌细胞的转移十分相似。

从分子生物学的角度来看，这是一个复杂体系。从传感分子 CD44 开始直到最后细胞完成挪动一步，这个体系涉及肌动朊蛋白细胞骨架结构。首先，CD44 与细胞外基质接触，感觉周围环境，信号由 CD44 传导入细胞并传递给连接分子复合物 ERM，它们是 Ezrin、Radixin 和 Measin 的简称。ERM 一头连接 CD44，另一头接着肌动朊蛋白细胞骨架。CD44 与细胞基质接触的结果使得细胞内肌动朊蛋白-细胞骨架重新组合。在板状伪足处形成高浓度的肌动朊蛋白并使得这一部位的胞膜突出去，附着在接触点面上开始移动。这个过程还接受其他信号，例如上皮生长因子与其受体结合，激活丝裂原激活的蛋白激酶（MAPK）。这一刺激与 CD44 传导的信息融合，使得细胞迁移（图 2-4-4）。

肌动朊蛋白-细胞骨架与细胞形状和细胞极性有关。比如，内耳毛细胞的表皮板就是由大量的肌动朊蛋白-细胞骨架构成的，显得厚实、有形，并代表了细胞面对内淋巴液的一极。而毛细胞的基底则无此结构。肌动朊蛋白-细胞骨架的最大特征就是其动态性，驱使细胞迁移和分裂。可以说没有这一结构，细胞就没有形状，也不会分裂，更不会移动。

现在简要地了解一下其动态性，也就是这一

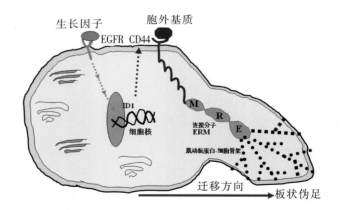

图 2-4-4 细胞迁移的基本过程。移动前，细胞往前移的方向突出一块胞浆，是板状伪足，此为细胞向前迈出一小步并黏附于此。紧接着胞浆流向板状突方向，然后收缩后部的胞膜并向前移动。这一过程很像阿米巴原虫蠕动。分子过程则比较复杂，涉及传感分子 CD44、上皮生长因子、丝裂原激活的蛋白激酶的激活，多通道信息传导并融合共同促进细胞迁移的发生。

结构是怎么工作和调节的。早在上世纪 90 年代，科学家们描述了一种小分子三磷酸鸟嘌呤酶（GTPase），Ras 家族中的新成员——Rho，因能结合 GTP 故也称作 GTP 结合蛋白。在分析 Rho 的过程中发现激活 Rho 可导致局部粘连复合体的装配和可收缩的肌动朊蛋白-细胞骨架的装配。Rac，另一个 Rho 家族的成员被激活时在细胞膜下出现网络状的肌动朊蛋白丝，并产生板状伪足和细胞膜皱褶。最近又发现 Cdc42——Rho 家族的第 3 个成员，能诱发富含肌动朊蛋白的表面丝状突起，叫做丝状伪足。同时 Rho、Rac 和 Cdc42 诱发的细胞骨架改变伴随着以介导细胞整合素为基础的粘连复合物。这些研究显示 Rho 家族是调节肌动朊蛋白-细胞骨架组装的关键分子。

　　研究比较透彻的细胞当属成纤维细胞，其次是神经元轴突的延伸，还有就是癌细胞的转移。整个细胞移动和部分细胞质向前突出和延伸看起来像两码事，事实上最基本的机制是一样的，那就是依赖于 Rho 的可收缩的肌动朊蛋白-肌浆球蛋白丝的形成。肌动朊蛋白-肌浆球蛋白的滑动是肌肉收缩的基本机制，这个过程需要分解 ATP。而细胞的移动也是依赖于肌动朊蛋白-肌浆球蛋白这一基本机制，只不过移动的是部分胞浆或整个细胞，而不是肌肉纤维。实际上就是肌肉收缩的原理应用于细胞的移动上。

　　大家可能要问 Rho、Rac 和 Cdc42 有何区别？以神经元的研究为例，Rac 和 Cdc42 是在化学趋向性物质的存在下而激活，而 Rho 则可以为化学排斥性物质所激活，导致神经生长锥的收缩。当然 Rho 也可以像 Rac 和 Cdc42 一样被化学趋向性物质所激活，导致神经元生长锥的延伸（图 2-4-5）。

　　已经知道 Rho 和 Rac 是角质细胞组装肌动朊蛋白-细胞骨架时所必需的，特别是参与以钙依赖的上皮粘连素为基础的细胞间连接时。而 Rac 促进细胞与细胞之间的粘连。板状伪足形成的过程往往与局部粘连的形成相类似，有时很难分得清楚。板状伪足本身也可以看成是一个局部粘连。只是细胞移动时用来附着于某一地方，以便有个着力点。而局部粘连则多指细胞与细胞之间的接触，有时是用来固定细胞而非移动细胞(图 2-4-6)。

　　有趣的是 Rho 也参与调节细胞周期进展（G1 进展），这也正好与细胞增生联系在一起了。生物学上，增生往往与迁移相伴。在病理状态下，胆脂瘤基质细胞增生十分活跃且伴随 ID1 的增高。ID1 是对抗分化的，也调节 CD44 的表达，同时还是干细胞中常常表达的转录因子。这就意味着细胞不仅仅是增生的问题，还可能伴有细胞的幼稚化倾向。前面提到了 CD44 的作用，这里我们简要地讨论一下胆脂瘤基质细胞的自我更新能力问题。CD44 不仅是细胞表面的受体，感觉细胞周围的变化，而且是一个上皮幼稚细胞的标志物。常见于肿瘤干细胞的表面。如胰腺癌干细胞、大肠癌干细胞、头颈部鳞状细胞癌干细胞和前列腺癌干细胞等。正常角质细胞 CD44 表达很低，免疫组化几乎检测不到。但是在胆脂瘤基质中 CD44 的表达明显提高了（图 2-4-7）。

　　与 CD44 同时表达的还有 ID1 和 ID2，它们是抑制细胞分化的转录因子。ID1 和 ID2 的主要功能是促进细胞周期进展和细胞增生，但是抑制细胞分化。ID1 和 ID2 本身虽为转录因子，但是不能直接结合到 DNA 上，其调节作用是通过结合分化转录因子阻止其发挥作用来抑制细胞分化的。最早发现 ID 家族成员与中耳炎症有关是通过微点阵方法。后来发现 ID1 在胆脂瘤基质细胞上表达也很高，才引起人们的关注。将 ID1 转入皮肤角质细

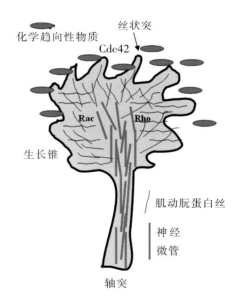

图 2-4-5 Rho 家族分子与神经元生长锥的生长。神经轴突的延长也可以看成是一个迁移过程。在化学趋向性物质（比如轴突神经生长锥引导物）的引导下，Rho 家族分子被激活，重新组装肌动朊蛋白-细胞骨架并在局部形成一个足状突起（相当于板状伪足）。并在板状突起的基础上形成丝状伪足。这些突起形成后在局部形成了粘连，轴突进一步延伸。这样逐渐朝着化学趋向性物质的方向延伸。

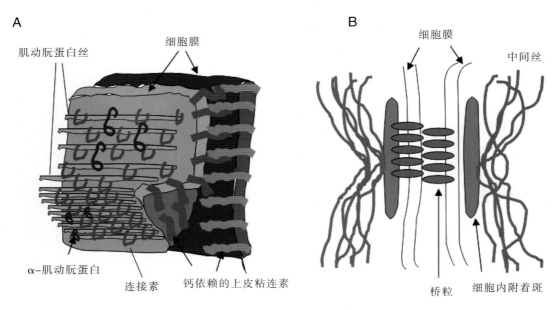

图 2-4-6　Rho 家族分子与细胞间的连接。Rho 家族在组装板状伪足和丝状伪足上起着关键作用。也在细胞之间的粘连上起着很重要的作用。A. 细胞与细胞之间的连接有肌动肮蛋白丝参与。双脂层膜本身是柔软流动的，需要比较坚挺的肌动肮丝加固。如图所示连接素和 vinculins 将肌动肮蛋白丝固定在双脂层膜的内侧，然后由钙依赖的上皮粘连素将相邻两个细胞的膜互相连接在一起。B. 细胞之间的紧密连接如桥粒结构也有中间丝参与。凡是细胞的一些有形结构都需要 Rho 家族参与组装。

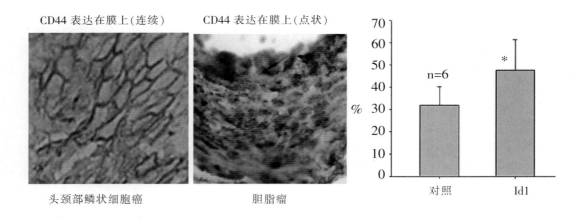

图 2-4-7　胆脂瘤基质中 CD44 的表达及其调节。CD44 原于膜表面受体高度表达在未分化的头颈部鳞状细胞癌上，中度表达在胆脂瘤基质细胞膜上（呈点状）。将表皮（上皮）细胞转染 ID1 后发现 CD44 阳性细胞数量增加，提示 CD44 是由 ID1 控制的。

胞发现其促进细胞周期进展、抑制 p_{16}^{INK4a} 表达、提高 NF-κB 活性，同时增加 CD44 阳性细胞。最近的发现是 OCT-4（一种转录因子）调节 ID1，ID1 调节 CD44，而 CD44 经过 ERM 与肌动肮蛋白-细胞骨架相连接。这是一个促进角质细胞幼稚化并且控制细胞迁移的信息传导系统。其中 OCT-4 与 CD44 是公认的干细胞标志物。OCT-4 是胚胎干细胞的标志物，主要功能是保持胚胎干细胞的多潜能性并阻止细胞分化。OCT-4—ID1—CD44 这一信号通路无疑在基底细胞的自我更新方面发挥着重要作用。最新的研究表明，一个重要的转录因子即 BMI-1，是负责角质细胞的自我更新的。BMI-1 是由 ID1 和 NF-κB 共同控制的。角质细胞转染 OCT-4 后可能变为细胞球，可悬浮生长（图 2-4-8）。此外，β-连接素也被认为与角质细胞的自我更新有关。

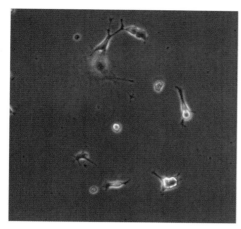 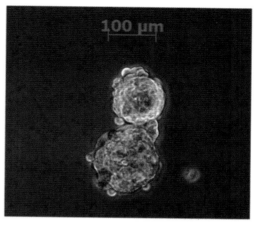

图 2-4-8　OCT-4 与细胞与角质细胞生长方式的改变。OCT-4 是一种涉及细胞多潜能的转录因子。加强 OCT-4 在角质上皮细胞中的表达，会促使角质细胞的幼稚化，其中主要的原因是 Id1 和 NF-κB 表达增高，使得细胞增生、分化受到阻断，同时 BMI-1 表达增加。结果是细胞的增生加快，分化减弱，出现特征性的幼稚细胞球或者叫干细胞球。

胆脂瘤细胞具有自我更新的能力，而且随着时间的推移，其细胞数量在不断扩增。没有证据表明这些新增加的胆脂瘤基质细胞是从外耳道和鼓膜迁移而来。在开始的阶段，胆脂瘤基质可以从外耳道和鼓膜的上皮而来。一旦这些迁移而来的细胞在中耳定居下来，其后面的发展已经不再依赖于迁移，而是靠自身的增生和自我更新。从某种意义上说，这些迁移而来的细胞就像种子一样生根、发芽，在新的环境下茁壮成长。

四、中耳黏膜的基础与环境

对外耳道和鼓膜表皮细胞而言，中耳黏膜环境是全新的。第一，中耳黏膜是分泌性上皮，单层柱状或扁平上皮覆盖在鼓膜内侧、上鼓室和鼓室入口处。正常情况下，这一区域没有或者极少有杯状细胞（黏液细胞）。由于中耳腔是一个盲腔，其湿度和氧气浓度与外耳道的略有不同。黏膜的细胞更新换代比外耳道皮肤要活跃一些。尤其是上皮生长因子（EGF）的存在可以刺激角质上皮细胞生长，而且往往是过度增生。第二，中耳黏膜有呼吸道正常菌群居住，虽然在正常情况下不致病，但是其代谢产物可以刺激上皮细胞释放细胞因子。而细胞因子可以诱发表皮细胞增生，增加角质生产。第三，上鼓室区域和鼓窦入口通常没有黏纤系统帮助清除堆积的角质，也不像皮肤那么开放，容易脱落被动清除。中耳腔的开放性是潜在的。大部分时间可将中耳视为一个关闭的系统，只是偶尔开放（当吞咽时），所以排出脱落细胞不如想象中的那么容易。最后一点是空气湿度对角质的影响。胆脂瘤的角质都是湿的，一层一层像堆积的洋葱皮。而外耳道的角质大多数时候是干的，只有偶尔是湿的（耵聍腺过度分泌或者洗澡后外耳道进水）。大多数情况下，外耳道的角质和死亡细胞碎片可自行脱落并排出，偶尔堆积也可以用人工的办法清除。相反，中耳腔角质上皮细胞产生的角质和细胞碎片只能是就地堆积，而且由于潮湿，极不容易散开，日积月累，年复一年，越积越多，终成胆脂瘤。不像外耳道，脱落角质在中耳腔中没有风干的可能，没有排出机制，也没有被吸收的可能。因为与脱落角质相邻的细胞都是凋亡了的或者正在凋亡的细胞。

表皮的基底细胞在中耳的环境下生长更为活跃，机制不是很清楚，可能与生长因子有关。黏膜上皮细胞由于所处的环境的关系，死亡脱落比较频繁，原因有三：其一是细菌和病毒繁殖，其二是代谢产物，其三是空气中的污染物和尘埃滞留。一般来讲呼吸道上皮更新换代要比皮肤上皮更新换代快。在大剂量 X 线照射以及使用抗肿瘤药时，黏膜的反应要比皮肤反应来得快和严重得多。这就是黏膜和表面皮肤更新速度不同的缘故。所以将表皮人为地移植到中耳黏膜中，被移植的表皮就能长成胆脂瘤，带皮瓣的那种更好，其成活率更高。临床上颞骨骨折，外耳道上皮植入中耳腔也可致胆脂瘤的发生。在动物实验中人为植入表皮到中耳去，长出胆脂瘤的机会并不高，那是因为技术问题，也就是表皮在中耳腔的存活问题。采用外耳道结扎，将部分外耳道皮肤人为地归入中耳腔中，也是实验中常用的诱发胆脂瘤方法中的一种。上述这些情况清楚地告诉我们，正常的表皮角质细胞在中耳黏膜的环境中容易长成胆脂瘤。尽管这些办法诱发的胆脂瘤包含一些物理性损伤和炎症的因素，但都不是经典的炎症造成胆脂瘤的范例。此外，先天性胆脂瘤也见证了胚胎期的表皮细胞遗留在中耳腔中可以长成胆脂瘤。在上述情况中，不少样本都可看到炎症细胞的浸润，因此，胆脂瘤诱发炎症的现象在临床上是存在的。理论上如何解释目前并不确定。有些人认为角质蛋白脱落并积聚在中耳腔中（异位）产生刺激并诱发炎症细胞浸润。这种情形与自身的血液流出血管产生炎症的原理是一样的。有些人认为胆脂瘤产生角质蛋白容易阻塞囊袋的开口，如鼓膜后上象限内陷型胆脂瘤。阻塞易招致细菌生长，这在临床上是很常见的。另外还有一种可能性就是表皮细胞在胆脂瘤的环境下产生了异常丰富的细胞因子或者炎症介质，细胞因子和炎症介质吸引炎症细胞浸润，最终产生了炎症现象。尽管胆脂瘤引起炎症的例子并不少见，但在临床上很少被提及。确切地说是不经意地被忽略了，因为不好解释，也不知道如何去解释这一不符合主流想法的病理现象。

五、胆脂瘤的骨质再吸收

　　骨质再吸收在胆脂瘤病变中很常见，而且是胆脂瘤对耳组织损伤中最为严重的一种表现。耳科医生重视胆脂瘤也是因为胆脂瘤的骨质再吸收对患者而言存在极大的风险。骨质破坏伴随着炎症的扩散会危及患者生命，因此是耳科医生要极力防范的事情。为什么胆脂瘤会有如此强的骨质破坏力呢？这与胆脂瘤基质的增生有关。上面提到，基质细胞被激活后处于一种增生亢奋状态，其中，一个核转录蛋白 E2F 进入核内并启动许多与细胞增生有关的基因转录，如 Ki67 和 PCNA（图 2-4-9）。此外还下调了阻碍细胞周期进展的蛋白活性，如 $p16^{INK4a}$ 等，结果使细胞增生、分裂。

　　伴随着基底细胞的激活，细胞分泌 MMP 的能力大为加强。并且将周围的细胞外基质清理干净，为新增生的细胞做空间准备。而失去细胞外基质

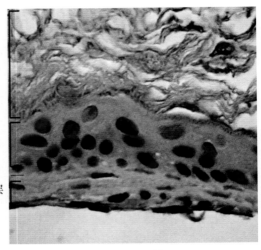

角质层

基质层

基底膜
外基质层

PCNA 阳性

图 2-4-9　胆脂瘤基质细胞的增殖细胞核抗原（PCNA）表达。一般情况下，PCNA 只在基底细胞上表达。棘状细胞、颗粒细胞以及浅表层的细胞不表达。与正常表皮不同，胆脂瘤整个基质层都是 PCNA 阳性（基质层内均有阳性细胞）。意味着胆脂瘤基质是一层增生活跃的表皮基底细胞层，不同于分化良好而且层次分明的表皮细胞层。

支持的细胞最终的命运则是凋亡。大家知道，基底细胞下方还有一种膜性结构，叫做基底膜。一般来讲，基底细胞并不直接与基底膜下方的细胞接触，所以基底膜下方的细胞是怎么被驱散或者被消化，目前并没有定论。MMP 则可降解基底膜中的胶原蛋白，然后降解基底膜下方的胞外基质，失去胞外基质的基底膜下方的细胞慢慢地凋亡。有人认为不一定需要胆脂瘤细胞的 MMP，压力增大可使基底膜下方的细胞自己释放 MMP，MMP 将胞外基质降解。这在肿瘤中是很常见的。但不清楚是否同样的降解模式也发生在胆脂瘤的周围。如果周围是骨组织，MMP 当然可以起作用，将骨组织表面的骨膜（实际上是以胶原为主的组织）降解了。而骨组织含有大量的钙盐沉积，MMP 对其不起作用，这时就需要能专门清理这些矿物质的破骨细胞将这些钙盐溶解。所以在胆脂瘤骨质吸收的过程中，经常可以看到一种特殊的细胞附着在骨质面上，大而多核、与骨质接触的一面呈现锯齿状或皱纹状。这是骨质再吸收的特征性图像。破骨细胞是由单核细胞/巨噬细胞融合而来，所以炎症能够吸引单核细胞/巨噬细胞，自然能够加速骨质的再吸收。慢性中耳炎时骨质再吸收也是一种常态。由于没有物理压力，慢性中耳炎对骨质的再吸收和沉积可以交替进行，所以其破坏

力不如胆脂瘤强。胆脂瘤时，骨质只吸收不再沉积，所以其破坏力特别强。颞骨的岩尖部分是全身骨头中最为坚硬的。胆脂瘤能够轻松地将其溶解，靠的就是其不间断的压力。这种压力的背后就是基底细胞的增生和角质蛋白的堆积，而增生的动力则来自于炎症介质和生长因子。对皮肤的角质细胞来说，TGF-α 和 KGF 是常见的生长因子。病理状态下，EGF 也较常见。

需强调的是破骨细胞是唯一的专门致力于溶解骨质的细胞，负责慢性中耳炎和胆脂瘤型中耳炎的溶骨活动。这种细胞以表达很高的酸性磷酸酶 5（ACP5）和组织蛋白酶 K 为特征。酸性磷酸酶 5 也称作抵抗酒石酸抑制的酸性磷酸酶（TRAP），因为其酶活性不像其他的酸性磷酸酶，不为酒石酸所抑制。TRAP 其实是一个糖化了的单分子酶，分子量为 350 kD，需要金属离子铁的辅助。其作用是降解磷酸底物的磷酯键，释放出磷酸和矿物盐。除了破骨细胞外，激活了的巨噬细胞也分泌 TRAP，因此巨噬细胞也有一定的溶骨能力。组织蛋白酶 K 是一种蛋白水解酶，为炎症细胞因子所诱发。该酶可降解骨和软骨的弹力蛋白或弹力素、明胶和胶原。破骨细胞个头比较大，直径大约为 40 μm，相当于 8~10 个正常细胞大小。胞浆含有特征性的泡沫状物质，其实是充满了酸性磷酸酶的溶酶体。且富含高尔基体，但粗面内质网较少。破骨细胞靠近骨质的一面形成锯齿状，以便于溶解骨基质（图 2-4-10）。看见此形态的细胞可以肯定骨组织正处于骨质再吸收的过程中。骨基质是包含有磷酸钙的矿物质，一种自然形成的钙盐结晶。它们被以进胞方式吸收进破骨细胞胞浆的小泡当中，经过细胞分解，钙和磷酸离子最终被释放入细胞外的液体当中，此时血中的钙和磷酸离子增高。

破骨细胞由即 NF-κB 受体激活因子配体（RANKL）激活。该蛋白参与免疫反应，主要为 T 辅助细胞所生产，作用是促进 T 细胞和 B 细胞的

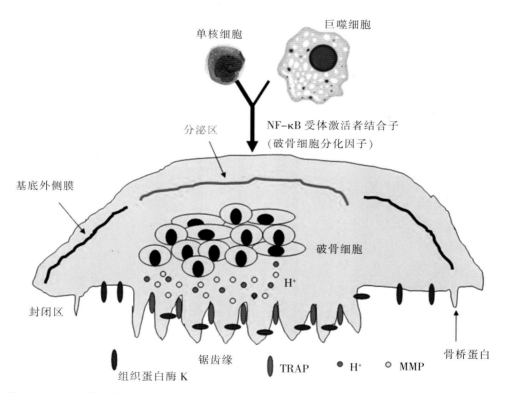

图 2-4-10 破骨细胞结构和功能示意图。单核细胞/巨噬细胞在 NF-κB 受体激活者（RANKL）和巨噬细胞集落刺激因子（M-CSF）的刺激下分化为破骨细胞。分化了的破骨细胞释放 H+ 到锯齿缘区，协助溶解骨基质中矿物质的钙离子、磷酸、碳酸、水和其他物质。此外，组织蛋白酶 K 和 MMP 释放出消化基质的有机成分如胶原。组织蛋白酶 K 在酸性环境下活性最佳。在矿物质被酸化溶解后，组织蛋白酶 K 主要降解 I 型胶原酶和其他非胶原蛋白。MMP（主要为 MMP9 和 MMP13）参与骨膜的降解。此外，破骨细胞的迁徙与和分化分别与 MMP9 和 MMP13 有关。

分化。小白鼠敲除此蛋白后，破骨细胞缺失，T细胞和B细胞的早期分化缺陷。有时候，RANKL也称作破骨细胞分化因子（ODF），或者TNF相关活化诱导细胞因子（TRACE）。RANKL本身可经过一个信号通路涉及TNF受体相关因子6(TRAF6)，并且激活抗凋亡激酶（AKT/PKB），所以RANKL也参与了细胞凋亡的调节。T细胞激活是触发RANKL产生的起始原因。可以想象炎症或者免疫反应均可触发破骨细胞形成。其他因子像巨噬细胞集参与刺激因子（M-CSF）也可诱发破骨细胞的分化。

六、胆脂瘤与肿瘤的比较

胆脂瘤与肿瘤有相似的地方，也有差异。首先看看相似之处。第一，膨胀性生成，这一点很相似。主要的推力来自于细胞周期的进展，而细胞周期进展的推力来源可能不一样。在胆脂瘤方面，主要是生长因子如EGF和KGF，但是没有基因突变而导致的细胞周期进展。也就是说，胆脂瘤的生长主要是炎症产生的后果，并没有基因突变和遗传方面的原因。而对于肿瘤，主要是生长因子的受体表达过多，如EGF受体，或者受体出现变异，导致敏感度增加，对正常生长因子的刺激变得异常敏感。第二，破坏力强大，这一点在肿瘤和胆脂瘤上有非常相似的地方。因为不停地生长，不论是胆脂瘤还是肿瘤，都能将周围组织破坏掉。破坏的机制也一样，即物理压力加上蛋白水解酶的作用，对胆脂瘤来说，主要破坏中耳的听小骨、水平半规管、听神经、颞骨窝、脑膜、小脑以及颞骨内或周围的其他重要结构。第三，细胞-细胞接触抑制都有不同程度的失控。正常情况下，细胞与细胞之间通过表面受体和配体之间的结合互相感知对方的存在。这种表面受体就是细胞的传感器。假使周围没有其他细胞，细胞表面的受体没有配体结合在上面，则该细胞的细胞周期呈开放状态。若此时体液中有适当的生长因子如EGF存在，细胞则开始进入细胞周期，增生。这样一直下去直至碰到周围的细胞的胞外基质或者整合素。这时细胞的表面传感器被激活并通过适当的信号通路传到细胞内，告知细胞停止细胞周期运转。一般是通过增加细胞周期抑制因子的活性如$p16^{INK4a}$、$p21^{waf1}$、$p19^{INK4d}$等。这类蛋白不论大小（阿拉伯数字代表该蛋白的大小，INK是英

文Inhibitor of Kinase的缩写，4a或者4d代表该蛋白被发现的时间顺序，也可视为该蛋白家族的编号）都是用来阻断和关闭细胞周期的。从配体与细胞的表面受体结合，到信号传导，一直到该蛋白的活性下调，这一过程是很快的，少则几分钟，多则二三十分钟。因为细胞不需要合成新的蛋白来执行此任务，只是通过调节现有蛋白的活性来完成的，这类蛋白就是所谓的激酶。细胞只要有三磷酸腺苷（ATP）即可。通常磷酸激酶将抑制细胞周期的蛋白如$p16^{INK4a}$磷酸化或者去磷酸化。角质细胞的细胞周期多半是由$p16^{INK4a}$来抑制的。内耳毛细胞的细胞周期由$p19^{INK4d}$来控制，而支持细胞则是由$p21^{kip1}$来控制。这种由不同的蛋白来分别控制不同的细胞的细胞周期有一个优点，就是不会互相影响。该增生的细胞进入细胞周期，而不该增生的细胞则处于静止期。从胆脂瘤的情况来看，细胞周期由于炎症产生了大量的生长因子。细胞周期总是处于进展期，Ki67、PCNA、ID1等的高表达就是明证。很明显，细胞增生是因为炎症细胞释放了过多的炎症细胞因子而导致的，与肿瘤的细胞增生有本质上的不同。肿瘤细胞的增生是由于细胞本身发生了变化的缘故。比如p53基因突变。大家知道p53是抑制细胞增生的，如果此基因突变使得细胞周期失去控制，细胞会不停地增生。这与环境无关，与细胞周期是否存在生长因子无关。当然肿瘤生长时也会出现炎症细胞浸润的现象，但是这种炎症与胆脂瘤的炎症有所不同，一个是诱因，一个是继发。胆脂瘤也有继发感染的问题，只是比较少而已。而肿瘤周围有炎症细胞浸润是比较常见的，原因不是十分清楚，可能与肿瘤细胞突变后引发的免疫反应有关。胆脂瘤细胞与肿瘤细胞失去细胞-细胞接触抑制有本质上的不同。前者只是被抑制了，但是细胞-细胞接触抑制的机制还存在。后者是细胞-细胞接触抑制根本就丧失了，由于基因突变等缘故，正常细胞的控制机制已经不存在了，即便存在，也已经不工作了。还有一点就是上皮细胞增生是在原结构的框架内，例如增生的表皮细胞仍然维持在上皮层内，细胞的极性与原来的细胞一样，细胞之间仍然有桥粒与紧密连接，排列与正常细胞一样，上皮细胞的标志物表达也一样。这与肿瘤细胞的增生有很大的不同。肿瘤细胞是极性丧失，细胞之间无桥粒连接，互相之间不存在有约束力

的细胞连接，即上皮的片状结构支离破碎，或成团块状，或成单个细胞游离。可以向各个方向生长。因此癌细胞具有局部浸润和远处转移的特征。而胆脂瘤的基质细胞或基底细胞并没有散开呈游离状，而是维持在上皮片状结构内，增生活跃、极性一致，整个基底层明显增厚。这是基底细胞被激活的结果。所以，接触抑制失去控制在胆脂瘤上的表现为功能性的，而不是器质性的。而在肿瘤上则完全相反。另外，细胞的分化在肿瘤方面变化比较大，从低分化到高分化都可以见到。分化好的鳞状细胞癌与正常角质细胞从外观上看并无区别。而从胆脂瘤看，一般来说，分化得均比较好，其能产生角质就是一个明证。细胞都经历了增生和分化并最终死亡，这是一个很完整的细胞生物学过程。而肿瘤则是不一样的，它们中的许多细胞只增生不分化，也不凋亡，所以肿瘤可以长得很大。相比之下，胆脂瘤也是不断地长大，但是长大的速度没有肿瘤那么快。还有一点就是胆脂瘤的上皮极性从来就没有丧失过，就像正常的上皮细胞一样，从基底细胞一直到最上面的角质层，方向是一致的。而肿瘤细胞的极性是紊乱的，生长方向是很不一样的。许多肿瘤细胞朝向基底膜下方长，突破基底膜向周围浸润，或者向远处转移。胆脂瘤细胞从来不向远处转移，因为它们之间的连接很完整而且极性一致，分化没有问题，最终还会凋亡。所以胆脂瘤因为炎症的关系虽有不断增生的问题，而且增生的细胞数大于凋亡的细胞数，呈现出膨胀性生长，也有一定的破坏性。但本质上胆脂瘤与肿瘤完全不同。

七、有待解决的问题和今后研究的方向

胆脂瘤研究中有许多悬而未决的问题，比如病因问题，真正从中耳感染到胆脂瘤发生的动物模型目前尚未建立，原因是建立慢性中耳炎的动物模型并不容易。上面介绍的几个自发性中耳炎本质上说是慢性的，但是观察的时间不够长。很难说是不是用于观察胆脂瘤发生的合适动物模型。即使合适用于实验的鼠科动物，其寿命也只有几年，胆脂瘤尚未发生，动物已经寿终正寝了，如何能得到我们想要的答案。而胆脂瘤的发生是一个十分缓慢的过程，短则几年长则十几年甚至几十年，少有动物适合做慢性中耳炎的动物模型。

目前对能不能做这样的模型有很大的疑问。即使将来发现某种灵长类合适做此模型，时间成本和费用会高得惊人，实际运作起来会很困难。所以期待直接从动物身上复制胆脂瘤的发生过程是不现实的。这也是为什么胆脂瘤的病因难以用实验的办法加以确认的客观原因。这一问题将来可以做慢性中耳炎的前瞻性病例随访。只要有足够的耐心和决心，相信这一个问题可以得到解决。

尽管自然发生的胆脂瘤动物模型很难获得，并不意味着没有动物模型可用，这要看用动物模型来解决什么问题。解决病因问题的动物模型没有，但是解决其他问题的动物模型还是有的。例如，Chole 研究小组用外耳道结扎的办法在蒙古鼠上制造发生胆脂瘤即是一个不错的选择。中耳放置刺激性物质引发炎症并在鼓膜上造成一个小穿孔，然后等待外耳道的表皮（上皮）细胞迁移。笔者最近做的一个胆脂瘤模型就可以测试人类的表皮（上皮）细胞是否可以在小白鼠中耳的环境里长成胆脂瘤（图 2-4-11）。其新颖性在于给细胞进行荧光素酶永久标记，可以在动物的活体内追踪外源性细胞生长情况。要想知道活体内细胞的生长情况，只要往动物身上打一点荧光素，荧光素酶阳性细胞即可以降解荧光素并放出荧光。此时用三维荧光照相技术可以定量动物活体内的细胞数量，从而得到胆脂瘤在中耳腔内生长和迁移的情况。

基底细胞中究竟是哪一种细胞成分迁移到了中耳腔，是干细胞、短暂扩增细胞，还是其他类型的细胞，关于这一问题也仍未阐明。将来在动物的表皮干细胞标上绿色荧光蛋白之后，即可用此类型的动物模型来研究。其意义在于它可以帮助科研人员设计出一个有治疗针对性的方案。假定说我们知道了只有基底细胞中的干细胞会迁移，那等于告诉我们胆脂瘤的细胞来源是表皮（上皮）中的干细胞。治疗时只要在中耳腔中注入能杀死干细胞的药物就可以了。复杂一点的设计是找出针对激活了的表皮干细胞的敏感药物，通过靶向纳米颗粒对准这些激活了的表皮干细胞然后通过温度或者磁性的手段释放治疗药物。这样治疗就局限在有病变的细胞上，可以避免少数细胞出现问题全身细胞跟着"喝药"。这听起来不可思议，实际上，现在国外已经在开始着手进行这方面的研究了。据笔者所知，美国国立卫生院已

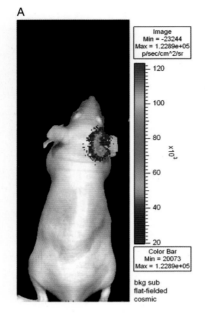
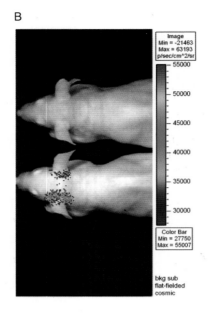

图 2-4-11 新的胆脂瘤动物模型。人类皮肤来源的表皮（上皮）细胞用荧光素酶永久标记后注入动物的耳泡内，让其生长。然后每周注入荧光素以便获取荧光素酶信息。根据荧光素酶信息的强弱来判断胆脂瘤生长的情况。此图 A 和 B 荧光素曝光时间为 2 min。

经制定了具体的政策鼓励科研工作者向着这个方向前进。

在胆脂瘤中，有无胆脂瘤干细胞存在？这是一个很大的疑问。理论上来讲应该是有的。因为表皮有干细胞，胆脂瘤相应地也应该会有。只是目前还没有人将其分离出来。有了胆脂瘤干细胞，就可以进行一系列的实验，包括特征性表面分子标记物的鉴定，特征性的分泌分子的认定等。这对于早期诊断和靶向药物治疗都很有意义。

林基祯

参考文献

[1] Abramson M, Asarch RG, Litton WB. Experimental aural cholesteatoma causing bone resorption. Ann Otol Rhinol Laryngol, 1975, 84: 425-432

[2] Abramson M, Gantz B J, Asarch RG, et al. Cholesteatoma pathogenesis: evidence for the migration theory.In : L Luxon, JM Furman, A Martini,et al. Textbook of Audiological Medicine （clinical aspects of hearing and balance）.London: Martin Dunitz, 2003

[3] Fan J, Frey RS, Malik AB. TLR4 signaling induces TLR2 expression in endothelial cells via neutrophil NADPH oxidase. J Clin Invest, 2003,112: 1234-1243

[4] Hamajima Y, Komori M, Preciado DA, et al. Id1 induces proliferation of keratinocytes via the NF-κB/cyclin D1 pathway: the pathological basis for cholesteatoma. Cell Proliferation, 2010, 43:457-463

[5] Jordan CT, Guzman ML, Noble M. Cancer stem cells. N Engl J Med,2006, 355:1253-1261

[6] Lim DJ , Saunders WH. Acquired cholesteatoma: light and electron microscopic observations. Ann Otol Rhinol Laryngol,1972, 81: 1-11

[7] Lin J, Guan Z, Wang C, et al. Id1 regulates the survival of HNSCC via the NF-κB/survivin and PI3K/Akt signaling pathways. Clin Cancer Res,2010, 16:77-87

[8] Massuda ET, Oliveira JA. A new experimental model of acquired cholesteatoma. Laryngoscope, 2005, 115: 481-485

[9] McGinn MD, Chole RA, Henry KR. Cholesteatoma. Experimental induction in the Mongolian Gerbil, Meriones Unguiculaus. Acta Otolaryngol,1982, 93:61-67

[10] Michaels L. Biology of cholesteatoma. Otolaryngol Clin North Am,1989, 22:869-881

[11] Moriyama H, Honda Y, Huang CC, et al. Bone resorption in cholesteatoma: epithelial-mesenchymal cell interaction and collagenase production. Laryngoscope,1987, 97:854-859

[12] Naor D, Sionov RV, Ish-Shalom D. CD44: structure, function, and association with the malignant process. Adv Cancer Res, 1997, 71: 241-319

[13] Nason R, Jung JY, Chole R A. Lipopolysaccharide-induced osteoclastogenesis from mononuclear precursors: a mechanism for osteolysis in chronic otitis. J Assoc Res Otolaryngol,2009, 10:151-160

[14] Ottaviani F, Neglia CB, Berti E. Cytokines and adhesion molecules in middle ear cholesteatoma. A role in epithelial growth? Acta Otolaryngol,1999, 119:462-467

[15] Palva A, Karma P, Karja J. Cholesteatoma in children. Arch Otolaryngol,1977, 103:74-77

[16] Penneys, N S. CD44 expression in normal and inflamed skin. J Cutan Pathol, 1993, 20: 250-253

[17] Prince ME, Sivanandan R, Kaczorowski A, et al. Identification of a subpopulation of cells with cancer stem cell properties in head and neck squamous cell carcinoma. Proc Natl Acad Sci ,2007, 104: 973-978

[18] Ruedi L. Pathogenesis and surgical treatment of the middle ear cholesteatoma. Acta Otolaryngol,1979, 361 (Suppl):1-45

[19] Sade J. Retraction pockets and attic cholesteatomas. Acta Otorhinolaryngol Belg,1980, 34: 62-84

[20] Schonermark M, Mester B, Kempf HG, et al. Expression of matrix-metalloproteinases and their inhibitors in human cholesteatomas. Acta Otolaryngol,1996, 116:451-456

[21] Tinling SP, Chole RA. Gerbilline cholesteatoma development Part I: Epithelial migration pattern and rate on the gerbil tympanic membrane: comparisons with human and guinea pig. Otolaryngol Head Neck Surg,2006, 134:788-793

[22] Tinling SP, Chole RA. Gerbilline cholesteatoma development Part III. Increased proliferation index of basal keratinocytes of the tympanic membrane and external ear canal. Otolaryngol Head Neck Surg,2006, 135: 116-123

[23] Tos, M. A new pathogenesis of mesotympanic (congenital) cholesteatoma. Laryngoscope,2000, 110:1890-1897

[24] Vennix PP, Kuijpers W, Peters TA, et al. Growth and differentiation of meatal skin grafts in the middle ear of the rat. Arch Otolaryngol Head Neck Surg,1994,120:1102-1111

[25] Vennix PP, Kuijpers W, Peters TA, et al. Keratinocyte differentiation in acquired cholesteatoma and perforated tympanic membranes. Arch Otolaryngol Head Neck Surg,1996, 122: 825-832

[26] Webb A, Li A, Kaur P. Location and phenotype of human adult keratinocyte stem cells of the skin. Differentiation,2004, 72: 387-395

[27] Yoon TH, Schachern P A, Paparella MM, et al. Pathology and pathogenesis of tympanic membrane retraction. Am J Otolaryngol, 1990, 11:10-17

[28] Youngs R, Rowles P. The spatial organisation of keratinocytes in acquired middle ear cholesteatoma resembles that of external auditory canal skin and pars flaccida. Acta Otolaryngol, 1990,110:115-119

[29] Zhang QA, Hamajima Y, Zhang Q, et al. Identification of Id1 in acquired middle ear cholesteatoma. Arch Otolaryngol,2008, 134: 306-310

第三章 中耳炎的病理学研究

第一节 中耳炎咽鼓管峡部黏-软骨膜的组织病理学研究

内容要点

- 各种中耳炎时咽鼓管均未见病理性阻塞。
- 咽鼓管黏-软骨膜与中耳腔黏-软骨膜对感染有截然不同的炎症反应，前者对感染极少有炎症反应，而后者对感染有剧烈反应，其明确界限恰好在咽鼓管的骨与软骨交界处。
- 咽鼓管黏-软骨膜的组织解剖学特点，使得它对炎症有极强的屏障作用，且具有超常稳定性，极少受炎症或治疗的影响而发生改变。

近年来，有关中耳炎时咽鼓管功能的研究普遍认为：咽鼓管功能性障碍是引起中耳炎的主要原因之一，而病理机械性阻塞成为引起中耳炎主要原因的可能性极小。Sade 对中耳炎颞骨与正常颞骨咽鼓管腔横截面的测量比较表明，两者没有明显差别，而且全部中耳炎颞骨咽鼓管腔均通畅，无病理机械性阻塞。这些研究提示：咽鼓管在中耳炎病理过程中不易被炎性病变阻塞。然而，此前尚未见有关中耳炎颞骨标本咽鼓管峡部黏-软骨膜的病理研究报道。近年，笔者对 32 耳中耳炎颞骨咽鼓管峡部黏-软骨膜进行连续切片光镜观察，并与无中耳炎、鼓室黏骨膜正常的 50 耳颞骨咽鼓管峡部黏-软骨膜进行比较，借以了解中耳的炎性病变对咽鼓管峡部黏-软骨膜的影响。

一、材料与方法

本研究在美国明尼苏达大学中耳炎研究中心颞骨病理实验室进行。以该实验室的颞骨连续切片作为光镜组织病理观察对象。

先从无中耳炎、清楚显示咽鼓管峡部的正常颞骨标本中选出 50 耳作为正常对照组。再从 500 多耳各型中耳炎中，选出咽鼓管峡部显示满意的 32 耳颞骨标本，作为中耳炎组进行观察。

将水平切片中咽鼓管骨与软骨交界处稍内最狭窄处，作为峡部管腔和黏-软骨膜病理观察的部位；同一耳连续切片中，取显示咽鼓管峡部管径最宽的一张作为观测标本。取峡部两侧黏-软骨膜平均厚度作为此处黏-软骨膜厚度，并记录。将水平切片鼓岬较平坦处黏骨膜作为观测部位。除测量黏-软骨（骨）膜厚度外，将炎性细胞浸润、血管病理改变（扩张、血管周围炎性细胞浸润）程度作为炎性病变观测指标，并半定量为 0、1、2、3 级记录、评价。把两组的观测结果进行对照。

二、结　果

正常组 50 耳咽鼓管峡部管腔通畅，无一例阻塞。峡部黏-软骨膜厚度为 0.087~0.150 mm，平均 0.115 mm。上皮层为假复层纤毛柱状上皮，很厚。上皮下间隙为致密的胶原纤维结缔组织，很厚，血管甚少，且位于紧贴软骨的深处（图 3-1-1）。炎性细胞浸润和血管改变均为 0 级。鼓岬处黏-软骨膜厚度为 0.015~0.040 mm，平均 0.029 mm。其上皮层为较薄的立方上皮或扁平上皮，纤毛少，上皮下间隙疏松，富含血管（图 3-1-2A）。炎性细胞浸润和血管改变均为 0 级。峡部黏-软骨膜平均厚度是鼓岬处黏-软骨膜的 3.94 倍。

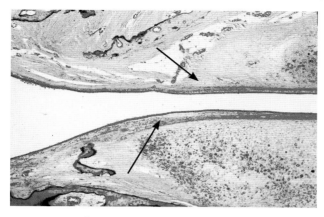

图 3-1-1　正常咽鼓管峡部黏-软骨膜很厚，由假复层纤毛柱状上皮覆盖。

中耳炎组 32 耳咽鼓管峡部管腔亦全部通畅，无病理性阻塞（图 3-1-3）。此处黏-软骨膜厚度为 0.085~0.150 mm，平均 0.118 mm。炎性细胞浸润和血管改变非常轻微，接近正常。黏-软骨膜厚度与正常组比较无明显差异（$P > 0.05$）。鼓岬处黏骨膜厚度为 0.100~0.420 mm，平均 0.189mm，是正常组的 6.51 倍。炎性细胞浸润和血管病变都十分显著（图 3-1-2B）。在许多切片中看到中耳腔黏骨膜呈重度炎性病变，但同一标本的咽鼓管峡

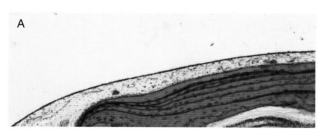

图 3-1-2　A. 正常中耳鼓岬黏骨膜很薄，被少纤毛的立方或扁平上皮覆盖。B. 中耳炎中耳鼓岬（黑箭头所示）黏膜高度水肿、充血、增厚、炎性细胞浸润（红箭头所示）。

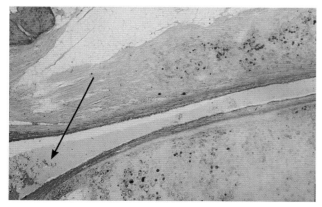

图 3-1-3　中耳炎切片显示咽鼓管有炎性渗液（箭头所示），但通畅，黏-软骨膜无明显炎性病变和增厚。

部黏-软骨膜几乎正常，且咽鼓管峡部黏-软骨膜改变与中耳黏骨膜病变严重程度无关。全部中耳炎颞骨同一切片中，咽鼓管骨部黏骨膜炎性改变很明显，而与之相邻的软骨部黏-软骨膜却几乎无炎症表现。咽鼓管的黏软管膜与中耳黏骨膜对感染有截止不同的炎症反应，其明确界限恰好在咽鼓管骨与软骨交界处（图 3-1-4）。

三、讨　论

一般认为咽鼓管阻塞引起中耳炎，而且怀疑在中耳炎过程中，咽鼓管峡部因黏膜炎性水肿而成为最易被阻塞的部位。但近年来对中耳炎病例的咽鼓管功能检查和中耳炎颞骨与正常组咽鼓管腔横截面测量比较都证明：中耳炎时绝大多数咽鼓管是通畅的，且正常组与中耳炎组咽鼓管管腔的大小没有明显差别。本研究的结果与近年相关的研究报道相一致。多年来，耳科学界普遍认为，中耳炎时咽鼓管易被其黏膜炎性病变阻塞，但并

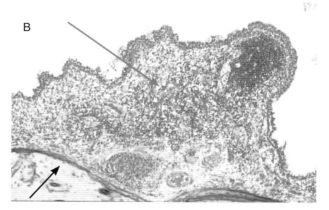

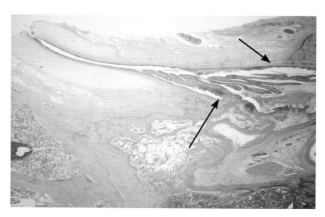

图 3-1-4　黏膜出现的截然不同的炎症反应表现，其界限恰好在咽鼓管的骨与软骨交界处（箭头所示）。

没有相关的病理研究给予证实。本研究结果证明这种传统观念很可能是依黏膜炎症的一般病理改变规律推理出来的，缺乏病理研究的证实，只是一种误解。笔者的临床观察和手术所见也符合这一研究结果。因此，我们应该用新的、更正确的观点审视咽鼓管的功能、形态等许多问题，指导中耳炎的诊治工作。

本研究对中耳炎颞骨咽鼓管峡部黏-软骨膜厚度测量与组织病理学观察，均未见有明显炎性病变，与正常组比较无明显差别。但中耳炎者中耳鼓岬黏骨膜有显著的炎性病变，其平均厚度约是正常黏骨膜的6.5倍。笔者还注意到，咽鼓管黏-软骨膜与中耳黏骨膜出现不同炎症反应的明确界限恰好在骨与软骨交界处。炎性病变一般不累及咽鼓管黏-软骨膜，提示咽鼓管软骨部黏-软骨膜对炎症浸润有很强的屏障作用。

Miller（1965）和 Holmquist（1969）研究指出，中耳炎治疗后或伴干性鼓膜穿孔的静止期，咽鼓管功能并没有明显改善。Holmquist 报道中耳术后咽鼓管功能亦无好转。先前 Sade 等对中耳炎和正常颞骨咽鼓管腔横截面积测量比较显示，两者无异。本研究结果表明：中耳炎时咽鼓管峡部黏-软骨膜极少受炎性病变的影响，咽鼓管峡部管腔通畅，无病理性阻塞。提示咽鼓管软骨部的黏-软骨膜结构和功能在中耳炎病理过程中有超强的稳定性，极少受炎性病变和治疗的影响而发生改变。

从临床实践经验的角度来看，也支持本研究得出的结论。长期以来，咽鼓管阻塞是引起中耳炎的主要病因的观点成为中耳炎病因学的主流理论，并深深扎根在耳科医生的头脑里。在这一理论的指导下，对中耳炎病例针对咽鼓管阻塞的治疗方法研究很多，从咽鼓管送气、探通、冲洗，到留置扩张管，甚至手术再造咽鼓管等方法层出不穷，发表了无数论文资料，很长一段时间是耳科学界关注的热点问题之一。但至今，并没有筛选出经得起临床考验、令人信服、疗效确切的治疗方法，绝大多数现已弃之不用。当今，多数耳科医生对关于咽鼓管阻塞的治疗方法失去了信心和兴趣。对临床医生的这些困惑尚没有相关研究资料进行解释。曾经很长一段时间把咽鼓管试验不通者列为鼓室成形术的禁忌证，但国外的大量临床文献显示，对咽鼓管检查通畅和不通者行鼓室成形术后疗效比较，两者并无大的差别。因此，欧美等发达国家早已取消了这一手术禁忌证，但这只是临床经验得出的结论，并没有解剖和病理学研究的理论依据。本研究结果给上述这些问题一个迟到的深层次理论回答。

基于对咽鼓管功能的多年研究，Sade 推测，咽鼓管似乎有某种结构特点，使得它本身不易被阻塞。本研究的光镜组织病理学观察显示，正常颞骨咽鼓管软骨部黏-软骨膜与中耳腔黏骨膜在结构上有很大差别。咽鼓管黏-软骨膜的特殊组织结构使它对炎症浸润有很强的屏障作用。这是因为咽鼓管黏-软骨膜为假复层柱状纤毛上皮覆盖，纤毛毯将渗出液与上皮细胞层隔开而不能直接接触，渗出液中的致病菌和毒性物质在纤毛毯上不停地向鼻咽腔方向移动，不能在局部停留而无法渗入黏膜下引起炎症反应。同时很厚的上皮层和致密厚实的胶原纤维层可能也对毒性物质的渗入有很强的屏障作用。另外，由于上皮下很厚的致密胶原纤维层缺少血管，即使有少量毒性物质进入深层组织，也难以通过血管组织产生明显炎症反应。因而，中耳炎时咽鼓管软骨部黏-软骨膜极少有可能发生炎症反应使管腔变窄或阻塞，从而使咽鼓管黏-软骨膜在中耳炎时保持很高的稳定性。与咽鼓管黏-软骨膜相反，中耳腔黏骨膜上皮多为少纤毛或无纤毛的立方或扁平上皮，很薄；上皮下层亦很薄，疏松且富含神经、血管；渗出液在中耳腔停留时间也长。因而，毒性物质易于渗入黏膜下间隙，引起血管的炎症反应。

以往把咽鼓管阻塞或功能不良看做是引起中耳炎的主要病因，近年来的研究认为，来自鼻咽部的感染可能是其主要病因。但是，咽鼓管功能与中耳炎的关系仍不很清楚，许多问题仍在争论当中。近年来的研究和本研究结果提示：中耳炎时咽鼓管黏-软骨膜的稳定性使其不受炎性病变影响，使中耳保持一定的通风引流功能，对中耳炎的治疗和愈合显然十分有利。目前，对咽鼓管黏-软骨膜功能和结构稳定性的奥秘还知之不多，因此继续进行有关这方面的研究，对正确认识咽鼓管的组织结构和生理功能及其在中耳炎病理过程中的影响，将会很有帮助。

张全安　郑国玺

参考文献

［1］ Tskahshi H，Hayashi M，Sato H，et a1. Primary deficits in eustachian tube function in patients with otitis media with effusion. Arch Otolaryngol Head Neck Sury，1989，115：581-584

［2］ Sade J，Luntz M. Eustachian tube lume：Comparison between normal and inflamed specimens. Ann Otol Rfiinol Laryngol，1989，98（8ptl）：630-634

［3］ Sade J，Wolfson S，Sachs Z，et a1.The infants eustanchian tube lumen.1. The isthmus. Acta Otolaryngol，1985（Stockh），99：305-309

［4］ Sade J，Wolfson S，Abraham S.The eustachian tube midportion. Am J Otolaryngol，1985，6：205-208

［5］ Holmquist J.Eustachian tube function and tymnano plasty. Acta Otolaryngologica Belgica，1991，45：67-69

［6］ Sade J. The nasopharyn 7S eustachian tube and otitis media.J Laryngol Otol，1994，108：95-100

［7］ Stenfors LE，Raisanen S. Is the attachment of bacteria to epithelial cells of the nasonharynx the key to otits media? In J Pediatr Otorhinolaryngol，1991，22：1-8

［8］ Chonmaitree T，Howie VM，Truant AL.Presence of respiratory virses in middle ear fluids and nasal wash snecimens from children with acute otitis media. Pediatrics，1986，77：698-702

［9］ 张全安，郑国玺，Paparella MM.中耳炎颞骨咽鼓管峡部黏-软骨膜的组织病理学观察.临床耳鼻咽喉科杂志，1999，13（4）：161-163

第二节　中耳炎性渗出液的产生及其病理影响

内容要点

●3种不同性质的炎性渗出液都主要是由致病微生物的感染或炎症引起的，受各种因素影响它们可互相转化或同时存在。

●中、上鼓室黏膜富含神经、血管，是中耳炎最早产生炎性渗出液的中心区域。多量渗液积存在中耳腔可产生继发性中耳负压。

●中耳炎性渗出液引发的继发性中耳负压，其中的炎性细胞、炎症介质、细菌毒素等多种有害物质相互介导的炎症级联反应，以及它引发的肉芽、粘连组织的形成和内通风引流阻塞共同作用形成了中耳炎病理的恶性循环。

广义炎性渗出液是中耳炎，特别是早期中耳炎最常见的标志性病理产物，它与慢性中耳炎的标志性病变肉芽组织有十分密切的因果共生关系。研究不同性质的炎性渗出液的产生、流向、病理转归及其在中耳炎病理过程中的影响，对透彻理解中耳炎病理、正确指导临床诊治很有帮助。

一、中耳炎性渗出液的性质及其产生

虽然中耳炎基本是致病微生物感染直接引起的炎症性疾病，但由于感染的轻重、病菌的种类、其他多种相关因素以及病程差异的影响，中耳炎过程中，在中耳腔可形成不同性质的炎性渗出液。

所以，过去曾按中耳炎性渗出液的性质将其分为浆液性中耳炎、化脓性中耳炎和黏液性中耳炎。

广义炎性渗出液所包括的这3种不同性质的渗出液，其性状和产生来源不同。浆液主要是以血清蛋白为主要成分，一般认为它是从扩张的微血管中漏出的（图3-2-1）。

中耳黏膜的感染性炎症和中耳负压均可使微血管扩张而产生浆液。脓液是主要由白细胞、红细胞、血浆、纤维蛋白组成，它是自微血管主动渗出的（图3-2-2）。它主要是由黏膜的化脓性感染炎症产生的。黏液主要由黏液蛋白类物质组成，是由黏膜的分泌细胞分泌出来的（图3-2-3）。中

耳腔黏膜的黏液分泌细胞或炎症刺激引起的黏膜上皮细胞化生形成的分泌细胞，这些黏液分泌细胞能够分泌含黏液蛋白黏性很高的黏液。

这3种不同性质的炎性渗出液可因病情变化、治疗等因素的影响而互相转化或同时存在。如浆液性炎症可因感染加重或多重感染而产生脓液；化脓性炎症可因感染受到控制，或在愈合过程中渐渐不再产生脓液，转而产生浆液；中耳黏膜上皮在长期炎症刺激下可以化生为黏液细胞，

分泌黏液。有时也可能会有两种以上不同性质的炎性渗出液同时存在（图3-2-4）。所以，中耳炎时炎性渗出液的性质并不是一成不变的，而是受各种因素的影响处于动态变化当中。

中耳腔系统是一个极不规则的空腔，不同区域的黏膜产生渗出液的情况是否相同呢？笔者近年的研究发现，由于中耳腔不同区域的黏膜组织解剖结构特点，它们产生炎性渗出液的情况有很大差别。

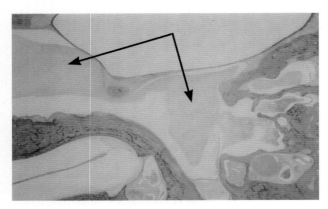

图 3-2-1　浆液性中耳炎。HE 染色（×8）。

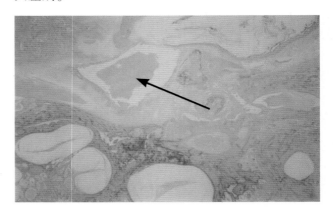

图 3-2-2　脓液性中耳炎。HE 染色（×8）。

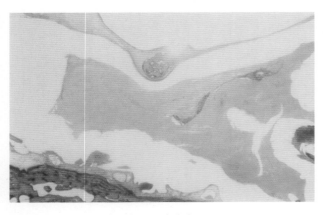

图 3-2-3　黏液性中耳炎。HE 染色（×8）。

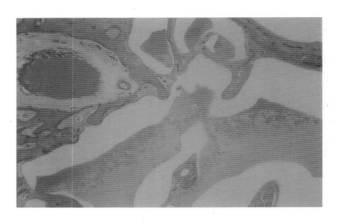

图 3-2-4　浆脓性中耳炎。HE 染色（×14）。

咽鼓管区黏-软骨膜，其上皮主要由假复层纤毛柱状上皮组成，其间杯状细胞和其他黏液分泌细胞较多。上皮下胶原纤维层很厚且致密，但血管、神经分布少。其表面有一层黏液毯的保护，所以细菌和毒性物质很难透过上皮层和胶原纤维层使神经、血管发生炎症反应而产生浆液或脓液，但可分泌较多黏液。

从中鼓室到上鼓室，黏膜上皮主要由复层立方上皮细胞向单层立方上皮、单层扁平上皮细胞过渡，黏液分泌细胞很少，特别是后区更少。此区黏膜下层疏松，神经、血管分布较多，且上鼓

室黏膜皱褶和悬韧带纵横交错。因为炎症主要是毒性物质通过神经和血管发生的病理反应，因而，病菌的毒素易穿透此区的上皮层，进入黏膜下层发生感染，使其血管发生剧烈炎性反应，显著扩张并易于产生大量浆液和脓液（图3-2-5A）。炎症长期刺激此区，立方上皮细胞可能化生为黏液分泌细胞，在中耳炎慢性过程中分泌一定量黏液。

在鼓窦、乳突区，其黏膜上皮仅为单层扁平上皮细胞，无黏液分泌细胞，是中耳腔系统的最后部区域，上皮下极少有神经血管分布。故此区很少因早期感染、炎症反应而产生炎性渗出液（图3-2-5B）。

炎症反应主要是通过神经、血管对感染病菌内外毒素的级联反应而发生的一系列病理变化。中、上鼓室黏膜神经、血管最丰富。所以，病原体感染后，中鼓室和上鼓室黏膜是炎症反应剧烈，最早产生炎性渗出液的中心区域（图3-2-5A）。

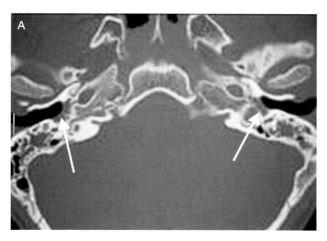

图 3-2-5A. 早期中耳炎时中鼓室产生炎性渗出液（箭头所示）。

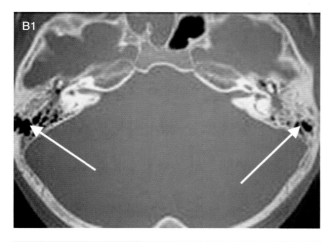

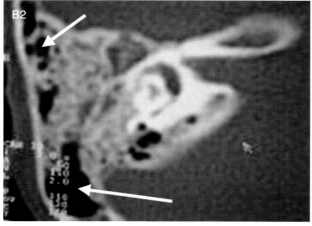

图 3-2-5B. 上鼓室充满渗出液，但乳突周围气房仍充气（箭头所示）。

二、中耳炎性渗出液的去向

中耳黏膜感染产生的炎性渗出液都到哪里去了呢？这是耳科医师在临床诊治中应该清楚认识和理解的问题。

炎性渗出液原本存在于机体组织内，它一旦脱离血管或分泌细胞进入中耳腔，便像痰液、鼻涕一样成为机体的异物。人体对这些异物有两种本能的处理方式，一种是尽力排出体外，另一种是对不能排出的异物尽可能进行同化。

很容易理解，咽鼓管将炎性渗出液排向鼻咽腔，是机体对中耳液状异物的自然排出方式。它是由咽鼓管虹吸、泵作用和黏-纤传输系统的共同作用完成的。排流的速度可受咽鼓管功能强弱状态、中耳负压大小、渗出液的黏稠度、中耳内通风引流系统的阻塞情况和渗出液产生速度等因素的影响。咽鼓管功能障碍越重、中耳负压越大、渗出液的黏稠度越大、内通风引流通道阻塞的越严重、渗出液产生速度越快，则经咽鼓管排出的速度就越慢，中耳腔的积液就会越多。反之亦然。此外，在中耳炎的早期，炎性渗出液在其继发中耳负压的作用下，一部分被负压吸引流向鼓窦、乳突气房，在那里积存，被吸收或机化。

渗出液若不能及时排出，积存在中耳腔，则机体会采用同化的方式处理。同化亦有两种方法：一种经黏膜下血管将渗出液吸收回机体，另一种是机体将渗出液机化为与机体有血运和组织联系的肉芽组织。炎性渗出液中有细菌、内毒素和各种炎症介质。积存的渗出液通过炎症介质刺激黏膜下成纤维细胞和血管内皮细胞的增生，长入积液并形成微血管。这些新生微血管和成纤维细胞在吸收渗出液的同时自身不断增生为肉芽组织，并在原处取代积存的渗出液，机化为机体的一部分。这些肉芽组织在炎症消退和静止后，可进一步凋亡、老化为愈合的瘢痕组织，成为永久性融合于机体的一部分。

炎性渗出液在中耳腔积存的量和时间处于动态变化当中，它受到渗出液产生的速度、性质，中耳负压情况，内通风引流通道阻塞的程度，咽鼓管排流功能的状态，以及渗出液吸收机化等多种因素的影响。对于这些因素，耳科医师在临床诊治中应结合具体病例的各种临床资料认真考量，正确应对，这样才会收到良好的诊治效果。

三、中耳炎性渗出液的病理影响

中耳炎病理过程中，炎性渗出液产生后占据中耳的一定空间，并可积存在中耳系统的不同区域，它将会对中耳的生理和中耳炎病理过程产生怎样的影响，这是耳科医师在临床诊治中需要正确认识的另一个重要问题。

一谈到中耳负压，都会想到它是由咽鼓管功能障碍或阻塞引起的。但被忽略的一个重要因素是中耳炎性渗出液，它可引起继发性中耳负压。一般进入中耳腔的空气在半个小时内可被中耳黏膜吸收，若中耳炎性渗出液产生过量或太黏稠，超过咽鼓管排出的能力而积存在中耳腔，此时中耳腔的空气被很快吸收，咽鼓管内因充满渗出液，空气无法进入中耳给予补充，中耳系统便产生了继发性负压。

这种继发性负压对中耳将会有一系列不良的生理和病理影响。①首先，中耳继发性负压作用对中耳渗出积液有向中耳腔系统后区的吸力作用，这种力量与咽鼓管将中耳腔渗出液向鼻咽腔排出的力量正好相反，它不同程度地抵消了咽鼓管的排流能力，甚至往往使咽鼓管的排出能力完全失效。②其次，中耳负压常将中、上鼓室渗出液倒吸流向鼓窦、乳突气房，并长期存积在气房内而无法排出，最终形成肉芽组织。③同样，这种继发性中耳负压对中耳系统黏膜血管的作用可增加血管壁内外的压力差，使其更加扩张，结果使炎性渗出加快，而主动吸收渗出液的能力减弱，导致中耳腔积存渗出液量的增加。这种由渗出液引起的继发性中耳负压显然就是形成中耳炎恶性病理循环的一个重要原因（图3-2-6）。

炎性渗出液积存在中耳腔，机体对其同化形成肉芽组织，这些肉芽组织常常阻塞中耳内通风

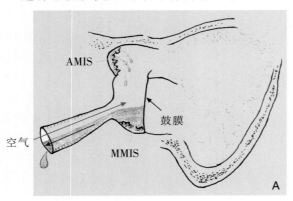
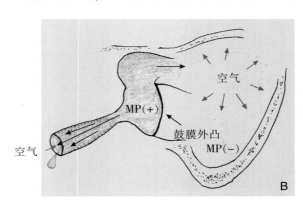
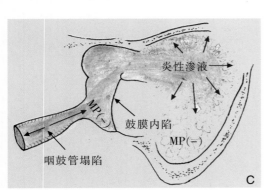
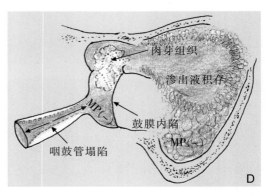

图3-2-6 早期中耳炎渗出液的产生和继发性中耳负压形成机制的示意图。A. 中耳炎初期中、上鼓室黏膜炎性充血和水肿，并渗出（MMIS，AMIS），空气尚可进入中耳腔平衡压力（红箭头所示）。部分渗出液可经咽鼓管排出（蓝箭头所示）。B. 随着炎症加剧，炎性渗出液迅速充满中、上鼓室和咽鼓管，鼓室呈现正压[MP(+)]，空气无法进入中耳，中耳腔后部区域（即乳突腔）气体被吸收得到不到补充呈现负压状态[MP(-)]。渗出液在正、负压双重作用下由上鼓室进入鼓窦。可呈现鼓膜外凸。C. 随着乳突区域气体被进一步吸收，渗出液的排出和进入鼓窦，中、上鼓室和乳突腔均形成继发性负压[MP(-)]。进入鼓窦的渗出液被乳突腔负压吸入乳突气房（蓝箭头所示）。咽鼓管排流的力量（黑箭头所示）被继发性中耳负压所致对渗出液向中鼓室的倒吸力（蓝箭头所示）抵消，使中耳腔积液无法排出。在继发性中耳负压的作用下，可出现鼓膜内陷和咽鼓管软骨部塌陷。D. 渗出液进一步充满中耳乳突腔，空气无法进入中耳腔，继发性中耳负压产生的反向吸引力使渗出液积存不能排出，这种僵持状态的长期存在可使积液诱发肉芽组织的产生。首先在听骨链周围有肉芽组织形成，继而在中耳后部其他区域形成肉芽组织。这种中耳腔继发性负压、炎性渗出液和肉芽组织长期并存的情况为慢性中耳炎的典型病理改变。

引流通道，使阻塞以后的区域积存更多的渗出液无法排出，并进而形成更多肉芽组织等顽固性病变，使中耳炎进一步加重或演变成包括胆脂瘤在内的各种不同形式的慢性中耳炎。由渗出液机化形成的肉芽组织是中耳炎病理恶性循环形成的另一重要病理病因。炎性渗出液的产生和病理影响的复杂病理过程可用以下模式图表明（图3-2-7）。

近来对中耳炎性渗出液进行的一系列细胞学、化学、分子生物学研究表明：中耳炎性渗出液中存在多种炎性浸润细胞、细菌抗原及内毒素，以及主要由炎性细胞产生的如肿瘤坏死因子-α、白介素、血管内皮生长因子、组织胺、前列腺素、趋化因子、转化生长因子等多种炎症介质。这些物质的相互作用，可介导出一系列对损伤或刺激的级联反应。这些反应包括血管通透性增加、炎症加重、渗出液的持续产生和中耳炎的慢性化过程、肉芽组

织的形成、骨质的吸收破坏、诱发角化上皮细胞增生以及胆脂瘤的形成等病理过程。因此，炎性渗出液的产生、积存，以及其中炎性浸润细胞、细菌和内毒素、各种炎性介质等多种有害物质的存在，使中耳炎的病理进入恶性循环，朝着更复杂、严重的方向进展，不利于中耳炎病理的逆转和痊愈。

中耳炎性渗出液通过：①引起继发性中耳负压；②其中的炎性细胞、炎性介质、细菌及内毒素等多种有害物质的相互介导作用，使中耳炎慢性化；③形成肉芽、粘连组织等不良病理影响，共同演变为中耳炎病理恶性循环。认知这一机制，及时诊断并打破炎性渗出液在中耳炎病理恶性循环中的作用环节，对其正确诊治有指导作用。及时设法减少或停止炎性渗出，并排除炎性渗出液在中耳的积存是两项重要的治疗措施。

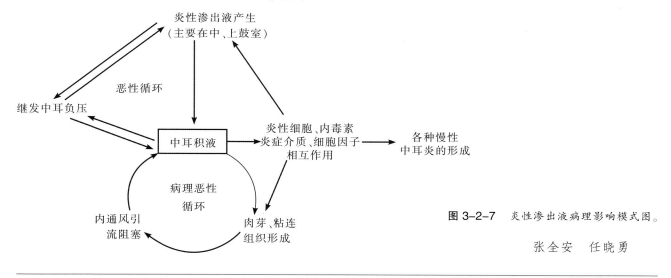

图3-2-7　炎性渗出液病理影响模式图。

张全安　任晓勇

参考文献

[1] Bluestone CD, Klein JD. Otitis media in infants and children. 2nd ed. Philadelphia：Saunders，1995

[2] Paparella MM, Schachern PA, Yoon TH. Otopathologic correlates of the continuum of otitis media. Ann Otol Rhinol Laryngol，1990，148（suppl）：17-22

[3] 张全安，张青. 早期中耳炎性渗出液的产生和进展的临床研究. 听力等及言语疾病杂志，2009, 17（3）：287-288.

[4] 张全安，梁建民. 中耳炎病理过程中渗出液的病理转归与肉芽组织形成. 临床耳鼻咽喉科杂志，1999，13（1）：8-11

[5] 张全安，汪立，韦俊荣. 中耳炎病理过程中内通风引流阻塞. 西安医科大学学报，1999，20（4）：536-540

[6] Kamimura M, Himi T, Yosioka I, et al. Adhesion molecules in immune-mediated otitis media with effusion. In：Lim DJ. Abstracts of the Sixth International Symposium on Recent Advances in Otitis Media. Ft. Lauderdale, FL. 1995, 193-195

[7] Ichiimiya I, Kawauchi H, Mogi G. Analysis of immunocompetent cells in middle ear mucosa. Arch Otolaryngol，1990，116：324-330

[8] Johnson MD, Fitzgerald J, Leonard C, et al. Cytokines in experimental otitis media with effusion. Laryngoscope，1994，104：191-196

[9] Nakata J, Suzuki M, Kawauchi H, et al. Experimental otitis media with effusion induced by middle ear effusion. Laryngoscope，1992，102：1037-1042

［10］ Bakaletz LO，Griffith SR，Lin DJ. Effect of prostaglandin E$_2$ and bacterial endotoxin on the rate dye transport in the eustachi-an tube of the chinchila. Ann Otol Rhinol Laryngol，1989，98：278-282

［11］ Yan SD，Huang CC. The role of tumor necrosis factor alpha in bone resorption of cholesteatoma. Am J Otolaryngol，1991，12：83-89

［12］ Bertolini DR，Nedwin GE，Bringman TS，et al. Stimulation of bone resorption and inhibition of bone formation in vitro by human tumor necrosis factors. Nature，1986，319：516-518

［13］ Akimoto R，Pawankar R，Yagi T，et al. Acquired and congenital cholesteatoma： determination of tumor necrosis factor-al-pha，intracellular adhesion molecule-I，interleukin-1-alpha and lymphocyte functional antigen-1 in the inflammatory pro-cess. ORL J Otorhinolaryngd Relat Spec，2000，62（5）：257-265

第三节　中耳炎肉芽组织的形成及其病理影响和转归

内容要点

● 炎性肉芽组织主要由增生的成纤维细胞、新生毛细血管和炎性细胞浸润共同组成。

● 中耳炎性渗出液的吸收、机化与肉芽组织形成是同时发生在同一区域的同一病理过程，肉芽组织仅在炎性渗出液积存的地方形成。肉芽组织的形成是炎性渗出液中多种炎症介质介导的一系列炎症级联反应的结果。

● 肉芽组织是慢性中耳炎的标志性病变，在其病理过程中扮演着主要角色。肉芽组织的形成、病理影响和病理演变、转归过程是慢性中耳炎病理过程的主线，一系列炎性级联反应都是围绕这一主线进行的。

人体对损伤的修复反应是与生俱来的，最常见的修复过程是肉芽组织形成。中耳黏膜的炎症是一种常见的损伤方式。不难理解，伴随慢性中耳炎长期炎性损伤的病理过程就是以肉芽组织形成、演变为主线的修复性病理过程。因而，肉芽组织的形成、病理演变和转归是慢性中耳炎病理过程的一条主线，研究认知肉芽组织形成、演变的病理过程和相关因素，是透彻认识慢性中耳炎病理本质的关键，是研究建立中耳炎诊治法则、技术最重要的循证医学基础。然而，以往对中耳炎肉芽组织的病理研究没有得到应有的足够重视，在传统的中耳炎经典理论中肉芽组织的相关研究很少。因而，在临床诊治中耳科医师对慢性中耳炎的诊断、治疗和外科手术方案的制订中都很少考虑到肉芽组织的问题。例如，分泌性中耳炎的诊治主要是针对中耳腔的炎性渗出液，慢性中耳炎的根治性手术分型主要是针对胆脂瘤组织设计的。这些诊治原则偏差的根源就是肉芽组织相关病理理论在慢性中耳炎形成机制研究中的缺位所造成的。

肉芽组织是慢性中耳炎最常见的标志性病变，它的不断形成、病理影响和转归贯穿在慢性中耳炎的整个病理过程当中。对相关问题的研究和认识具有重要的理论和临床诊治指导意义。

一、肉芽组织的形成

1. 肉芽的组织病理学概念　从组织病理学来讲，典型的肉芽组织主要由增生的成纤维细胞、新生毛细血管和炎性细胞（白细胞）浸润共同组成。其中成纤维细胞和毛细血管是基本的结构，炎症消退后炎性细胞就很少。肉芽组织不像黏膜充血水肿那样容易逆转恢复正常，它具有顽固性甚至不可逆性，要想经保守治疗使其病理逆转、恢复正常非常困难，不得已常需外科手术根除。因此，从病理的角度看，肉芽组织被看做是慢性中耳炎的标志性病变，肉芽组织的生成就意味着慢性中耳炎的形成。

2. 中耳炎性渗出液与肉芽组织的形成　虽然对中耳炎的炎性渗出液的性质及其产生机制已有较深入的研究和明确的认识，但对炎性渗出液长期积存在中耳腔会发生怎样的病理改变却不清楚。同样，虽然已认识到肉芽组织是慢性中耳炎的标志性病变，但在中耳炎病理过程中肉芽组织的形成机制亦不清楚。著名耳科学家 Paparella 认为肉芽组织是中耳长期炎症的结果，但这仅是一个模糊不清的概念，并没有描述其形成的病理行为细节，且不知晓渗出液和肉芽组织之间的关系。

笔者曾对美国明尼苏达大学中耳炎研究中心的 300 多耳人中耳炎颞骨病理连续切片进行组织病理学光镜观察研究，结果表明：中耳炎性渗出液的机化、吸收与肉芽组织形成同时发生在同一区域、同一病理过程当中，肉芽组织仅在炎性渗出液积存的地方形成。说明中耳炎性渗出液与肉芽组织密切相关，肉芽组织是炎性渗出液在中耳腔长期积存的结果。这与中国传统医学的"脓能生肌"的理论同出一辙，这里的"肌"就是指肉芽组织，祖国医学早就注意到脓液可刺激肉芽生长的因果关系。中耳的炎性渗出液也可理解为是中医理论中广义的"脓"。

笔者的病理研究观察到在炎性渗出液积存的地方，黏膜下成纤维细胞以两种方式生成肉芽。一种方式是成纤维细胞穿过上皮层，直接长入积存的渗出液，并从周围将其包裹，再在渗出液中增生形成块状肉芽组织，并吸收渗出液取而代之（图 3-3-1A）。另一种方式是炎性渗出液刺激黏膜下成纤维细胞增生，通过高度增厚黏膜下组织形成肉芽组织（图 3-3-1B）。粘连组织其实也是成纤维细胞增生形成的，本质上与肉芽组织的形成、组织结构相同，是条索状肉芽组织的一种特殊病理形态（图 3-3-1C）。

炎性渗出液依其性质可细分为浆液、脓液和黏液，它们可单独存在，也可两种以上混合存在于中耳腔。虽然不同性质的炎性渗出液都刺激肉芽生成，但脓液最易刺激肉芽生成，浆液和黏液刺激肉芽形成不如脓液显著。

3. 炎症介质与肉芽组织形成　分子生物学研究显示：中耳炎性渗出液中的多种炎症介质，如转化生长因子，肿瘤坏死因子，白介素-1、8，血管内皮生长因子，成纤维细胞生长因子等都直接或间接地参与了肉芽组织的形成。这些炎症介质通过介导一系列炎症级联反应，使成纤维细胞、血管内皮细胞发生迁移和增殖、分化，达到机化，形成肉芽组织。而这些相关的炎症介质主要是由炎性渗出液中的炎症细胞产生的，并常存在于渗

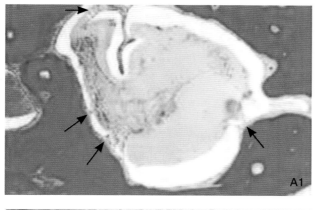

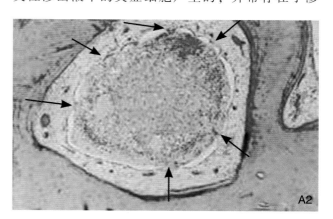

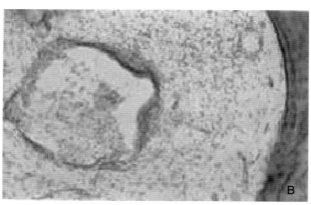

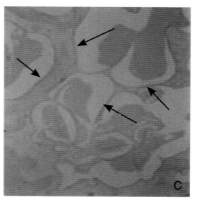

图 3-3-1　A. 成纤维细胞（箭头所示）从四周长入积液，将形成早期肉芽组织。B. 黏膜下成纤维细胞增生，使黏膜下层高度增生形成肉芽组织。C. 积液中形成纤维条索状粘连肉芽组织（箭头所示）。

出液中。由此可知，肉芽组织的形成与炎性渗出液中的炎症介质密切相关，这与笔者关于中耳炎肉芽组织形成的病理研究结果表明肉芽组织仅在炎性渗出液积存的地方形成的结论不谋而合。

虽然中耳炎产生的炎性渗出液主要来自血管和分泌细胞，原本是机体内的组成部分，但是，一旦这些渗出液脱离血管或分泌细胞，进入到中耳腔便成了人体的一种异物。机体本能地对异物有两种处理方式，即排出或同化。如果机体不能将异物排出体外，它会将其同化成为机体的一部分。一部分积存在中耳腔的渗出液被吸收或机化成为与机体有血肉联系的肉芽组织的病理过程，实际上就是机体对异物的同化过程。

二、肉芽组织的病理影响

慢性中耳炎病程可长达数年，其间可能会有各种因素的参与，肉芽组织对慢性中耳炎的病理过程也会产生多种病理影响，可出现不同的病理演变路径，其病理转归和结局也不完全一样。

1. 肉芽组织对炎性渗出液病理影响　新生的肉芽组织对中耳炎性渗出液的影响是双向性的。一方面它可吸收周围的渗出液，并同时通过自身的增生使积液机化为与机体有直接血运和组织联系的肉芽组织取而代之。另一方面，渗出液和肉芽组织都为致病菌的存在、繁殖生长提供了条件和环境。慢性中耳炎期间，中耳腔总是有各种致病菌的存在，若患者抵抗力低下，遇到外界病菌的侵入发生重复感染或原有感染加重，或产生继发性中耳负压，原本趋于稳定状态的肉芽组织中的毛细血管就会因炎症反应和负压作用产生炎性渗出液，使中耳的炎症重新活跃起来，出现慢性中耳炎的活动期。同时肉芽组织的生成也会增加，使中耳腔长期处于渗出液和肉芽组织并存的病理状态（图3-3-2），形成典型的渗出-肉芽型中耳炎。

2. 肉芽组织对中耳内通风引流的病理影响　肉芽组织常常不同程度地阻塞中耳内通风引流通道，使其功能受到影响。内通风引流通道的阻塞使中耳渗出液的排出更加困难，特别是加重了中耳后部区域渗出液的积存和肉芽组织的形成，并导致中耳炎病理恶性循环。因内通风引流通道阻塞的部位不同，临床上可表现为不同类型的慢性中耳炎。例如，鼓窦口阻塞可形成慢性乳突炎；鼓峡部阻塞则形成慢性上鼓室-乳突炎；若阻塞发生在鼓膜脐部

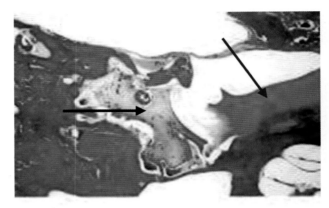

图3-3-2　渗出液（蓝箭头所示）与肉芽组织（黑箭头所示）并存于中耳腔。

与鼓岬之间的狭窄通道——鼓岬峡，使渗出液积存在后鼓室、上鼓室和乳突，则形成慢性中耳乳突炎。听骨链区和乳突区病变常较中鼓室更严重。

3. 肉芽组织与胆脂瘤的形成　上鼓室，特别是Prussak间隙，后上鼓室砧镫关节区和面神经隐窝的肉芽组织可将鼓膜松弛部和紧张部后上象限向内粘连形成内陷囊袋。此处的肉芽组织对囊袋内的鼓膜外层鳞状上皮形成长期炎性刺激和浸润，引起鳞状上皮过度增生和角化，最终脱落堆积形成胆脂瘤（图3-3-3）。胆脂瘤型中耳炎是中耳听骨链区的肉芽组织对局部鼓膜外层鳞状上皮长期炎性刺激和浸润的结果。

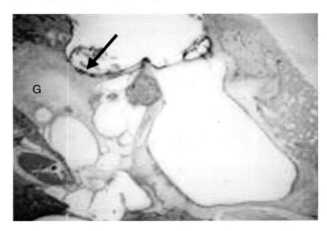

图3-3-3　面神经隐窝肉芽组织（G）向内粘连鼓膜，形成鼓膜紧张部后上区胆脂瘤内陷囊袋（箭头所示）。

4. 肉芽组织与中耳炎并发症　肉芽组织和渗出液内都含有前列腺素、白介素、肿瘤坏死因子等炎症介质，它们具有吸收、破坏骨质的作用。特别是胆固醇肉芽肿，常吸收破坏其周围的骨质，可导致听骨链中断、面神经骨管破坏、迷路瘘管或乙状窦前壁及颅骨的破坏，从而引发一系列颅

内外并发症。中耳肉芽组织吸收、破坏砧骨、镫骨是临床最常见的征象（图3-3-4）。

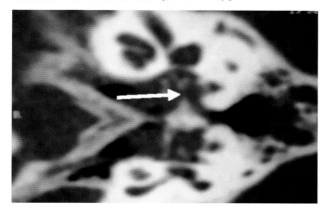

图3-3-4 听骨链周围肉芽组织吸收破坏听骨，使砧骨中断（箭头所示）。

三、肉芽组织的病理转归

随着中耳腔炎症的消退，炎症趋于稳定，肉芽组织也可逐渐凋亡。特别是早期较幼稚的肉芽凋亡萎缩较明显，在中耳腔逐渐老化形成瘢痕，如陈旧性中耳乳突炎就是此种结局。

肉芽组织对其下面的黏骨膜长期的炎性刺激和浸润，使黏骨膜增生、增厚。增生的成纤维细胞产生大量胶原纤维，这些胶原纤维可进一步形成均质、半透明的玻璃样或软骨样病变，或伴有钙质沉着，形成钙斑。也可使局部骨膜过度增生、骨化形成新生骨（图3-3-5）。临床上见到鼓室黏膜玻璃样变、粘连性中耳炎、鼓室硬化、增生性

中耳乳突炎、新生骨质形成等情况都是肉芽组织在不同因素影响下病理转归演变的结果。

肉芽组织的形成、病理影响和病理演变转归过程是慢性中耳炎病理过程的主线，很多其他病理变化都是围绕这一主线进行的，因此，肉芽组织在慢性中耳炎的病理过程中扮演着主要角色。肉芽组织在慢性中耳炎过程中的病理影响和转归可用以下模式图表示（图3-3-6）。临床诊治中，可将每一例慢性中耳炎的病变情况与这一模式图对照，对号入座，从中找到它们的位置。从中耳炎病理演变规律的角度，把每一个具体慢性中耳炎病例置于整个慢性中耳炎的病理演变过程中，能很好地梳理出它们的来龙去脉，使耳科医师从整体上对其有透彻的病理理解，诊治思路也自然会就清晰明了。因此，对肉芽组织的形成、影响和转归的认识在慢性中耳炎中是一个具有重要理论和临床价值的核心问题。

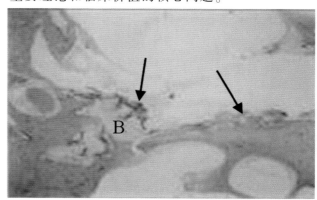

图3-3-5 鼓岬胶原纤维玻璃样变（B）、骨化形成新生骨（箭头所示）。

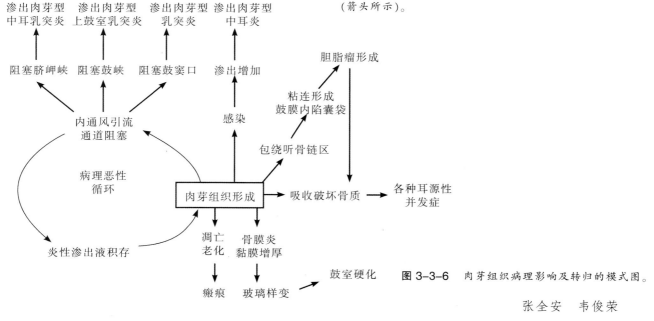

图3-3-6 肉芽组织病理影响及转归的模式图。

张全安 韦俊荣

参考文献

[1] 张全安,梁建民.中耳炎病理过程中渗出液的病理归转与肉芽组织形成.临床耳鼻咽喉科杂志,1999,13(1)8:11

[2] Bluestone CD,Klein JO. Otitis media in infants and children. 2nd. Philadelphia:Saunders,1995

[3] Cooter Ms,Eisma RJ,Burleson JA,et al. Transforming growth a factor-beta expression in otitis media with effusion. The Laryngoscope,1998,108(7):1066-1070

[4] DeMaria TF,Murwin DM. Tumor necrosis factor during experimental lipopolysaccharide-induced otitis media. Laryngoscope,1997,107:369-372

[5] Schroder JM. The neutrophil-activating eptid 1 / linterleukin 8,a novel neutrophie chemotactic cytokine. Arch Immunol Ther Exp(Warsz).1992,40:23-31

[6] Kim TH. Effect of recombinant vascular endothelial growth factor on experimental otitis media with effusion. Acta Oto Laryngologica,2005,125:256-259

[7] Somers T,Goovaerts PJ,Schelfout L,et al. Growth factor in tympanic membrane perforations. The American Journal of Otology,1998,19:428-434

[8] 张全安,许珉,韦俊荣,等.渗出-肉芽型中耳炎52例临床研究.临床耳鼻咽喉科杂志,2001,15(增刊):6-7

[9] 张全安,汪立,韦俊荣.中耳炎病理过程中的内通风引流阻塞.西安医科大学学报,1999,20(4):536-540

[10] 张全安,张晓彤,吴彩芹,等.中耳炎区域性病理差异现象的研究及临床意义.中华耳鼻咽喉科杂志,2004,39(9):534-537

[11] 张全安,张青,郑国玺,等.胆脂瘤型中耳炎形成的局部炎性浸润和刺激的病理机理研究.中华耳鼻咽喉-头颈外科杂志.2005,40(1):6-9

[12] Bertolini DR,Nedwin GE,Bringman TS,et al. Stimulation of bone resorption and inhibition of bone formation in vitro by human tumor necrosis factor. Nature,1986,319:516-518

[13] Yan SD,Huang CC. The role of tumor necrosis factor alpha in bone resorption of cholesteatoma. Am J Otolaryngol,1991,12:83-89

第四节　中耳炎病理过程中的内通风引流阻塞

内容要点

● 鼻咽腔经咽鼓管到前半中耳腔的通风引流通道称外通风引流。由前半中耳腔经脐岬峡、鼓峡、上鼓室、鼓窦口和乳突气房达乳突尖及周边的通风引流称内通风引流。

● 中耳腔系统的解剖学特点决定了它的内通风引流系统易被炎性病变（黏膜的炎性水肿、包裹性积液、粘连、肉芽组织、胆脂瘤等）阻塞。

● 中耳腔内通风引流系统的炎性病变阻塞是慢性中耳炎形成,导致中耳炎病理恶性循环的一个直接重要的病理病因。

Proctor 曾报道采用手术显微镜对新鲜颞骨进行鼓室隔和上鼓室黏膜皱襞的观察研究,此后 Wullstein 从理论上阐述了鼓峡阻塞的病理意义。少数临床研究提示了内通风引流阻塞在中耳炎病理过程中可能起到的作用,而至今未见有关内通风引流阻塞的颞骨病理研究报道。本研究对各种中耳炎颞骨切片,进行内通风引流通道病理阻塞的组织病理学观察研究,试图揭示中耳内通风引流阻塞的形成及其病理改变。

一、材料和方法

从美国明尼苏达大学中耳炎研究中心颞骨病理实验室筛选出适合研究的 290 耳各种中耳炎的颞骨标本,所有标本均由技术人员在尸解时采集,经

10%甲醛固定、脱脂、脱水、脱钙，火棉胶包埋，然后制成 20μm 厚的切片，每第 10 张进行苏木素-伊红染色，并建档保存，供光镜组织病理学观察研究。

标本分为两组：A 组（148 耳）为不伴有肉芽组织或其他顽固性病变的中耳炎颞骨切片，B 组（142 耳）为伴有肉芽组织或其他顽固性病变的中耳炎颞骨切片。组织病理学观察着重于内通风引流的狭窄通道和阻塞部位上、下区域的比较观察。

笔者把前半中耳腔到鼻咽腔的通风引流称为外通风引流，乳突气房经鼓窦口、鼓峡和脐-岬峡（鼓膜脐部与鼓岬之间的狭窄区）到前半中耳腔的通风引流称为内通风引流。把狭窄且易阻塞的鼓窦口、鼓峡（鼓室隔水平）和脐-岬峡作为内通风引流通道的 3 个组织病理学观察部位。鼓窦口、鼓峡部病理阻塞的程度半定量为以下 3 度：病变占据其通道横截面面积少于 1/3 者为 I 度阻塞，占据 1/3~2/3 者为 II 度阻塞，占据 2/3 以上者为 III 度阻塞。由于脐-岬峡的阻塞程度不易判定，因而仅把脐-岬峡有粘连者记录为不完全阻塞。

为比较阻塞部位上、下区域病变的严重程度，选取中耳系统的以下 4 个区域作为组织病理学观察比较区域：前半中耳腔，后半中耳腔，上鼓室和鼓窦-乳突区。笔者限定前半中耳腔的后界为经鼓脐垂直线到鼓岬的垂直面，前界为咽鼓管峡部的外端（即骨与软骨交界处），上界为鼓室隔。限定后半中耳腔的上界为鼓室隔，前界为经鼓脐垂直线到鼓岬的垂直面。上鼓室区为鼓室隔与鼓窦

口之间的区域。鼓窦-乳突区为鼓窦口以后的区域。由于后半中耳腔结构比较复杂，笔者选择能很好显示砧-镫听骨链区、圆窗区和面神经隐窝区的 3 张水平切片作为观察标本。将其结果综合评价，作为后半中耳腔区域的观察结果。由于肉芽组织是慢性中耳炎中最常见、最具代表性的病理组织，把中耳各区域肉芽组织的多少作为评估病变严重程度的主要依据，结合其他慢性病变，将其严重程度半定量为以下 3 度：I 度为轻度病变，II 度为中度病变，III 度为重度病变。

二、结 果

1. 不同区域渗出液的积存率和肉芽组织形成率 290 耳颞骨切片入选，渗出液积存在前半中耳腔发生率最低，而在后半中耳腔、上鼓室和鼓窦-乳突区却相当高。在 B 组中前半中耳腔肉芽组织形成率很低，但在中耳腔的后部 3 个区域肉芽组织形成率均很高（表 3-4-1）。

2. A 组内通风引流阻塞及其影响 在 A 组148 耳大部分切片中，可观察到内通风引流通道上的黏膜和听骨韧带皱襞均有不同程度的肿胀。56 耳切片中，观察到在通道上渗出液被机化纤维素包绕形成多囊状包裹性积液。在 43 耳通道上，有不同程度的间充质残留。这些病变部分或全部阻塞内通风引流通道（图 3-4-1~2），其中 II 度和 III 度阻塞的发生率超过 30%（表 3-4-2）。多数病例，阻塞部位以上区域有多量潴留液，而前半中耳腔仅有少量或无潴留液存在（图 3-4-1）。

3. B 组内通风引流阻塞及其影响 在 B 组中

表 3-4-1 中耳系统不同区域渗出液积存率和肉芽组织形成率 (%)

区域	渗出液积存率		平均积存率	肉芽组织形成率(B组)
	（A 组）	（B 组）		
前半中耳腔	44.8	49.2	47.0	11.3
后半中耳腔	94.9	91.1	93.0	90.7
上鼓室	90.8	88.6	89.7	86.4
鼓窦-乳突区	90.6	96.2	93.4	89.4

表 3-4-2 内通风引流通道被不同程度病变阻塞的发生率 (%)

组 别	脐-岬峡	鼓峡				鼓窦口			
		I 度	II 度	III 度	II+III 度	I 度	II 度	III 度	II+III 度
A 组（148 耳）	0	68.2	25.0	6.8	31.8	70.0	25.7	4.7	30.4
B 组（142 耳）	7.0	42.0	33.8	23.2	57.0	51.4	30.3	18.3	48.4
合计（290 耳）	3.4	55.9	29.3	14.8	44.1	60.7	27.9	11.4	39.3

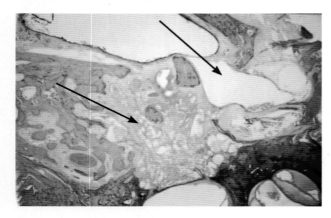

图 3-4-1 A 组中耳炎颞骨切片。中耳腔肿胀,黏膜和包裹性积液几乎完全阻塞了鼓峡部通道(黑箭头所示)。前半中耳腔(蓝箭头所示)无明显炎症病变。

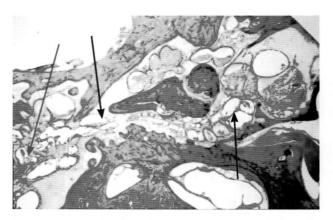

图 3-4-2 A 组中耳炎颞骨切片。肿胀黏膜和包裹性积液、粘连组织充满鼓峡阻塞以后的上鼓室(黑箭头所示)、鼓窦口(蓝箭头所示)和鼓窦(红箭头所示)区域。

(142 耳),阻塞鼓窦口和鼓峡的主要病变是肉芽组织、粘连蹼、包裹性积液(图 3-4-3)和残留的间充质。在鼓窦口和鼓峡处Ⅱ度和Ⅲ度阻塞的发生率分别为 48.6% 和 57%,比 A 组的发生率(分别为 31.8% 和 30.4%)明显增高。脐-岬峡有粘连者 7 耳。肉芽组织的形成率在前半中耳腔最低,且较轻,上鼓室和鼓窦-乳突区相当高且严重(表 3-4-3)。很多病例在阻塞部位以上有大量肉芽和渗出液,但在前半中耳腔却无渗出液和肉芽存在(图 3-4-3)。在中耳腔的同一区域,潴留液和肉芽组织的发生率之间存在有意义的密切联系。

表 3-4-3　B 组中耳不同区域肉芽组织的形成率 (%)

区域	Ⅰ度	Ⅱ度	Ⅲ度	Ⅱ+Ⅲ度	合计
前半中耳腔	7.7	3.5	0	3.5	11.3
后半中耳腔	31.6	37.3	21.8	59.1	90.7
上鼓室	26.8	39.4	20.4	59.8	86.4
鼓窦-乳突区	44.5	35.2	12.7	47.9	89.4

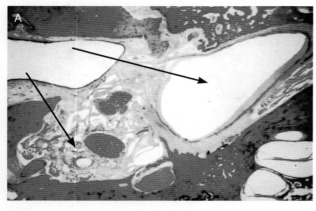

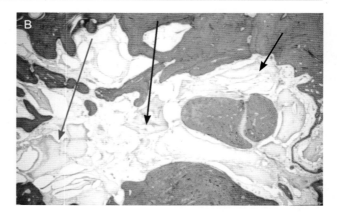

图 3-4-3　A. 鼓峡大量肉芽组织阻塞(黑箭头所示),但前半中耳腔(蓝箭头所示)没有积液和肉芽组织。B. 阻塞部位以上区域显示肉芽充满上鼓室(黑箭头所示)、鼓窦入口(蓝箭头所示)和鼓窦(红箭头所示)。

三、讨 论

1. 内通风引流系统易被炎性病变阻塞　近年来,有关中耳炎和慢性中耳炎时咽鼓管功能状态的研究已有许多报道。Takahashi 发现无论是中耳炎的活动期还是消退期,咽鼓管的开放压都可以正常通过咽鼓管。Sade 测量并比较了正常和中耳炎颞骨标本咽鼓管管腔,发现两组咽鼓管不同部位的横截面积并无明显差别。研究结论是：咽鼓管功能障碍是引起中耳炎的重要原因之一，但是咽鼓管的机械性阻塞和狭窄极少是中耳炎的直接原因。

本研究结果显示，前半中耳腔渗出液的积存率最低，而在内通风引流阻塞部位以上区域却相当高。这表明在绝大多数中耳炎中，咽鼓管可以将渗出液从前半中耳腔引流至鼻咽腔，这与上述研究结果相吻合。同时还提示，潴留在阻塞部位以上区域的多量渗出液主要是由于内通风引流通道阻塞所致，而不是咽鼓管功能不良所引起。中耳系统的解剖学特点和本研究发现的炎性病变，可能是引起内通风引流阻塞的真正原因。首先，中耳（特别是后部区域）是由许多盲管状小腔隙和蜂窝状气房构成，由鼓窦口、鼓峡等狭窄通道连通，而且网状听骨韧带、黏膜皱襞横穿于这些通道之中。纤毛柱状上皮在咽鼓管腔和中耳的前下区占优势，且从咽鼓管向乳突方向逐渐减少。因而纤毛的清洁功能，从咽鼓管向乳突也逐渐相应减弱。这种特殊的解剖特点，使得渗出液一旦积存在小盲管腔就很难引流出来。本研究 A 组颞骨切片中观察到水肿的黏膜、包裹性积液和残留的间充质，不同程度地阻塞了内通风引流通道，绝大部分 B 组颞骨切片显示部分或全部内通风引流通道主要被肉芽组织等顽固性炎性病变阻塞。因而，在中耳炎期间，特别是复发性或慢性中耳炎病例，内通风引流通道容易被各种炎性病变阻塞，从而导致渗出液潴留在中耳腔后部区域，并形成病理过程的恶性循环。

2. 内通风引流阻塞是导致慢性中耳炎形成的重要原因 Paparella 在 229 耳乳突颞骨病理研究中发现 44 耳（19.7%）鼓窦完全被顽固性病变阻塞，其中主要是肉芽组织。这 44 耳中，22 耳的乳突区比中鼓室病变更严重（主要是肉芽组织）。本研究 B 组慢性中耳炎颞骨病理切片光镜组织病理学观察显示，中耳系统后部区域比前半中耳腔的肉芽发生率高，且病变严重，与 Paparella 的报道相一致。

B 组鼓窦口和鼓峡处Ⅱ度和Ⅲ度阻塞的发生率比 A 组高。中耳后部区域、上鼓室和鼓窦乳突区，Ⅱ度和Ⅲ度病变的发生率分别为 59.1%、59.8% 和 47.9%，明显高于前半中耳腔 3.5% 的发生率。此结果显示，随着中耳炎从早期病理阶段向慢性发展，内通风引流的阻塞不断加重，且中耳系统后部区域的病变越来越严重。提示中耳腔系统内通风引流通道的炎性病理性阻塞所导致的中耳炎病理恶性循环，是形成慢性中耳炎的一个直接的重要病理病因。

3. 应注重中耳系统后部区域病变的临床诊治 对于中耳炎常用的鼓室插管法治疗仍有争论。由于引流管平衡了中耳负压，积存于前区的渗出液可以经咽鼓管排出，但因内通风引流阻塞而积存在中耳后部区域的渗出液却无法得到引流。这可以解释为何某些病例会复发或治疗失败。中耳系统后部区域顽固性病变的存在可能是插管后持续耳漏的一个原因。Paparella 报道某些患者尽管作了鼓膜切开插管，但中耳炎仍然持续或复发，并导致顽固性病变和持续性传导性耳聋的后遗症，他们认为这些患者可能有隐蔽性或亚临床中耳炎，建议进行鼓室探查和中耳重建。此研究结果提示，为提高早期中耳炎的治疗效果和防止慢性中耳炎的形成，应着重研究防止炎性渗出液在中耳后部区域潴留和有效引流中耳后部渗出液的治疗方法。

张全安　韦俊荣

参考文献

[1] Proctor B. Epitympanic mucosal folds. Arch Otolaryngol, 1971, 94(6):578

[2] Wullstein SR. Histopathological alterations of the mucosal folds in chronic otitis media. Acta Otolaryngol (Stockh), 1976, 81(3~4):197

[3] Proctor B. Attic-aditus block and tympanic diaphragm. Ann Otol Rhinol Laryngol, 1971, 80(3):371

[4] Takahashi H, Hayashi M, Stato H, et al. Primary deficits in eustachinan tube function in patients with otitis media with effusion. Arch Otolaryngol Head Neck Surg, 1989, 115(5):581

[5] Sade J. Luntz M. Eustachinan tube lumne. Cornparision between ormal and inflamed specimen. Ann Otol Rhnol Laryngol, 1989, 89 (Pt 1):630

［6］ Paparella MM, Schachern PA, Sano S, et a1. A histopathological study of the relationship between otitis meda and mastoiditis. Laryngoscope,1991, 101(10):1050

［7］ Paparella MM, Froymovich O. Surgical and vances in treating otitis media. Ann Otol Rhinol Laryngol,1994, 163(Suppl):49

［8］ 张全安,汪立,韦俊荣.中耳炎病理过程中内通风引流阻塞.西安医科大学学报,1999,20:536-39

第五节　中耳炎区域性病理差异现象

内容要点

● 中耳炎病理过程中，中耳腔系统不同区域的黏膜炎性病变程度并不相同，比较有规律地呈现出中耳腔系统后部区域病变明显重于前部区域，且听骨链区（上鼓室和后上鼓室区域）病变最严重，称之为"中耳炎区域性病理差异现象"。

● 咽鼓管黏-软骨膜的组织解剖学特点决定了其对致病菌感染和炎症有极强的屏障作用，咽鼓管在中耳炎时保持通畅使中耳腔系统前部区域少有炎性渗出液的长期积存，这是中耳腔系统前部区域病变轻的主要原因。

● 中耳内通风引流系统易被炎性病变阻塞，并引起中耳腔后部区域渗出液长期积存和肉芽组织形成，这是后区病变比前区严重的主要病理病因。

中耳炎时，中耳腔系统不同区域的病理改变严重程度是否都相同？如果病变严重程度不同，其原因是什么？具有什么临床意义？对于这些问题尚未进行深入研究。为此，笔者以美国明尼苏达大学中耳炎研究中心颞骨病理实验室的中耳炎颞骨连续切片作为研究材料，对中耳腔系统进行分区组织病理学比较观察研究，并结合256耳慢性中耳炎超薄断层CT检查和189耳手术中观察结果，做进一步研究探讨。

一、材料和方法

以美国明尼苏达大学中耳炎研究中心颞骨病理实验室290耳各型伴有炎性渗出液（广义炎性渗出液包括浆液、黏液和脓液）的中耳炎颞骨连续切片作为研究材料。这些中耳炎颞骨是在尸解时由专门技术人员取下，经病理切片程序化处理，然后切成20μm厚的连续切片，每第10张切片用苏木素-伊红染色，归档供组织病理学观察研究。

本研究对这些颞骨连续切片进行分区组织病理学对比观察。把早期中耳炎的代表性病理产物炎性渗出液和慢性中耳炎的标志性病变肉芽组织作为主要观察记录对象。并把中耳腔系统分为4个区域，即咽鼓管区、前半-后下中鼓室区、听骨链区和鼓窦-乳突区，进行炎性病变严重程度的病理学光镜比较观察。咽鼓管区界定为其峡部到咽鼓管咽口的区域，前半-后下中鼓室区界定为咽鼓管峡部软骨与骨性交界处以外的中鼓室，听骨链区包括上鼓室和后上中鼓室的砧-镫骨区，鼓窦-乳突区指鼓窦口以后的区域。

对256耳慢性中耳炎患者进行高分辨率颞骨薄层CT扫描检查，其中鼓膜完整组72耳，穿孔组151耳，胆脂瘤型中耳炎33耳。按上述分区记录病变阴影分布情况，并对其中189耳进行术中观察，记录各区域病变情况并对统计结果进行卡方检验分析，以 $P<0.05$ 为有显著性差异。

二、结　果

1. 中耳炎颞骨连续切片观察　290耳中耳炎均伴有不等量的各种炎性渗出液，其中142耳在中耳腔系统伴有肉芽组织形成。290耳中渗出液在咽鼓管区、前半-后下中鼓室区、听骨链区和鼓窦-乳突区积存的耳数（积存率）分别为81（27.9%）、136（46.9%）、268（92.4%）和271（93.4%），其中142耳伴有肉芽组织形成的慢性中耳炎，其肉芽组织在上述区域发生的耳数（发生率）依次分别为0、16（11.3%）、125（88.0%）和127（89.4%）。

结果显示：各型中耳炎颞骨切片的中耳腔系

统前部区域病理改变明显轻于中耳腔系统后部区域（图3-5-1A），尤以听骨链区病变最严重（图3-5-1B、C）。经统计学处理，与其他部位比较有极显著性差异（P<0.01）。在有肉芽组织形成的颞骨中，听骨、上鼓室和前半–后下中鼓室区未见有骨质吸收、破坏等改变。

2. 慢性中耳炎颞骨薄层CT扫描　256耳慢性

中耳炎颞骨薄层CT扫描显示的病变阴影在不同区域的发生率见表3-5-1。因咽鼓管区狭小，断层CT很难显示，此区未能进行病变阴影观察记录。颞骨薄层CT扫描结果显示：各组病变阴影在前半–后下中鼓室区明显少于听骨链区和鼓窦–乳突区（图3-5-2）。经统计学处理差异有极显著性（P<0.01）。

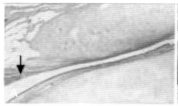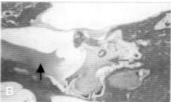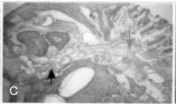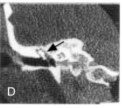

图3-5-1　A.中耳炎咽鼓管仅有少量脓液(箭头所示)，但无病理性阻塞，黏–软骨膜无明显改变。HE染色（×8）。B.慢性中耳炎颞骨水平切片示砧–镫骨被周围肉芽包绕（红箭头所示），前半中耳腔仅有少量浆液（黑箭头所示）。HE染色（×8）。C.慢性中耳炎上鼓室内锤砧关节周围（黑箭头所示）及鼓窦腔（红箭头所示）充满肉芽组织。HE染色（×8）。D.中耳炎冠状CT扫描显示上鼓室听骨被肉芽包绕（黑箭头所示），中耳腔无任何病变（红箭头所示）。

表3-5-1　慢性中耳炎CT显示的病变阴影在不同区域的出现率（耳次，%）

分　组	耳数	前半–后下中鼓室区	听骨链区*	鼓窦–乳突区*
鼓膜完整组	72	47(65.3)	69(95.8)	72(100.0)
鼓膜穿孔组	151	28(18.5)	135(89.4)	128(84.8)
胆脂瘤组	33	5(15.2)	33(100.0)	30(90.9)
平均出现率	256	80(31.3)	237(92.6)	230(89.8)

* 与前半–后下中鼓室区耳数比较，P<0.01。

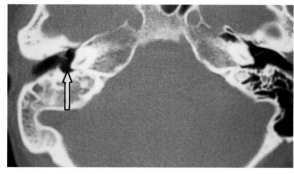
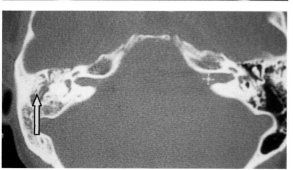
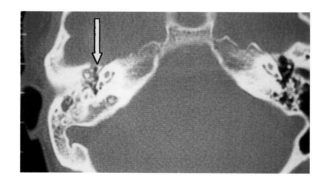

图3-5-2　右侧慢性中耳炎颞骨水平CT扫描显示中鼓室充气，无明显病变，但上鼓室和鼓窦–乳突区有软组织阴影，上鼓室有散在点状高密度影，提示鼓室硬化形成。

3. 术中观察　进行术中观察的 189 耳中 156 耳为慢性中耳炎，33 耳为胆脂瘤型中耳炎。不同区域渗出液积存及肉芽发生情况见表 3-5-2。因术中不能窥及咽鼓管区，故未予描述。

表 3-5-2　156 耳慢性中耳炎术中观察不同区域渗出液积存率及肉芽发生率（耳次，%）

区域及病变性质	前半-后下中鼓室区		听骨链区 *		鼓窦-乳突区 *	
	渗出液	肉芽	渗出液	肉芽	渗出液	肉芽
鼓膜完整组(19 耳)	3(15.8)	1(5.3)	16(84.2)	15(78.9)	19(100.0)	12(63.2)
鼓膜穿孔组(137 耳)	17(12.4)	3(2.2)	80(58.4)	126(92.0)	104(75.9)	130(94.9)
合计(156 耳)	20(12.8)	4(2.6)	96(60.3)	141(90.4)	123(78.8)	142(91.0)

* 与前半-后下中鼓室区耳数比较，$P<0.01$。

结果显示：156 耳慢性中耳炎组中，术中可见听骨不同程度吸收、破坏者 72 耳，听骨链中断者 33 耳，听骨链不同程度固定者 46 耳。前半-后下中鼓室区病变轻，而听骨链区和鼓窦-乳突区渗出液、肉芽组织等炎性病变发生率显著高于前两区，经统计学处理有显著性差异（$P<0.05$）。而听骨链区与鼓窦-乳突区的病变经统计学处理无显著性差异（$P>0.05$）。

33 耳胆脂瘤型中耳炎组中，术中见全部 33 耳胆脂瘤侵入、占据听骨链区（100%），30 耳胆脂瘤侵入、占据鼓窦-乳突区（90.9%），仅 5 耳侵入前半中耳腔（15.1%）。听骨链有吸收、破坏者 28 耳，占 84.8%，鼓窦-乳突区骨质破坏者 27 耳，占 81.8%；而前半-后下中鼓室区未见有骨质破坏。

三、讨 论

1. 中耳炎区域性病理差异现象　中耳腔系统是由呼吸道黏膜上皮衬里的互相连通的不规则腔隙组成，中耳炎时各区域黏膜的炎性病理改变程度理应一致。但本研究对 290 耳中耳炎颞骨连续切片组织病理学比较观察结果显示：咽鼓管黏膜几乎无炎性病理改变，前半-后下中鼓室区病变很轻，听骨链区病变最重，鼓窦-乳突区病变也很重。同时，还可看出中耳腔系统前部区域病变轻，处于动态变化当中，是易于消退的可逆性病变（渗出液和黏膜水肿、充血）；而中耳腔系统后部区域病变多为较持久、顽固的或不可逆的病变（肉芽组织）（图 3-5-3），且这些病变对听骨链有较强的破坏作用。临床研究结果也显示，中耳炎时中耳腔系统后部区域病变明显重于前部区域。笔者把中耳炎时中耳腔系统前、后区域病理改变的这种差别称为"中耳炎区域性病理差异现象"。

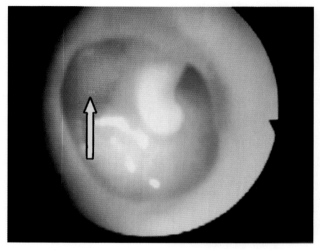

图 3-5-3　右侧慢性中耳炎鼓膜大穿孔，耳内镜可见砧、镫骨周围被肉芽包裹（箭头所示），但中鼓室无肉芽。

2. 中耳炎区域性病理差异现象的原因分析　过去对中耳颞骨连续切片观察的研究结果显示：虽为同一中耳腔系统，但中耳前部区域和后部区域的黏膜组织有很大不同。咽鼓管黏-软骨膜为假复层纤毛柱状上皮，相当厚，有完善的黏液纤毛传输系统，黏膜下为缺少神经、血管的很厚的胶原纤维层，咽鼓管黏-软骨膜的这种组织结构对致病菌侵入有极强的屏障作用。因而，中耳炎时，咽鼓管黏膜的炎症反应极轻。

前半-后下中鼓室区为光滑连续的呼吸道黏膜上皮覆盖，无黏膜皱襞和盲管状腔隙，且有黏液纤毛传输系统，加之咽鼓管在中耳炎时没有病理性阻塞，炎性渗出液可经咽鼓管排向鼻咽腔，此区炎性渗出液的量处于动态变化中，一般不会长期滞留。由于肉芽组织仅在渗出液长期积存的地方形成，因此，在前半-后下中鼓室区形成肉芽组织这样顽固性病变的机会也很少。此区黏膜多为炎性充血、肿胀、炎性浸润等可逆性病变，感染控制后炎症易于消退，所以病变很轻，且很少有顽固的炎性病变形成。

中耳腔系统后部区域，特别是听骨链区域，其黏膜多为单层立方或扁平上皮，上皮下层富含神经、血管，没有黏液纤毛传输系统，且有许多黏膜皱襞纵横交错其间，仅留有很狭小的如鼓峡、鼓窦入口这样的内通风引流通道。中耳炎时，黏膜肿胀、粘连、包裹性积液、肉芽组织等病变很容易将这些狭窄通道阻塞，使阻塞以后的听骨链区域和鼓窦-乳突区炎性渗出液长期积存，并形成肉芽组织。因而，中耳腔系统后部区域渗出液积存和肉芽组织形成率明显比前部区域高，且听骨链区域病变最严重。

3. 中耳炎区域性病理差异现象的临床意义　100多年前，英国耳科学家 Toynbee 基于临床经验，根据鼓膜穿孔位置把中耳炎分为咽鼓管-鼓室型和上鼓室-鼓窦型，并把前者称为"良性中耳炎"，后者称为"恶性中耳炎"。经大量临床实践证实这两种中耳炎的良、恶属性的概念是正确的，已被全世界的耳科医师普遍接受。但是并没有人对中耳炎这两种不同属性的深层次原因从病理学角度给予解释，而使这一具有重要临床意义的概念仅停留在临床经验的浅层次认知水平上。

笔者的研究结果提示：由于中耳腔系统前部区域的解剖结构和组织学特点，中耳炎时炎性反应轻，且多为可逆性病变。所以，虽然咽鼓管-鼓室型中耳炎可频繁发生，但也易于控制而自愈或治愈，预后良好而被称为"良性中耳炎"。

上鼓室-鼓窦型中耳炎被称为"恶性中耳炎"的主要原因是这种中耳炎多为肉芽型或胆脂瘤型，常破坏听骨链、面神经管、颅骨而导致听力显著下降或严重的颅内外并发症。至今对这种"恶性中耳炎"未见有深层次的病理病因研究和解释。

本组 290 耳中耳炎颞骨连续切片组织病理学研究和 256 耳慢性中耳炎、33 耳胆脂瘤型中耳炎的临床研究结果都显示听骨链区病变最严重，且多为肉芽组织样的顽固性病变，它可破坏、吸收骨质。这种病理和临床研究结果的一致性绝非偶然巧合。笔者认为慢性中耳炎听骨链区多量肉芽组织的形成，是上鼓室-鼓窦型中耳炎具有临床恶性特征的基本病理病因。

近年来，越来越多的病理和临床研究结果表明鼓膜松弛部内陷囊袋与中耳腔系统炎性粘连有更密切的关系，鳞状上皮增生与肉芽组织等炎性病变有关。笔者认为由于中耳炎病程中听骨链区域多为肉芽组织样的顽固炎性病变，这些病变除了发生炎性粘连导致鼓膜松弛部和紧张部后上象限囊袋形成外，还可长期浸润、刺激鼓膜这些部位的外层鳞状上皮，发生一系列炎症反应，表现为过度增生、角化和脱落的上皮不断堆积在囊袋内形成上鼓室或后上鼓室胆脂瘤。因此，这种中耳炎区域性病理差异现象很可能是恶性中耳炎的深层次病理病因。

本研究对 156 耳慢性中耳炎术中分区病理对比观察结果与组织病理学研究结论相一致，也显示听骨链区病变非常严重，与听骨链区相对应的鼓膜松弛部和紧张部后上象限常见有多种严重病变（图 3-5-4），比紧张部其他区域病变要复杂、多样、严重得多，是临床检查的重点。

中耳炎区域性病理差异现象的揭示为耳科医师提供了一个全新的中耳炎诊治思路和理念：听骨链是中耳最重要的精细听力结构，它的受损程度直接关系到中耳炎的治疗的难易、诊治效果和听力预后。因此，一个最重要的中耳炎诊治理念是应把诊治的重点放在听骨链区。据笔者的初步临床经验，颞骨薄层 CT 扫描和听功能检查，是从

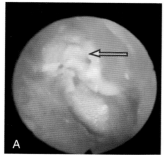 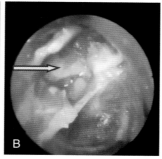 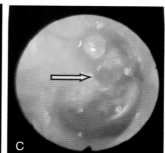 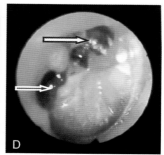

图 3-5-4　A. 松弛部胆脂瘤。B. 松弛部穿孔、盾板破坏。C. 鼓膜后上象限凸出、肉芽形成。D. 鼓膜边缘穿孔伴鼓环骨质吸收。

听力解剖结构的病理和功能两个方面进行检查诊断、评价听骨链区病变程度的十分准确可靠的检查方法，联用这些检查方法对以听骨链区为中心的中耳炎诊治进行动态观察，对确定病变部位、性质以及估计预后很有帮助。

张全安　张晓彤　张　青

参考文献

[1] 张全安，郑国玺，Paparella MM.中耳炎颞骨咽鼓管峡部黏软骨膜的组织病理学观察.临床耳鼻咽喉科杂志，1999，13：161-163

[2] 张全安，梁建民.中耳炎病理过程中渗出液的病理归转与肉芽组织的形成.临床耳鼻咽喉科杂志，1999，13：8-11

[3] 张全安，汪立，韦俊荣.中耳炎病理过程中内通风引流阻塞.西安医科大学学报，1999，20：536-539

[4] Toynbee J.Diseases of the ears. London：Lewis，1860

[5] Yoon JH, Schachem PA, Paparella MM, et al. Pathology and pathogenesis of tympanic membrane retraction. AMJ Otolaryngol, 1990,11：10-17.

[6] Kawashima E.Clinical studies on attic retraction.Nippoll Jibiinkoka Gakkai Kaiho，1991，94，1738-1747

[7] Hasebe S, Takahlashi H, Honjo I, et al.Organic change of effusion in the mastoid in otitis media with effusion and its relation to attic retraction. Int J Pediatr Otorhinolaryngol，2000，53：17-24

[8] Goycoolea MV, Hueb MM, Muchow D, et al.The theory of the trigger, the bridge and the transmigration in the pathogenesis of acquired cholesteatoma. Acta Otolaryngol, 1999, 119：244-248

[9] 张全安，张晓彤，张青，等. 中耳炎区域性病理差异现象及临床意义的研究.中华耳鼻咽喉杂志，2004，39（9）：534-537

[10] Paparella MM. Schachern PA, Sano S, et al. A histopathological study of the relationship between otitis meda and mastoiditis. Laryngo scope，1991，101（10）：1050-1055

第六节　中耳炎的鼓膜病理改变

内容要点

● 鼓膜紧张部穿孔（良性穿孔）是急性中耳炎鼓膜中间层软化、坏死和中耳腔大量积液压力增大的结果。

● 鼓膜松弛部和边缘性穿孔（恶性穿孔）是由听骨链区的顽固性炎性病变（粘连、肉芽组织）从中耳内侧面粘连鼓膜形成松弛部或紧张部后上区内陷囊袋，肉芽中的溶骨性化学物质由内向外吸收、破坏鼓环骨质，以及囊袋内的胆脂瘤组织压迫和它所含溶骨酶从外侧面吸收破坏鼓环骨质这三种病理机制单独或共同作用的结果。

● 鼓膜的增厚与萎缩可能是不同体质的患者对炎性损伤的不同修复反应所造成的。

鼓膜是临床诊治中耳炎过程中最常检查的部位，鼓膜的征象常常能反映中耳腔系统的病变情况。因此，认识鼓膜病理改变及其意义对中耳炎的诊治至关重要。

中耳炎，特别是慢性中耳炎，常常是一个复杂的长期病变过程。鼓膜相应的病理改变也是复杂多样的。早期中耳炎的鼓膜改变主要是充血、肿胀、外凸或内陷，亦有穿孔合并耳漏者。慢性中耳炎的鼓膜病理改变则复杂得多，但大致可归为穿孔、内陷囊袋、增厚钙斑、萎缩变薄、4种病理改变。

一、中耳炎鼓膜穿孔的分类

临床上一般将中耳炎引起的鼓膜穿孔分为中央性穿孔、边缘性穿孔与松弛部穿孔。按中耳炎的性质将鼓膜穿孔分为良性穿孔和恶性穿孔，前者指鼓膜紧张部的中央性穿孔，后者指鼓膜紧张部的边缘性穿孔和松弛部穿孔。依临床经验，由于鼓膜紧张部中央性穿孔常见于单纯性中耳炎，少有骨质破坏和严重并发症，预后好，故称之为良性穿孔。而后者多见于胆脂瘤型或肉芽型中耳炎，常破坏听骨或中耳腔四周骨质，会引起严重颅内外并发症，预后不良，故又称为恶性穿孔。

二、中耳炎鼓膜中央性穿孔及病理

鼓膜紧张部中央性穿孔主要是因急性中耳炎时，鼓膜中间层软化、坏死、崩解，抗压力减弱，加之中耳腔炎性渗出液大量产生和积聚，压力增加导致鼓膜破裂穿孔（图3-6-1）。有时，当中耳炎消退时小穿孔可自愈封闭。也有较大穿孔呈薄膜样不良愈合者，即仅有鼓膜的上皮层愈合，纤维弹力层缺如。较大穿孔或穿孔反复发生者可遗留永久性鼓膜穿孔。中央性穿孔的鼓膜鼓环一般都会存在，中央性穿孔的游离缘常遗留增厚的纤维环，鼓膜修补术时常需去除此纤维环。鼓膜紧张部中央性穿孔是诊断单纯性中耳炎，即良性中耳炎的重要依据。

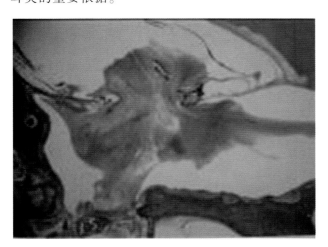

图3-6-1　中耳大量炎性积液，压力增大致鼓膜紧张部破裂形成中央性穿孔。

三、鼓膜内陷囊袋和恶性穿孔的病理

Toybee早在1860年就将中耳炎明确分为咽鼓管-鼓室型和上鼓室-鼓窦型两类，前者称为良性中耳炎，后者称为恶性中耳炎。此分类法被历代耳科学家的无数临床实践验证和接受。良性中耳炎常伴有鼓膜紧张部穿孔，并将其称为"良性穿孔"；而恶性中耳炎常伴有鼓膜松弛穿孔或鼓膜后

上象限的边缘性穿孔，因而也将鼓膜松弛部穿孔和边缘性穿孔称为"恶性穿孔"。对鼓膜紧张部中央性穿孔的病理形成过程已有许多叙述，并得到公认。但140年后的今天，对鼓膜松弛部的内陷、穿孔尚无满意的解释。对鼓膜边缘性穿孔的病理机制尚不明了，未有令人信服的病理研究给予解释。特别是鼓膜紧张部边缘性穿孔为什么总是发生在鼓膜后上区，更是一个谜团。恶性中耳炎危害大，是采用外科治疗最多的一种中耳炎，由于对其病理认识不清，临床诊治只能依靠临床经验，诊治思路的创新因没有理论依据而无从着手。所以，研究鼓膜内陷囊袋和恶性穿孔的形成机制具有重要的临床意义。

Begole 1908年提出"上鼓室胆脂瘤由咽鼓管阻塞引起Shrapnel膜内陷入Prussak间隙、上鼓室，上皮层角化脱落，在内陷的囊袋内形成。"他成为"中耳负压-囊袋内陷学说"的奠基者。特别是近代Bluestone关于咽鼓管功能及其障碍在中耳炎中的病理机制的研究成果，使负压-囊袋理论成为当代主流学说。但Sade根据胆脂瘤型中耳炎的中耳压力测定研究认为，中耳轻度负压不足以引起较深的鼓膜内陷囊袋。

Yoo 1990年进行的鼓膜内陷的颞骨连续切片光镜组织学研究结果显示：鼓膜、中耳腔和乳突气房区的炎性病变在囊袋型鼓膜，特别是胆脂瘤形成前期或胆脂瘤囊袋，以及那些严重内陷的囊袋病例中发生率更高，表现出由单纯内陷向内陷囊袋和胆脂瘤形成这一进行性加重的演变过程。结论是：鼓膜内陷囊袋和胆脂瘤是过去和现在中耳炎性病变，特别是继发鼓膜外层鳞状上皮炎性病变的结果。

Rawashirna 1991年对32耳鼓膜松弛部内陷用鼓膜照相、X线和CT扫描进行临床研究。结果表明鼓膜松弛部内陷的发生率和严重程度随中耳炎性粘连程度的加重而增加，且这些鼓膜松弛内陷经鼓膜插入通风管治疗无改善。这表明由中耳炎性渗出液→中耳粘连→松弛部囊袋形成的病理进展过程中，中耳炎性粘连是囊袋形成的主要直接原因，与中耳负压关系不大。

Hasebe 2000年为研究重度鼓膜松弛部内陷的病理机制，对107耳分泌性中耳炎经鼓膜插管治疗3个月以上的病例进行CT扫描研究。结果显示在重度松弛部内陷病例中，乳突区遗留炎

性软组织病变的发生率高达80%，比没有内陷或轻度内陷的病例明显增高。许多伴重度鼓膜松弛部内陷的乳突完全被炎性软组织病变占据，表明鼓膜松弛部内陷的严重程度与中耳炎病变严重程度相平行，它是中耳炎性病变的部分表现。中耳通风引流治疗措施对鼓膜内陷和中耳后部区域（上鼓室、鼓窦乳突区）炎症的引流治疗作用有限。

为研究中耳炎鼓膜恶性穿孔形成的病理机制，笔者对美国明尼苏达大学中耳炎研究中心颞骨病理实验室500多耳人中耳炎颞骨连续切片进行筛查。发现12耳鼓膜内陷囊袋，其中4耳位于松弛部，6耳位于鼓膜后上象限，2耳在松弛部和鼓膜后上象限均有囊袋形成。2耳松弛部囊袋和5耳鼓膜后上象限囊袋内有鳞状上皮增生，脱落角化上皮堆积，形成早期胆脂瘤囊袋。所有12耳鼓膜内陷囊袋的内侧局部中耳腔（即听骨链区）均观察到有黏膜下炎性细胞浸润、炎性渗出液、粘连和肉芽组织等炎性病变存在；但在同一鼓膜，不伴有内陷囊袋的那部分紧张部鼓膜内侧的局部中耳腔（非听骨链区）未观察到顽固性炎性病变存在。此观察研究结果也提示：中耳炎听骨链区的炎性病变对鼓膜松弛部和紧张部后上象限的粘连是鼓膜内陷囊袋形成的主要、直接病理病因（图3-6-2）。与中耳负压关系不大。

11耳人胆脂瘤颞骨连续切片显示，胆脂瘤对听骨链及周围骨质均有不同程度的吸收、破坏，胆脂瘤周围和其侵入的中耳腔区域均有肉芽、粘连组织、炎性渗出液和炎性细胞浸润。这进一步

表明鼓膜内陷囊袋和胆脂瘤与中耳听骨链区炎性病变密切相关。

笔者还对临床随机发现的56耳恶性鼓膜穿孔进行鼓膜象观察，其中42耳已形成胆脂瘤，上鼓室胆脂瘤28例，中鼓室后上区（即后上中鼓室）23耳，同时侵入上鼓室与后上中鼓室者9耳。其中5耳松弛部穿孔和3耳鼓膜紧张部后上边缘性穿孔患者，为早期胆脂瘤液化排空而自然根治，见其鼓环部和外耳道内端相应部位的骨质被吸收，仅有一层光滑鳞状上皮覆盖。另外14耳鼓膜穿孔尚未见明显的胆脂瘤形成，其中2耳鼓膜松弛部有针尖大小穿孔；5耳鼓膜紧张部后上边缘假性穿孔，实际为此处高度内陷囊袋陷入后鼓室；3耳为较大后上边缘干性穿孔，可见砧镫关节；4耳后上边缘性穿孔可见后上鼓室的砧镫关节区有脓液和肉芽。此观察结果提示：鼓膜危险型穿孔因不同病例的病程长短、病理过程和影响因素各异，其病理归转、临床表现和预后也具有多样性和复杂性，并不一定最终会形成有严重后果的胆脂瘤型或骨疡型中耳炎。

根据笔者的中耳炎颞骨连续切片的组织病理学研究、临床观察和其他学者的有关研究，我们认为鼓膜恶性穿孔形成的病理机制可能是以下因素共同参与的结果：①鼓膜松弛部、紧张部后上边缘性穿孔的早期是由听骨链区炎性病变粘连导致此处鼓膜内陷囊袋形成，继之炎性浸润，刺激囊袋内鳞状上皮增生、角化、脱落堆积，将囊袋进一步压入上鼓室或中鼓室引起鼓膜穿孔；同时鳞状上皮被压向中耳腔，并进一步增生形成胆脂

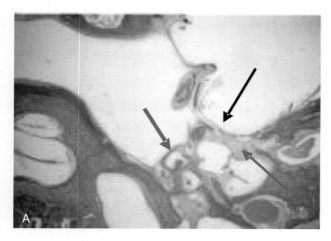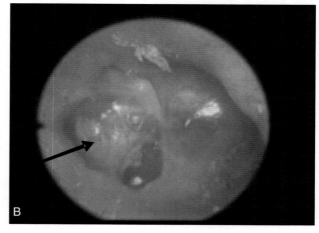

图3-6-2　A. 砧、镫骨周围肉芽组织（红箭头所示）向内粘连鼓膜后上紧张部，形成鼓膜内陷囊袋（黑箭头所示）。B. 鼓膜后上紧张部形成鼓膜内陷囊袋（黑箭头所示）。

瘤。②随胆脂瘤增大、压迫，胆脂瘤的溶骨酶从中耳腔的外侧面破坏吸收鼓环处骨质引起边缘性穿孔。③中鼓室后上象限，即听骨链砧-镫骨区的肉芽组织内的溶骨性化学物质和炎症介质可从中耳腔侧吸收破坏鼓环，导致鼓膜后上边缘性穿孔（图3-6-3）。④囊袋内胆脂瘤感染、液化、排出，可遗留鼓环缺损的空虚大囊袋（自然根治腔），虽

有边缘鼓环吸收，表现为边缘性穿孔，但炎症可静止，是鼓膜边缘性穿孔的一种表现（图3-6-4）。大多数鼓膜松弛部、鼓膜紧张部后上象限边缘性穿孔发展为胆脂瘤，很少数可因胆脂瘤感染、液化、排出，其中耳腔侧炎症消退或静止而自愈，不一定形成有严重后果的恶性中耳炎，所谓"自然中耳根治"就属于这种情况。

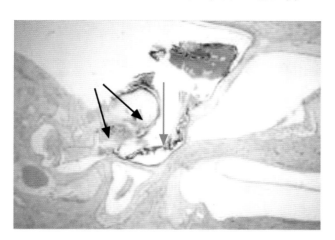

图3-6-3 砧-镫骨区肉芽（黑箭头所示）吸收破坏鼓环，导致鼓膜后上边缘性穿孔（红箭头所示）。

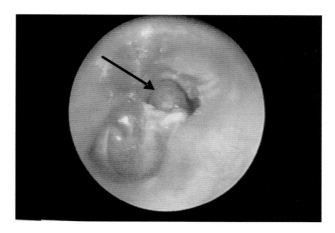

图3-6-4 左耳上鼓室胆脂瘤感染液化排出后，形成自然根治的光滑空腔（箭头所示）。

鼓膜松弛部穿孔和鼓膜后上象限的边缘性穿孔之所以被称为恶性穿孔，是因为这两种穿孔都是由具有吸收、破坏骨质特性的肉芽组织和（或）胆脂瘤所引起的。近代分子生物学研究表明：肉芽组织或胆脂瘤都产生 TNF-α、IL-1、2，PGE$_2$，IFN-γ，胆脂瘤含有溶骨的基质金属蛋白酶，这些物质都直接或间接参与了吸收破坏骨质。因而，这两种病变对骨质的强力破坏作用造成对听骨链、面神经和颅内解剖结构的严重损害，最终导致不可逆转的严重临床恶果。所以，虽然很早以前耳科学家依临床表现和预后特点总结出鼓膜恶性穿孔的描述仅是一个比较模糊的临床概念，但确实能反映其临床的恶性本质。笔者的病理研究和近代分子生物学的研究成果从更深、更广的层面揭示了鼓膜恶性穿孔形成的机制和其恶性本质的奥秘。

有时可见鼓膜中央紧张部亦有浅凹陷，类似鼓膜松弛部囊袋样改变，这多是由于鼓膜紧张部局部萎缩，或紧张部穿孔的膜性不良愈合在中耳负压的作用下形成的局部内陷。这两种囊袋看似相同，但其形成机制和病理演变结局截然不同，即松弛部和鼓膜后上象限囊袋导致胆脂瘤形成，

而鼓膜紧张部萎缩形成的囊袋则不会导致胆脂瘤。这是因为前者中耳腔听骨链区有顽固性炎性病变存在，它持续浸润刺激局部鼓膜内陷囊袋内的外层鳞状上皮增生、角化、脱落而导致胆脂瘤形成；而在后者，虽然因紧张部鼓膜萎缩变薄，在负压作用下也可形成内陷囊袋，但其相邻的中耳腔侧一般无炎性病变存在，不会有炎性病变持续从中耳腔侧浸润刺激囊袋内鳞状上皮，使其增生、角化演变为胆脂瘤。这可能是它们之间的本质区别。

四、鼓膜的增厚与萎缩

中耳炎时鼓膜的另两种病理改变是截然相反的，即鼓膜的增生、肥厚、钙化与萎缩、变薄。增厚的鼓膜主要是中间纤维层增生，进而玻璃样变，钙斑沉着，以鼓膜靠周边部分多见（图3-6-5）。鼓膜也可出现中间层软化、吸收，内外上皮层萎缩，整个鼓膜薄如透明的"笛膜"（图3-6-6）。

在中耳炎过程中鼓膜为什么会有增生和萎缩两种不同的病理改变，至今未有合理解释。笔者认为这可能与各个不同患者的机体特质有关。有

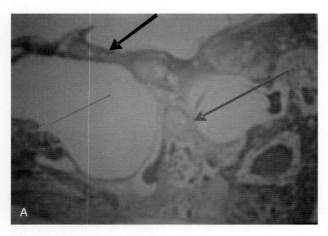

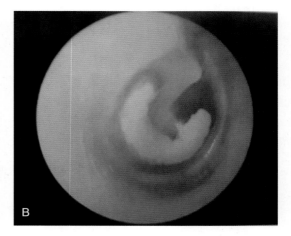

图 3-6-5 A.鼓膜增厚（黑箭头所示）、听骨周围肉芽玻璃样变（蓝箭头所示），且被固定，鼓岬有新骨形成（红箭头所示）。B.鼓膜有钙斑沉着。

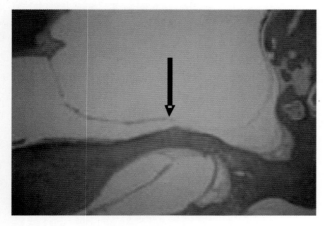

图 3-6-6 鼓膜萎缩变薄、内陷，与鼓岬相贴（箭头所示），形成皱缩耳。

些患者，如瘢痕体质的患者可对炎性损伤表现出成纤维细胞和上皮细胞过度增生的倾向，而有些病人则对损伤部位的修复反应很弱。在外科手术中有些患者常出现切口处瘢痕瘤样增生，而在另一些患者切口处修复的上皮比正常皮肤薄得多。鼓膜增厚、钙化者常预示中耳腔有类似改变，多有增生肉芽、黏膜增厚和鼓室硬化的存在。对此种患者进行手术时，中耳黏膜、鼓膜创面渗血较活跃。鼓膜萎缩者亦有中耳黏膜萎缩，常有皱缩耳表现。

鼓膜病变是中耳炎性病变的一部分，是中耳病变的一面镜子，它往往能反映中耳系统病变的情况。因此，了解鼓膜病变对临床认识、诊治中耳炎非常重要。

张全安 赵玉祥

参考文献

[1] Yoon,J H,Schachem P A,et al. Pathology and pathogenesis of tympanic membrane retraction. AMJ Otolaryngol,1990,11:10-17

[2] Kawashima E.Clinical studies on attic retraction. Nihon Jibiinkoka Gakkai Kaiho,1991,94(11):1738-1747

[3] Hasebe S,Takahashi H,Honjo I,et al. Organic change of effusion in the mastoid in otits media with effusion and its relation to attic retraction. Int J Pediatr Otorhinolaryngol, 2000,53(1):17-24

[4] 张全安,张青,郑国玺,等.胆脂瘤型中耳炎形成的局部炎性浸润和刺激的病理机理研究.中华耳鼻咽喉-头颈外科杂志,2005,40(1):6-9

第七节 胆脂瘤型中耳炎形成的"局部炎性浸润刺激理论"

内容要点

● 中耳听骨链区的炎性病变对其相邻的鼓膜松弛部、紧张部后上区的炎性粘连、浸润刺激是中耳胆脂瘤形成的病理级联演变过程的始动病理病因。

● 鼓膜内陷囊袋内角化上皮脱落、堆积、感染，以及阻碍脱落的角化上皮排出是促使胆脂瘤形成的两个重因素。

● 分子生物学研究认为，由肉芽组织、细菌病原体、炎性渗出液以及炎性细胞产生的多种炎症介质所构成的慢性炎症状态的局部微环境是胆脂瘤形成的病理土壤。

● 炎症是推动胆脂瘤形成的病理级联演变过程的第一动力，可称之为胆脂瘤型中耳炎形成机制的"炎症本源理论"。

● 胆脂瘤是由无生命的、无细胞结构形态的角化、凋亡脱落的角化上皮细胞碎片堆积而形成，并非真正的肿瘤。实际上是非特异性中耳炎引起的"往返并发症"。

由于胆脂瘤型中耳炎会对中耳听力结构和相邻颅骨进行性破坏，多引起严重后果，因此，耳科学家历来十分重视相关的理论和临床诊治研究。自从 1883 年 Miller 最早提出"胆脂瘤"的命名后，经过数代耳科学家和病理学家的不断研究，在其病理机制方面，逐步形成了 4 种主要学说：①化生变形学说；②侵入移行学说；③上皮乳头增生学说；④负压囊袋学说。这 4 种学说都有一定的科学依据和合理性，但它们都不能令人信服地回答为什么绝大多数胆脂瘤总是好发于上鼓室和中鼓室后上区（即听骨链区），这样一个涉及其深层病理病因的关键性问题。随着时间的推移，唯有中耳负压-囊袋学说被当代学术界推崇，其他 3 种主要学说因缺少实验证据或临床例证而少有支持者。

一、胆脂瘤型中耳炎形成的"局部炎性浸润刺激理论"的病理及临床研究

为探讨胆脂瘤形成的深层次病理病因，笔者对美国明尼苏达大学中耳炎研究中心的 12 耳人鼓膜内陷囊袋和 11 耳人胆脂瘤型中耳炎颞骨连续切片进行了光镜组织病理学观察研究，并对 33 耳胆脂瘤患者进行了术中观察。研究中把中耳腔系统分为 3 个病理和临床观察区域：①前半中耳腔（经鼓脐垂直面以前、咽鼓管峡部以后的区域）；②听骨链区，包括上鼓室和中鼓室后上区；③鼓窦-乳突区。重点对内陷囊袋的部位、囊袋内侧面局部中耳腔炎性病变、胆脂瘤侵犯区域以及胆脂瘤周围病变情况进行观察。术中主要对胆脂瘤侵入、侵占的不同区域和听骨破坏情况进行对比观察。结果显示：12 耳鼓膜内陷囊袋中，左、右各 6 耳。囊袋位于松弛部 4 耳，鼓膜后上象限 6 耳，其中 2 耳在松弛部和后上象限均有囊袋形成。2 耳松弛部囊袋和 5 耳鼓膜后上象限囊袋内有鳞状上皮增生、脱落角化上皮，形成前期胆脂瘤囊袋。所有 12 耳鼓膜内陷囊袋的内侧面的局部中耳腔均观察到有黏膜下炎性细胞浸润、炎性渗出液、粘连和肉芽组织等炎性病变存在；但在同一鼓膜，不伴有内陷囊袋的那部分紧张部鼓膜内侧的局部中耳腔未观察到顽固的炎性病变（图 3-7-1）。

11 耳胆脂瘤颞骨切片研究中，左耳 5 例，右耳 6 例。胆脂瘤全部侵占听骨链区（100%），其中侵入上鼓室 8 耳（72.7%）（图 3-7-2），侵入后上中鼓室砧-镫骨区 8 耳（72.7%）（图 3-7-3），侵入鼓窦-乳突区 6 耳（54.5%），侵入前半中耳腔仅 3 耳（27.3%）。胆脂瘤对听骨链及周围骨质均有不同程度的吸收破坏。胆脂瘤周围及其侵入的中耳腔后部区域均可观察到肉芽粘连组织、炎性渗出液和炎性细胞浸润。

33 耳胆脂瘤型中耳炎术中观察研究，左耳 15 例，右耳 18 例。术中观察结果表明：33 耳胆脂瘤均侵入听骨链区，占 100%；27 耳胆脂瘤侵入鼓

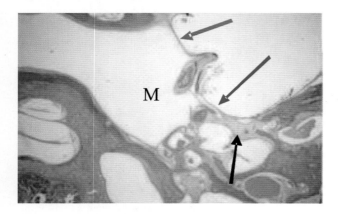

图 3-7-1 后上鼓膜内陷囊袋（蓝箭头所示）内侧砧-镫骨区有肉芽、粘连组织（黑箭头所示），但不伴有内陷囊袋的鼓膜前部（红箭头所示）内侧中耳腔（M）无炎性病变存在。

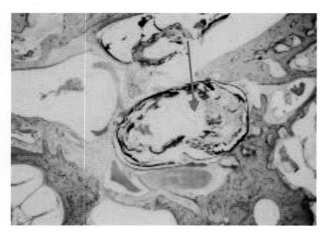

图 3-7-3 胆脂瘤（红箭头所示）侵入中鼓室后上砧-镫骨区（黑箭头示面神经）。

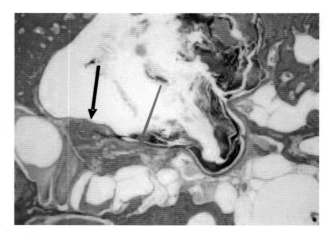

图 3-7-2 胆脂瘤破坏盾板侵入上鼓室，吸收部分锤骨（黑箭头所示）、砧骨（红箭头所示）。

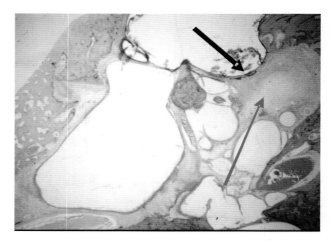

图 3-7-4 鼓膜后上胆脂瘤内陷囊袋（黑箭头所示）的内侧有肉芽、粘连组织（红箭头所示）。

窦-乳突区，占 81.8%；仅 5 耳侵入前半中耳腔，占 15.1%。30 耳（90.9%）显示听骨有吸收破坏，上鼓室及鼓窦周围骨质破坏者 22 耳（66.7%），但前半中耳腔未见有骨质破坏者。

病理和临床观察研究结果都一致显示胆脂瘤型中耳炎听骨链区病变最严重，在伴有胆脂瘤和鼓膜内陷囊袋的中耳腔都观察到不同程度的顽固炎性病变（图 3-7-4）。

本研究显示 12 耳鼓膜内陷囊袋的内侧面局部中耳腔均有黏膜下炎性细胞浸润、炎性渗出液、粘连和肉芽组织等慢性炎性病变存在，而同一鼓膜未内陷的紧张部内侧面未见有粘连和肉芽组织，这清楚地表明鼓膜内陷囊袋是中耳炎性粘连所致（图 3-7-1~4）。7 耳鼓膜内陷囊袋内有鳞状上皮过度增生、角化脱落，提示囊袋内鳞状上皮增生和角化脱落是中耳腔内的炎性病变对囊袋的长期浸润刺激引起的。

由以上病理和临床研究结果可以得出结论：鼓膜松弛部内陷囊袋的形成是中耳炎症性病变的一部分，与咽鼓管功能障碍的直接关系不大，临床所见中耳负压-囊袋现象很可能是一种假象。胆脂瘤是中耳炎性浸润刺激其相邻部鼓膜囊袋内的鳞状上皮增生所引起的。但是中耳炎性病变为什么易于浸润刺激鼓膜松弛部和紧张部后上象限的局部区域，而不是鼓膜其他部位的鳞状上皮增生，从诱导胆脂瘤形成，对这一问题却无法回答。

笔者近年在对 290 耳中耳炎颞骨连续切片进行组织病理学观察研究结论是：在中耳炎病理过程中，炎性渗出液的吸收、机化和肉芽组织形成是同时发生于同一区域的同一病理过程，肉芽组织仅在渗出液积存和吸收的地方形成。还显示由于中耳系统的特殊解剖结构，中耳系统的鼓峡、上鼓室、鼓窦入口等这些狭窄的内通风引流通道很容易被炎性病变

（黏膜皱襞肿胀、粘连、包裹性积液，肉芽等）阻塞，导致阻塞部位以后的听骨链区和鼓窦-乳突区的炎性渗出液积存率和肉芽组织发生率比前半中耳腔高得多，且听骨链区病变程度最重。

Funai 等 1992 年对 75 例获得性胆脂瘤型中耳炎进行高分辨率 CT 研究，发现不同大小的胆脂瘤可以分别占据上鼓室、后鼓室（鼓峡周围）和鼓窦-乳突不同区域，但所有病例的中鼓室和咽鼓管上窝均显示不同程度的含气腔，提示其病变主要集中在听骨链区。本组 11 耳胆脂瘤颞骨病理切片和33 耳胆脂瘤型中耳炎术中观察结果与之相同。

从以上病理和临床研究可以惊人地发现，胆脂瘤型中耳炎和其他慢性中耳炎都显示听骨链区病变最严重，笔者认为这种一致性绝不是偶然巧合，中耳炎性病变与胆脂瘤形成之间必然有某种密切联系。依胆脂瘤好发于上鼓室和中鼓室后上区域的临床特点，以及上述病理和临床研究结果，笔者提出以下胆脂瘤形成理论：中耳炎时，中耳炎性病变可向内粘连鼓膜引起内陷囊袋，同时浸润、刺激局部鼓膜囊袋内鳞状上皮过度增生、凋亡、角化脱落，堆积在局部或囊内，并在堆积角化上皮处四周形成干痂，阻碍角化脱落上皮排出。随堆积的角化上皮体积增大，溶骨酶的产生，压迫、破坏局部鼓膜、吸收骨质，侵入中耳腔形成胆脂瘤。

Prussak 间隙是位于锤骨颈与鼓膜松弛部之间，由黏膜皱襞围成的底部朝下的微小盲腔，中耳炎时渗出液最易积存于此间隙，并发生黏膜肿胀、粘连和肉芽组织形成。其外侧面的松弛部鼓膜亦受此间隙炎性病变浸润、刺激，引起鳞状上皮增生而逐步形成上鼓室胆脂瘤。由于砧镫关节及黏膜皱襞、镫骨肌腱等结构位于中鼓室后上区域和面神经隐窝，炎症时渗出液亦易于积存此处，并有粘连、肉芽组织形成。向内粘连鼓膜形成后上鼓膜内陷囊袋。后上中鼓室的炎性病变浸润、刺激后上鼓膜囊袋内鳞状上皮增生、角化、脱落形成起源于鼓膜后上象限的胆脂瘤。因此，中耳炎病程中，上鼓室及中鼓室后上区顽固性病变持久的炎性浸润、刺激其外侧局部鼓膜外层鳞状上皮增生，是继发胆脂瘤形成的直接始动病理病因，即炎症是推动胆脂瘤形成的病理级联演变过程的第一动力，可称之为胆脂瘤型中耳炎形成机制的"炎症本源理论"。由于咽鼓管功能障碍是引起中耳炎的病因之一，在鼓膜内陷囊袋的形成中可能起到某种程度的协同作用，所以它是胆脂瘤形成的间接因素。

由于中耳炎时咽鼓管绝大多数是通畅的，加之穿孔的引流作用，与鼓膜紧张部相对的中鼓室内渗出液的量处于动态变化当中，多为一过性或间歇性，积存概率少，其黏膜也多为轻度的可逆病变。所以，除后上象限外，其他 3 个象限的鼓膜紧张部内侧面极少有与之接触的顽固性病变，不会产生持久的炎性浸润、刺激而引起局部鼓膜外层鳞状上皮增生，从而极少导致胆脂瘤形成。

导致胆脂瘤型中耳炎形成的直接病理病因有两个：其一是与鼓膜松弛部、紧张部后上象限相邻的中耳腔听骨链区的局部顽固炎性病变，其二是鼓膜囊袋内的炎性浸润刺激。听骨链区炎性浸润刺激是始动病理病因，囊袋内脱落角化上皮的堆积、感染是继发病因，这两个病因的作用都是炎性浸润、刺激局部鼓膜外层鳞状上皮过度增生、角化，是产生胆脂瘤组织的直接病理病因。

那么依此推断，中耳炎时，凡是听骨链区和外耳道皮肤有顽固性炎性病变刺激者都应有中耳胆脂瘤形成，但实际上仅有少部分这样的病例会形成胆脂瘤，原因又是什么呢？这是因为听骨链区炎性病变浸润刺激的始动病理病因固然重要，但胆脂瘤的形成还需要另一个重要因素的参与，即可以阻碍角化脱落上皮排出的因素。这种因素在临床上常见有 3 种表现：第一种表现是被炎性浸润的局部鼓膜产生少许炎性渗出液，并形成干痂附着在局部堆积脱落的角化上皮表面，使其固定在原位无法排出，只能随着堆积上皮团的增大压向中耳腔。在临床上经常见到松弛部或鼓膜后上象限近鼓环处有褐色干痂附着，清除后即见其下为胆脂瘤囊袋。第二种表现是在脱落角化上皮堆积的过程中，在局部鼓膜形成深陷入中耳的小瓶颈口状内陷囊袋，使其内容物难以排出，致使胆脂瘤囊袋向中耳腔不断扩大。第三种表现是外耳道肉芽、耵聍栓塞，也可使角化上皮无法排出。在临床上常见到外耳道耵聍栓塞导致外耳道胆脂瘤向内破坏鼓膜、鼓环，侵入中耳或鼓窦，最终发展为中耳胆脂瘤。若鼓膜内、外无局部炎症存在，其鳞状上皮就不会过度增生。如果鼓膜表面脱落的角化上皮随时都可排出去，就不可能在局部堆积成能够破坏骨质的瘤样肿物——胆脂瘤。因此，在胆脂瘤形成过程中，上皮过度增生的炎性浸润刺激和阻碍角化脱落上皮排出这两种因素缺一不可。

二、胆脂瘤型中耳炎形成的分子生物学研究

随着近代分子生物学方法在医学研究领域的广泛应用，胆脂瘤型中耳炎形成的分子生物学机制成为研究热点之一。大多数研究主要集中在慢性中耳炎与继发性胆脂瘤的相关炎症过程中的分子生物学事件，以及它们之间的关联。

从病理学角度看，鳞状角化上皮的过度增生、凋亡和骨质破坏是胆脂瘤病理过程中的三个关键性改变。当今有关中耳胆脂瘤的分子生物学机制的研究也主要围绕这三大病理事件展开。中耳炎过程中的炎性渗出液和肉芽组织中的细菌毒素，炎性细胞产生的多种炎症介质、细胞因子、前列腺素等物质参与了中耳胆脂瘤形成的复杂的病理过程，在中耳炎症级联反应的不同病理环节中经不同的途径发挥重要作用。

研究表明，细胞核抗原、终末因子、磷脂酶C-γ1、粒-巨细胞集落刺激因子、IL-1、TNF等物质都以不同方式参与了胆脂瘤角化上皮的增生活动，在其病理过程中扮演着不同的角色。研究还显示，p53基因、c-myc基因、caspase-3酶、DPO2.7蛋白、细胞表面受体Fas/APO-1蛋白、bce-2家族、缺氧诱导因子-1（HIF-1）等多种凋亡相关基因和调控因子都参与了胆脂瘤基质细胞的凋亡分子机制。

近年在关于骨质的病理性吸收、破坏的分子机制研究中发现，胆脂瘤和肉芽组织中产生的TNF-α、IL-1、IL-2、PGE_2、甲状旁腺素和维生素D_3均可通过调节对破骨细胞分化成熟和骨吸收功能有重要影响的关键因子——NF-κB受体活化因子配体（RANKL）和骨保护素（OPG）——的相对表达量调控骨代谢，达到活化破骨细胞，破坏骨质的作用。另外，TNF-α可直接或间接促进破骨细胞的活化，而IFN-γ对破骨细胞分化具有抑制作用，这些细胞因子都在一定程度上参与了骨质破坏的级联反应过程。研究还发现胆脂瘤组织中含有多种酶类，其中基质金属蛋白酶直接参与生理和病理性溶骨过程，破骨细胞和成骨细胞都能分泌基质金属蛋白酶家族成员，并互相激活，直接降解基质及骨胶原，并且为其他溶骨因素创造条件。

虽然许多有关胆脂瘤形成机制的分子生物学研究还在探索当中，很多问题尚不清楚，但现有的研究结果表明：上皮下炎性细胞浸润严重的区域，细胞增殖能力也较强。Mallet等认为胆脂瘤的高增殖

活性和骨质破坏程度都与中耳炎症反应程度有关。中耳胆脂瘤的骨质破坏与中耳炎的慢性炎症有密切关系。继发性中耳胆脂瘤几乎都是在炎症和感染的基础上形成的，炎性肉芽组织总是与胆脂瘤侵入上皮组织伴随出现。由肉芽组织、细菌病原体、炎性渗出液以及炎性细胞产生的多种炎症介质所构成的慢性炎症的局部微环境，很有可能是胆脂瘤形成的病理土壤。这与笔者的光镜病理学研究结论所得出的中耳胆脂瘤形成的局部炎性浸润刺激理论，即"炎症本源理论"不谋而合。

三、对胆脂瘤型中耳炎本质的理解

虽然对胆脂瘤型中耳炎的研究已有100多年的历史，但至今对其本质仍未完全认识清楚，这从当今学术界使用的繁多且不统一的诊断名称就可看出。疾病的定义和诊断名称是从解剖、生理、病理和临床征象的全方位和整体上认识和把握其本质后给出的最简洁的概念性表述。被学术界曾用的诊断名称有胆脂瘤型中耳炎、上皮角化瘤、中耳胆脂瘤，后天原发性胆脂瘤，后天继发性胆脂瘤等，这种把胆脂瘤诊断名称复杂化的根本原因是没有从整体上认清其本质。如果对某种事物单从某一个角度观察、研究，得出的结论往往是片面的，常常把简单的问题弄得越来越复杂。这就是为什么历史上对胆脂瘤型中耳炎形成机理的研究产生多种不同学说的原因。相反，若对同一事物从各个不同角度审视后，经过去伪存真的思辨过程，掌握了全局，从整体上把握住了事物的本质，就会把复杂的事物变得简单明了。一般对事物的认识都有一个由简单到复杂，再由复杂到简单的过程，即由现象入手揭示本质的过程。经过数代耳科学家的研究，现在应是揭示胆脂瘤型中耳炎的本质，对其定义、诊断名称统一，简单化的时候了。

目前对胆脂瘤型中耳炎的研究结论不统一，概念、定义混乱的原因可能有以下四方面：①研究的着眼点单一，多为单一病理病因的纵向研究。例如负压囊袋学说过多强调咽鼓管阻塞所致中耳负压的作用。有关"上皮化生变形学说"、"侵入移行学说"、"上皮乳头增生学说"，包括分子生物学的"迁移学说"研究结论都是以点代面或以偏概全的结果；②动物实验模型无法复制人中耳从感染到胆脂瘤发展形成的病理过程；③传统的胆脂瘤相关理论反复强化了"胆脂瘤"和"中耳"这两个概念，局限僵化了人的思维空间，受到解

剖学区域概念的约束，没有从全局和整体上将中耳胆脂与外耳道胆脂瘤在病理学、解剖学作全面横向比较观察，以及它们之间相互关系的思考与辨证；④对鼓膜解剖学定位不准。当今教科书中从解剖到疾病都把鼓膜完全归入中耳系统，这一概念看似没有问题，但恰是这一概念无形中干扰了对"胆脂瘤型中耳炎"本质的研究和正确认识。

鼓膜应是中耳腔与外耳道的"隔墙"，其内侧黏膜上皮层应属于中耳腔，外侧鳞状上皮层与外耳道皮肤相连续，它在外耳道腔隙而不在中耳腔，应属外耳道的一部分。明确认识这一点在对胆脂瘤本质的研究认识方面起到重要作用。如果换个角度考虑问题，把中耳胆脂瘤放在中耳、外耳道作为一个整体解剖区域的大背影下进行观察、比较、研究它们之间相互关系就会豁然开朗，顿开茅塞。

显然，既然鼓膜外层鳞状上皮层在解剖上属于外耳道内端底壁的一部分，那么，病毒感染引起的常伴有耳郭、外耳道皮肤带状疱疹的大疱性鼓膜炎，应称为外耳道炎性疾病，而不应看作是中耳疾病。同样，起源于鼓膜松驰部或后上象限的囊袋型胆脂瘤也应诊断为外耳道囊袋胆脂瘤。因此，鼓膜松驰部或后上象限鳞状上皮炎症所导致的囊袋型胆脂瘤和外耳道周壁皮肤炎形成的外耳道胆脂瘤侵入中耳者都应统称为外耳道胆脂瘤中耳并发症。那么，在临床上常见的起自鼓膜松驰部或紧张部后上象限的后天"胆脂瘤型中耳炎"实际上为外耳道囊袋胆脂瘤中耳并发症。还由于胆脂瘤的本质是"上皮角化瘤"，因此应正名为"外耳道上皮角化瘤中耳并发症"。大家可延用习惯于已使用多年的胆脂瘤型中耳炎或中耳胆脂瘤的诊断名称，但至少对其形成机理和病理本质应这样理解。

虽然一般发生在外耳道周壁的胆脂瘤与发生在外耳道内端底壁即鼓膜表面的胆脂瘤在本质上是相同的，但由于这两个部位及其与中耳相邻的组织解剖结构不同，它们在病理病因，病理演变过程及临床征象却有一定差别。外耳道周壁的皮肤附着在骨壁的骨膜上，由外向内渐变薄，四周以坚实的骨壁与乳突、颞颌关节、中颅凹等结构相隔，四周邻近的炎性病变不易波及到耳道周壁皮肤，耳道的炎性病变也不易扩展到相邻器管和解剖结构。外耳道内端底部的皮肤，即鼓膜的鳞状上皮层，平铺在可以振动的鼓膜纤维层，很薄。特别是松驰部，其内侧无纤维层，仅黏膜上皮层与之相贴，以一薄膜与中耳空腔相邻。这就注定了外耳道底部的鼓膜鳞状上皮层容易受中耳腔黏膜层炎性病变影响发生相应炎性改变。反之，鼓膜鳞状上皮的增生性病变也易于压迫、穿透鼓膜层进入中耳。所以，同样是外耳道胆脂瘤起自周壁皮肤胆脂瘤都是由局部炎性疾病引起，大多数病例胆脂瘤充满外耳道而无中耳症状，仅少数胆脂瘤增大到充满外耳道，并破坏周围骨质才侵入中耳腔，且多先向后上侵入缺少临床症状的乳突，鼓窦区。仅少数病例向内压迫、侵蚀鼓膜后上象限影响砧镫关节而较早出现听力障碍。因此，外耳道周壁局部皮肤炎是起自外耳道皮肤的胆脂瘤的始动病理病因，不易侵入中耳系统，较晚出现中耳症状就是其特点。

起自外耳道内端底部鼓膜松驰部或后上象限鳞状上皮层的胆脂瘤则大不相同，它们都是由中耳炎听骨链区炎性病变向内粘连鼓膜的松驰部和紧张部后上象限形成内陷囊袋，同时炎性病变浸润刺激囊袋内的鳞状上皮发生局部皮肤炎，导致鳞上皮细胞过度增生、角化、脱落堆积形成囊袋胆脂瘤。这种葫芦状囊袋口易被干痂封闭固着，其内胆脂瘤无法排出，在它很小的时候就压入已被炎症损伤的薄弱的鼓膜层而侵入中耳腔。在临床上经常看到外耳道通畅、清洁、仅鼓膜松驰部有很小的干痂附着，清除干痂即发现胆脂瘤已侵入上鼓室，甚至可扩展到鼓窦。因此，外耳道底壁，即鼓膜松驰部或后上象限囊袋胆脂瘤的始动病因是中耳听骨链区炎性病变，易侵入中耳腔，中耳症状出现早是其特点。由此可见，鼓膜内陷囊袋和囊袋胆脂瘤是中耳炎的并发症，而中耳胆脂瘤则是外耳道囊袋胆脂瘤的并发症，即中耳炎并发鼓膜内陷囊袋和囊袋内局部鼓膜炎，并导致外耳道囊袋胆脂瘤的形成，随着它的增大再返回侵入中耳，并发胆脂瘤型中耳炎。中耳腔炎性病变很象是玩了一次"掷去飞来器"游戏，也可以说中耳胆脂瘤是中耳炎的"往返并发症"。

传统的有关后天中耳胆脂瘤理论将其分为原发性和继发性两种，对当今大家熟知的后天原发性胆脂瘤型中耳炎和后天继发性胆脂瘤型中耳炎的定义、概念和理论有必要重新审视和澄清。一种理论是以有无中耳炎病史区分继发性和原发性胆脂瘤型中耳炎，常将没有中耳炎病史的中耳胆脂瘤称为后天原发性胆脂瘤型中耳炎。这是一种临床假象，这是因为中耳炎的隐蔽性使得很多早期轻型中耳炎可以没有症状，因而缺少中耳炎病史，但中耳腔有炎性病理改变，不能说没有患过中耳炎。实际上并不存在无缘无故的后天原发性胆脂瘤型中耳炎，除极个别先天性中耳胆脂瘤外都是继发性的。另一种理论是以中耳胆脂瘤原发部位来区分原发性和继发性中耳胆脂瘤的，将发生自鼓膜松弛部的胆脂瘤称为原发性，发生自鼓膜后上象限者称为继发性。把同样由听骨链区炎性病变粘连、炎性浸润刺激引起的鼓膜松弛部和后上象限局部炎症导致的中耳胆脂瘤分别称为原发生性和继发性胆脂瘤的理由不足，意义不明确，这样使概念更加混乱。如果依中耳胆脂瘤原发部位定义原发性和继发性胆脂瘤，那么原发在耳道周壁、增大后侵入中耳腔者又如何命名呢？因此，这些诊断名称不正确，没有更多临床意义，且造成概念的混乱，应废弃不用。

由于外耳道周壁和底壁鳞上皮层及其邻近解剖结构的特殊性，起自这两个部位的胆脂瘤的病理病因、病理过程和临床征象有诸多差异，产生临床上的乱象，使耳科医生长期以来"不识庐山真面目"，对胆脂瘤型中耳炎，外耳道胆脂瘤及它们之间的关系的来龙去脉和本质认识不清，在相关的诊断名称定义、概念，理论诸多方面出现混乱、复杂化，膜糊不清的现状。

按理说，除了极少数先天性中耳胆脂瘤和中耳黏膜上皮细胞化生变形导致的中耳胆脂瘤外，中耳腔黏膜本身一般不会产生胆脂瘤，它不是来源来中耳腔本身的组织解剖结构。相反中耳的胆脂瘤绝大多数都是来自外耳道的鳞状上皮导致的胆脂瘤，应该定义为"外耳道胆脂瘤中耳并发症"，从病理过程的本质来讲，"胆脂瘤型中耳炎"或"中耳胆脂瘤"的诊断名称是不准确的。

与口、鼻、肛门、尿道不同，外耳道是人体仅有的与外界相通的由外胚层皮肤鳞上皮衬里的盲管状孔道，其内端是以外耳道鳞状上皮连续覆盖的鼓膜与中耳腔相隔。这个盲管上的任何部位的鳞状上皮因炎症引起的增生、角化和脱落上皮堆积都会形成同样的疾病——胆脂瘤。因此，可以理解为胆脂瘤是在外耳道这一盲管表面的皮肤上多种原因引起的局部皮肤炎，是其象牛皮癣样大量脱屑，而又不能排出的结果。鼓膜内陷囊袋内的表层鳞状上皮脱落、堆积容易压入空虚的中耳腔，且继续向中耳、鼓窦发展。而外耳道胆脂瘤则先破坏外耳道骨壁，只有发展到一定程度才侵入中耳腔，使外耳道和中耳胆脂瘤形成一体。所不同的是中耳胆脂瘤是由中耳炎性病变（主要

是上鼓室和中鼓室后上区，即听骨链区的炎性病变）引起的局部鼓膜鳞状上皮炎症所导致的，而外耳道胆脂瘤是由外耳道皮肤本身的炎症和刺激所导致的。与体外相通的其他孔道不同，象鼻、口、肛门、尿道等均由粘膜上皮衬里，且是上下连通的，有进出口，脱落的上皮均可顺利排出体外，所以不形成胆脂瘤。其他体表皮肤表面是开放的，也不会形成局部堆积的角化脱落上皮团块而形成胆脂瘤。只有外耳道这一鳞状上皮衬里的盲管腔具有形成胆脂瘤的先天或后天条件。因此，中耳胆脂瘤和外耳道胆脂瘤的病因、病理本质上是一样的，无论当今称之为的后天原发性胆脂瘤，后天继发胆脂瘤，还是外耳道胆脂瘤，它们都可用病理病因学的一元论——即炎症是它们的始动病因（炎症本源理论）给予解释。

那么中耳胆脂瘤与真正的肿瘤有什么异同？它是否属于真正的肿瘤呢？这两种疾病确实有很相似的地方，其一是肿瘤细胞和胆脂瘤基质在病理进展过程中都具有持续的、很强的细胞增殖能力，且都对周围正常组织有病理性破坏作用。其二是它们都有不断增大的占位病变的临床表现。

虽然从临床表象看，它们有十分相似的地方，但仔细观察分析，这两者之间却存在着病理本质上的不同。其一，虽然它们都具有很强的细胞增殖能力，但肿瘤有抵卸细胞凋亡的能力，而胆脂瘤没有抵御细胞凋亡的能力，恰恰相反，胆脂瘤体正是增殖的上皮细胞凋亡、脱落堆积的结果。其二是肿瘤与胆脂瘤的病因不相同。各种肿瘤都有各自不尽相同的病因，一旦起病，即是致病原因被暂时消除，肿瘤细胞的增殖也很难停止下来。而中耳胆脂瘤则是持续局部炎症的病理微环境引起的，一旦炎性病变被清除，炎症消退或静止，胆脂瘤基质的细胞增殖就停止。其三是肿瘤体与胆脂瘤在组织结构方面截然不同。一般肿瘤体是由有生命的瘤细胞构成，而胆脂瘤则是由无生命的，无细胞形态的角化、凋亡的细胞尸体碎片构成，实际是凋亡脱落细胞的堆积物。其四，虽然它们都对周围骨质有破坏作用，但肿瘤对周围组织的破坏作用机制是肿瘤细胞本身所具有，胆脂瘤对骨质的吸收破坏是角化上皮堆积物中含有溶骨酶和对周围组织的压迫作用所引起的。因而，从中耳胆脂瘤的临床表现看很象肿瘤，其实它并不属于真正的肿瘤。

因此，外耳道胆脂瘤与中耳胆脂瘤在始动病因

和病理本质方面都是一样的，只是侵犯的先后次序和部位不同而已，不应将其看作是两个互不相干的独立疾病，应为将其看作是具有相同病理本质的同一种疾病，它们是原发和继发，因和果的关系。和耳源性颅内并发症一样，外耳道胆脂瘤的这种中耳并发症远比原发病对人身健康的为害大的多。正是由于外耳道胆脂瘤和"中耳胆脂瘤"对人体健康危害的巨大差别，使得耳科学家产生错觉，将它们分别进行一系列研究，并形成两种互相割裂的二元论临床理论体系，使问题复杂化。

运用唯物辩证法把外耳道和中耳这两个部位的胆脂瘤的病理和临床事件放在更大的解剖区域进行纵向、横向的多层面的深度分析，去伪存真找出事件真象，求证真象背后病因、病理、临床演变机理、规律和两者之间的关系。从整体上揭示这两个解剖部位胆脂瘤的始动病因和病理本质，使复杂的问题简单化，返朴归真为一元化理论。数代耳科学家对胆脂瘤型中耳炎本质的研究历经100多年，寻寻觅觅，苦苦求索，真可谓是"众里寻他千百度，蓦然回首，那人却在灯火阑珊处"。

张全安　张　青　郑国玺

参考文献

［1］ Yoon JH,Schachem PA,Paparella MM,et al. Pathology and pathogenesis of tympanic membrane retraction. AMJ Otolaryngol, 1990,11:10-17

［2］ Rawashima E. Clinical studies on attic retraction. Nippon Jibiinkoka Gaiho,1991, 94(11)

［3］ Hasebe S,Takahashi H,Honjo I,et al.Organic change of effusion in the mastoid in otitis media with effusion and its relation to attic retraction. Int J Pediatr Otorhinolaryngol, 2000,53(1):17-24.

［4］ 张全安,梁建民.中耳炎病理过程中渗出液的病理转归与肉芽组织的形成.临床耳鼻咽喉科杂志,1999,13:8-11

［5］ 张全安,汪立,韦俊荣,等.中耳炎病理过程中内通风引流阻塞.西安医科大学学报,1999,20(4):536-539

［6］ Funai H,Tajima B,Takubo M, et al.Ventilation and passages in the middle ear: A study by HRCT in patients with attic cholesteatoma. Nippon Jibiinkoka Gakkai Kaiho, 1992,95(7):1005-1111

［7］ 张全安,郑国玺,Paparella MM. 中耳炎颞骨咽鼓管峡部黏-软骨膜的组织病理学的比较观察. 临床耳鼻咽喉科杂志,1999,13:161-163

［8］ 张全安,张青,郑国玺,等.胆脂瘤型中耳炎形成的局部炎性浸润和刺激的病理机理研究.中华耳鼻咽喉-头颈外科杂志,2005, 40(1):6-9

［9］ Tos M . A new pathogenesis of mesotympanic (congenital) cholesteatoma. Laryngoscope, 2000,110:1890-1897

［10］ Palva T. The pathogenesis and treatment of cholesteatoma. Acta Otolaryngol (Stock),1990,109:323-330

［11］ Palva T, Karma P, Makinen J.The invasion theory. In: Sade J, ed. Proceedings IInd international conference, TelAviv, Israel, 22-27 March 1981. Amsterdam: Kugler Publications, 1982

［12］ Ruedi L. Pathogenesis and surgical treatment of the middle ear cholesteatoma. Acta Otolaryngol (Stoch),1978, 361 (Suppl):1-45

［13］ Bluestone CD, Klein JO. The sequelae of middle ear effusion. In:Otitis media in infants and children.2nd ed. Philadelphia: Saunders. 1995

第八节　胆脂瘤型中耳炎的临床演变模式

> **内容要点**
>
> ●虽然中耳胆脂瘤都是由炎症引起，但由于胆脂瘤从鼓膜松弛部、紧张部后上区或外耳道侵入中耳腔的路径不同，其临床演变模式和临床表现各具特点。

临床诊断中，常见到侵犯部位、区域及临床表现相似的几种不同类型的胆脂瘤型中耳炎，它们的病因、病理表现和临床演变模式既有相似之处，又有不同，研究掌握它们的临床演变规律和模式对临床诊治具有实际价值。

胆脂瘤型中耳炎因其发生的部位、病程长短及影响因素的不同，其病理演变过程和临床表现各异。理解其病理过程及其影响因素、临床演变模式对准确灵活把握临床诊治非常重要。发生在松弛部和鼓膜紧张部后上象限的胆脂瘤，以及由外耳道病变导致的中耳胆脂瘤的临床模式略有不同，其模式图分述如下。

一、起源于鼓膜松弛部的胆脂瘤的发展路径及演变模式

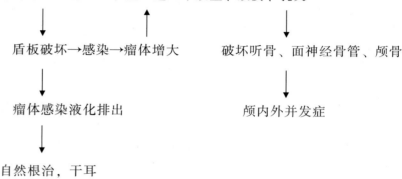

中耳炎→上鼓室炎→Prussak 间隙积液，粘连，肉芽形成→鼓膜松弛部被粘连内陷（或形成内陷囊袋）→松弛部外层鳞状上皮增生、角化、脱落→干痂固定，排出困难→脱落角化上皮堆积、增大，胆脂瘤形成→松弛部穿孔→进入上鼓室→进入中鼓室、鼓窦、乳突

盾板破坏→感染→瘤体增大　　　破坏听骨、面神经骨管、颅骨

瘤体感染液化排出　　　颅内外并发症

自然根治，干耳

二、起源于鼓膜后上象限的胆脂瘤的发展路径及演变模式

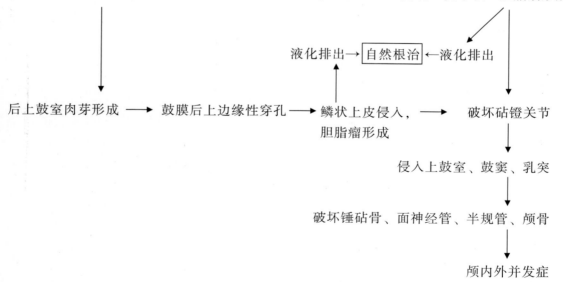

中耳炎→后上鼓室积液→鼓膜后上象限粘连内陷，上皮增生→角化上皮堆积→胆脂瘤形成

液化排出→ 自然根治 ←液化排出

后上鼓室肉芽形成 → 鼓膜后上边缘性穿孔 → 鳞状上皮侵入，胆脂瘤形成 → 破坏砧镫关节

侵入上鼓室、鼓窦、乳突

破坏锤砧骨、面神经管、半规管、颅骨

颅内外并发症

三、起源于外耳道皮肤病变的胆脂瘤型中耳炎的发展路径及演变模式

除由中耳腔听骨链区炎性病变引起的中耳胆脂瘤外，外耳道皮肤的炎性病变导致胆脂瘤形成并侵入中耳的情况并不少见。其主要临床演变路径和模式如下。

耳道皮肤炎症和（或）耵聍栓塞→刺激鳞状上皮增生、角化、脱落→干痂、耵聍或肉芽阻塞耳道→脱落上皮排出受阻→角化脱落上皮堆积，形成外耳道胆脂瘤。

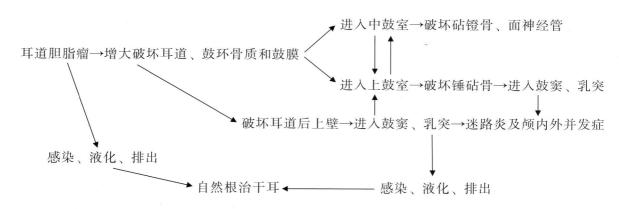

四、胆脂瘤型中耳炎防治理念

笔者认为胆脂瘤是中耳炎或外耳道炎和耵聍栓塞的一种并发症。听骨链区或外耳道局部感染的炎性浸润（刺激）是其始动病因，局部炎症变化将伴随和影响胆脂瘤进展的整个病理过程。因此，治疗胆脂瘤应根据患病的具体情况，包括以清除病变、根治炎症为宗旨的一切有效方法。

不论在胆脂瘤的任何病理阶段，只要从"内""外"两个方面彻底控制炎症、清除病变，就可根治胆脂瘤型中耳炎。"内"是指中耳腔，中耳系统和外耳道的炎症是引起胆脂瘤的根本原因，要想预防、终止或根治胆脂瘤，必须不失时机地有效治疗中耳系统的感染和炎症，消除滋生胆脂瘤的"土壤和环境"。"外"是指从外耳道、中耳的外侧面，及时从外耳道途径清除已堆积的角化脱落上皮和继发的炎性病变，彻底引流病变区域的炎性渗出液，以促进炎症完全消退，根除病变。只有这样理解、治疗患者，胆脂瘤型中耳炎才能得到及时、正确、灵活有效的治疗。

耳科医师在面对一个胆脂瘤患者时，可以从胆脂瘤型中耳炎临床演变模式图中找到其准确的位点，并能清楚理解其病理演变过程及中耳可能存在的病变。可以把一个具体的中耳胆脂瘤病例置于一个连续演变的病理过程当中，既能理出它的"来龙"，也可预知它的"去脉"，将对其个体化治疗策略具有很好的指导作用，也将收到良好的疗效。

张全安　樊孟耘

参考文献

[1] Yoon JH, Schachem PA, Paparella MM, et al. Pathology and pathogenesis of tympanic membrane retraction. AMJ Otolaryngol, 1990, 11: 10-17

[2] Rawashima E. Clinical studies on attic retraction. Nihon Jibiinkoka Gakkai Kaiho, 1991, 94(11): 1738-1747

[3] Hasebe S, Takahashi H, Honjo I, et al. Organic change of effusion in the mastoid in otits media with effusion and its relation to attic retraction. Int J Pediatr Otorhinolaryngol, 2000, 53(1): 17-24

[4] 张全安, 梁建民. 中耳炎病理过程中渗出液的病理转归与肉芽组织的形成. 临床耳鼻咽喉科杂志, 1999, 13: 8-11

[5] 张全安, 汪立, 韦俊荣, 等. 中耳炎病理过程中内通风引流阻塞. 西安医科大学学报, 1999, 20(4): 536-539

[6] Funai H, Tajima B, Takubo M, et al. Ventilation and passages in the middle ear. A study by HRCT in patients with attic cholesteatoma. Nippon Jibiinkoka Gakkai Kaiho, 1992, 95(7): 1005-1111

[7] 张全安, 郑国玺, Paparella MM. 中耳炎颞骨咽鼓管峡部粘-软骨膜的组织病理学的比较观察. 临床耳鼻咽喉科杂志, 1999, 13: 161-163

[8] 张全安, 张青, 郑国玺, 等. 胆脂瘤型中耳炎形成的局部炎性浸润和刺激的病理机理研究. 中华耳鼻咽喉-头颈外科杂志, 2005, 40(1): 6-9

第九节 中耳炎对内耳的病理影响

内容要点

● 中耳炎常引起耳蜗性迷路炎，中耳炎性产物及毒性物质经圆窗半透膜进入耳蜗基底回，逐步引起全耳蜗浆液性、纤维性和骨化性迷路炎。

一、中耳炎引起耳蜗性迷路炎

中耳炎对内耳最常见的病理影响是引起迷路炎。中耳炎时，中耳的炎性产物、细菌毒素可经过圆窗半透膜渗入耳蜗的基底回，引起局部迷路炎。最早可见有纤维蛋白和浆液血清在圆窗膜内侧面聚积，成为浆液迷路炎（图3-9-1），基底回柯替器的内外毛细胞变性、凋亡，并逐渐向上第二回发展。进而可见圆窗膜增厚，圆窗龛被粘连结缔组织充填，耳蜗被纤维样变组织取代，久而

久之，纤维组织发生玻璃样变性、骨化或新骨形成，发展成为慢性纤维骨化性迷路炎（图3-9-2）。

一般教科书介绍的迷路炎主要指半规管前庭系统的炎症，多有明显眩晕症状。真正由脑膜炎引起的弥漫性浆液性或化脓性迷路炎已很少见，胆脂瘤型中耳炎破坏迷路，形成迷路瘘管和局限性迷路炎现在也不常见。其实，常被耳科医生忽视的，也是最常见的是由中耳炎经圆窗膜侵及耳蜗基底回引起的耳蜗性迷路炎。凡中耳炎听力学检查显示骨导高频区有不同程度下降时，都提示中耳炎影响到内

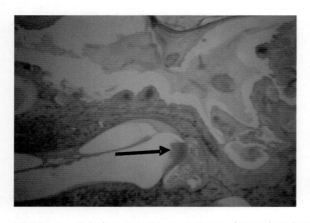 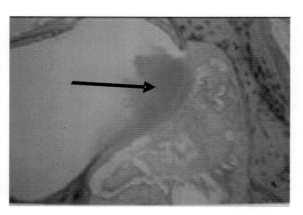

图3-9-1 早期中耳炎纤维蛋白和浆液血清聚积在圆窗膜内侧面，发生浆液性迷路炎。

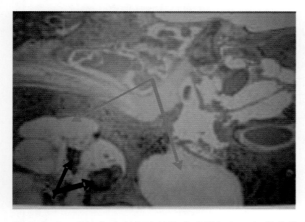 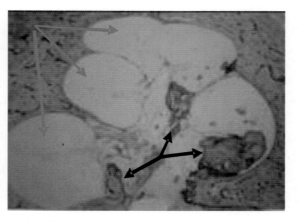

图3-9-2 耳蜗和前庭充满纤维玻璃样组织（红箭头所示）及新生骨（黑箭头所示），发展为纤维骨化性迷路炎。

耳，有不同程度的耳蜗性迷路炎存在。

二、中耳炎引起膜迷路积水

中耳炎也可影响到内耳内淋巴的产生和循环，使其产生增快，回流受阻，出现内淋巴膜迷路积水（图 3-9-3），表现为梅尼埃综合征的症状。常有低频骨导和气导下降，有时与梅尼埃综合征不易鉴别。

三、中耳炎引起圆窗病变

圆窗膜作为中耳内侧面的一部分，藏在圆窗龛的深处（图 3-9-4）。中耳黏膜炎症、圆窗龛炎性渗出液的积存、肉芽组织形成都可引起圆窗膜

的各种炎性改变。开始可表现为肿胀、通透性增强，以后逐渐出现圆窗膜增厚，甚至骨化固定。圆窗龛被炎性病变充填（图 3-9-5），耳蜗内纤维化或骨化组织形成（图 3-9-6）。这些病变都可影响到声波由前庭窗经液体波动向圆窗的传递，除感音性听力下降外，也可引起某种程度的传导性耳聋，患者多表现为混合性耳聋。

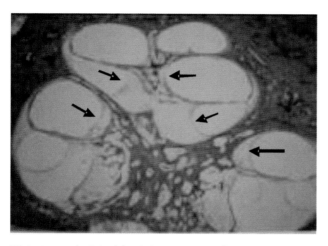

图 3-9-3　中耳炎引起膜迷路积水（黑箭头显示内淋巴囊扩张）。

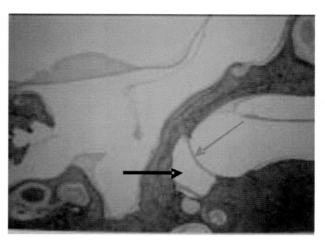

图 3-9-4　正常圆窗膜（黑箭头所示）和圆窗龛（红箭头所示）。

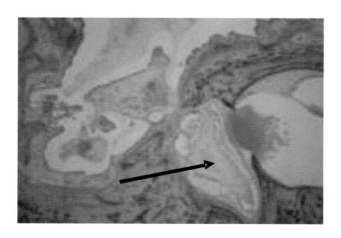

图 3-9-5　圆窗龛被肉芽组织（箭头所示）充填。

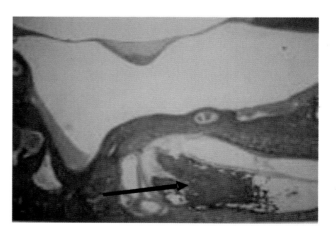

图 3-9-6　耳蜗基底近圆窗膜处有骨化组织形成（箭头所示）。

张全安　赵玉祥

第十节　中耳炎的病理演变过程

　　● 中耳炎病理是一个从其早期阶段向慢性阶段和终末期不断发展的连续病理过程。其间受多种因素的影响，其发展路径和结局不尽相同。
　　● 中耳腔内通风引流系统被炎性病变阻塞的部位决定着病理演变的路径和方向。
　　● 在由早期可逆的炎性病变向顽固性甚至不可逆性病变发展的这一病理主线路中，由于各种因素的影响，肉芽组织可演变出多种不同的病理结果。

　　有关对中耳炎的认识、诊断和治疗的研究大约有近 400 年的历史。在这一漫长的过程中，耳科学家作出了不懈的努力，不断取得了新的进步。由于耳科解剖结构极为精细、复杂，中耳炎的研究和临床诊治都相当困难。至今，中耳炎仍是疑难杂症，有许多问题未能很好解决。制约中耳炎诊治的原因有很多，中耳炎病理理论滞后是关键性的瓶颈问题。

一、中耳炎病理研究现状

　　纵观中耳炎的研究历史，由于各种原因，耳科学家的努力主要集中在临床诊治方面，形成的理论、概念也大多是这些临床实践的经验总结。而对具有核心理论价值的中耳炎病理研究相对比较薄弱。这有主、客观两方面原因，从客观原因来讲，由于耳部解剖极其精细、复杂，病理研究难度大。动物的中耳结构与人有很大不同，中耳炎的动物实验难以复制人的中耳炎模型。加之人的中耳炎颞骨标本获取不易，所以中耳炎病理研究受多方面因素制约，比较困难。对中耳炎的病理认识和研究在浅层次上长期徘徊不前，进展缓慢。从主观原因来看，以前的中耳炎病理研究者较少，且没有能认识和把握好具有重要临床价值的几个主要研究方向，没有找准中耳炎病理过程的主线，并沿着这一主线展开研究。其主要偏重于较低层次的组织病理形态方面的研究、观察和描述，对中耳炎病理机制研究不够深入。中耳炎病理研究中的系统性和病理过程的连续性不够强，各研究课题内容缺少相互联系，研究结果形成"点状或片状理论"结构，不能互相串联起来形成系统、有机统一、完整的连续理论概念。读者从中得到的是一些繁杂、凌乱的中耳炎病理知识，在大脑里无法形成明晰、系统的中耳炎病理概念。因而，也无法从全局和整体上系统透彻地理解中耳炎的病理过程和本质。正如世界著名的耳科学家美国医生 Bluestone 所说："至今对中耳炎病理的认识仍然处于非常早期的阶段。"因而，耳科医师面对一个中耳炎患者，就无法以明晰的中耳炎病理理论为指导，准确地剖析其中耳腔的病理状态，以及在整个中耳炎病理过程中所处的阶段，并给予最恰当的诊治。

　　随着先进的听力学、影像学检查设备和高精度耳科手术显微镜、耳外科电钻、耳科手术器械的普遍使用，耳显微外科技术的经验积累和发展，耳显微外科技术已经炉火纯青，这些都为中耳炎的诊治提供了很好的保障。但至今，中耳炎临床诊治仍处在相对滞后的状况，笔者认为一个主要原因是对中耳炎的病理认知水平低，不能很好为临床诊治策略和诊治技术创新提供正确有力的指导。

二、中耳炎病理演变过程的规律和路线图

　　笔者根据中耳炎临床诊治中亟待解决的病理理论问题，尽力找出中耳炎病理演变过程的主线，着力于病理机制研究，探求病理过程的系统性和连续性，力求从整体和全局揭示中耳炎病理的本质问题。笔者有幸对著名的美国明尼苏达大学中耳炎研究中心收集了 30 多年的 500 多耳各种人中耳炎颞骨连续切片进行光镜组织病理学观察研究，获得了一些有重要临床意义的新发现。以笔者的整体性病理机制研究结果为基础，寻找出以往耳科学家病理研究结果形成的看似互无关联的知识点间的内部联系，这样，一个完整、系统的中耳

炎病理学演变模式路线图就逐渐清晰起来。

首先应该认识到中耳炎病理是一个连续过程，是从其早期阶段向慢性阶段和末期不断发展的过程。正如著名耳科学家 Paparella 所言："任何性质的早期中耳炎都可沿着中耳炎病理的连续性过程发展到慢性阶段。"但这一病理过程又不是简单的线性路径，它在病理过程中可受各种因素的影响，可有多个病理发展方向。实际上每个患者受变化中的因素影响，可在中耳炎病理路径中的某一点终止发展，也可经不同路径分支发展为迥然不同的结局。有些中耳炎反复发作，历经多年，也可有多重不同病理阶段的病变同时存在。在中耳炎颞骨病理切片和慢性中耳炎手术中可观察到中耳腔有早期炎性渗出液、慢性肉芽组织和晚期纤维玻璃样变，甚至有新生骨质同时存在的情况也并非罕见。因此，中耳炎的病理过程具有连续性和多向性发展的特点。

为理解中耳炎病理演变过程及规律，应先理出病理演变过程的主线。任何早期中耳炎，都是以中耳腔系统黏膜的炎性反应性充血、水肿和渗出开始的，如果炎症未消退或治愈，最后往往以中耳腔及其周围颅骨骨质吸收、破坏、纤维玻璃样变或新生骨质形成终结。这两者之间的病理过程主线大体可用以下模式描述：

致病因子→黏膜炎症反应，产生炎性渗出液→内通风引流阻塞→炎性渗出液积存→肉芽、粘连组织形成各种影响因素→肉芽、粘连组织演变的各种病理结局。

在这一中耳炎病理过程的主线路图中，致病因子主要是病菌感染，这是最初的发病病因。而内通风引流通道的阻塞和炎性渗出液在中耳腔的积存是以后一系列病理变化的继发病理病因。渗出液在什么区域积存，就有可能在什么地方形成一系列后续病变或并发症。肉芽组织形成标志着中耳炎进入慢性病理阶段，它在以后的漫长病理过程中扮演着主导病理变化方向的重要角色。由于各种因素的影响，在由早期可逆性炎性病变向顽固性甚至不可逆性病变发展的这一病理主线路下，肉芽组织可演变出更多不同的结果。（图3-10-1）可能是中耳炎病理较详细的演变路线模式图。为很好理解这一中耳炎病理演变路线模式图，笔者着重分析、讨论该病理演变路线图中的几个主要问题。

三、早期中耳炎发病病因及病理

中耳炎的病因主要有 3 种，即中耳腔系统黏膜免疫功能不全，致病微生物感染和咽鼓管功能障碍。但一般认为，不同的病因引起的中耳炎性质也各异，咽鼓管功能性阻塞、中耳负压是引起分泌性中耳炎的主要病因；细菌感染是引起化脓性中耳炎的主要病因。作者认为这三种病因与中耳炎的性质没有必然联系，且并不是同等重要的，有主次之别。近年更多的研究证据表明，致病微生物的入侵是中耳炎最重要、最直接的发病病因，患者的免疫功能状态是中耳炎发病的基础病因，而咽鼓管功能障碍只是辅助病因之一。分泌性中耳炎（非化脓性中耳炎）和化脓性中耳炎都主要是由致病微生物感染引起的。感染轻、时间短、致病菌毒力低等可能是引起分泌性（非化脓性）中耳炎的主要原因；而致病微生物毒力强、感染重或重复感染加重，可能是引起化脓性中耳炎的原因。一个重要的循证医学证据是它们都常是上呼吸道感染的并发症，其常见的感染病菌与上呼吸道感染病菌相一致，且常随上呼吸道感染的痊愈而消退，抗感染治疗对非化脓性和化脓性中耳炎两者都是有效的常用疗法。

不论是分泌性或化脓性中耳炎，最初都是以中耳腔系统黏膜的炎症反应为病理学的起点，主要表现为是黏膜的充血、水肿和炎性渗出（图3-10-2）。但中耳腔系统不同区域的黏膜炎症反应并非同时以同等的严重程度表现出来。最先和最重的炎症反应主要发生在中鼓室和上鼓室黏膜，而咽鼓管黏膜基本无炎症反应，中耳后部区域的鼓窦和乳突气房黏膜炎症反应出现较晚。过快、过多产生的渗出液一方面经咽鼓管向鼻咽腔引流，一方面可因其暂时壅塞中耳的通风引流通道（内、外通风引流通道），使鼓窦、乳突气房内的空气被吸收而得不到及时补充，其导致的继发性中耳腔负压可将渗出液向后吸进鼓窦、乳突气房。

严重充血、水肿的黏膜有时可不同程度地阻塞内通风引流通道，或互相粘连形成包裹性积液，在中耳炎的炎症级联反应中为慢性中耳炎的形成提供了条件，成为下一级炎症病理演变的病理病因。

一般中耳黏膜的早期炎症病理改变是可逆性的，炎症消退可恢复正常，大多随上呼吸道感染的消退和抗感染治疗而痊愈。

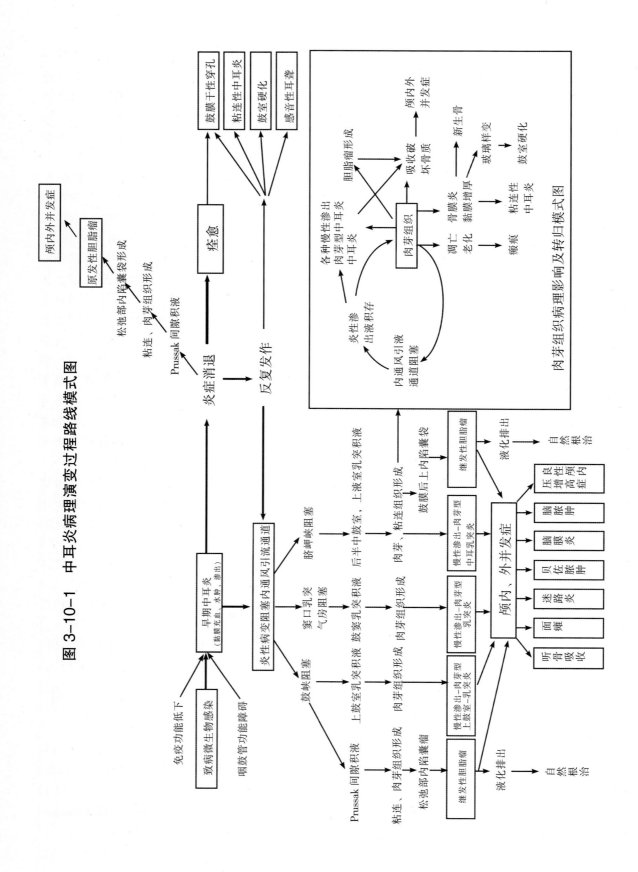

图 3-10-1 中耳炎病理演变过程路线模式图

肉芽组织病理影响及转归模式图

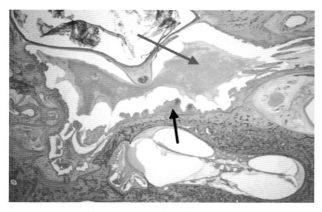

图 3-10-2 早期黏脓性中耳炎，中鼓室黏膜高度充血肿胀（黑箭头所示），鼓室腔有大量黏脓性炎性渗出液（蓝箭头所示）。

四、慢性中耳炎的形成及演变过程的病理研究

慢性中耳炎的病因和病理非常复杂，主要涉及 5 个方面。

1. 慢性中耳炎的病因　中耳炎是一个反复发作频率很高的疾病，大多数儿童至少有一次以上的中耳炎病史。加之大多数早期中耳炎症状轻，婴幼儿不会叙说病情，实际上随上呼吸道反复感染的发生率更高。易复发是中耳炎的一个特点，复发的原因除了可能有先天遗传因素或后天免疫功能不全及咽鼓管功能障碍外，还主要有两个因素：其一，最可能的是新的致病菌又一次侵入感染引起复发。其二，是上一次中耳炎遗留有中耳黏膜损害或残留有病理产物或病变，如少量炎性渗出液或肉芽组织。这些病理产物或病变中可残存潜伏顽固的致病菌，它们在一定条件下重新活跃起来，加重感染而发病，这多见于慢性中耳炎复发者。因此，前次中耳炎残留的少量病理产物和病变是下一次中耳炎复发或加重的病理病因之一。

2. 慢性中耳炎与中耳内通风引流阻塞　早期中耳炎的病理改变比较单纯，表现为黏膜急性充血、水肿和炎性渗出，这些病变都是可逆性的，多可自行消退或治愈，患者通常不需要反复去医院就诊。但慢性中耳炎因病程长，其间受到很多因素影响，因而其病理变化过程就复杂得多。一般认为慢性中耳炎是急性中耳炎治疗不彻底，或中耳炎反复发作迁延时间过久而形成的。但对其确切的病理机制和病变的细节知之甚少。若早期中耳炎中耳腔黏膜肿胀消退得很慢，或频繁地反复发作，这些充血肿胀的黏膜会发生怎样的病理

变化？炎性渗出液若不能完全排出或吸收，长期积存在中耳腔某些不易排出的区域会发生怎样的病理变化？慢性中耳炎从病理概念上来讲是以顽固性病变，如肉芽、粘连组织、包裹性积液的形成为标志的，那么早期中耳炎与慢性中耳炎之间的病理改变有什么关联？为回答上述问题，笔者对美国明尼苏达大学中耳炎研究中心的 500 多耳不同性质的人中耳炎颞骨连续切片进行了仔细的光学组织病理学观察研究。结果发现：早期中耳炎的黏膜肿胀和多量渗出液可以不同程度地阻塞或淤滞中耳内通风引流通道，进而使炎性渗出液积存在中耳腔内通风引流通道阻塞以后的区域（图 3-10-3）。长期积存在中耳腔的炎性渗出液刺激黏膜下成纤维细胞增生而形成肉芽和粘连组织，渗出液的吸收和机化与肉芽组织形成是同时发生在同一区域的同一病理过程，肉芽组织仅在渗出液积存的地方形成。从积存渗出液的机化起，其病变就开始朝着慢性中耳炎阶段发展。所以，早期中耳炎病变阻塞内通风引流通道是引起渗出液积存，慢性中耳炎形成的重要病理机制。内通风引流通道被肿胀黏膜阻塞的程度越重，时间越长，形成慢性中耳炎的可能性就越大，形成的速度就越快。

在中耳炎病理演变过程中，中耳内通风引流通道阻塞的部位、严重程度以及炎性渗出液积存的区域是影响慢性中耳炎病理发展方向的重要病理病因。炎性渗出液的积存是顽固性病变肉芽、粘连组织形成的条件，但中耳炎内通风引流通道病理性阻塞的部位和程度决定着炎性渗出液在中耳腔系统积存的区域和多少。因此，中耳炎性病

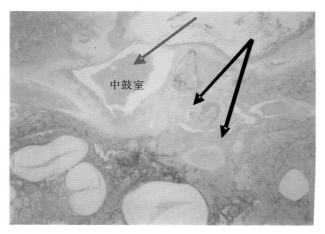

图 3-10-3 早期中耳炎鼓峡部被肿胀黏膜、包裹性积液封闭（黑箭头所示），中鼓室有脓性积液（蓝箭头所示）。

中鼓室

变对内通风引流通道的阻塞是向慢性中耳炎发展的一个关键性病理病因。炎性渗出液的积存导致顽固性病变的产生，这些新产生的顽固性病变又进一步加重内通风引流通道的阻塞，使积液排出更困难，积存更多。故内通风引流阻塞与炎性渗出液的积存和肉芽组织形成这三者之间构成了病理恶性循环，加快了慢性中耳炎的形成。

很容易理解，中耳腔系统内通风引流通道被病变阻塞的部位在很大程度上决定着慢性中耳炎的主要病变区域，进一步决定了其临床表现、诊治和预后。根据笔者的人中耳炎颞骨病理连续切片光镜观察研究和临床影像学检查、手术所见，听骨链区的内通风引流通道和小盲管区（后鼓室、面神经隐窝、乳突气房等）容易被阻塞。这是因为听骨链区的黏膜皱褶多，且富于神经血管，中耳炎时炎症反应重，充血水肿重，易形成粘连包裹性积液。加之此区黏膜上皮无纤毛，渗出液排出较困难，故在听骨链区的鼓峡、上鼓室、鼓窦入口处常被炎性病变阻塞。像乳突气房这样的小盲管区，因其上皮无纤毛，加之表面张力和继发负压吸引的作用，渗出液一旦积存在此处，几乎无法排出，只能等待缓慢吸收机化。

根据病理和临床研究，可将具有临床意义的内通风引流阻塞部位大致确定为 4 个位点。第一个阻塞部位是脐岬峡，是在鼓膜脐部与鼓岬黏膜之间的狭窄区，此处阻塞虽然发生率不很高，但往往引起比较广泛的病变，可发展为慢性中耳乳突炎，整个听骨区都有病变。特别是砧镫关节和前庭窗区病变往往给听力重建带来困难，甚至无法行听力重建术，失去改善听力的手术机会，患者听力预后差。由于此处阻塞往往在后鼓室、上鼓室有顽固性炎性病变形成，可导致相应部位的鼓膜后上象限和鼓膜松弛部内陷囊袋和胆脂瘤形成。还由于内通风引流通道的阻塞和炎性渗出液的潴留形成病理的恶性循环，炎性渗出液和肉芽组织两种主要病理产物会长期共存于中耳腔病变区域。因而，常见的慢性中耳乳突炎更准确地应该被称为"慢性渗出-肉芽型中耳乳突炎"。

第二个常见的阻塞部位是鼓峡，它在砧骨长脚的前后，分别称之为前峡、后峡（图3-10-4）。是一个狭窄的中、上鼓室通道，恰似两层楼之间的楼梯通道。鼓峡阻塞后在上鼓室和乳突将发生同样的病理演变，最终可发展为"慢性渗出-肉芽型上

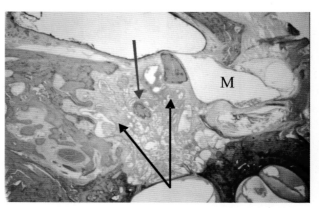

图 3-10-4　前、后鼓峡部均被肉芽粘连组织封闭（黑箭头所示）。蓝箭头指示砧骨长脚。M 为中鼓室，无病变。

鼓室乳突炎"和（或）上鼓室胆脂瘤型中耳炎。

后两种常见的阻塞部位分别在鼓窦入口和乳突气房，同理积存在阻塞部位以后的炎性渗出液发展为"慢性渗出-肉芽型乳突炎"。由于乳突内的慢性顽固性病变的外侧是乳突骨壁，不与鼓膜相邻，因此，这些炎性病变不会粘连、浸润、刺激鼓膜而产生胆脂瘤。

从中耳炎病理演变模式图可看出，内通风引流通道阻塞以后区域形成慢性病变的机会大得多，且听骨链区（上鼓室和后上中鼓室）是炎性病变过程的核心区域。中耳腔系统前、后区域的慢性病变概率和严重程度有很大差别，而这种差别是以内通风引流通道阻塞的部位为界线。这说明，中耳腔系统的解剖结构特点决定了中耳炎病理机制和病变分布的特性。

3. 听骨链区病变最重　包括胆脂瘤在内的慢性中耳炎病变主要在上鼓室和乳突区，临床上多表现为慢性上鼓室乳突炎或慢性乳突炎。在笔者所做的 296 例慢性中耳炎手术中观察发现，慢性乳突炎 52 例，占 17.6%；慢性上鼓室乳突炎 213 例占 71.9%；病变广泛，整个中耳腔系统的中鼓室、上鼓室和乳突均有病变的慢性渗出-肉芽型中耳乳突炎仅 31 例，占 10.5%。这与病理研究结果相一致。虽然乳突区病变为 100%，但绝大多数是阻塞性炎症，以渗出液积存和肉芽组织最为常见。但上鼓室、后上鼓室（即听骨链区）的病变则十分复杂和多样化，且渗出液、肉芽、胆脂瘤、玻璃样变、骨质破坏等多重病变同时存在的情况很常见。因此，听骨链区是慢性中耳炎病理演变的主要场所，病变最严重、复杂（图3-10-5）。如果把中耳炎比作一场洪水，那么听骨链区则是重灾区。

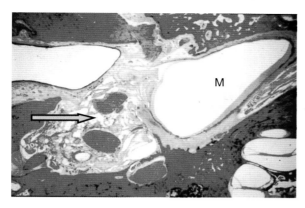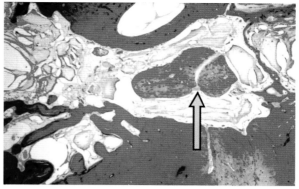

图 3-10-5 慢性中耳炎显示听骨链周围（箭头所示）被肉芽组织包裹，但前半中鼓室（M）无病变。

4. 肉芽组织的演变与多重病变 随着慢性中耳炎的反复发作，炎性渗出液的不断产生、机化和肉芽组织形成，每当炎症消退、肉芽组织凋亡后或多或少都会留下由少量老化成纤维细胞和大量胶原纤维构成的一些瘢痕组织。肉芽组织中的TGF-β间接对骨质有一定吸收、破坏作用，因此，长期慢性炎症常伴随有骨质消化与钙质沉积，甚至新骨形成的过程。在某些病例，这些病理过程不断演变的结果，就会出现黏膜炎性水肿、渗出液、肉芽组织、瘢痕组织、骨质破坏与新骨形成等新老病变交织在一起，在同一中耳腔有多重病变并存的现象。

5. 中耳炎症与胆脂瘤 中耳胆脂瘤是中耳炎病理过程中受某些因素的影响，经一定的病理路径演变出来的另类病理结局，严格来讲，它在本质上应属继发于非特异性中耳炎的一种并发症。

由于 Prussak 间隙在锤骨颈和鼓膜松弛部之间，是一个底部封闭、开口向上的小盲管状腔隙，在早期中耳炎消退过程中，此腔隙积存的炎性渗出液很难排出，容易长期积存并形成粘连或肉芽组织，将鼓膜松弛部向内朝锤骨颈部粘连形成囊袋。这些炎性病变还浸润、刺激囊袋内鼓膜松弛部的鳞状上皮，使其过度增生、角化、脱落堆积形成继发性中耳胆脂瘤。若患者属轻型中耳炎，没有耳部症状，且发作次数少，炎症消退后中耳腔其他区域未遗留任何炎症病变，待胆脂瘤形成并增大后才被检查、诊断，此时常因无中耳炎病史而被诊断为所谓的"后天原发性胆脂瘤"，实际上亦是中耳炎的继发性胆脂瘤。

同样，中鼓室后上区，即砧镫关节、前庭窗、面神经隐窝和后鼓室窦区的炎性病变可粘连鼓膜后上象限形成内陷囊袋，或此区肉芽组织吸收鼓环部骨质，形成边缘性鼓膜穿孔，并浸润刺激囊袋内和外耳道内端皮肤的鳞状上皮，经一系列分子生物学炎症级联反应，使其过度增生、角化、脱落。这些脱落的角化上皮碎片若不能被转运和排出，则逐步堆积成团块，侵入中耳，胆脂瘤组织中的一系列溶骨物质吸收破坏周围骨质，引起相应的颅内外并发症。

但是，为什么不是所有的中耳炎或鼓膜内陷囊袋都演变成中耳胆脂瘤呢？这是因为胆脂瘤形成的条件除了局部炎症微环境对鼓膜内陷囊袋或外耳道内端皮肤鳞状上皮的炎性浸润刺激，使其过度增殖外，另一个重要的局部条件是这些脱落的角化上皮转运和排出障碍。如果这些增生角化脱落的上皮能及时被清除或排出，就不会形成中耳胆脂瘤。因此，这些脱落上皮在局部的黏附或被干痂固着是临床上常见的现象。

胆脂瘤和肉芽组织均有破坏吸收骨质的作用，胆脂瘤破坏骨质的作用更强。因此，胆脂瘤型中耳炎和慢性渗出-肉芽型中耳炎均可破坏吸收中耳听骨及其周围的骨质结构，发生听力下降、面瘫、迷路瘘管、局限性迷路炎、颅内外感染等严重并发症。

亦有少数患者胆脂瘤可自行排出，形成自然根治腔而终止发展。通常这种情况需要有两个条件：其一是胆脂瘤感染液化经外耳道从囊袋内彻底排出。其二是其内侧面中耳腔的炎症趋于消退、静止，即从外到中耳内部炎症全部静止，胆脂瘤便停止发展。这多见于轻型中耳炎消退后仅在Prussak 间隙形成的所谓"后天原发性胆脂瘤"，此种患者中耳腔炎症轻微或没有炎性病变。若在Prussak 间隙形成胆脂瘤感染、液化，一经排出，囊袋内炎症就会很快消退，鳞状上皮细胞便会停止快速增生和脱落。而由慢性中耳炎引起的胆脂瘤，中耳腔有明显炎性病变者极少有胆脂瘤自然根治。

五、中耳炎后遗症的病理

在中耳炎病理过程中，可因患者免疫功能的逐渐完善，抵抗力的增强，炎性渗出液的彻底引流和吸收及抗感染等治疗措施，使中耳炎在任何位点上出现炎症静止，遗留永久性不可逆的无菌性病变。例如干性鼓膜穿孔。多年无中耳炎复发者，一般习惯将其称为"慢性单纯性化脓性中耳炎"。笔者认为，既然中耳炎症已完全静止，无任何炎症表现，无须抗感染治疗，且多年无复发，应归为中耳炎后遗症更合理。

由于治疗或全身状况的改善，部分患者的活动性炎性病变趋于稳定或静止，发展为粘连性中耳炎。所谓粘连性中耳炎，是从病理和临床诊断都不易界定的一种中耳炎病理状态，它的概念模糊不清，学者对其解释各不相同。有人称之为中耳炎后遗症，也有将其看作是慢性中耳炎一种类型，称之为"慢性粘连性中耳炎"、"纤维增生性中耳炎"等不同诊断名称。其实在大多数情况下，它可被看做是慢性中耳炎趋于静止的一种病理状态。其基本病理改变是中耳炎性损害引起的中耳黏膜下成纤维细胞增生所形成的不同形态的类肉芽组织（主要是条索状、斑块状和弥漫性黏膜增厚），进一步瘢痕化，使中耳结构互相粘连，甚至听骨固定。不少病例，可以有炎性渗出液，包裹性积液，肉芽组织，骨膜、骨质增生等病变长期同时存在，属于多重病变并存的一种慢性粘连性中耳炎（图3-10-6）。少数病例可呈纤维化样瘢痕老化，中耳腔没有活动性可逆的炎性病变，炎症完全处于静止状态，成为真正的中耳炎后遗症，这种情况实际上已趋向早期鼓室硬化。因此，粘连性中耳炎可以理解为中耳腔粘连组织较多，炎症趋于稳定和静止的一种慢性中耳炎。由于病变性质和程度不同，使其往往与某些慢性渗出-肉芽型中耳炎或鼓室硬化症难以区分，也可认为是它们之间的一种过渡类型。

部分单纯性乳突炎长期静止，听骨链区无明显病变者可归为静止性乳突炎，可看做是中耳炎后遗症的一种。

慢性中耳炎过程中，上皮细胞可能增生、脱落、消失，除分泌物外，在黏膜下并不留下特别顽固性的结构病变。而成纤维细胞增生的过程则留下大量胶原纤维，这些大量胶原纤维则使黏膜下胶原纤维化。起初，胶原纤维因有细胞外基质消化酶的控制和消化，表现为有合成也有降解，处在一个动态的拉锯过程中。久之，胶原堆积、老化，成为均质样物质，病理上称为胶原玻璃样变。钙质进一步沉着就形成钙斑或钙化、听骨固定，导致中耳炎后遗症——鼓室硬化症。

由于听骨链区炎性病变最严重，纤维玻璃样变、硬化斑多见于听骨及其周围的黏骨膜和上鼓室、后鼓室黏膜，病变广泛者其鼓岬、鼓膜、听骨肌及韧带亦可累及（图3-10-6）。也可表现为中耳腔黏膜和鼓膜萎缩，内耳毛细胞损害凋亡，形成皱缩耳或纤维骨化迷路炎，出现感音性耳聋。

根据以上中耳炎病理演变模式路线图，面对每个中耳炎患者都可找到其所处的位置，并对其病理发展过程有一个清晰而透彻的理解，并能够制订出合理的诊治措施，减少并发症的发生，使患者尽早康复。

模式图中的粗线表示是病理演变的主要路径，细线表示为分支路径。方框中表示病变过程中的某种结局，已形成临床上多见的疾病诊断名称。不难看出方框中"炎性病变阻塞内通风引流通道"是早期中耳炎演变为各种慢性中耳炎的一个关键性病理环节。肉芽组织是慢性中耳炎的关键性病变。听骨链区是中耳炎病理演变的核心区域。

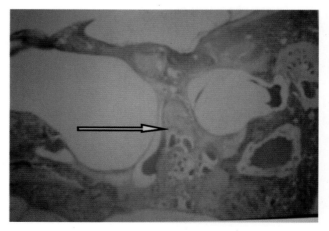

图3-10-6 中耳炎后遗症(粘连性中耳炎-鼓室硬化)显示鼓膜增厚，砧镫骨周围被纤维玻璃样变组织包裹（箭头所示）。有极少量包裹性积液，多重病变同时存在。

当然，这一模式路线图，仅能描述中耳炎的基本病理演变连续过程，不能尽善尽美地阐述中耳炎复杂病理过程的全部，在临床应用中一方面要结合病史、检查，作出准确而灵活的判断，另一方面需要在研究和实践中不断完善、提高。

张全安

参考文献

[1] Tskahashi H,Hayashi M,Sato H,et al. Primary deficits in eustachian tube function in patients with otitis media with effusion. Arch Otolaryngol Head Neck Sury,1989,115:581-584

[2] Sade J,Luntz M. Eustachian tube lume:Comparison between normal and inflamed specimens.Ann Otol Rfiinol Laryngol,1989,98(8ptl):630-634

[3] Sade J,Wolfson S,Sachs Z,et al. The infants eustanchian tube lumen.1.The isthmus. Acta Otolaryngol(Stockh),1985,99:305-309

[4] Sade J,Wolfson S,Abraham S.The eustachian tube midportion.Am J Otolaryngol,1985,6:205-208

[5] Holmquist J.Eustachian tube function and tymnano-plasty. Acta Otolaryngologica Belgica,1991,45:67-69

[6] Chonmaitree T,Howie VM,Truant AL.Presence of respiratory virses in middle ear fluids and nasal wash snecimens from children with acute otitis media.Pediatrics,1986,77:6 98-702

[7] 张全安,郑国玺,Paparella MM. 中耳炎颞骨咽鼓管峡部黏-软骨膜的组织病理学观察. 临床耳鼻咽喉科杂志,1999,13(4):161-163

[8] Bluestone CD, Klein JD. Otitis media in infants and children. 2nd ed. Philadelphia:Saunders,1995

[9] Paparella MM, Schachern PA, Yoon TH. Otopathologic correlates of the continnum of otitis media. Ann Otol Rhinol Laryngol,1990, 148(suppl):17-22

[10] 张全安,张青. 早期中耳炎性渗出液的产生和进展的临床研究. 听力学及语言疾病杂志,2009,17(3):287-288

[11] 张全安,梁建民. 中耳炎病理过程中渗出液的病理转归与肉芽组织形成.临床耳鼻咽喉科杂志,1999,13(1):8-11

[12] 张全安,汪立,韦俊荣. 中耳炎病理过程中内通风引流阻塞. 西安医科大学学报,1999,20(4):536-540

[13] Johnson MD, Fitzgerald J, Leonard C, et al. Cytokines in experimental otitis media with effusion. Laryngoscope,1994,104:191-196

[14] Yan SD, Huang CC. The role of tumor necrosis factor alpha in bone resorption of cholesteatoma. Am J Otolaryngol,1991,12:83-89

[15] Bertolini DR, Nedwin GE, Bringman TS, et al. Stimulation of bone resorption and inhibition of bone formation in vitro by human tumor necrosis factors. Nature,1986,319:516-518

[16] Proctor B.Epitympanic mucosal folds. Arch Otolaryngol,1971,94(6):578-579

[17] Wullstein SR.Histopathological alterations of the mucosal folds in chronic otitis media.Acta Otolaryngol(Stockh),1976,81(3-4):197~200

[18] Proctor B.Attic-aditus block and tympanic diaphragm.Ann Otol Rhinol Laryngol,1971,80(3):371

[19] Paparella MM,Schachern PA,Sano S,et a1.A histopathological study of the relationship be- tween otitis media and mastoiditis. Laryngo scope,1991,101(10):1050~1052

[20] Hasebe S,Takahlashi H,Honjo I,et al. Organic change of effusion in the mastoid in otitis media with effusion and its relation to attic retraction. Int J Pediatr Otorhinolaryngol,2000,53:17-24

[21] 张全安,张晓彤,张青,等.中耳炎区域性病理差异现象及临床意义的研究.中华耳鼻咽喉杂志,2004,39(9):534-37

[22] Funai H,Tajima B,Takubo M,Ota Y. Ogawa K,Iinuma T.Ventilation and passages in the middle ear.AS tudy by HRCT in Patients with Attic Cholesteatoma.Nippon Jibiinkoka Gakkai Kaiho,1992,95(7):1005-1011

[23] 张全安,张青,郑国玺,等.胆脂瘤型中耳炎形成的局部炎性浸润和刺激的病理机理研究.中华耳鼻咽喉-头颈外科杂志,2005,40(1):6-9

[24] Paparella MM, Sipila P, Juhn S K, et al. Subepithelial space in otitis media. Laryngoscope,1985,95:414-421

[25] Hentzer E, Jorgenson MB. The submucous layer of the middle ear in chronic otitis media. I. Secretory otitis media . A histological and ultrastructural study. Arch Klin Exp Ohr-Nas u Kehlk Heilk,1972, 201:108-118

[26] Paparella MM. Pathogenesis of midlle ear effusions. Act Otolaryng,1985,63-65

第四章　中耳炎临床理论研究

第一节　中耳炎发生发展过程的隐蔽性

内容要点

- 中耳炎发病、病理演变过程的隐蔽性是中耳炎较普遍存在的一种基本属性。
- 中耳炎致病微生物的毒力较弱、咽鼓管的亚功能状态、中耳内通风引流的轻度阻塞可能是中耳炎隐蔽性的原因。
- 认识中耳炎的隐蔽性，深入研究诊治和预防缺少耳科症状的中耳炎具有重要临床意义。

一般将发病急、有明显中耳症状、病程在3个月以内的中耳炎称为急性中耳炎，传统中耳炎概念常常与鼓膜穿孔和耳漏相联系。慢性中耳炎也曾被定义为慢性耳漏液由鼓膜穿孔流出者，多有急性中耳炎病史。既往的中耳炎分类把是否伴有鼓膜穿孔和耳漏作为慢性中耳炎的重要诊断依据。然而，随着中耳炎病理研究的逐步深入，近年来的研究却发现，绝大多数中耳炎患者的发生和发展都是较隐蔽的。笔者的一项研究结果显示，绝大多数早期阶段的中耳炎和慢性病理阶段的中耳炎均无明显临床症状，多无鼓膜穿孔、耳流脓及明显的耳聋症状。这与传统的教科书有关中耳炎病理和临床症状诊断的概念有很大差别。其原因可能是以往对中耳炎病理和临床的隐蔽性缺少研究和认识，对鼓膜完整的中耳炎病例诊断认知水平低，有关中耳炎的诊断标准主要建立在那些有明显临床症状的病例的基础上，以及过多强调临床表现的缘故。本节将从病理探讨入手，对这一类没有明显临床症状和体征的中耳炎发生发展、状态进行讨论。

一、中耳炎隐蔽性的提出

1. 早期的相关研究　有关中耳炎隐蔽性发病的病理状态，很早以前就有颞骨标本的观察性研

究报道。VonTroltsch 1858 年对 48 例出生 17 小时至 1 年的婴儿颞骨进行了观察，除 13 耳正常外，其余35 耳内均发现有"腐败的卡他"存在。1868年 von Wreden 观察了 80 例颞骨标本，发现只有14 耳正常。1931 年 Schwarz 研究了 202 例颞骨标本，84 耳发现有中耳炎改变。1962 年 McLellan 研究了早产儿颞骨，发现 68% 有中耳炎改变。1964年 Buch 研究了 135 例新生儿颞骨，在 43% 的中耳腔中发现了白细胞，19% 的中耳腔结缔组织中可见白细胞浸润。1973 年 De.Sa 研究了 130 例围生期死婴颞骨，60% 有中耳腔液体，或是羊膜腔液，或是化脓性、浆液性渗出液。

1969 年 McLellan 对 84 例新生儿的临床研究发现，中耳炎性改变与胎盘、脐带及羊膜的感染性变化直接相关。1978 年 Balkany 对新生儿 ICU 中的 125 例患儿的研究发现，30% 有中耳渗出液。Shurin 等 1976 年使用耳内镜和鼓室测量检查发现，新生儿人群中中耳渗出液的发生率很高，且常常与系统性感染性疾病有关。

1980 年，Paparella 在病理研究和临床观察的基础上提出了"隐蔽性中耳炎"的概念，指出隐蔽性中耳炎是中耳腔有炎性病理改变，而临床上缺乏症状和体征的一类中耳炎。1986 年 Paparella

针对 1985 年国际耳科学术研讨会分类中提出的"慢性中耳炎是鼓膜穿孔伴有耳漏"的定义，再次发表文章，把隐蔽性中耳炎定义为隐藏在完整鼓膜后方，通过常规检查没有发现和不能发现的中耳慢性炎症状态。他认为这是中耳慢性感染的一种类型，并从病理和临床应用方面对这种类型进行了探讨。此后 Paparella 把这种常见的临床发病状态作为一种特殊的临床类型归纳到他总结的中耳炎分类中，认为这是独立于其他类型之外的一种临床类型，但和其他类型中耳炎的病理过程一样，仅是缺少临床症状而已，它既可以出现炎症消退，也可以向中耳炎后遗症转变。

2. 近年的有关病理、临床研究 近年来的临床和病理研究也显示了同样的结果。Costa 在 1992 年的临床研究中比较了 116 耳鼓膜完整的慢性中耳炎和 28 耳鼓膜穿孔的慢性中耳炎的颞骨病理切片，发现两者的颞骨病理改变无明显差别；Jaisinghani1999 年对 150 耳颞骨病理切片的研究表明：鼓膜病变是中耳腔内病变存在的重要表现，同时指出鼓膜没有病理改变并不能排除中耳腔病变的存在。笔者 1999 年用光镜观察比较了 306 例各型中耳炎颞骨连续切片后发现：早期阶段的中耳炎中有 91% 缺少临床症状；81.5% 的处于慢性病理阶段的中耳炎不但没有中耳炎病史，而且无明显临床症状，多无鼓膜穿孔、耳流脓及明显的耳聋。

3. 中耳炎隐蔽性的提出 以上这些研究结果均清楚表明，绝大多数中耳炎的发病、病理演变过程是隐蔽性的。因此，笔者认为把这种缺少临床症状的中耳炎称为"隐蔽性中耳炎"，看做是中耳炎的一种特殊类型，定性定位不够准确。除了其发病隐蔽、缺少临床症状外，在病理改变、治疗和预后等方面与有症状的中耳炎并没有本质上的不同，故不应定义为特殊性中耳炎。还因其缺少临床症状或症状很轻微，这一概念难以指导这类患者的诊断和治疗。笔者首次提出把临床上普遍存在的这种中耳炎特点称为"中耳炎的隐蔽性"，认为这实质上是中耳炎病理和临床发病、进展的一种重要属性，其与"隐蔽性中耳炎"概念完全不同，这样可为临床医生在中耳炎的诊治中提供一个客观、准确、灵活的指导思想和思路。

国内关于中耳炎隐蔽性的研究，近 30 年的文献报道很少。多数学者把中耳炎隐蔽性的自然属性当做隐袭发生的、有严重并发症的中耳炎特殊

病例来报道，这和我们的理解有很大差异。

Meyerhoff 在对 92 例各型中耳炎颞骨连续病理切片与临床资料的对比研究中发现：在中耳腔存在不可逆病变的病例中，约 81% 临床上缺少鼓膜穿孔和耳漏的表现。Paparella 在对 123 耳婴幼儿慢性中耳炎的临床病例研究中发现，大部分患儿没有临床可见的症状和体征。笔者用同样的方法观察了 306 耳各型渗出性中耳炎颞骨连续切片，得出了相同的研究结果。这些临床和病理研究都说明中耳炎发生、发展过程的隐蔽性是一种普遍存在的病理和临床现象。此外，这或许和幼儿患者表述不清，成人患者忽视了轻微的耳科症状有关，或许也和初级卫生保健不能及早发现有关。这就提醒我们在临床工作中对于怀疑中耳炎，但没有明显临床症状的患者一定也要注意诊察，不能忽视中耳炎的存在。

二、中耳炎隐蔽性的病理机制

隐蔽性是中耳炎发生、发展的一种基本属性。Paparella 认为，分泌性中耳炎也有连续性发展的特性，即以各种渗出液为特征的中耳炎都可按照一个从急性、亚急性到慢性阶段的连续性过程发展。在这一过程中，各种渗出液彼此可以相互转化或混合存在。如果中耳炎在急性和亚急性阶段未能彻底吸收消退，就有可能持续发展，最终形成慢性中耳炎乃至后遗症。上述的病理演变过程，可以是以症状明显的各种中耳炎形式出现，也可以以各种隐蔽发生的中耳炎形式出现。近年的调查研究发现，在婴幼儿及学龄儿童中，中耳炎发病率很高，约占儿童的 10%~40% 左右，绝大部分因症状不明显而未被诊断、治疗。那么是什么原因导致中耳炎隐蔽地发生发展，而不产生明显的临床症状呢？这可能与以下因素有关。

1. 致病微生物的毒力和患者的防御能力 一般认为，隐蔽发生的中耳炎其致病菌毒力相对较弱，而宿主的机体免疫和防御能力相对较强。这样就可能在中耳腔存在一种病菌隐伏，宿主免疫功能长期妥协的病理状态，可以没有明显临床症状出现。在宿主免疫功能低下时，可呈现为急性中耳炎或者中耳炎复发。病变可以长期存在而宿主没有症状，但是隐蔽的致病菌会缓慢地产生内、外毒素，向中耳腔排泌，结果引起中耳黏膜炎性反应，并通过圆窗膜或者其他途径对内耳造成损害。

2. 咽鼓管的亚功能状态 咽鼓管阻塞多年来一直被认为是慢性中耳炎发病的一个重要原因。然而，近年来有关中耳炎的病因、病理研究都表明：渗出性中耳炎时，咽鼓管的开放压是可以顺利通过咽鼓管峡部的，慢性中耳炎颞骨病理观察也未见有咽鼓管阻塞。虽然咽鼓管机械性阻塞是中耳炎发病主要原因的机会极少，但是咽鼓管功能不良却经常存在，有学者称之为"亚功能状态"。此时咽鼓管可以在功能的低限度内维持中耳内外的气压平衡和中耳传音功能的正常进行。这就导致中耳腔可能产生很少量炎性渗出液，并能向鼻咽部引流，但是患者的听力下降却不明显，病变更容易隐蔽下来（图4-1-1）。

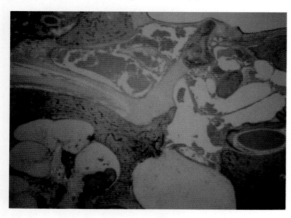

图4-1-1 鼓膜完整的慢性中耳炎显示中耳腔有脓液、粘连，内耳纤维骨化性迷路炎等多重病变。

3. 内通风引流阻塞 中耳后部区域的解剖特点是腔隙狭小，多为盲管状囊腔，引流不通畅。中耳腔系统的解剖特点是越向后纤毛分布越来越少，假复层纤毛柱状上皮逐渐演变为单层扁平上皮。这些特点造成中耳炎症状态下，后部区域容易积存渗出液和分泌物。积存越久，形成顽固性病变的机会就越多，其临床意义就是导致中耳后部区域容易在炎症状态下积存渗出液，但耳镜检查却不容易发现病变征象，而且病变初期对听骨链的传音功能也不造成明显的影响，患者可以自觉听力正常，形成中耳炎的隐蔽状态。临床上常见到某些颞骨CT显示乳突区密度高，患者无明显中耳乳突症状者即属于这种情况。

三、中耳炎隐蔽性的临床意义

（1）由于中耳炎发病和病变过程的隐蔽性，临床上无法判断很多病例准确的病程长短，因而

把病程长短作为中耳炎分类诊断的一个首要指标来区分急性和慢性中耳炎，其科学性和实用性有限。患者提供的出现明显临床症状的病史只能作为诊断的临床依据之一，客观检查结果往往可以提供更可靠的诊断证据。

（2）临床上常见的突然发生的，有明显耳痛、流脓、听力下降的中耳炎，我们称之为急性中耳炎的患者，有可能是中耳炎长期隐蔽存在，患者免疫力低下或者感染加重时突然暴发的结果，不一定都是首次发病。

（3）中耳腔有不可逆病变组织形成时，鼓膜可以完整，甚至外观基本正常，患者无中耳炎病史，也可没有明显的耳科症状。因此临床工作中，不能忽视那些无耳漏病史和鼓膜穿孔的中耳炎病例，应重视对不明原因听力检查结果显示传导性耳聋和混合性耳聋患者的影像学检查。

（4）对于急性中耳炎和慢性中耳炎急性发作患者，经过治疗，耳痛、耳闷、耳流脓等临床症状消失并不能肯定说明已经治愈。应对这些中耳炎患者严密观察，定期复查，尽可能采取声导抗检查、CT或MRI等影像学检查作为患者治愈的主要依据。

中耳炎发生发展过程中的隐蔽性是中耳炎的一种自然属性。如何从中耳炎发病过程中各种轻微的耳科症状的动态变化着手，重视详尽病史采集，如缓慢的听力下降、耳闷、患侧头闷痛、耳鸣，通过获得这些资料和必要的检查更加准确地诊断和治疗，仍有待于我们在今后的工作中进一步研究解决。

中耳炎的相关知识主要是建立在有明显临床症状的中耳炎诊治经验的基础上，由于病理认识水平、临床检查及诊治手段的限制，以往无症状或症状轻微的中耳炎患者很少去医院就诊，耳科医师也缺少这方面的知识和诊治经验。因而，耳科医师和患者都对中耳炎的隐蔽性缺乏认识。这是当前中耳炎的相关理论、临床诊治存在的一大盲区。进入这一盲区，探明诸多问题具有非常重要的临床意义。由于婴幼儿时期免疫系统尚不健全，易患上呼吸道感染，中耳炎常是其并发症，加之婴幼儿不会述说病情，因而在婴幼儿及学龄儿童中很多中耳炎易被家长和医生忽视。中耳腔非常狭小，一旦形成慢性中耳炎治疗就相当困难，对患儿的智力发展和教育的不良影响很大。为尽快提高对中耳炎的诊治水平，防止漏诊误诊带来的不良后果，患儿家长、耳科医师正确认识中耳炎的隐

蔽性非常重要。对婴幼儿及学龄儿童适时进行耳科健康查体，对某些中耳炎高危群体进行跟踪复查是

预防中耳炎，提高耳科健康水平的重要环节。

张全安

参考文献

［1］ Paparella MM, Kimbeley BP, Alleva M. The concept of silent otitis media: Its importance and implications. Otolaryngol Clin North Am,1991,24（4）：763-767

［2］ Pulec JL, Deguine C. Classification of chronic suppurative otitis media. Operative Technigues in Otolaryngology, 1995, 6（1):2-4

［3］ Costa SSD , Paparella MM, Schachem PA，et al. Temporal bone histopathology in chronically infected ears with intact and perforated tympanic membranes. Laryngoscope,1992,102:1229

［4］ Takahashi H, Hayashi M, Sato H,et al. Primary deficits in eustachian tube function in patients with otitis media with effusion. Arch Otolaryngol Head Neck Surg,1989,115（5):581-584

［5］ Sade J, Luntz M ,Yaniv E,et al.The Eustachian tube lumen in chronic otitis media . Am J Otol, 1986,7（6）:439-442

［6］ Homquist J. Eustachian tube function in patients with ear drum perforation follwing chronic otitis media. Acta Otolaryngol（Stockh），1969,68:391

［7］ 张全安，Paparella MM. 中耳炎隐蔽性发病的病理因素探讨. 临床耳鼻咽喉科杂志，1998，12（7）：302-305

第二节　分泌性中耳炎的理论和临床诊治研究进展

内容要点

● 分泌性中耳炎主要是由轻度感染或炎症所致。没有急性耳科症状，中耳以各种炎性渗出液为主要病理产物。现代研究认为浆液主要是由中耳腔轻度感染或炎症反应所致，中耳负压并非主要病因。慢性期可伴有顽固性病变形成的中耳炎。

● 反复或迁延的中耳感染、继发性中耳负压不能及时平衡、内通风引流通道阻塞是分泌性中耳炎慢性化的原因。

● 分泌性中耳炎的诊治应遵循"以听骨链为中心的诊治理念"，主要实施抗感染、外科干预、引流排出渗出液、平衡中耳负压及动态观察、个体化治疗的原则。

分泌性中耳炎是临床常见病，在婴幼儿和学龄儿童阶段发病率高达10%左右。因其多伴随上呼吸道感染而发生，加之发病隐蔽，症状较轻，常被上呼吸道感染症状掩盖。还由于患者多年幼，不会述说症状，易被家长忽视而就诊率低。所以，耳科医生对其接触、感知、研究的范围也有限。此外，因为中耳系统解剖结构非常纤细脆弱，对其研究和诊治有诸多困难，且以往的诊治手段较落后，故目前对婴幼儿乃至成人分泌性中耳炎的研究尚有许多盲区。对分泌性中耳炎的病因、发病、病理演变规律以及相关影响因素、诊治理念和方法等诸多问题尚不十分清楚，需要更多的深入研究和充分讨论才能逐步明确认识，总结、创

新出更合理、高效的诊治方法和技术。本节就分泌性中耳炎的一些焦点问题结合近年的相关研究结果进行深入探讨。

一、定　义

分泌性中耳炎曾经的命名和定义集中体现了不同时期对分泌性中耳炎病因、病理、临床表现的研究和认知水平。分泌性中耳炎曾有"卡他性中耳炎""渗出性中耳炎""浆液性中耳炎""非化脓性中耳炎""胶冻耳"等不同诊断名称。当今英文多将其简称为 OME（otitis media with effusion），也有称为 SOM（secretory otitis media）者。并定义为"不伴有耳部急性感染症状和体征的

中耳积液"。此定义主要强调从临床表现方面与急性中耳炎加以区分，并没有限定其中耳积液的性质，除浆液、黏液外，还包括有脓液及两种以上的混合性积液在内。但我国近年的儿童中耳炎诊断和治疗指南（草案）中又将分泌性中耳炎定义为"以中耳积液（包括浆液、黏液、浆-黏液）及以听力下降为主要特征的非化脓性炎性疾病"，此定义限定了中耳积液的性质和性状，并定位为非化脓性炎症，即脓性积液不包括在内。先前笔者的人中耳炎颞骨病理研究显示：早期中耳炎（包括急性中耳炎）和慢性中耳炎中，化脓性中耳积液分别为 75% 和 56.3%，但绝大多数无明显中耳炎症状，且鼓膜完整。所以，虽然分泌性中耳炎的后一种定义明确限定了中耳积液的性质，事实上在临床中其与无明显症状的化脓性中耳炎难以鉴别。

在我国，一般认为国内外这两种最具代表性的分泌性中耳炎定义是相同概念。但仔细分析则不难看出当今耳科学界对分泌性中耳炎病因、病理本质的理解和解释是有差别的。前者不强调病因和中耳积液性质的不同，只强调没有中耳的急性感染和相应的临床急性表现。而我国的分泌性中耳炎定义则强调中耳积液为非化脓性。主要区别在于积液中是否包括脓液在内，这一差别的背后暗藏着对分泌性中耳炎的病因、病理和诊治等一系列问题的不同理解。

从历史上对分泌性中耳炎的不同诊断名称和当今分泌性中耳炎定义中的某些差别，可以看出分泌性中耳炎命名的繁多和混乱。这种纷乱现象背后的根本原因反映了耳科学界不同时期不同学者对分泌性中耳炎的病因、病理以及临床表现、诊治等重要问题的研究和认知水平的不同。耳科学家根据当时所掌握的循证医学证据、临床诊治的经验和理解所给出的诊断名称、定义都有一定的理论、临床依据，但在病因、病理和临床表现等方面的描述和解释多有一定的侧重点和局限性。

早期认为中耳炎是细菌性炎症，统一命名为中耳炎。以后随着对中耳炎中耳腔渗出液不同性质的发现，以及对其性状和产生原因的研究，认为它们是由不同病因引起的不同病理过程。因而也涉及针对病因的不同治疗方法，开始出现了依据中耳炎性积液的性质进行的分类法，主要将其分为化脓性和非化脓性中耳炎两大类。近年更多的循证医学证据表明：非特异性中耳炎都是致病微生物引起的，中耳炎性渗出液的不同性质与致病微生物的种类、毒性强弱、中耳炎所处的病理阶段以及治疗因素有关，并非是由不同病因引起的。因此，对其命名也有趋向同一的趋势，逐步使得化脓和非化脓的界线模糊不清。常常仅分为"急性中耳炎"和"慢性中耳炎"，不再依积液性质细分。国外出现了 OME 的命名，且包括各种渗出液，其仅表示中耳有渗出液、鼓膜无穿孔两个特征，并不表示渗出液的性质特征。因此，当今对中耳炎病因学一元论的认同，有使化脓性与非化脓性两种分类概念再次合二为一的趋向。

我国的分泌性中耳炎定义，与以往惯用的非化脓性中耳炎相提并论。分泌性中耳炎命名和定义又出现了新的混乱，使人费解。因此，对分泌性中耳炎的术语内涵应如何诠释、理解是需要重新考虑的。

这种对分泌性中耳炎定义表述的差异只有当其病因、病理和临床诊治的一系列关键问题得到解决，且能从全局上揭示并把握其本质时，才能逐步形成更完整、统一、准确的定义表述。

笔者认为，尽管当今对分泌性中耳炎有各种不同的诊断名称或定义，但它们都有 2 个共同之处：①没有急、重中耳炎的临床症状；②中耳腔的主要病理产物是炎性积液，绝大多数尚没有更晚期的其他顽固性病变形成。这实际是在笔者"中耳炎三段论分类法"中所界定的临床症状较轻的那部分轻型早期中耳炎患者。它们都是由致病微生物感染引起的早期可逆性病变，它们的病因和病理本质都是相同的。将其统称为早期中耳炎更简明，没有必要将其另列为"分泌性中耳炎"，这样可避免认识上的混淆和诊断名称的不统一，使中耳炎的分类、临床诊治都变得简单易行。

二、病 因

对分泌性中耳炎病因的正确认识是指导有效治疗的基础。讨论分泌性中耳炎的病因，不可避免地要涉及如何评价咽鼓管在分泌性中耳炎中的作用问题。长期以来，一直认为咽鼓管腔的炎性阻塞是分泌性中耳炎的主要病因。因咽鼓管腔峡部直径不足 1mm，非常狭窄，中耳炎时中耳腔多呈现负压状态，有理由推论咽鼓管易被黏膜的炎性病变阻塞而出现中耳负压，继之在中耳负压的作用下产生炎性渗出液，发生分泌性中耳炎。这种推论看似很合理，但这一理论存在的核心问题是缺少咽鼓管病理阻塞的直接病理学证据。近年不少研究对这一基本理论提出质疑。Sade 对中耳炎颞骨咽鼓管腔横截面与正常标本进行了比较测量，结果显示两者咽鼓管全程均未发现有差异。笔者的 32 例中耳炎颞骨病理研究结果表明，中耳炎时咽鼓管黏膜无明显炎症改变，亦未发现咽鼓管有炎性病变阻塞者，与正常标本组织病理学比较观察未见明显差异。国外对中耳炎咽鼓管功能比较测试研究的结论是，咽鼓管机械性阻塞引起中耳炎的机会极少。

近代比较流行的理论是，咽鼓管功能障碍导致中耳负压是中耳产生渗出液，发生分泌性中耳炎的主要病因。但如果是咽鼓管发育不健全或机械性阻塞所致功能障碍应该多是持久性或较持续性的，它所引起的中耳负压和分泌性中耳炎也应是长期和顽固的。然而，大多数分泌性中耳炎和中耳负压常随上呼吸道感染而出现，随其痊愈而获平衡，呈现间歇性发病和短期的临床过程，且与上呼吸道感染有明显的"锁时关系"，常常对抗感染治疗有好的效果，符合炎症性疾病的临床过程。

笔者经临床观察认为：中耳负压不一定都主要是咽鼓管本身的功能障碍引起的。因为中耳炎时中耳腔负压可以是短暂的或间歇性的；对分泌性中耳炎行鼓膜置管治疗时，虽然未见外耳道有渗液流出，但中耳渗液可排空，且中耳负压可得以平衡而治愈。笔者推测中耳炎时很可能因中耳系统渗液产生过快，或因为是黏液黏稠度大，超过了咽鼓管的正常排出能力，或因咽鼓管的黏纤系统的排流作用下降，使渗液积存在中耳腔和咽鼓管腔内，进而使空气无法进入中耳腔系统，中耳腔系统原有空气被吸收后得不到补足而形成负压。这种负压作用使中耳积液排出更加困难，甚至形成恶性循环。鼓膜置管后中耳负压得以平衡，渗液从咽鼓管排出，其通气功能也得以恢复的病例可以说明这种解释的正确性。换言之，中耳炎时，中耳腔负压不一定是产生渗出液的原因，却有可能是炎性渗出液积存的结果。因此，应克服定势思维，要记住中耳负压不都是咽鼓管本身的问题引起的，可能有更多原因。应仔细动态观察，认真分析，求证其真正的原因，才能准确诊治。

中耳腔系统是上呼吸道向外延伸的空腔器官，其黏膜的组织结构与上呼吸道黏膜基本相同。分泌性中耳炎与上呼吸道感染有明显"锁时关系"，常是上呼吸道感染的并发症，应把中耳系统看做是上呼吸道的一部分，它们的炎症性病因应该具有共性。近年不少研究表明，致病微生物的感染是分泌性中耳炎的病因，组织病理学观察研究没有发现中耳炎颞骨咽鼓管黏膜有明显炎性改变和管腔被病变阻塞的现象。因此，笔者有理由认为：虽然咽鼓管功能障碍、感染、免疫功能低下，甚至遗传、环境因素都是引起中耳炎的病因，但致病微生物感染是分泌性中耳炎直接的主要发病病因，而其他均是次要病因，如果没有感染，它们本身单独直接引起分泌性中耳炎的机会很少，但它们可促使感染或使感染加重。咽鼓管引流功能低下，或称亚功能状态可使感染的中耳腔更容易积存渗液形成分泌性中耳炎。以往的分泌性中耳炎病因学理论把咽鼓管功能障碍导致中耳负压的病因作用过于放大了。

三、病　理

正确认识分泌性中耳炎的渗出液性质、产生、相互转变、流向规律和积液病理归转的病理演变过程是指导高效诊治分泌性中耳炎的基础。教科书中有关分泌性中耳炎的病理描述得很简单，仅解释浆液是由中耳负压导致中耳黏膜微静脉扩张，血浆漏出所产生，浆液可能主要由水分、血浆蛋白质和电解质组成。对于慢性分泌性中耳炎的其他顽固性病变（肉芽、粘连、骨质破坏等）的病理过程并未描述。明确提出用诊断名称，其指除浆液外，还包括有黏液、脓液。传统认为浆液是由血管扩张引起的自血管漏出的血清性渗出液（图 4-2-1）；黏液是因慢性炎症刺激中耳黏膜上皮

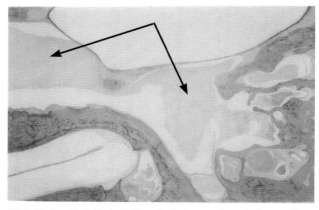

图 4-2-1　浆液性中耳炎，中耳呈现血清性渗出液（箭头所示）。

化生的黏液细胞分泌的含有黏蛋白的液体（图4-2-2）；脓液则是黏膜炎性充血引起的白细胞、红细胞及血浆、纤维蛋白自血管主动渗出而形成的渗出液（图4-2-3）。

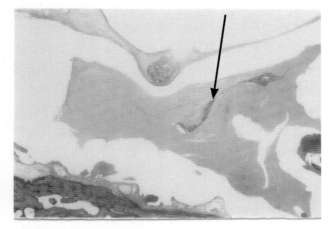

图4-2-2　黏液性中耳炎，中耳腔有黏稠蛋白样液体（箭头所示）。

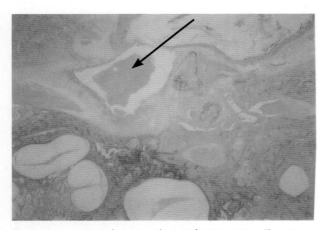

图4-2-3　化脓性中耳炎，中耳腔有脓性液体（箭头所示）。

目前认为浆液也不是主要由中耳负压产生的，黏膜的炎症致血管扩张常是浆液产生的主要原因。以前认为浆液是被动漏出液，是属于中耳负压从血管中"吸"出来的液体。如上所述，当今临床循证医学表明中耳积液很可能是细菌性炎症所致。同样，基础研究也支持这一观点。因此，在分泌性中耳炎浆液的产生机制方面的认识与以往有很大不同。

首先，从生理学角度来说，黏膜上皮不存在漏出的组织结构基础。一般来讲黏膜负责水分的进入，而皮肤负责水分的蒸发。当然发生感染时黏膜也可泵出大量水分，如霍乱、急性痢疾，但那是水通道被细菌毒素异常激活的结果，并非自

由流动。渗透压在有屏障的地方不会起作用。很多情况是咽鼓管闭塞或功能不全导致中耳环境改变，某些正常细菌和病毒繁殖或者代谢紊乱而导致细胞因子的释放。细胞因子引发了水电解质通道的激活，大量间质包括水、电解质、蛋白等各自通过专门的通道进入中耳腔，从而产生积液。本质上讲，这是一次隐蔽性炎症造成的结果，并非是无菌无毒的。凡是出现在中耳腔的水、电解质、血浆蛋白、炎症介质、炎症细胞都得通过某种通道或机制转运到中耳腔，由于负压而被动漏出到中耳腔的可能性很小。

中耳腔的病原残体也可导致中耳腔积液。假如咽鼓管阻塞，中耳腔的正常菌群很不适应这种缺氧、低压的情况而死亡，或者经抗感染治疗细菌被杀死，细菌会留下含有内毒素的细胞壁碎片、细菌生物膜，这些细胞壁碎片或生物膜可以激活中耳上皮细胞的表面受体，从而引发较轻的炎症反应，出现中耳腔积液。

近年的分子生物学研究普遍认为中耳腔积液是在炎症系列因子（介质）和水、氯化钠转运蛋白等作用下，主动由血管内"分泌"或"渗出"来的，并非是简单的漏出。总而言之，只要中耳腔有轻度炎症反应存在，临床就会表现出中耳腔积液。

脓液（即白细胞）的渗出，黏液的分泌都是在炎症作用下的主动病理行为，它们的目的较明确，就是强化炎症免疫，杀死（吞噬）致病微生物，或强化黏纤转运系统，将致病因子（细菌、毒素等）转运到体外，是炎症反应的一部分。但血浆（即浆液）的漏出目的尚不清楚。

这3种不同性质的炎性液体可因病情变化、治疗等因素的影响而相互转化或混合存在。如浆液可因感染加重或合并其他病菌感染而产生脓液；化脓性炎症也可因感染受到控制，或在愈合过程中不再产生脓液而产生浆液；中耳黏膜在较长期炎症刺激下，黏膜柱状或立方上皮可化生为黏液细胞，并分泌黏液。有时可能因不同病因的共同作用，会有两种或三种不同性质的炎性渗液混合存在（图4-2-4~5）。

分泌性中耳炎主要指轻度感染的中耳炎，急性中耳炎和分泌性中耳炎可以是中耳炎连续发病过程中的不同时期。分泌性中耳炎也可以是急性中耳炎、化脓性中耳炎病程中致病菌被杀灭后残

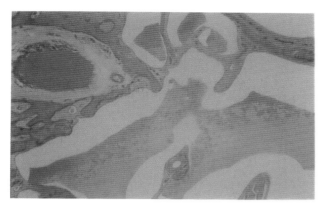

图 4-2-4　浆脓性中耳炎。

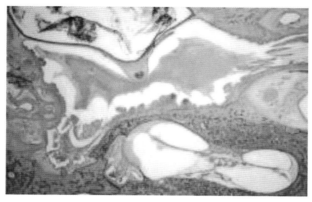

图 4-2-5　黏脓性中耳炎。

余成分所引起的炎症反应。在临床上很难与鼓膜完整且中耳有脓液成分但症状轻微的化脓性、浆脓性或黏脓性中耳炎区分，除非做渗出液涂片病理学检查。

　　由于中耳腔系统的中、上鼓室黏膜富于血管、神经，是感染和炎症最易发生的区域，因此，炎性渗出液主要产生于中、上鼓室黏膜。中耳渗出液若不能及时排出，积存在中耳腔会引起继发性中耳负压。这种继发性中耳负压有三方面的不利影响：其一是抵消咽鼓管的排流作用，使渗出液排除困难，积存量增加；其二是加大了微血管腔内外压力差，增加了它的扩张和渗出，且减弱了其吸收渗液的能力；其三是积液会在继发的中耳腔系统负压吸引下倒流向鼓窦、乳突区。因此，炎性渗出液一旦积存在鼓窦乳突气房内，由于此处无黏液毯的排流功能，加之气房间通道十分曲折狭窄和负压的作用，积液几乎无法再经中耳腔的内通风引流通道排出。渗出液在乳突长期积存，若不能完全被吸收，很可能形成顽固性病变和慢性乳突炎。

　　早期分泌性中耳炎最常见的病理产物是炎性

渗出液，这些炎性渗出液产生后会到哪里去呢？在没有治疗干预的自然病程中，炎性渗出液的一部分经咽鼓管排到鼻咽腔，一部分经黏膜血管吸收回体内。若渗出液因中耳负压、内通风引流通道阻塞等原因不能排入鼻咽腔，也不能完全被吸收，可能会长期存留在中耳腔。

　　以往对炎性渗出液在中耳腔长期积存会发生什么病理改变？肉芽组织是怎样形成的？这些问题不很清楚，现今的教科书缺少这方面的描述。笔者近年的中耳炎颞骨病理观察研究结论是：中耳腔炎性积液可机化形成肉芽组织，并取而代之（图 4-2-6）。

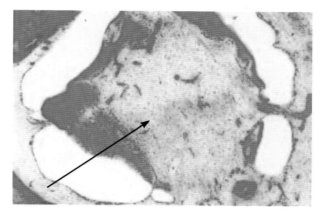

图 4-2-6　积存在乳突气房中的炎性渗出液将被机化的肉芽组织（箭头所示）取代。

　　渗出液的机化吸收和肉芽组织形成是同时发生在同一区域的同一病理过程，肉芽组织仅在渗出液积存的区域形成。与炎性渗出液相比，肉芽组织是更具实质性的顽固性病理产物，常需手术清除治疗。肉芽组织的产生就标志着慢性中耳炎的形成。因此，炎性渗出液的机化吸收与肉芽组织形成是最具病理和临床意义的病理过程。

　　近代的相关研究表明：中耳炎性渗出液中存在有多种炎性浸润细胞、内毒素、细菌抗原，以及主要由炎性细胞产生的如肿瘤坏死因子、血管内皮生长因子、转化生长因子等多种炎性介质。这些物质相互作用，可介导系列炎症级联反应，包括使血管通透性增加、炎症加重、渗出液持续产生和中耳炎的慢性化过程、肉芽组织形成、骨质吸收破坏及胆脂瘤形成。这些更深层面的分子生物学研究结果与笔者的病理学研究结果不谋而合，都表明炎性渗出液的积存与中耳炎的慢性化和肉芽组织、胆脂瘤的形成密切相关。

四、分泌性中耳炎的慢性化机制

慢性分泌性中耳炎反复发作或长期迁延不愈，往往需要外科治疗，是临床上的治疗难题。当今对慢性中耳炎形成机制的认识还停留在比较浮浅的早期阶段。从病理和临床实践两方面来看，对慢性中耳炎的概念和界定尚不完全吻合。病理学认为慢性中耳炎是以中耳腔系统有顽固性难以恢复，甚至不可逆的病变形成作为界定标志的。临床则以中耳炎症状持续时间长短划分急、慢性中耳炎，一般中耳炎迁延半年未愈者就诊断为慢性中耳炎。从理论上讲病理学标准更为科学、准确，但由于对一个具体病例难以确定其中耳系统是否有顽固性病变形成，临床应用有一定困难。临床标准便于应用，但武断的成分较大。因为相当一部分分泌性中耳炎临床症状轻微或者几乎没有症状，特别是婴幼儿不会述说症状，医师往往难以知道患者的确切发病时间。因此，无论是病理学标准还是临床诊断标准，这两者在临床应用中都有一定的缺陷和困难。

一般认为慢性中耳炎是急性中耳炎治疗不彻底或反复发作迁延的结果。这是从临床症状的外部视角观察到的中耳炎慢性化的某些原因或因素，并不完全。由于以往对中耳腔内的病理慢性化的具体病变细节和机制研究少，从中耳腔内部病理变化规律的角度对其慢性化的病理病因没有作出解释。笔者的病理和临床研究结果认为：在中耳炎病理过程中，由中耳渗出液引起的中耳腔继发负压不能平衡以及中耳系统内通风引流通道的病理性阻塞，最后导致炎性渗出液在中耳腔系统长期积存是中耳炎慢性化的两个重要的直接病理病因。因为这两种原因引起中耳腔长期积存渗出液，就会形成如肉芽组织、粘连病变和包裹性积液这样的顽固性病变，使中耳炎病理转向慢性过程。

因而，中耳炎早期除抗感染治疗外，尽快排出渗出液，平衡中耳负压，预防中耳的炎性病变阻塞内通风引流通道应是防止慢性中耳炎形成的有效治疗方法。

五、以听骨链区为中心的动态观察诊治理念

听骨链是中耳最重要的听力结构。笔者以前的病理和临床研究表明，听骨链区（包括上鼓室和中鼓室后上象限砧、镫骨区）比中耳腔系统其他区域的病变都严重，笔者称之为"中耳炎区域

性病理差异现象"（图4-2-7）。这些病变对听力损害很大。因此，无论从解剖、生理、病理和临床诊治需要的角度，都应将听骨链区作为中耳炎诊治的中心区域，这一诊治理念更直接地切中了诊治的关键性问题。在中耳炎的诊断中要尽可能查清楚听骨链区的病变性质、范围和严重程度，力争对中耳腔病变作出精确诊断，这样才能拟定针对性强的治疗措施，获得好的治疗效果。在治疗中要设法防止听骨链区顽固性病变形成，或者彻底清除此区的不可逆病变，重建听骨链的完整。

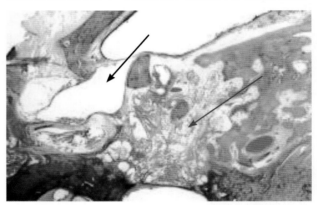

图4-2-7　听骨链区（砧、镫骨区）充满肉芽粘连组织（蓝箭头所示），但前半中鼓室无病变（黑箭头所示）。

在分泌性中耳炎的临床诊断中，准确地把早期中耳炎和慢性中耳炎诊断区分开来是十分重要和困难的。即如何确定中耳腔、听骨链区是否有顽固性病变是个关键性问题。因为它们的治疗方法和预后常有很大不同。依笔者的经验认为进行临床动态观察是比较可行的方法。因为，早期分泌性中耳炎与慢性分泌性中耳炎的临床症状常很相似，不易判别。它们的一个重要区别是对保守治疗的反应不同。一般来讲，早期中耳炎中耳腔的炎性病变多是可逆的，对保守治疗敏感、效果好。慢性中耳炎则正好相反，中耳腔多为顽固性病变，保守治疗很难消退。据此，可以对分泌性中耳炎进行治疗动态观察，配合必要的检查，进而判断中耳腔是早期中耳炎可逆性病变还是慢性中耳炎的顽固性病变。保守治疗前后比较观察的内容包括自觉症状、耳镜检查、听力学和颞骨的影像学检查。对有炎症自行消退趋势者，可暂不予治疗，严密观察，据病情变化需要，再给恰当抗感染治疗。对保守治疗敏感、效果明显者很可能是早期可逆性病变，较短期内治愈的可能性大。对治疗效果不佳，各种检查显示无好转者应考虑

中耳腔有顽固性病变形成的可能。应尽早查清原因和中耳腔病变的详细情况，给予正确治疗。在临床诊断中不应过多强调以中耳炎病程长短作为早期分泌性中耳炎与慢性分泌性中耳炎的划分标准，而应着力查清中耳腔，特别是听骨链区是否有顽固性病变的形成，并依此作为慢性分泌性中耳炎的诊断依据（图4-2-7）。

颞骨CT薄层断层扫描可显示中耳的精细解剖结构、病变部位和程度，以及中耳内通风引流通道阻塞的情况，对炎性病变性质的确定也很有价值，对疑似慢性中耳炎形成者能提供更多有用的诊断信息。但射线对婴幼儿有一定影响，应慎用。

以听骨链区为中心的诊治理念，就是要明确对早期分泌性中耳炎的治疗目的是设法排出或吸出炎性渗出液、抗感染、减少渗出，平衡中耳负压、以阻断恶性病理循环，促使中耳黏膜炎症消退，防止中耳腔，特别是听骨链区和内通风引流通道形成顽固性或不可逆病变。对慢性分泌性中耳炎的治疗目的就是彻底消除听骨链区和内通风引流通道的不可逆炎性病变、改善通风引流、终止炎症、重建听骨链的完整，提高听力。根据每例患者病因、病变情况和治疗目的，选择适当的个体化治疗方法。

分泌性中耳炎基本上是一种由致病微生物轻度感染引起的轻型炎症性疾病，一般症状不十分明显，早期分泌性中耳炎与慢性分泌性中耳炎症状相似，大多鼓膜完整，中耳是否有顽固性病变形成不易确定。因此，分泌性中耳炎的诊治情况比较复杂多样，简单的模式化治疗盲目性大，不能适用于多种情况，往往难以达到满意的治疗效果。因此，应尽可能查清每一例中耳炎的确切病因和中耳的具体病变情况，再综合分析，制订个体化治疗方案，治疗才会行之有效。

六、手术干预治疗

为获得分泌性中耳炎的满意疗效，除采用恰当的保守治疗外，常需要联合外科手术干预治疗。笔者认为，正确认识、诊断每一例分泌性中耳炎的病因、病理机制、手术干预治疗的目的和方法、手术干预的适应证和时机对外科干预治疗是非常重要的。对早期分泌性中耳炎的外科干预治疗主要是平衡中耳负压，促进中耳炎性渗出液的排出和吸收，防止中耳腔，特别是听骨链区形成肉芽粘连等顽固性病变。对慢性分泌性中耳炎，中耳有顽固性或不可逆病变形成者，应设法根除听骨链区、内通风引流通道的顽固性病变，疏通内通风引流通道，终止炎症，必要时行一期或二期鼓室成形术。对慢性分泌性中耳炎有听骨破坏或固定者，应在根除病变的同时去除病变听骨，终止炎症，重建听骨链，改善听力。对可疑是引起分泌性中耳炎的病因病灶给予手术根除，如腺样体刮除、扁桃体摘除、鼻窦鼻腔手术等，防止复发。

因此，分泌性中耳炎的治疗策略大体上可分为4种情况：对于初发病者以抗感染、鼓室穿刺为主的保守治疗；对于迁延不愈者可行鼓膜置管、抗感染治疗；对于中耳腔有顽固性病变形成、听骨链破坏、固定或其他并发症者则应采用相应的外科手术治疗；对暂时不能准确定性诊断的病例进行临床诊治动态观察，待确诊后再行个体化治疗措施。

注：在作者的三段论中耳炎分类中没有分泌性中耳炎诊断名称，它实际上属于早期中耳炎中临床症状较轻的、鼓膜尚完整的那部分患者。但因临床上此类患者很常见，耳科学界普遍仍习惯将其称为"分泌性中耳炎"，且与之相关的一些重要学术问题仍不很清楚，有深入探讨的必要。为交流和讨论的方便，本节仍沿用"分泌性中耳炎"这一公共术语进行讨论。为保持此节所讨论问题的完整性和独立性，有些叙述内容与"早期中耳炎的理论和临床诊治研究""中耳炎性渗出液的产生及其病理影响"等章节有某些必要的重复。

张全安　张　青

参考文献

［1］ Rovers MM, Schilder AG, Zielhuis GA, et al. Otitis media. Lancet, 2004, 363: 465-473

［2］ Sad J, Luntz M. Eustachian tube lume: Comparison between normal and inflamed specimens. Ann Otol Rhinol Laryngol, 1989, 98（8ptl）:630-634

［3］ 张全安, 郑国玺, Paparella MM. 中耳炎颞骨咽鼓管峡部黏-软骨膜的组织病理学观察. 临床耳鼻咽喉科杂志, 1999, 13（4）: 161-163

［4］ Tskahshi H, Hayashi M, Sato H, et al. Primary deficits in eustachian tube function in patients with otitis media with effusion. Arch Otolaryngol Head Neck Surgery, 1989, 11: 581−584

［5］ 张全安，张青. 早期中耳炎渗出液的产生部位和进展的临床研究. 听力等及语言疾病杂志. 2009, 17（3）:287−288

［6］ Rosenfeld RM, Culpepper L, Doyle KJ, et al. Clinical practice guideline: otitis media with effusion. Otolaryngol Head Neck Surg, 2004,130: 95−118

［7］ 中华耳鼻咽喉头颈外科杂志编辑委员会小儿学组. 儿童中耳炎诊断和治疗指南（草案）. 中华耳鼻咽喉头颈外科杂志，2008, 43（12）：884−885

［8］ 张全安，Paparella MM. 中耳炎隐蔽性发病的病理因素探讨. 临床耳鼻咽喉科杂志，1998，12（7）：302−305

［9］ 张全安，梁建民. 中耳炎病理过程中渗出液的病理归转与肉芽组织的形成. 临床耳鼻咽喉科杂志，1999, 13（1）：8−11

［10］ Kamimura M, Himi T, Yosioka I, et al. Adhesion molecules in immune-mediated otitis media with effusion. In: Lim DJ. Abstracts of the Sixth International Symposium on Recent Advances in Otitis Media. Ft. Lauderdale, 1995, 193−195

［11］ Ichiimiya I, Kawauchi H, Mogi G. Analysis of immunocompetent cells in middle ear mucosa. Arch Otolaryngol, 1990, 116:324−330

［12］ Johnson MD, Fitzgerald J, Leonard C, et al. Cytokines in experimental otitis media with effusion. Laryngoscope, 1994, 104: 191−196

［13］ Nakata J, Suzuki M, Kawauchi H, et al. Experimental otitis media with effusion induced by middle ear effusion. Laryngoscope, 1992, 102: 1037−1042

［14］ Bakaletz LO, Griffith SR, Lin DJ. Effect of prostaglandin Ez and bacterial endotoxin on the rate dye transport in the eustachian tube of the chinchila. Ann Otol Rhinol Laryngol, 1989, 98: 278−282

［15］ Yan SD, Huang CC. The role of tumor necrosis factor alpha in bone resorption of cholesteatoma. Am J Otolaryngol, 1991, 12: 83−89

［16］ Bertolini DR, Nedwin GE, Bringman TS, et al. Stimulation of bone resorption and inhibition of bone formation in vitro by human tumor necrosis factors. Nature, 1986, 319: 516−518

［17］ Akimoto R, Pawankar R, Yagi T, et al. Acguired and congenital cholesteatoma: determination of tumor necrosis factor−alpha, intracellular adhesion molecule−I, interleukin−1−alpha and lymphocyte functional antigen−1 in the inflammatory process. ORL J Otorhinolaryngd Relat Spec, 2000, 62（5）:257−265

［18］ Bluestone CD, Klein JO. Otitis media in infants and children. 2nd ed. Philadelphia: Saunders, 1995: 209−210

［19］ 张全安，张晓彤，吴彩芹，等. 中耳炎区域性病理差异现象的研究及临床意义. 中华耳鼻咽喉科杂志，2004, 39（9）：534−537

［20］ 张全安，张青. 以听骨链区为中心诊治中耳炎理念的理论和临床研究. 西安医科大学学报（医学版）. 2006, 37（1）：1−3

［21］ 张全安，张青；高琼等. 分泌性中耳炎诊治预防新理念及策略. 中国科技论文在线, 2007, 2（11）：814−818

第三节 中耳炎"三段论"分类法的理论和临床研究

内容要点

● 当今中耳炎定义、分类理论主要是建立在对中耳炎临床表象的观察、描述和归类的基础上，不能很好反映中耳炎的病理本质和规律。

● 近年的中耳炎病理研究表明，将渗出液的性质、病史长短、鼓膜穿孔和耳漏作为中耳炎分类的几个金指标缺少科学的病理理论依据。

● 新的中耳炎"三段论分类法"以中耳炎病因学新概念和连续性病理演变主线理论为指导，体现中耳炎病理自然进展的隐蔽性、慢性中耳炎阶段性的主要病理学特征，以及病理的区域性差异改变现象。

● 中耳炎"三段论分类法"将化脓性和非化脓性（分泌性）中耳炎统称为"中耳炎"。将中耳炎分为早期中耳炎（以中耳黏膜可逆性炎性病变为主要特点），慢性中耳炎（以顽固性病变为特征）和中耳炎后遗症（中耳炎症长期静止）3类。又依病变和听力损失程度将每类中耳炎分为轻、中、重3个亚型。还依慢性中耳炎病变性质和区域确定为8种诊断名称。

历史上不同时期的中耳炎临床分类理论，集中反映了当时对其病因、病理和临床的认知水平。随着这些理论研究的进展和循证医学证据的积累，将会有更完善的中耳炎分类法出现。理想的中耳炎分类应能很好地反映其病因、病理本质和演变规律，并能反映中耳、内耳的解剖结构和功能受损程度以及主要临床表现特征，且能正确有效地指导临床诊治和提示预后，简单实用。依据近年有关中耳炎病因、病理、临床研究所取得的新成就，笔者对当今各种中耳炎分类法进行重新研究和审视，并提出了新的中耳炎分类建议。

一、当今中耳炎的定义、分类及其缺陷

1849 年 Kramer 根据耳镜检查的发现进行了最早的中耳炎分类尝试，而真正的中耳炎分类是由 Wilde 在 1853 年建立的。随后，Toynbee 根据鼓膜穿孔的位置把中耳炎分为鼓窦-上鼓室型和咽鼓管-鼓室型。1894 年 Politze 又根据有无耳流脓病史和病程长短进行分类，并把中耳渗出液分为浆液性和黏液性。从第一次世界大战前被普遍接受的化脓性和非化脓性中耳炎分类，到现在的国际分类法，中耳炎的分类在半个多世纪内没有出现较大的变化。

1. 当今中耳炎的分类 现代意义上的中耳炎分类始于 1979 年第二届国际中耳炎研究进展专题讨论会，会上产生了中耳炎的定义和综合分类法。下面是当代最具代表性的、被广泛应用的 4 种分类法。

（1）1979 年国际中耳炎学术研讨会专家组的分类法：

A. 不伴有渗出液和鼓膜穿孔的中耳炎

B. 伴有渗出液不伴有鼓膜穿孔的中耳炎

　　a. 急性中耳炎：①浆液性中耳炎；②化脓性中耳炎

　　b. 亚急性中耳炎：①浆液性中耳炎；②化脓性中耳炎；③黏液性中耳炎

　　c. 慢性中耳炎：①浆液性中耳炎；②化脓性中耳炎；③黏液性中耳炎

C. 伴有鼓膜穿孔的中耳炎

　　a. 急性中耳炎：①伴有耳漏的中耳炎：浆液性中耳炎、化脓性中耳炎、黏液性中耳炎；②不伴有耳漏的中耳炎

　　b. 亚急性中耳炎：①伴有耳漏的中耳炎：浆液性中耳炎、化脓性中耳炎、黏液性中耳炎；②不伴有耳漏的中耳炎

　　c. 慢性中耳炎：①伴有耳漏的中耳炎：浆液性中耳炎、化脓性中耳炎；②不伴有耳漏的中耳炎

（2）1983 年和 1987 年的第三、第四届国际中耳炎学术讨论会改进分类方案：

A. 鼓膜炎：指鼓膜的炎症反应，可单独存在或与外耳道病变或中耳炎同时存在。

B. 急性化脓性中耳炎：指发生突然、经过短暂的典型临床感染。

C. 分泌性中耳炎（又称慢性渗出性中耳炎，渗出性中耳炎，非化脓性中耳炎，卡他性、浆液性中耳炎，浆液鼓室，黏液性中耳炎，黏液鼓室）：指鼓膜完整伴有中耳腔渗液形成，不伴有急性征象或临床非感染型的中耳炎。

D. 慢性化脓性中耳炎（慢性中耳炎）：指慢性耳漏液由鼓膜穿孔流出。化脓代表了活动的临床感染，而鼓膜穿孔不伴耳漏则是感染的非活动阶段。

（3）中耳炎疾病国际分类系统（ICD-10 分类法）：

H65　非化脓性中耳炎

　　H65.0 急性浆液性中耳炎

　　H65.1 其他急性非化脓性中耳炎

　　H65.2 慢性浆液性中耳炎

　　H65.3 慢性黏液性中耳炎

　　H65.4 其他慢性非化脓性中耳炎

　　H65.9 非特指的非化脓性中耳炎

H66　化脓性和非特指的中耳炎

　　H66.0 急性化脓性中耳炎

　　H66.1 慢性管鼓型化脓性中耳炎

（4）国内现行的中耳炎分类法：2004 年中华医学会耳鼻咽喉科分会颁布的"中耳炎的分类分型"方案主要体现了以中耳腔渗出液的性质、病程长短作为分类的指标，并将胆脂瘤型中耳炎列为一种特殊慢性中耳炎，增加了中耳炎后遗症。

A. 急性中耳炎　a. 急性非化脓性中耳炎；b. 急性化脓性中耳炎；c. 急性坏死性中耳炎；d. 急性乳突炎

B. 慢性中耳炎　a. 慢性非化脓性中耳炎；b. 慢

性化脓性中耳炎（含乳突炎）

C. 胆脂瘤型中耳炎　a. 后天原发性胆脂瘤；b. 后天性继发胆脂瘤

D. 中耳炎后遗症　a. 鼓膜穿孔；b. 粘连性中耳炎；c. 鼓室硬化

除此之外，尚有不少分类方法罗列大量临床症状作为分类标准，得出十分复杂的中耳炎分类分型结果。

2. 现行中耳炎定义与分类理论的缺陷　不难看出，当今中耳炎的定义、分类理论主要是建立在对中耳炎临床表象的观察、描述和归类的基础上，比较贴近临床，便于临床应用，有一定实用价值。但这些理论不能很好反映中耳炎病因、病理本质和变化规律，仍处在中耳炎的早期临床症状的描述性研究阶段，是比较初级的浅层次分类法。

以上国内外普遍应用的分类系统仍处于多种术语交错使用的繁杂、混乱状态，需要一种更深层次的正确中耳炎病理理论去统领、深化，并正本清源，理清这些不同的定义、分类法。深入分析这些分类方案的主要依据和指标，有以下共性：①以中耳渗出液的性质作为中耳炎定义和分类的一个重要标志，将中耳炎分为化脓性和非化脓性两类性质截然不同的中耳炎。②以病程长短作为急性和慢性中耳炎分类的金标准。③以有无鼓膜穿孔和耳漏作为中耳炎定义、分类的重要临床指标。这些分类方案的主要缺陷有：①肉芽组织是慢性中耳炎的标志性病变，它的形成和病理演变是慢性中耳炎过程的病理变化主线，具有十分重要的病理和临床意义，但现行分类法没有体现把肉芽组织作为慢性中耳炎定义、分类的重要依据。②没有把具有重要临床意义的疾病严重程度的指标作为分类分型标准，特别是忽视了中耳腔内听骨链区的病变状态和听力损失程度的相关检查结果在分类中的重要性。③多数分类没有包括许多中耳炎症最终静止，但需要外科治疗的中耳炎后遗症。

简言之，这些分类法是以肉眼可见的临床外显性征象作为分类的主要标准，这些征象不能很好反映人耳的重要听力结构区（包括听骨链区和内耳）的病变状况和功能受损程度，因而这些分类不能很好地表述中耳炎最重要的听力结构病变状态。笔者认为出现这种偏差主要有两方面原因：其一是以往对中耳炎病理研究认识处于早期阶段，特别是对慢性中耳炎的标志性病变——肉芽组织——形成机制、病理演变和转归规律，以及它在中耳炎过程中的重要病理影响认识不足。没有把肉芽组织看作是中耳炎定义、分类的关键性病变，没有把肉芽组织形成、演变规律和病理影响这条病理发展主线的相关理论作为贯穿在中耳炎定义、分类中的指导思想。其二是由于历史和科技水平的限制，对中耳系统的病变情况尚无较准确的检查、诊断方法，尚未建立中耳炎的病理和临床表现之间内部相互关联的理论，不能从中耳腔内部的病理现象和变化规律来解释中耳炎的各种临床表现。因而不能由中耳内部病理和外部表现两方面从整体上准确把握中耳炎的病理变化本质，在中耳炎分类方案中反映出"重现象，轻本质"的偏差。当今的分类是在"中耳炎发病病因尚未彻底明了、病理研究处于早期阶段"的情况下，以临床表象作为分类基础的分类法，多数分类基本是临床症状的罗列，远远没有反映中耳炎病理变化的规律、特点和本质。

二、与中耳炎分类密切相关的病理研究

1. 中耳炎病因和渗出液性质的研究进展　当今国内外的中耳炎定义、分类理论从表面上看，都试图将中耳炎分为非化脓性和化脓性两种截然不同的类型，实际上其背后是以早年失之偏颇的中耳炎发病病因学理论作为分类指导的基础。

传统的中耳炎病因学认为咽鼓管阻塞和功能障碍以及细菌感染是引起中耳炎的两个主要病因。前者引起中耳腔负压，导致中耳黏膜的血管扩张和浆液性漏出液的产生，其中无炎性细胞，属非化脓性。而后者是致病菌引起中耳黏膜感染，产生脓性渗液。因而，认为它们是由不同病因引起的两种性质截然不同的中耳炎。

近年更多的证据表明，虽然咽鼓管阻塞、功能障碍、病原微生物感染和中耳黏膜免疫功能不健全等多种病因都与中耳炎的发生有关，但病原微生物的感染是引起中耳炎最直接、最重要的病因，咽鼓管功能障碍和免疫功能低下单独引起中耳炎的机会极少，它们是促使中耳感染的协同病因，并非直接病因，只有在致病微生物感染的情况下才起到推波助澜的作用，准确地说它们是参与中耳炎发病的因素，并非真正意义上引起中耳炎发病的病因。细菌感染并非一定会引起中耳化

脓性炎症。感染初期、轻度感染或细菌残存成分同样是产生浆液的主要病因。即所谓"非化脓性中耳炎"中的浆液是直接或间接地由致病微生物的感染所产生的。

此外，1970年，Paparella的中耳炎动物模型实验研究和1999年笔者的306耳各型中耳炎颞骨连续切片的病理研究都得出如下结论：在中耳系统中，炎性渗出液的性质和积存量受多种因素影响处于动态变化中。在其病理过程中，各种渗出液彼此可以相互转化和混合存在，最终形成"顽固性"或"不可逆性"病变，且发展成慢性中耳炎的概率相同，没有明显差别。产生这些炎性渗出液的基本病因主要是细菌感染引起的，只是感染轻重程度、时间长短、细菌种类、治疗方法等影响因素不同，某时段在中耳腔产生的渗出液性质不同而已。目前临床上对中耳炎的治疗，不管哪种渗出液都主要采用抗生素治疗，治疗效果无明显差异。既然不同炎性渗出液的病因、病理过程和诊治都大致相同，因此，把渗出液性质作为中耳炎命名、分类的"金标准"，将其分为似乎互无关联、截然不同的几种中耳炎是不符合病理和临床实际的，没有坚实的理论和临床依据。这对临床诊断，主要是对治疗无特别指导意义，应该淡化渗出液性质在分类中的重要性。

2. 中耳炎隐蔽性的研究 一般急性中耳炎定义为起病急，有明显中耳炎性症状，病史在3个月内。笔者对306耳各型中耳炎颞骨连续切片的病理和临床资料研究发现，91%的早期中耳炎病例没有自觉症状，81.5%的慢性病理阶段的中耳炎不但没有中耳炎病史，而且无明显自觉症状。Meyerhoff的中耳炎颞骨病理研究和Paparella的123耳慢性中耳炎临床研究都得出同样的结论。因此笔者提出："中耳炎发生、发展过程的隐蔽性是一种普遍存在的现象，是中耳炎的基本属性"。临床中大部分中耳炎病例的确切发病时间不易查证，有些急性中耳炎很可能是在原有无症状中耳炎基础上感染加重而出现临床症状。因此，现行的各种分类法把急性中耳炎作为各型中耳炎的首次发病，慢性中耳炎必定是由有明显临床症状的急性中耳炎发展而来的概念是缺少病理依据的。实际上，历来在中耳炎的分类中，专家们对按病程长短来划分急、慢性中耳炎的方法存在很大争议，普遍认为它有一定的武断性，但为了制定统一的

国际标准，暂时确定这种分类方法。美国学者认为应当把发病时间与临床表现相结合来判断较为合理；而欧洲学者则强调临床表现，很少考虑把"武断"界定的时间界限作为急性中耳炎与慢性中耳炎分类的指标。

从病理上更准确地说，慢性中耳炎是以中耳系统有"顽固性"或"不可逆"病变形成为标志的，这些病变包括粘连、肉芽组织、新生骨质、骨质破坏和胆脂瘤等。中耳炎动物模型实验研究表明，肉芽组织可以在中耳炎早期很短的1~2周内形成，其形成时间还受到不同病因等因素的影响而有很大不同。因此，仅以病程时间长短作为急慢性中耳炎的划分标准没有足够的病理学依据，不完全符合临床实际。依当今急性中耳炎的定义和分类理论，则对初发中耳炎的大多数无明显临床症状者无法归类，因其既不属于急性中耳炎，也不属于慢性中耳炎。因为临床症状不明显，耳科医师对其诊治研究很少，这反映在以临床症状为主要依据的中耳炎分类理论中的缺位，也正是当今中耳炎分类法的不足和缺陷，应予以补充完善。

3. 鼓膜穿孔和耳漏的相关病理研究 传统将耳漏、鼓膜穿孔和听力下降作为诊断慢性化脓性中耳炎必不可少的三大症状。但是1980年Paparella经大量的病理学和临床资料证实中耳腔内有严重病变者鼓膜可以完整，甚至外观正常，也可以没有任何明显的耳科症状。da Costa 1992年比较了116耳鼓膜完整的慢性中耳炎和28耳鼓膜穿孔的慢性中耳炎的颞骨病理切片，发现二者的颞骨病理改变无明显差异。笔者在1999年进行的306耳中耳炎颞骨连续切片病理比较研究中发现，81.5%慢性病理阶段的中耳炎没有中耳炎病史，无明显临床症状，多无鼓膜穿孔、耳漏，鼓膜穿孔组与完整组的中耳病变程度无差别。随着影像技术的进步，颞骨薄断层CT扫描检查逐步开展，越来越多的鼓膜完整、没有耳科症状，而中耳腔有明显甚至严重炎性病变的病例被检查出来和确诊。也证实慢性中耳炎并非一定会有耳漏、鼓膜孔的症状。根据这些病理和临床证据，笔者提出"中耳炎隐蔽性"的属性。

显然，这些病理研究结果与传统的教科书有关中耳炎病理和临床症状诊断的概念有很大差别。这可能是因为以往对慢性中耳炎诊断标准的研究

主要是建立在有明显临床症状、体征的病例基础上，限于当时的病理认识水平和临床检查手段，对缓慢进展的中耳腔内部病变严重性认识不足或无法检出。因此在现行的中耳炎分类方案中，把鼓膜穿孔和耳漏体征视为具有重要临床意义的"金指标"有失偏颇；其与临床不易观察到的中耳腔系统内的肉芽组织、中耳听骨链吸收破坏等病变相比，并不具有更重要的理论和临床意义，应弱化其在分类中的重要性。

4. 慢性中耳炎形成的病理机制及特征的研究

传统观点认为慢性中耳炎是由于急性中耳炎治疗不彻底或反复发作迁延形成的，但具体的影响因素不明确。病理学认为慢性中耳炎是以"顽固性"或"不可逆"的病变形成为标志，但其代表性病变肉芽组织的形成机制尚不清楚。近年来笔者通过大量人中耳炎颞骨连续切片病理研究得出以下结论：①中耳炎病程中炎性病变（黏膜肿胀、包裹性积液、肉芽、粘连等）很容易阻塞中耳系统狭窄的内通风引流通道，使渗出液积存于中耳后部区域（后上中鼓室、上鼓室、乳突气房等）形成顽固性病变，内通风引流系统阻塞是促使慢性中耳炎形成的一个重要原因；②肉芽组织仅在渗出液积存的地方形成；③听骨链区（后上中鼓室、上鼓室）肉芽组织形成率最高（91%），病变最严重，而前半中鼓室肉芽组织形成率最低（11%）。笔者经 CT 扫描诊断的 253 例慢性中耳炎术中观察结果与之相同。Paparella 等的研究还表明中耳炎性渗出液的毒性物质可经圆窗进入耳蜗，损害毛细胞引起感音性聋。

这些研究表明，中耳炎能引起听力损害的病变主要在中耳的听骨链区和内耳，应把临床检查、诊断和治疗的重点放在此区域。

高分辨率超薄 CT 扫描像一张生动的颞骨病理切片，能很好地显示中耳病变的部位、性质、严重程度以及内通风引流阻塞的部位。这些影像学征象更能从中耳腔内部反映中耳病变实质和可能的病理机制，比耳镜从外部观察到的表象能更准确地反映其病理本质。

听力功能检查能准确判断中耳传音结构和内耳受损的程度、区域，具有很高的临床诊断价值，应该把颞骨 CT 和听力功能测试两种检查结果作为中耳炎临床分类的金指标。但现行的中耳炎临床分类方案都极少考虑到这一点。

纵观全局，现行分类法在病理和临床两方面存在 4 大盲区：①对缺少症状的中耳炎病理和临床认识不清；②对炎性渗出液在中耳长期积存带来的病理变化不明确；③慢性单纯性中耳炎反复发作、久治不愈时，中耳系统发生的病变不明确。④对慢性中耳炎形成的确切病理机制不十分清楚。在临床诊治方面，表现为对此盲区的患者束手无策或呈悬置状态。同时某些术语跨度太大，有些则较多重复，使用混乱或概念不清，不能很好反映病理本质，对临床诊治指导意义有限，这些都亟待完善。

三、中耳炎"三段论分类法"遵循的基本原则

新的中耳炎定义、分类应建立在中耳炎病因、病理、临床诊治研究的新成就基础上。中耳炎病理和分子生物学机制研究的新发现，以及能准确检查、诊断中耳腔内部病变的先进检查设备和技术的出现，为从初级的以临床症状为主要标准的中耳炎定义和分类法，向以病因、病理本质和病理演变规律理论为指导的中耳炎定义和分类概念的跨越奠定了基础。根据近年中耳炎病因、病理、临床诊治等一系列研究成果，结合当今中耳炎定义和分类理论中的某些不足和缺陷，笔者认为新的中耳炎定义、分类应在以下几个方面有所突破和完善。

1. 以中耳炎连续性病理演变主线理论为指导，体现中耳炎病理自然进展的阶段性 从解剖生理学、病因学、病理学层面综合认识、诊治中耳炎是最科学和准确的。中耳炎的定义、分类理论是一个综合性的将基础和临床理论有机结合，从整体和本质上诠释、把握中耳炎的核心理论系统。任何事物都要经过发生、发展、结束 3 个基本阶段过程，中耳炎也不例外。因此，中耳炎的定义、分类理论应能从整体上体现中耳炎发生、发展和终结的病理自然进展主线，清晰地反映中耳炎来龙去脉的完整过程。

近年中耳炎病理和分子生物学地研究都表明，初发中耳炎具有重要病理影响的代表性产物是炎性渗出液。而慢性中耳炎的标志性病变是肉芽组织，肉芽组织经凋亡和老化，最后转归为瘢痕类组织而趋于稳定、静止。因而，炎性渗出液→肉芽组织→瘢痕组织（包括粘连、玻璃样变等）这些病变就构成了中耳炎病理发展的主线轨迹，肉

芽组织的形成、病理影响和转归则是中耳炎病理演变的中心环节。以上 3 种具有代表性的炎性病变的性质集中反映了中耳炎 3 个不同发展阶段的病理本质。把中耳炎病理自然发展的这种主线理论贯穿在中耳炎的分类当中，就可以从本质上准确地把握中耳炎的完整发展过程。

笔者提出的新分类主要依据中耳炎的 3 个自然病理发展阶段和病变性质将中耳炎分为 3 类：①早期中耳炎。是指处于初期可逆性病理阶段，以黏膜充血、肿胀和渗出性病变为特征的中耳炎（广义的渗出液包括化脓性、浆液性、黏液性以及相互混合存在的形式），经过适当的保守治疗，病变可逆转获得痊愈。②慢性中耳炎。是指以肉芽组织等顽固性或不可逆病变形成为特征的中耳炎，常需手术清除病变才能终止炎症。③中耳炎后遗症。是指中耳炎症长期静止，特别是经数次上呼吸道感染仍无复发者，但仍遗留鼓膜穿孔、钙斑、听骨破坏、鼓室粘连、硬化或骨化性迷路炎等永久性病理改变，无须进行抗炎治疗，但常需行鼓室成形或其他改进听力的外科治疗。

2. 体现中耳炎的隐蔽性，反映大多数中耳炎无明显急性中耳症状的临床实际 中耳炎"三段论分类法"与当今的中耳炎各种分类法的一个重要不同是用早期中耳炎取代了急性中耳炎的位置。

当今一般将起病急，有明显中耳炎症状和体征，病史未超过 6~8 周的中耳炎定义为急性中耳炎。笔者和其他研究者近年的病理和临床研究显示中耳炎的发病和病程中具有隐蔽性属性，绝大多数初发的中耳炎症状轻微甚至没有自觉症状。依急性中耳炎定义，这些占大多数的缺少症状的初发中耳炎则不属于急性中耳炎，当然也不属于慢性中耳炎，无法将其归类。使耳科医师对这些患者的归类感到困惑不解，无所适从。其实初发的中耳炎，其临床症状轻重差别很大，多数症状较轻，真正有显著急性中耳炎症状者占少数。尽管临床症状轻重相差甚大，但中耳腔内都表现为可逆性炎性病变，如黏膜充血、水肿、渗出等病变，其病理本质是相同的，应该把此类初发早期可逆性病理阶段的中耳炎归为一大类，统称为早期中耳炎。这可避免急性中耳炎诊断名称涵盖面太窄的缺陷。

3. 以中耳顽固性病变的形成作为慢性中耳炎定义、界定的主要标准 当今的中耳炎分类将病程超过 6~8 周者定义为慢性中耳炎，亦有分类法规定病程超过半年者。从病理角度则将慢性非化脓性中耳炎（亦称慢性分泌性中耳炎）定义为急性非化脓性中耳炎反复发作或迁延未愈所致者，中耳腔黏膜变化以血管扩张，渗透性增加，非脓性渗液为主，并未明确中耳腔有不可逆病变形成。将慢性化脓性中耳炎定义为炎性病变侵及中耳黏膜、骨膜或深达骨质，造成不可逆损伤者。我国教科书的分类法又将慢性化脓性中耳炎分为：①慢性单纯型化脓性中耳炎，指病变局限于中耳鼓室黏膜，一般无肉芽组织形成，病理变化主要为鼓室黏膜充血、增厚，炎性细胞浸润等。②慢性肉芽骨疡型和胆脂瘤型中耳炎分别指有肉芽组织吸收、破坏中耳腔内听骨或中耳腔四周骨质者，或中耳腔有胆脂瘤组织形成者。这些定义分类法的特点是以病程长短作为金标准。慢性中耳炎的标志性病理改变及其病理过程的主线不明确，病理变化描述比较凌乱，含糊不清，没有一条清晰有规律的病理变化主线贯穿其中。

新的"三段论分类法"，以黏膜病变的性质为金标准，不管中耳炎的渗出液性质是什么，只要中耳腔有顽固性或不可逆性病变形成便统称慢性中耳炎。病史长短仅作为诊断的参考，不作为诊断中耳炎的主要标准。笔者和其他耳科学家的研究都认为，慢性中耳炎的顽固性病变是以肉芽组织为代表的标志性病变。因此，慢性中耳炎是以肉芽组织的形成及其演变的一系列病理改变作为病理过程的主线。由于各种炎性渗出液与肉芽组织并存是慢性中耳炎中耳腔系统最常见的病理状态，因此，将其称之为慢性渗出–肉芽型中耳炎（包括胆固醇肉芽肿），它应是慢性中耳炎的最常见的类型，并以此名称取代慢性分泌性中耳炎（或慢性非化脓性中耳炎）和慢性单纯型化脓性中耳炎，这能更准确反映其中耳病变特征。因为当今的慢性分泌性中耳炎和慢性单纯化脓性中耳炎的定义都没有表明肉芽组织是慢性中耳炎中耳腔系统最具代表性、最常见的病变，这是病理认识方面的缺失，应予以完善。

肉芽组织和渗出液中的一些炎性介质具有不同程度的吸收破坏骨质的作用，有很多病例肉眼难以看出有骨质吸收的表现，有些则有显著骨质破坏、吸收，甚至听骨中断。这些炎性介质对中耳骨质的吸收破坏作用在不同病例只是程度的不同，没有本质的区别。鉴于此，应将肉芽骨疡型中耳炎从中耳炎分类中删除，因为所谓"肉芽骨疡型中耳炎"仅是普通常见的慢性渗出-肉芽型中耳炎中骨质破坏较显著者，并非是与之有本质区别的另类中耳炎。

4. 体现中耳炎时内通风引流阻塞部位和病理的区域性差异改变现象　笔者的病理研究发现，中耳炎病理过程中，中耳腔不同区域的病变严重程度不同。这主要由中耳的解剖学特点决定的，因为可能各病例中耳内通风引流通道病理性阻塞部位不同，顽固性病变发生的部位也各不相同。中耳腔顽固性病变发生的部位、范围对中耳炎的诊治预后有很重要的意义。因此，"三段论分类法"依病变部位又将其分为有重要诊治意义的4个亚型。即：①慢性单纯型中耳炎，指中耳腔内通风引流系统无明显病理性阻塞，可有黏膜增厚及少许肉芽组织，可有持续或间断不定量渗出液。传统的慢性单纯型化脓性中耳炎的一部分属于此型。②慢性渗出-肉芽型乳突炎，主要表现在鼓窦、乳突气房有顽固性病变，常在鼓窦口有病理阻塞。CT显示乳突气房、鼓窦高密度阴影，中、上鼓室充气。③慢性渗出-肉芽型上鼓室-乳突炎，鼓峡阻塞，病变限于上鼓室、乳突。④慢性渗出-肉芽型中耳乳突炎，中、上鼓室及乳突全部有病变。这种慢性中耳炎分型的临床意义将在以后的慢性中耳炎手术分型研究一节进一步讨论。慢性中耳炎是早期中耳炎和中耳炎后遗症之间的一种过渡类型。临床上有些病例可能处于病理过渡性演变的早期阶段，可表现为炎性渗液较多，肉芽组织则开始形成。有些则处于较晚期病理阶段，渗出液很少，肉芽组织已有凋亡，炎症趋于稳定的早期粘连性中耳炎等不典型的病例也应包括在慢性中耳炎之内。

笔者的研究显示胆脂瘤型中耳炎是非特异性中耳炎的一种特殊并发症，即由中耳炎引起的局部鼓膜病变，由局部鼓膜鳞状上皮增生、角化、脱屑、堆积形成的胆脂瘤团块又反过来侵入中耳腔系统，它是具有很强骨质破坏作用的一种特殊慢性中耳炎，其中耳腔主要是胆脂瘤和肉芽组织，具有慢性中耳炎性质，应看作是慢性中耳炎的一种类型，而不应单列在慢性中耳炎之外。

5. 删除非化脓性中耳炎和化脓性中耳炎诊断名称　基于中耳炎不同病因和中耳腔不同性质的

炎性渗液，当今中耳炎分类法将其分为非化脓性和化脓性中耳炎两大类。但近年有越来越多的循证医学证据表明，非特异性中耳炎最重要、最直接的发病病因都是致病微生物的感染。中耳炎病理过程中，各种炎性渗出液的产生主要是由感染的轻重、致病微生物的种类及毒力强弱等因素所决定的。不同性质的渗出液可相互转变或混合存在，且都会形成肉芽组织而转入慢性中耳炎阶段。它们的治疗都主要是抗感染和设法排出渗出液。因此，无论从病因、病理，还是从临床诊治的角度来看，将其分为非化脓性和化脓性两种不同性质的中耳炎均没有更多的意义，反而会产生不必要的理论和临床上的概念混乱。不必将其分为两类，统称中耳炎既简单又准确。依此分类，分泌性中耳炎、渗出性中耳炎、化脓性中耳炎、非化脓性中耳炎等名称均可被取消。

6. 突出能反映中耳病变状态的听力学和影像学检查结果在分类中的临床诊断作用　中耳炎有各种各样的临床症状，当今常以某种有共性的症状作为各种中耳炎定义、分类的标准。但这些不同症状背后所反映的中耳病变本质和在临床诊治中的重要性和意义相差很大。必须把最能反映中耳病变本质和指导临床诊治的那些症状作为定义、分类的重要标准，应弱化非本质性的外在临床征象在分类中的作用。

随着听力功能检查设备、技术和影像学检查法的飞速发展，对听力功能障碍的性质、种类和部位以及中耳病变的性质、部位、程度、听骨链损坏的情况均可作出较准确的诊断。听力检查可以反映中耳和内耳听力结构的功能受损状况，颞骨高分辨率CT（HRCT）薄层扫描就像一张"活体病理切片"，可显示中耳病变的特征。因此，听力功能检查结果和颞骨HRCT薄断层扫描的影像学特征比中耳炎的其他外显性临床症状更能准确反映中耳和内耳病变的细节和本质，应把听力功能检查结果和中耳HRCT征象作为中耳炎分类的金指标，而把其他临床外显性症状作为次要指标。

7. 体现各种中耳炎的严重程度　正确指导中耳炎临床诊治是中耳炎分类理论的目的和临床意义所在。当今的中耳炎分类未将疾病严重程度分级，使其临床诊治指导意义受到影响。例如，同是中耳炎诊断名称，有些症状较微，没有明显听力功能障碍，中耳腔病变为轻度可逆性者，经一般保守治疗即可痊愈，甚至可自行消退不需治疗，预后良好。但有些严重者可表现为听功能重度障碍，出现严重耳聋，甚至颅内外并发症，难以治疗，预后很差。因此，没有将中耳炎严重程度分级的中耳炎分类法不能对其诊治、预后有准确的评估和判断，对临床诊治的指导意义受限。"三段论分类法"主要依听功能检查结果和 HRCT 征象判断中耳炎的严重程度，大致将其分为轻、中、重 3 个等级。

四、中耳炎"三段论分类法"草案

中耳炎是中耳系统的炎症性疾病，是上呼吸道感染的常见并发症。按其病因、自然病理和临床病程主要分为 3 大类。再依中耳炎病变的程度将其再分为轻、中、重 3 个亚型，主要依据颞骨中耳腔 HRCT 显示病变的部位、性质、程度，听力损失情况以及有无并发症 3 类指标界定（见附表 4-3-1）。

表 4-3-1 中耳炎"三段论分类法"草案

类 型	听力损失/dB		颞骨 CT 或手术证实病变存在的区域和程度				耳源性颅内外并发症
	骨气	气导	前半中耳腔填塞	听骨链区域	鼓窦乳突区	顽固性病变征象	
早期中耳炎							
轻型	<10	<20	常无填塞	轻度填塞	无填塞	无	无
中型	10~20	20~40	有或无填塞	中度填塞	轻度填塞	无	无
重型	>20	>40	常有填塞	重度填塞	重度填塞	无	无或有
慢性中耳炎							
轻型	<20	<30	常无填塞	常无填塞	常有填塞	多有	无
中型	20~40	30~70	有或无填塞	中度填塞	中、重度填塞	有	无
重型	>40	>70	有或无填塞	重度填塞	重度填塞	有	无或有
中耳炎后遗症							
轻型	<20	<30	无填塞	无填塞	无填塞	无或有	无
中型	20~40	30~60	无填塞	无或有填塞	无或有填塞	无或有	无
重型	>40	>60	无填塞	无或有填塞	无或有填塞	无或有	无

1. 早期中耳炎　指处于早期可逆性病理阶段，以黏膜充血、肿胀和炎性渗出病变为特征的中耳炎（广义炎性渗出液包括化脓性、浆液性、黏液性及相互混合存在的形式）。临床轻重程度相差很大，经适当保守治疗，病情可逆转获得痊愈。相当多的病例也可炎症自行消退而获愈。

2. 慢性中耳炎　指以肉芽组织等顽固性或不可逆病变形成为特征的中耳炎，常需外科手术清除病变才能终止炎症。为正确指导临床诊治，依据常见的中耳系统内通风引流通道阻塞的部位、病变区域和性质，将慢性中耳炎的诊断名称再分为 4 个亚型。

（1）慢性中耳炎诊断名称问题：疾病诊断名称是在总体上高度准确把握某疾病病理本质的基础上，对其所进行的具有临床诊治意义的最简明的描述。在慢性中耳炎的诊治中，病变侵犯部位比病变性质更具诊治意义。因为慢性中耳炎最常见的、具有代表性意义的炎性病变主要是肉芽组

织和胆脂瘤组织两种，它们都是有侵蚀、破坏骨质的顽固性炎性病变，一般情况下都应行外科手术清除之，若清除彻底并能消除病因，基本不再复发。因此，从治疗和预后的角度来看，它们之间有很多相似之处。但是，同是这两种病变，由于其侵犯的区域不同，它对听力及其中耳周围的病理损害相差很大，且其手术治疗难易程度和预后的情况就会有很大差异。例如仅侵入乳突或鼓窦的肉芽或胆脂瘤，听骨链区未受累，手术根除治疗比较简单，且预后听力好。但如果这些病变侵犯了中鼓室后上区域的砧-镫骨区，尽管其侵犯的范围不如前者广泛，但手术的难度却大得多，且愈后也比前者差得多。因此，笔者认为从中耳炎病理规律和特点及其诊治意义考虑，在慢性中耳炎的诊断名称中应更加突出病变区域的描述。建议将慢性中耳炎的诊断名称再细分为 4 种类型：①慢性单纯性中耳炎（仅有鼓膜紧张部穿孔，中耳腔其他区域无明显顽固性炎性病变）。②慢性乳

突炎（仅乳突区有病变，听骨链区无病变）。③慢性上鼓室-乳突炎（锤-砧骨关节周围和乳突区有病变，但砧-镫骨区无病变）。④慢性中耳炎乳突炎（包括砧-镫骨区的所有听骨链区均有病变）。这种诊断名称的描述主要包括两部分内容，即首要的是病变区域，其次是病变性质，例如：慢性胆脂瘤型上鼓室-乳突炎。这种以中耳腔病变区域作为慢性中耳炎诊断名称第一要素的方法实际上是以听骨链受损的部位作为诊断名称界定依据的，充分体现了中耳炎以听骨链区为中心的诊治理念，凸显出听骨链区病变细节诊断在诊治中的重要意义（图4-3-1）。

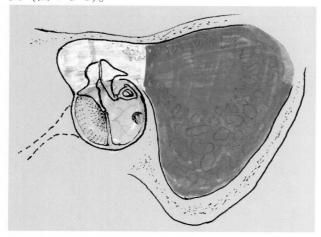

图4-3-1 中耳炎诊断命名示意图。黄色区为中鼓室区、粉红色区为上鼓室区、蓝绿色为鼓窦-乳突区。依病变范围可分别诊断为慢性乳突炎（蓝绿色区）、上鼓室-乳突炎（粉红色区+蓝绿色区）、中耳乳突炎（黄、红、蓝三区均有病变）。

（2）提出慢性中耳炎诊断名称的主要理由：①病理和临床实践都显示这四种慢性中耳炎病理状况是符合中耳炎病变规律的常见类型，它几乎能包括所有慢性中耳炎的临床现象。②如果说病理特征、手术方式和预后情况的相似性是中耳炎

分类和诊断名称提出的三项金标准，那么此分类和命名是完全符合这三个标准的。③省去了以往某些没有重要临床价值且易于引起混乱的诊断名称。

（3）慢性中耳炎依病变特点和病变区域可分为4个亚型：

1）慢性单纯性中耳炎。有鼓膜穿孔，长期耳漏，中耳黏膜充血、肥厚，尚光滑，但无明显肉芽形成。通风引流系统无明显阻塞（图4-3-2A、B、C）。大多听骨链完整，偶有砧骨长脚、豆状突吸收中断者（图4-3-3）。

2）慢性渗出-肉芽型乳突炎。鼓窦口或乳突周围气房阻塞，乳突区内有渗液与肉芽组织。鼓膜可有穿孔或完整，听骨区无明显病变，偶有砧骨长脚、豆状突吸收中断者（图4-3-4）。

3）慢性渗出-肉芽型上鼓室乳突炎。多由鼓峡部阻塞所致，CT片显示鼓室、乳突有渗液和肉芽组织形成的高密度阴影（图4-3-5）。但砧镫关节周围及中鼓室多无顽固性病变。

4）慢性渗出-肉芽型中耳乳突炎。多由砧-镫

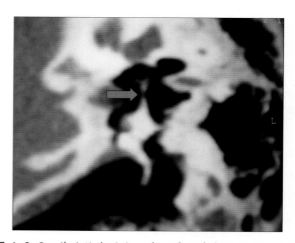

图4-3-3 单纯性中耳炎仅有砧骨长脚部分吸收、中断（红箭头所示）。

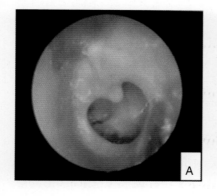

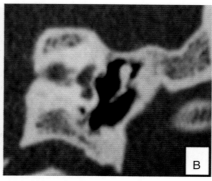

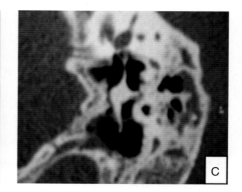

图4-3-2 A.左侧慢性单纯性中耳炎并鼓膜穿孔。B，C.同一病例的颞骨CT片显示中耳腔和乳突腔无明显病变。

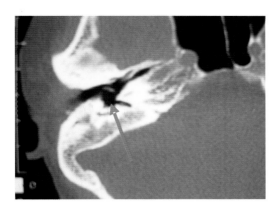 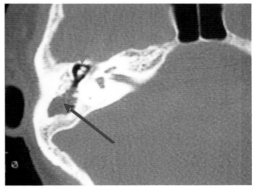

图 4-3-4 右侧中、上鼓室充气无病变阴影（红箭头所示）。仅鼓窦有软组织阴影，诊断为慢性乳突炎。

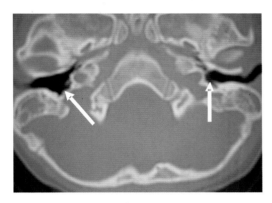 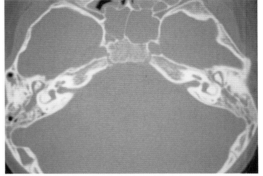

图 4-3-5 双侧慢性渗出-肉芽型上鼓室乳突炎。CT 片显示中鼓室无病变（白箭头所示），但上鼓室-乳突均有病变阴影。

骨区粘连、包裹性积液等炎性病变或脐岬峡阻塞所致，中-上鼓室及乳突均有渗出液和肉芽组织。主要特点是镫骨周围有肉芽组织，或砧、镫骨已有吸收破坏（图 4-3-6）。

慢性胆脂瘤型中耳炎依胆脂瘤对听骨链的破坏情况亦可分为 4 个亚型：

1）胆脂瘤囊袋。胆脂瘤仅在囊袋内，CT 片有时可仅见盾板呈半月形缺损（图 4-3-7），未穿透鼓膜，听骨链尚完整。中耳内通风引流系统无明显阻塞。

2）鼓窦-乳突型胆脂瘤。病变主要侵占乳突鼓窦区，听骨链区无病变。多见于外耳道胆脂瘤

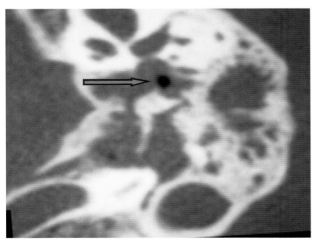

图 4-3-6 砧-镫骨周围肉芽组织破坏砧骨长脚和镫骨上部结构（红箭头所示）。

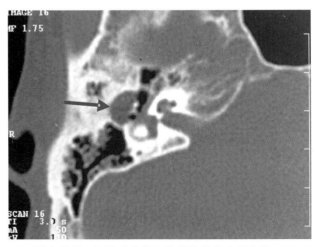

图 4-3-7 胆脂瘤囊袋，见盾板呈半月形缺损。

经外耳道后上壁侵入乳突、鼓窦者（图4-3-8）。

3）上鼓室-乳突型胆脂瘤。锤、砧骨可有破坏，但镫骨存在（图4-3-9）。多由鼓膜松弛部病变引起。

4）中耳-乳突型胆脂瘤。锤、砧、镫骨可均有破坏。镫骨可存在或有不同破坏。多由鼓膜紧张部后上区病变或外耳道胆脂瘤引起（图4-3-10~11）。

胆脂瘤型中耳炎的4个亚型与慢性非胆脂瘤型中耳炎的4个亚型相对应，病变区域及其对听骨链的影响，以及治疗预后有很多相似之处。

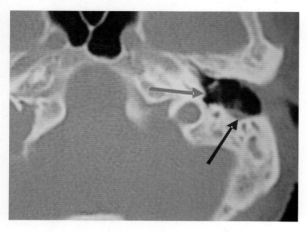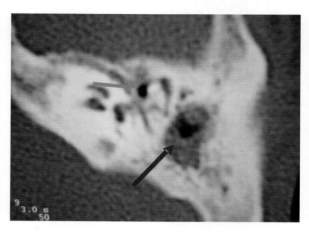

图4-3-8　左侧外耳道胆脂瘤侵入乳突和鼓窦（黑箭头所示），中、上鼓室无明显病变征象（红箭头所示）。

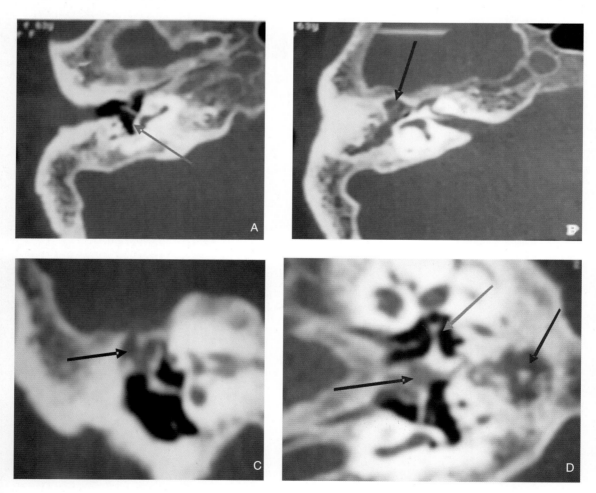

图4-3-9　右上鼓室-乳突胆脂瘤，A,D.CT片显示中鼓室和镫骨区无病变（红箭头所示），B,C,D.显示上鼓室和鼓窦有病变阴影和骨质破坏（黑箭头所示）。

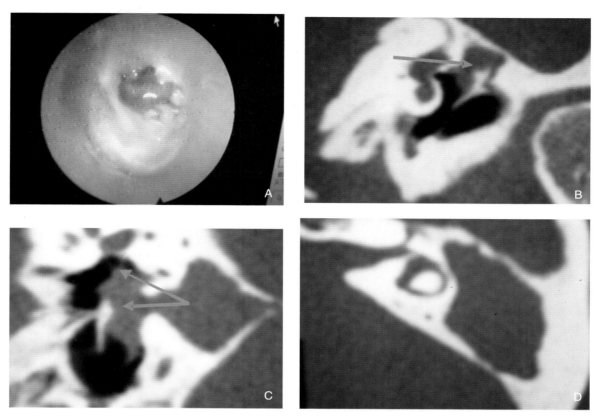

图 4-3-10 A. 左中耳-乳突型胆脂瘤, 鼓膜后上穿孔, 肉芽自穿孔脱出。B,C,D. CT 片显示锤骨头、砧骨和镫骨上部结构被吸收破坏 (红箭头所示), 中鼓室后上区、上鼓室、鼓窦-乳突充满均匀一致的病变阴影。

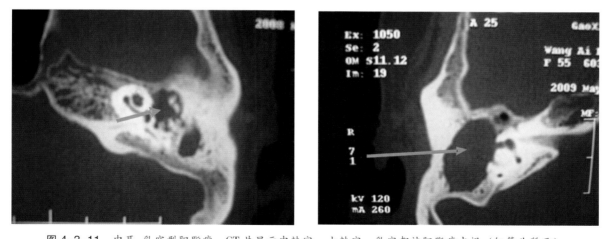

图 4-3-11 中耳-乳突型胆脂瘤, CT 片显示中鼓室、上鼓室、乳突都被胆脂瘤占据 (红箭头所示)。

3. 中耳炎后遗症 指中耳炎症长期静止, 特别是经数次上呼吸道感染无复发者, 但仍遗留鼓膜穿孔、钙斑、听骨破坏、鼓室粘连、硬化或骨化迷路炎等永久性病理改变 (图 4-3-12a,b)。无须进行终止炎症的治疗, 但常须行鼓室成形等改进听力的外科治疗。中耳炎病变程度中的轻、中、重三个亚型很难依听力测试和病变情况精确量化界定, 附表中只能给出一些推荐半量化指标, 而且还要结合每个具体病例综合、灵活掌握这些指标。这仅是笔者依初步经验总结出的一个草案, 有待在更广泛的实践中进一步总结、验证, 修改完善, 以期形成更合理、实用、简便的量化标准应用于中耳炎的临床诊断。

4. 特殊性中耳炎 ①气压创伤性中耳炎; ②结核性中耳炎; ③特发性血鼓室; ④过敏性中耳炎。

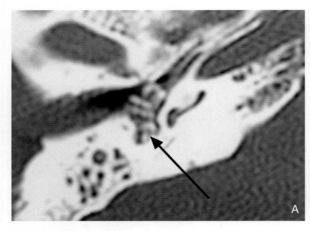
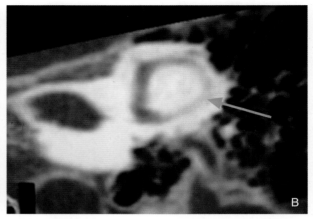

图 4-3-12　A. 鼓室硬化 CT 片显示鼓室有钙化、新生骨质样高密度阴影。B. 中耳炎后遗症骨化迷路炎,CT 片显示耳蜗有高密度阴影。

"三段论分类法"以中耳炎自然病理演变发展的主线贯穿其中，突出有重要临床意义的中耳腔顽固性病变的部位、性质和严重程度的检查指标，所以能给出清晰的外科治疗思路，可根据 CT 的影像学征象设计手术入路和方式。新分类方案以能正确、有效指导临床诊治为原则，简繁得当。删除了没有重要病理和临床意义的诊断名称，省去繁杂重复、易混淆的术语。9 个亚型的提出，克服了现行分类法中诊断名称所涵盖的病变严重程度跨度大，对临床治疗、预后的指导思路模糊不清的缺点，使用简单方便。

张全安　张　青

参考文献

［1］　Lim DJ. Recent advances in otitis media with effusion. Ann Otol Rhinol Laryngol, 1985, 94(suppl):116-118

［2］　Paul H, John T. Classification of otitis media. Laryngoscope, 1998, 108: 1539-1543

［3］　Senturia BH, Paparella MM, Lowery HW, et al. Report of the Ad Hoc Committee on definition and classification of otitis media. Proceedings of the second International Symposium. recent advances in otitis media with effusion. Ann Otol Rhinol Laryngol, 1980, 89(suppl 68): 3-4

［4］　Senturia BH, Paparella MM, Lowery HW, et al. Panel Ⅰ-A, Definition and classification, Ann Otol Rhinol Laryngol, 1980, 89(suppl 69):4-8

［5］　Paparella MM, Bluestone CD, Aruold W, et al. Definition and classification of otitis media. Ann Otol Rhinol Laryngol, 1985, 94(suppl 116):8-9

［6］　Klein JO, Tos M, Hussl B. Panel Reports. Definition and classification. Ann Otol Rhinol Laryngol, 1989, 98(suppl 139):10-11

［7］　黄选兆，汪吉宝主编. 实用耳鼻咽喉科学. 北京：人民卫生出版社，1998, 852

［8］　黄选兆主编. 耳鼻咽喉科学. 北京：人民卫生出版社，1992, 275-299

［9］　Paparella MM. Middle ear effusion: definition and terminology. Ann Otol Rhinol Laryngol, 1976, 85(suppl25):8-11

［10］　Goycoolea MV, Paparella MM, Carpenter AM, et al. A longitudinal study of cellular changes in experimental otitis media. Otolaryngol Head Neck Surg, 1979, 87: 685-700

［11］　Juhn SK, Paparella MM, Kim CS, et al. Pathologenesis of otitis media. Ann Otol Rhinol Laryngol, 86: 481-492, 1977

［12］　Yoon TH, MD, Paparella MM, et al. Morphometric studies of the continuum of otitis media. Ann Otol Rhinol Laryngol, 1990, 99: 23-27

［13］　Paparella MM, Meyerhoff WL, Gilbink GS. Panel discussion: Pathogenesis of otitis media. Pathology and microbiology of otitis media. Larygoscope, 1982, 92: 273-276

［14］　张全安，梁建民. 中耳炎病理过程中渗出液的病理转归与肉芽组织的形成.临床耳鼻咽喉科杂志，1999, 13: 8-11

［15］　Meyerhoff WL, Shea D, Giebink GS. Experimental Pneumococcal otitis media: A histopathological study. Otolaryngol Head Neck Surg, 1980, 88: 606-612

［16］ Meyehoff WL, Paparella MM, Kim CS. Pathology of chronic otitis media. Ann Otol Rhinol Laryngol, 1978, 87: 749–760

［17］ Paparella MM, Shea D, Meyerhoff WL, et al. Silent otitis media. Laryngoscope, 1980, 90: 1089–1098

［18］ 张全安, Paparella MM. 中耳炎隐蔽性发病的病理因素探讨. 临床耳鼻咽喉科杂志, 1998, 12: 302–305.

［19］ Paparella MM, Goycoolea M, et al. Silent otitis media: clinical applications. Laryngoscope, 1986, 96: 978–985

［20］ Da Costa SSD, Paparella MM, Schachem PA, et al. Tempotal bone histopathology in chronically infected ears with intact and perforated tympanic membranes. Laryngoscope, 1992, 102: 1229–1235

［21］ Jaisinghani VJ, MD, Michael MV, et al. Tympanic membrane/middle ear. pathologic correlates in chronic otitis media. Laryngoscopy, 1999, 109: 712–716

［22］ 张全安，汪立，韦俊荣，等. 中耳炎病理过程中内通风引流阻塞. 西安医科大学学报，1999, 20(4)：536–539

［23］ 黄丁龙，杨子江. 中耳填塞征象对慢性中耳炎诊断的价值. 现代医用影像学，1997, 6: 29–30

［24］ 韩萍，邱光淮. 胆脂瘤型中耳炎的 CT 诊断. 临床放射学杂志, 1995, 14：11–13

［25］ Goycoolea MV, Hueb MM, Ruah C. Definitions and terminology. Otolaryngologic Clinics of North America, 1999, 24(4), 757–761

［26］ Juhn SK, Pathology of otitis media. Ann Otol Rhinol Laryngol, 1997, 86: 481–492

［27］ Wright CG, Meyerhoff WL, Pathology of otitis media. Ann Otol Rhinol Laryngol, 1994, 103: 24–26

［28］ Paparella MM, Schachern PA, Yoon TH , et al. Otopathologic correlates of the continuum of otitis media; Ann Otol Rhinol

［29］ Paparella MM, Sipila P, Juhn SK, et al. Subepithelial Space in otitis media. Laryngoscope, (95): 414–420, 1985Laryngol, 1990, 99(148): 17–22

［30］ Juhn SK, Garvis WJ, Lees CJ, et al. Determing otitis media severity from middle ear fluid analysis. Ann Otol Rhinol Laryngol, 1994, 103: 43–45,

［31］ 佟玲、顾之平、孙可淳. 慢性化脓性中耳炎病变程度与听力损失相关性的临床观察. 耳鼻咽喉–头颈外科. 1996, 3(6): 333–336

［32］ 姜泗长主编. 耳解剖学与颞骨病理学. 北京：人民军医出版社，1997

［33］ Blakley BW, Kim S, Vancamp M. Preoperative hearing predicts postoperative hearing. Otolaryngology Head and Neck Surgery. 1998, 119(6): 559–563

［34］ Schachern P, Paparella MM, Sano S, et al. A histopathological study of the relationship between otitis media and mastoiditis. Laryngoscope, 1999, 101: 1050–1055

［35］ Swatz JD, Goodman RS, Russeu KB, et al. High–resolution computed tomography of the middle ear and mastoid. I: Normal radioanatomy induding normal variations. Radiology, 1983, 148: 449

［36］ Paparella MM, Juhn SK: Otitis media: Definition and terminology. Presented at the Second International Conference on Otitis Media, Scottsdale, AZ, 1978

［37］ Patterson M, Paparella MM. Otitis media with effusion and ealy sequelae. Otolaryngologic Clinics of North America, 1999, 32(3): 391–401

［38］ Proctor B. Epitympanic mucosal folds. Acta Otolaryngol, 1971, 94(6): 578–582

［39］ Aimi K. The tympanic isthmus:Its anatomy and clinical significance. Laryngoscope, 1978, 88(7ptl): 1967–1081,

［40］ Wullstein SR. Histopathological alterations of the mucosal folds in chronic otitis media. Acta Otolaryngol (stockh), 1976, 18(3–4):197–199

［41］ Masanori Ishii MD, Makoto Igarashi MD, Herman A, et al. Volumetric analysis of the tympanic ishmus in human temporal bones. Arch Otolaryngol Head Neck Surg, 1987, 113:401–404

［42］ Proctor b. Attic–aditus block and tympanic diaphragma. Ann Otol Rhinol Laryngol, 1971, 80: 371–376

［43］ Hiraide F, Paparella MM. Vascular changes in middle ear effisions. Arch Otolaryngol, 1972, 96: 45–51

［44］ Paparella MM, Schachern PA, Yoon TH. Otopathologic correlates of otitis media. Ann Otol Rhinol Laryngol, 1990, 99 (suppl 148) : 17–22

［45］ Liu YS, Lim DJ, Lang R et al: Microorganisms in chronic otitis media with effusion. Ann Otol Rhinol Laryngol, 1976, 85(suppl25), 245–249

［46］ Wright CG, Meyerhoff WL. Pathology of otitis media. Ann Otol Rhinol Laryngol, 1994, 103: 24–26

［47］ Giebink GS. Otitis media update: pathology of otitis media. Ann Otol Rhinol Laryngol, 1992, 101: 21–23

［48］ Paparella MM, Brandy DR, Hoel R. Sensorineural hearing loss in chronic otitis media and mastoiditis. Trans Am Acad Ophthalmol Otolaryngol, 1970, 74: 108–115

［49］ Vartiainen E. Changes in the clinical presentation of chronic otitis media from 1970s to the 1990s. Laryngology and Otology,

1998, 112: 1034-1037

[50] Tae H, Yoon MD, Michael M, et al. Morphometric studies of the continuum of otitis media. Ann Otol Rhinol Laryngol, 1990, 99: 23-27

[51] Goycoolea MV, Paparella MM, Carpenter AM. Infiltration of the tensor tympani and stapedius muscles in otitis media: An experimental study in the cat. Int J Pediatr Otorhinolaryngol, 1979, 1:231-239

[52] 曹惠霞，王承缘，郭俊渊.听骨高分辨率 CT 研究，临床放射学杂志，1993, 12（2）:80-83

[53] 张全安，张青.中耳炎"三段论"分类中华医学会耳鼻咽喉科学法的理论和临床研究 [J].西安交通大学学报（医学版），2004, 13（1）: 1-7

[54] 中华医学会耳鼻咽喉科学分会 中华耳鼻咽喉头颈外科杂志编辑委员会·中耳炎的分类和分型（2004 年，西安）。中华耳鼻咽喉头颈外科杂志，2005，40（1）: 5

第四节　中耳炎以听骨链区为中心的诊治理念的相关研究

内容要点

● 听骨链是中耳最重的听力传导结构，中耳炎时听骨链区病变最严重，所以中耳炎诊治应以听骨链区为中心。而镫骨区病变的精准诊治更是重中之重。

● 中耳炎的诊断检查，采用高分辨率颞骨 CT 薄断层扫描可较准确地诊断出听骨链区病变的性质和严重程度，是最具临床意义的检查方法。

● 早期中耳炎以防止听骨链区顽固性病变的形成作为诊治的目的和重点。

● 慢性中耳炎以清除听骨链区顽固性病变，重建听骨链的连续性作用为外科治疗的重点。

对疾病简便、正确、高效的诊治方法源于正确的诊治理念，正确的诊治理念来自整体上对疾病本质和特点的深刻认识和准确把握，它是疾病诊治所遵循的基本原则，是指导临床诊治的思想灵魂。疾病诊治理念是对长期基础理论研究和临床经验的有机结合及高度抽象、概括，并在医学科学发展的过程中得到不断的修正和提高。

一、现今中耳炎诊治理念及缺陷

当今在中耳炎的检查诊断中主要强调病史的长短、鼓膜的体征表现（包括充血、内陷、穿孔、增厚、萎缩、钙斑、活动度等）、咽鼓管是否通畅、中耳炎性渗出液或耳漏出液的性质（包括浆液性、化脓性、黏液性等）、纯音听力和阻抗测听结果以及中耳的一般影像学检查所见。治疗则着重于咽鼓管通气、炎性渗出液的抽出和引流、抗感染、鼓膜修补、听骨重建等。诊治的重点不够突出，缺乏对听骨链这一较隐蔽的关键性中耳听力结构及其周围病变情况的精确检查、诊断、预防和治疗方面的考虑。

二、中耳炎区域性病理差异改变现象的研究

中耳结构的首要功能是传导声音，中耳腔的许多解剖结构都与听觉有关，但最重要的听力结构是听骨链。中耳炎时从咽鼓管到乳突尖气房，各不同区域的炎性病变严重程度是否有差别？如果有差别其原因是什么，具有什么临床意义？笔者为回答这些问题，曾对美国明尼苏达大学中耳炎研究中心颞骨病理实验室 290 耳中耳炎颞骨连续切片进行了分区组织病理学比较观察，将中耳系统分为咽鼓管区、前半中耳腔、听骨链区（包括上鼓室和后上中鼓室）、鼓窦乳突区，把中耳炎最具代表性的炎性病变渗出液和肉芽组织作为主要的观察记录对象。结果显示前半中耳腔、听骨链区和鼓窦乳突区的渗出液积存率分别为 47.0%、92.5% 和 93.4%，肉芽组织发生率分别为 11.3%、88.4% 和 89.4%。中耳前部区域（包括咽鼓管和前半中耳腔）病理改变程度明显轻于中耳后部区域（包括听骨链区和鼓窦乳突区），经统计学处理有显著性差异（$P \leqslant 0.05$），且听骨链区病变程度最

重，咽鼓管黏-软骨膜病变最轻。

笔者还对256耳各种慢性中耳炎（包括33耳胆脂瘤型中耳炎）进行了颞骨超薄断层扫描分区观察，并对156耳慢性中耳炎进行术中分区观察。结果也都显示前半中耳腔病变明显轻于听骨链区和鼓窦乳突区，听骨链区病变阴影出现率最高。其中33耳胆脂瘤全部侵占听骨链区，占100%；侵入前半中耳腔仅5耳，占15.1%。与颞骨病理研究结果相同。

上述研究结果清楚地表明：中耳炎时，中耳各区域病理改变严重程度有很大差别，咽鼓管黏膜几乎无炎性病理改变，前半中耳腔黏膜病变很轻，听骨链区病变最严重，中耳后部区域病变明显重于前部区域。同时还显示中耳前部区域多为易于消退的可逆性病变，处于动态变化中；而中耳后部区域多为顽固的或不可逆性病变，且这些病变对听骨链或周围骨质有较强的吸收破坏作用。笔者把中耳炎病理改变的这种特点称为"中耳炎区域性病理差异改变现象"。

对于出现"中耳炎区域性病理差异改变现象"的原因，笔者认为这是由于听骨链周围有许多纵横交错的悬韧带和黏膜皱襞，炎症时此区易发生黏膜肿胀、粘连、包裹性积液，并阻塞中耳腔系统内部如鼓峡这样的狭窄通风引流通道，导致渗出液长期积存在听骨链区和鼓窦乳突区，久之便形成肉芽组织。这是听骨链区病变严重的主要解剖学原因和病理病因。

三、以听骨链区为中心的中耳炎诊治理念的提出及临床意义

根据以上病理和临床研究结果，笔者有理由认为：听骨链是中耳腔最重要的听力结构，中耳炎时听骨链区病变最严重，此区病变比其他区域病变对听力损害都大，无论从解剖、生理、病理和临床诊治需要的角度都应该将听骨链区作为中耳炎诊治的中心区域。这比在中耳炎诊治中过多关注咽鼓管功能、鼓膜改变、是否有鼓膜穿孔和耳漏等能更直接地切中诊治的关键性问题。

以听骨链区为中心的中耳炎诊治理念有很重要的临床指导意义。首先，这一诊治理念提示中耳炎的检查诊断方面应更重视鼓膜松弛部和后上象限的检查，因为这两部位鼓膜的内侧即是听骨链区，听骨链区的炎性病变往往影响到这两部位鼓膜，会出现不同体征（图4-4-1~2）。依此两部位鼓膜的表现对进一步推断、检查听骨链区的病变很有帮助。颞骨的超薄断层CT扫描是显示中耳病变，特别是听骨链区病变的最佳检查方法，它

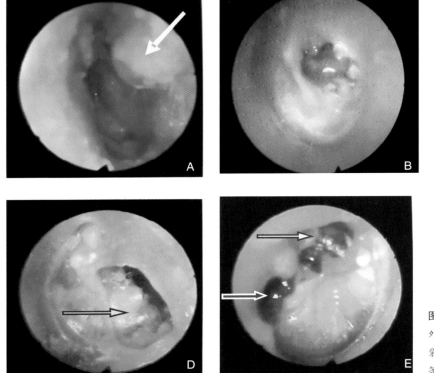

图4-4-1　鼓膜后上象限中耳炎早期可见外突（A），慢性期可见肉芽（B）、内陷囊袋（C）、穿孔（D）、鼓环骨质破坏（E）等改变。

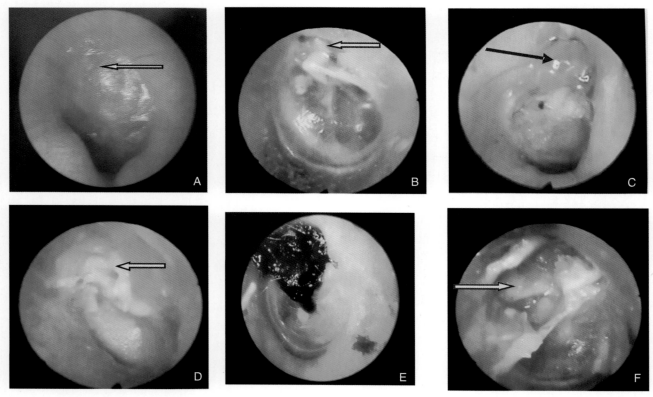

图 4-4-2 鼓膜松弛部在中耳炎早期可见充血外突（A），慢性期可见内陷囊袋（B），肉芽外突（C），胆脂瘤（D），干痂附着（E），穿孔（F）及盾板骨质吸收破坏等改变。

像一张活体病理切片，能精确地显示听骨链区病变的部位、性质和程度，必要时可结合治疗进行动态观察，以了解病变对治疗的反应（图 4-4-3）。

此诊治理念为中耳炎的预防指明了正确的思路。在慢性中耳炎形成之前，应预测并防止听骨链区顽固性病变的形成。例如对一早期中耳炎应进行抗感染、引流等治疗，复查 CT 时应注意观察听骨链区病变是否消退，并防止顽固性病变形成（图 4-4-3）。如果 CT 示仅有鼓窦乳突区有顽固的炎性病变，为防止中耳炎复发，病变累及上鼓室听骨链区，可行乳突凿开，清除乳突病变，终止炎症，"舍车保帅"，防止病变进一步向上鼓室扩

展，保护听骨链不受累，以达到保存听力的目的。

按照对中耳炎预后评估和外科治疗方法设计的需要，把听骨链区病变情况列入中耳炎诊断、分类标准的重要指标，并依此目的将中耳腔系统分为 3 个区域（见图 4-4-4A，4-3-1）。例如，我们把病变只限于鼓窦乳突区的慢性中耳炎称之为"慢性乳突炎"（图 4-4-4B）。因为此型中耳炎病变没有侵及听骨链区，所以听力损失一般较轻，仅作乳突凿开即可，治疗简单，效果好。将 CT 片显示病变累及上鼓室听骨链的慢性中耳炎称之为"慢性上鼓室-乳突炎"（图 4-4-5），此型中耳炎听力损失较重，治疗较困难。但由于砧镫关节及

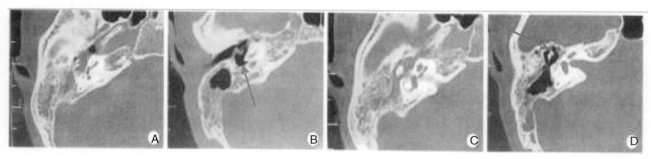

图 4-4-3 右侧早期中耳炎，中耳及听骨周围有渗液（A，C）。经抗感染、鼓膜置管治疗 1 周，中、上鼓室及鼓窦、听骨链区充气（B，D 红箭头所示），防止听骨周围顽固性病变形成。

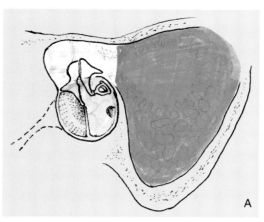
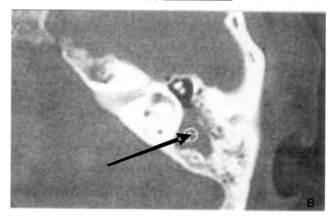

图 4-4-4 A.中耳炎诊断命名示意图。黄色区为中鼓室区、粉红色区为上鼓室区、蓝绿色为乳突区。B.慢性乳突炎。

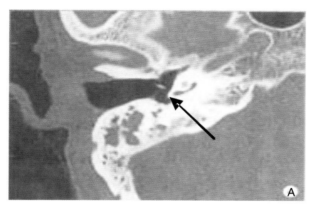
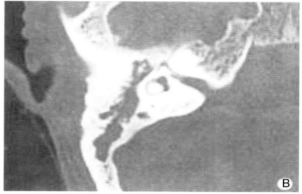

图 4-4-5 右耳中鼓室和砧镫关节无病变(A);同一病例病变累及上鼓室、鼓窦和乳突(B);诊断为慢性上鼓室-乳突炎,可行乳突、上鼓室切开术+I 期室成形术。

镫骨足板未受累,很有希望行 Ⅱ 或 Ⅲ 期鼓室成形术,可望获得较好听力。若 CT 显示后半中鼓室砧镫骨周围亦有病变,我们称这种中耳炎为"中耳乳突炎"(图 4-4-6)。此型中耳炎听力损失严重,治疗复杂、困难,往往预后不佳。据听骨链区病变的 CT 所见进行的此种中耳炎分类法为中耳炎的预后评估和治疗方法选择提供了清晰的思路,具有重要的临床价值。

在中耳炎的治疗方面,以听骨链区为中心的诊治理念指明了清晰的治疗思路,对于早期可逆病变阶段的中耳炎应尽力设法引流听骨链区的炎性渗出液,防止此区顽固性病变的形成和不良后果的发生。如果不能明确听骨链区病变是否为可逆性,可进行抗炎和渗液引流试验治疗,影像学动态

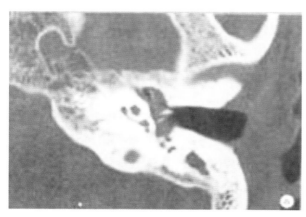
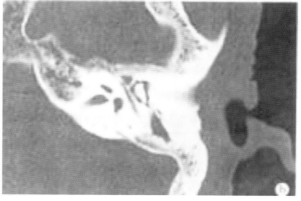

图 4-4-6 病变累及左中鼓室、砧镫关节和上鼓室、鼓窦、乳突。诊断为左慢性中耳-乳突炎,需行中耳乳突病变根除,无法行 Ⅰ 期鼓室成形术。

观察，以确定其病变性质，并作进一步适当治疗。如果鼓窦乳突区有难治性病变，听骨链区尚未累及，可根除乳突病变，保护听骨链不受炎性病变侵害。如果听骨链区已有顽固性病变，根据颞骨超薄断层CT扫描所示病变范围和程度，设计个体化外科手术方式，行病变根除和听力改进外科治疗。

显然，镫骨区病变的精准诊治更是重中之重。

以听骨链区为中心的中耳炎诊治理念是根据中耳听骨链区解剖结构、功能和病变特点以及临床诊治的需要，经综合分析后提出的。这一诊治理念从整体上把握住了中耳炎病理和临床诊治的关键性问题，理清了中耳炎诊治中诸多问题的主次关系。使临床诊治更加简便、准确、高效。

张全安　张　青

参考文献

[1] 张全安，汪立，韦俊荣.中耳炎病理过程中内通引流阻塞.西安医科大学学报，1999，20：536-539
[2] 张全安，张晓彤，吴彩芹，张青.中耳炎区域性病理差异改变现象及临床意义的研究.中华耳鼻咽喉科杂志，2004，39（9）：534-537
[3] 张全安，梁建民.耳炎病理过程中渗出液的病理转归与肉芽组织形成.临床耳鼻咽喉科杂志，1999，13（1）：8-11
[4] 张全安，张青.中耳炎"三段论"分类法的理论和临床研究.西安交通大学学报（医学版），2004，13（1）：1-7
[5] 张全安，张青.以听骨链区为中心诊治中耳炎理念的理论和临床研究.西安医科大学学报（医学版）.2006,37（1）:1-3
[6] 张全安，张青，高琼等.分泌性中耳炎诊治预防新理念及策略.中国科技论文在线.2007,2（11）:814-818。
[7] Paparella MM.Schachern PA，Sano S，et a1.A histopathological study of the relationship between otitis meda and mastoiditis. Laryngo-scope，1991，101（10）：1050-1053

第五节　慢性中耳炎外科手术分型研究

内容要点

● 传统的慢性中耳炎手术主要是以病变根除和听力重建两个目的为主线进行分型的，当前这两种手术融合的方式尚不完善。

● 当今根除中耳病变的各种式主要是针对胆脂瘤型中耳炎研究作出的手术分型，对常见的慢性渗出-肉芽型中耳炎尚没有形成模式化手术治疗分型。

● 传统的五型鼓室成形术主要是基于解剖学和生理学理论，并没有很好地与中耳炎的病理理论相结合，所以与临床实践有相脱节的缺陷。

● 新的中耳手术分型是将"中耳炎的病理区域性差异现象特征"，"以听骨链为中心的诊治理念"，"听力结构重建原理"，"病变根除与听力重建结合"等重要理论融为一体的分型法。

● 根据中耳腔病变区域，将慢性中耳炎手术分为4种基本类型：Ⅰ型，鼓膜修补术；Ⅱ型，乳突凿开+鼓室成形术；Ⅲ型，上鼓室-乳突凿开+鼓室成形术；Ⅳ型，中耳乳突根治+鼓室成形术。

外科手术是慢性中耳炎常用的治疗方法，外科手术分型法是最具临床指导意义的诊治理论。不同历史时期的中耳炎外科手术分型理论，是当时对中耳炎病理、手术目的、手术技术和愈合过程的认知水平，以及外科经验和设备条件的集中体现。它既有很深刻的解剖生理和病理理论内涵，也有很强的临床技术、经验及设备条件方面的循证医学证据的强力支撑。是每个临床耳科医师都应认真学习，深刻领会的重要指导理论。

一、传统慢性中耳炎手术分型的形成及存在的问题

慢性中耳炎外科手术分型是如何形成的呢？它是耳科学家根据与外科手术分型相关的诸多因

素的差异性和相似性程度加以比较，进行区分和归类研究的结果。与中耳炎外科手术分型相关的因素主要在以下四个方面。其一是解剖学和病理学因素，包括病变性质、病变损害的结构区域和严重程度；其二是手术的目的和方式的相似性；其三是手术适应证的相似性；其四是手术治疗结果预后的差异性和相似性。将行手术治疗的中耳炎的这些因素进行对比，把有明显相似性者归为一种手术类型，而将有显著差异性者区分开来另成一类。例如，如果有一些患者，其病变很广，破坏了中耳的所有听力结构，无听力重建条件，只能进行根除中耳病变的中耳乳突根治术，终止炎症，防止中耳炎恶化和并发症的出现，术后听力改善不明显，仅能获一干耳，像这样的中耳炎便归入中耳乳突根治术的外科手术类型。将仅有鼓膜穿孔，中耳无明显活动性病变且听骨链连续性尚完整，活动度良好者，仅需作鼓膜修补术，术后常能终止炎症复发并改善听力，将此类患者归入Ⅰ型鼓室成形术。

传统的中耳炎外科手术和分型主要依手术目的归为两大类，即将手术目的为根除病变、终止炎症者称为中耳根治术；将手术目的为听力重建、改善听力者称为鼓室成形术。起初，这两类手术是各自分开的，根治性手术不能同时行听力重建，鼓室成形术仅限于中耳炎性病变完全静止者。以后随着经验的积累，外科技术的提高，同时行炎性病变根治和听力重建逐渐成为可能，病变根除术和听力重建术出现了不同程度的融合和变通。所谓闭合式手术，即低壁式或完桥式手术就是这一时期出现的融合了两种术式内涵的革新术式。

以根除病变为主要目的的经典开放式中耳乳突根治术，是在以乳突切开引流、治疗急性化脓性乳突炎及挽救颅内并发症患者生命为目的乳突环钻术、单纯乳突凿开术的基础上形成的代表性外科手术。它的外科理念是追求尽可能彻底地清除中耳乳突腔系统的所有胆脂瘤病变。在耳外科手术开展的早期时代，为尽快彻底清除病变、终止炎症、获得干耳，这一外科理念无可厚非。但当今推崇的中耳根术的乳突轮廓化概念在彻底清除病变的同时，手术本身破坏了某些可能有听力重建机会的中耳解剖结构，并且不可避免地会留下一个大的中耳乳突术腔。这一大术腔带来的一系列问题，在临床实践中很快就显现出来。为克服这一弊端，相继出现了试图缩小术腔的一些新

术式，例如"低壁式手术"、"浅碟形乳突腔"及"闭合式手术"、各种"乳突术腔填塞术"等。所有这些术式都是针对胆脂瘤型中耳炎进行临床研究作出的手术分型，由于对慢性渗出-肉牙型中耳炎的病理和临床认识不足，尚没有形成模式化手术治疗分型。但直到目前，在慢性中耳炎手术时如何恰当处理中耳乳突腔系统的炎性病变，既能使其炎症静止，又不破坏更多中耳解剖结构，不遗留大术腔和其他并发症，并能快速愈合，对此没有形成统一的外科理念及效果令人满意的手术模式。患者和耳科医师都渴望有新的外科手术分型和手术方式出现，以完满解决这一难题。

以听力重建、改善听力为主要目的的代表性手术——鼓室成形术是从为控制感染、根除病变的外科手术到选择性听力保存和重建外科的转变，这一转变是随着各个领域的发展逐渐演变而来的。其中抗生素的广泛应用，中耳乳突根治术的外科经验积累和技术提高，外科显微镜、耳显微外科手术器械、耳钻的研制和使用，声音在耳传导和转换机制的阐明都为鼓室成形术的开展提供了必要的条件。传统经典的鼓室成形术是在乳突根治术成功开展70多年日臻完善的基础上，于1951—1952年Zollner和Wullstein开始的。1953年由Wullstein提出5型鼓室成形术，成为60多年来公认的标准手术模式，后来又有某些技术和材料学上的发展和延伸。但是，耳科医师在实践中逐步发现5型鼓室成形术的模式存在着某种缺陷，与临床中所见到的中耳炎患者的实际情况存在某种脱节。笔者认为，作为耳外科手术分型的一个主流理论，5型鼓室成形术最初的概念就存在着某些先天不足。Zollner和Wullstein在描述他们为圆窗膜提供声保护和为前庭窗重新建立声压转换的外科手术方面作出了卓越贡献，Wullstein又根据鼓膜、听骨链缺损的情况将鼓室成形术分为5型，并提出了相应的重建方法。这种手术设计、分型非常符合声学、解剖学和生理学理论，逻辑性也很强，对听力重建手术的发展起到了巨大的推动作用。但是，由于当时对中耳炎的病理研究甚少，认识肤浅，5型鼓室成形术模式主要建立在声音传导结构解剖学和听觉生理学的基础上，与中耳炎病理特点结合少，慢性中耳炎病理变化规律、特点等理论在此手术分型建立时尚未被充分阐明，因而在手术分型中也没有得到体现。它基本上是

以鼓膜和听骨链不同缺损为基础设计的，并没有将中耳腔常常并存的其他病变认真考虑在内。事实上，鼓膜和听骨链发生缺损的情况最多是由中耳炎慢性病变引起的，外伤、肿瘤等原因导致听骨链缺损的概率很小。中耳炎时，鼓膜和听骨链的缺损在绝大多数情况下都伴有听骨链周围、中上鼓室及乳突不同程度的炎性渗出液、肉芽、粘连组织或其他炎性病变。显然这与5型鼓室成形术没有重视中耳腔有炎性病变的情况相差甚远，因而临床医生遇到的情况多与五型鼓室成形术的适应证有很大出入，无法用其指导临床诊治。以鼓室成形术Ⅰ型为例，除少数外伤性鼓膜穿孔外，鼓膜穿孔大多由中耳炎引起，此种病例中耳腔常同时伴有不同程度的炎性病变，且无论从对患者听力损害还是外科治疗的角度看，中耳腔炎性病变的存在都比鼓膜穿孔更为重要。因此，随着中耳炎病理研究的进展，应以中耳炎病理理论为主要依据，重新修订鼓室成形术的相关理论，才能使其符合临床实际，才会有更强的临床诊治指导意义。

二、慢性中耳炎手术分型的演变和趋势

作为中耳炎外科手术分型的两大类手术——中耳乳突根治术和鼓室成形术，早期它们是分别沿着各自的方向和径路发展和演变着。这两类手术在治疗目的、外科理念、思维方式和手术技巧等方面截然不同。中耳乳突根治术以不可逆的炎性病变切除为基本手术方式，而鼓室成形术是以听力重建为主的修复性外科手术。后来，这两种手术逐步有不同的融合，即一期同时行病灶根治和听力重建术。象闭合性（或封闭性）手术，低壁式或完桥式手术等都是这两种手术试图融合的范例。但由于医师对中耳炎病理、手术目的、手术适应证等问题的认识和理解不同，以及外科技术水平的差异，临床应用情况很不统一。

中耳炎外科发展到今天，将这两类手术合理、完美地结合起来，通过一次手术达到既终止炎症又可保存或改善听力的效果已成为时代的要求，同时也有了实现这一融合的条件和可能。通过综合研究这两类手术的相关理论和技术的，在以往积累的丰富的临床诊治技术和经验基础上，结合近年的中耳炎病理研究新成就，创立起一种"病变根治"和"听力重建"两者完美结合的、统一规范且方便实用的新的中耳炎外科理念和手术分

型势在必行，且指日可待。这是当代耳科学家的一项重要任务和努力的目标。

三、慢性中耳炎手术分型的新概念

慢性中耳炎外科手术分型是在精通中耳声音传导解剖结构、生理学和病理学的基础理论，深刻理解各种中耳手术的适应证、目的、外科理念及熟练掌握各种术式的基础上而作出的。它应该有坚实的循证医学证据，有很强的临床诊治指导作用。现代条件下合理的慢性中耳炎外科手术分型，要充分体现以下几个方面：①要以近年中耳炎病理研究的新理论为基石，这样才符合中耳炎患者的临床实际情况，才会更有指导价值。②要以听力重建手术为分型的基本框架，充分体现始终把保存和改善听力放在重要位置的外科理念，这是患者的迫切要求，也是医生努力追求的治疗目标。③体现以听骨链区为中心的诊治理念。因为听骨链是中耳最重要的声音传导结构，耳的主要功能就是听力，中耳炎时听骨链区病变最严重，病变根除和听力重建都直接关系到听骨链区，对听骨链的病变情况作出精确诊断无疑对治疗计划和预后估计有指导意义。④把根除病变和听力重建这两者要有机地结合起来，尽可能同时达到终止炎症和改善听力两方面的治疗效果。这就需要认真研究分析根除病变、终止炎症和听力重建、移植组织成活这两方面的必要条件。⑤以手术适应证、手术目的、手术方式和预后的差异性和相似性作为手术分型、归类和界定的比对条件。除以上五方面的内容外，还要以绝大多数常见病例类型作为分型的主体，以临床实用、方便为手术分型考虑的因素。

四、慢性中耳炎新手术分型的提出

中耳腔系统是一个极不规则的结构，由连续黏膜衬里，无数互相连通的小气房和盲管状腔隙组成，其中有一些通道特别狭窄的区域，中耳炎时这些狭窄的通道很容易被炎性病变阻塞。在阻塞部位以后的中耳腔局部区域可引起炎性渗出液的积存和肉芽组织形成，并形成中耳炎病理恶性循环过程。久之，就出现中耳腔系统后部区域（上鼓室、乳突区）病变重，前部区病变轻的"区域性差异现象"，这也表明中耳炎时中耳腔系统病变发生的部位有一定规律可循。最常阻塞的"瓶

颈口"在鼓峡，鼓窦入口处，不同的慢性中耳炎病例就形成了不同的主要病变区域。由于有比较固定的常见阻塞部位，因而，导致慢性中耳炎有比较相似的模式化病变区域。这一病理变化规律和现象，为合理的中耳炎外科手术分型提供了自然的界定依据。这样，笔者依慢性中耳炎顽固性病变在中耳腔系统发生的区域，对听力影响的机制，以及手术根除病灶和听力重建的方式进行比对

和归类，提出有病理理论依据的外科手术分型法。

1. 第一型：鼓膜修补术

（1）适应证：主要治疗慢性单纯性中耳炎。仅有鼓膜紧张部穿孔者，经颞骨薄断层扫描检查显示中耳腔系统没有明显其他炎性病变，听骨链区周围亦无明显炎性病变存在（图4-5-1）。耳镜检查可见中鼓室黏膜正常，或有轻度肿胀、潮湿，或有极少量渗液，但黏膜表面光滑者。

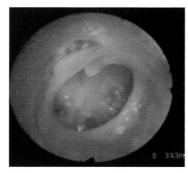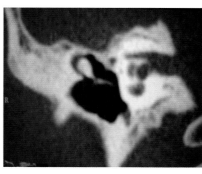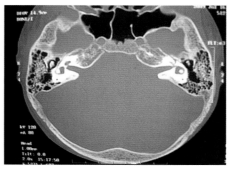

图 4-5-1 右侧鼓膜紧张部大穿孔，中耳腔系统无明显炎性病变。

（2）手术方法：此型患者一般不需要行中耳病变根治术。鼓膜穿孔修补术主要由3个步骤组成：移植床制备、移植物切取和制备、移植物的植入和固定。但由于各病例的情况不尽相同，例如穿孔的大小、位置，残余鼓膜是否增厚、萎缩或有钙斑，骨性外耳道是否宽畅及其弯曲、狭窄程度，外耳道皮肤健康状况，手术设备，手术医生的技术、经验、手术习惯等。受各种因素的影响，其手术方法会有许多变通。

1）移植床的制备。对于外耳道宽畅、鼓膜穿孔不很大者，可经耳道在手术显微镜或耳内镜下制备移植床。可采用穿孔残缘纤维环剔除+残余鼓膜内面搔刮法（图6-8-2）或穿孔残缘化学烧灼+搔刮法制备（图6-10-1）。对于外耳道弯曲、狭窄明显者，可先行外耳道扩大成形，再用上法制备移植床（图6-9-3~4）。对穿孔很大，无法用上法制备移植床者，可做带蒂舌形外耳道-鼓膜复合瓣，将外耳道后上舌形皮瓣和残余鼓膜表面一并向前下剥离、翻起制作夹层法鼓膜修补的移植床（图6-9-5）。

2）移植物切取和制备。对耳科医生熟悉的传统常规采用的颞肌筋膜、耳屏软骨膜、乳突表面骨膜为移植物的切取和制备本文不赘述。笔者近年研究了两种较简便易行的方法。一种是用耳后皮下脂肪组织压片法（图6-8-3）；此法多用于耳道宽畅，经耳道在耳内镜或手术显微镜下可完成

修补术的病例。另一种是外耳道皮下组织压片法，此法主要用于外耳道弯曲、狭窄明显者，在行外耳道扩大的同时经耳内切口切取外耳道上壁中、外段皮下组织压成薄片状移植物。手术方法细节见鼓膜修补一节。

3）移植物的植入和固定。穿孔直径小于2.5mm者多采用外贴法植入。穿孔直径大于2.5mm者多采用内贴法植入（图6-10-2）。对于大穿孔，仅残留鼓环者，多采用夹层法植入。为保证移植物良好固位，除某些小穿孔采用外贴法修补外，一般都在中鼓室置入吸收性明胶海绵颗粒作为移植物支撑，并填塞外耳道，使移植物内、外两侧得到均匀一致的压力，固位牢靠。对鼓膜穿孔仅合并有听骨链中断或固定，而中耳腔系统无其他明显炎性者，可行鼓膜修补+听骨链重建的变通术式。

预后评价：此类患者病变单纯且轻，中耳内通风引流通道没有阻塞。手术也相对较简单，听力预后好。

手术治疗相对简单，预后好是其共同特点，故归为一种类型。少数患者听力损失较重，中耳探查可见有听骨粘连，被硬化斑固定或中断者，多属中耳炎后遗症类病理改变，可同时行听骨松解、硬化斑剥离、听骨撼动或重建恢复听骨链的连续性，一般预后满意，可看作是第一型的变通术式。

---

2. 第二型：乳突切开+鼓室成形术

（1）适应证：主要治疗慢性乳突炎。鼓窦入口或乳突周围气房被炎性病变阻塞，颞骨薄断层CT检查显示鼓窦、乳突区有炎性病变（图4-5-2），诊断为慢性乳突炎（渗出-肉芽型或胆脂瘤型）。但听骨链区和中、上鼓室无明显炎性病变，听骨链完整或仅有砧骨长脚、豆状突部分吸收中断。鼓膜有穿孔或完整，中耳炎时有复发或持续少许耳漏。

（2）手术方法：此种患者拟行"空腔闭合式手术"或"充填闭合式手术"，需行不同的耳后皮肤、皮下切口（图4-5-3~4）。再行常规单纯乳突凿开术根除病变（图4-5-4）。有鼓膜穿孔，但无明显活动性炎性病变者，可一期同时行鼓膜修补术。可经耳后、耳内切口或耳道入路完成鼓膜修

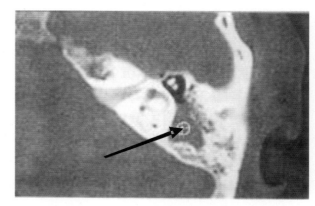

图4-5-2 CT片显示慢性乳突炎。

补。鼓膜修补材料用耳后皮下组织压片即可。若有听骨链中断，同时行听骨重建术（图4-5-5B）。

乳突病变根治术腔有两种处理方式：其一是

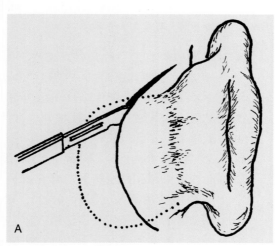

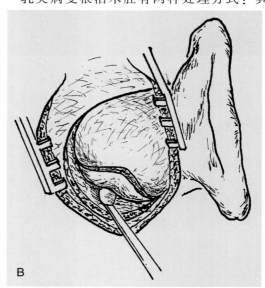

图4-5-3 A.拟行空腔闭合式乳突凿开术的耳后皮肤和皮下组织瓣切口。B.剥起带蒂肌骨膜复合组织瓣。

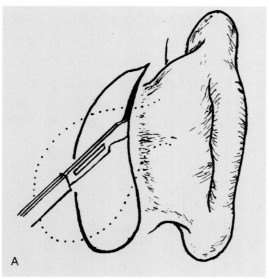

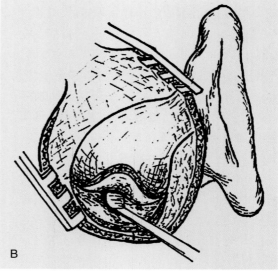

图4-5-4 A.拟行充填闭合式乳突凿开术的耳后皮肤皮下组织瓣切口。B.并将皮下带蒂肌骨膜复合组织瓣向前上剥起。

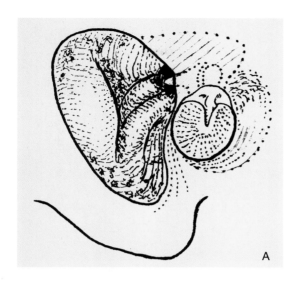
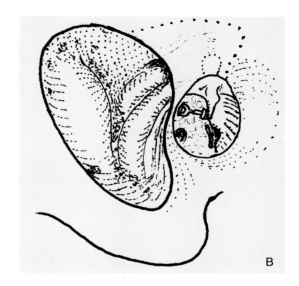

图 4-5-5 A. 空腔闭合式单纯乳突凿开术腔。B. 空腔闭合式乳突凿开+鼓膜修补+听骨链重建术。

用乳突表面皮下带蒂组织骨膜复合瓣填塞术腔至鼓窦入口（图 4-5-6）。若术腔大，局部软组织不够用，可用凿除的无明显病变的乳突皮质骨屑从术腔外侧补充填塞，耳后置术腔负压引流冲洗管，即充填闭合式手术（图 4-5-7）。其二是将乳突术腔四周骨壁用磨钻磨光滑，彻底止血，术腔旷置，不予填塞，乳突术腔置耳后引流冲洗管，即空腔闭合式手术（图 4-5-5）。为很好引流术腔积液、防止术后术腔肉芽再生成，常同时行后鼓室切开术，以扩大内通风引流通道（图 4-5-8）。用这两种方法均可使乳突部病变根除，炎症静止。笔者的经验是充填乳突术腔法使炎症静止的成功率高，术后并发症少。术腔旷置法有肉芽组织再形成，感染复发之可能。且术后抗感染治疗力度要更大，引流管放置时间更长。但术腔旷置者实际上是属

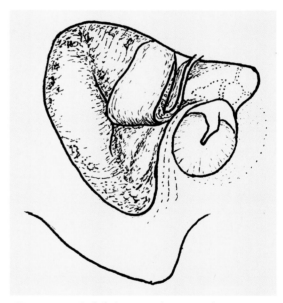

图 4-5-6 将带蒂皮下组织复合瓣充填至鼓窦口。

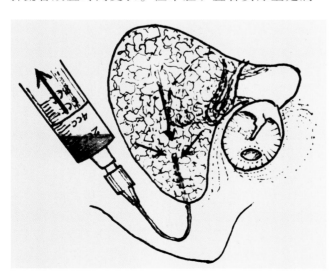

图 4-5-7 充填闭合式乳突凿开术+鼓膜修补、听骨链重建术。

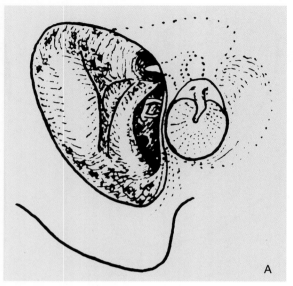
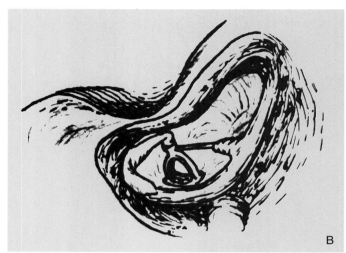

图 4-5-8　A.空腔闭合式乳突凿开+后鼓室切开术。B.后鼓室切开扩大内通风引流通道。

于典型的传统"闭合式手术"，术后中耳含气腔大，有利于提高听力。针对听骨链区的病变作相应的外科处理，要根据病情、术者经验、习惯和技术水平作出选择。

依病情和手术治疗需要，也可实施变通外科手术。例如空腔闭合式乳突凿开+后鼓室切开术（图 4-5-8），空腔闭合式乳突凿开术+鼓室成形术（图 4-5-9）。

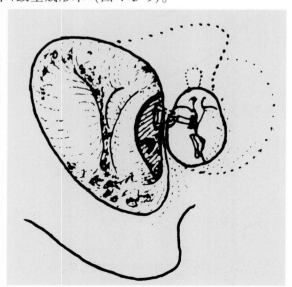

图 4-5-9　空腔闭合式乳突凿开+后鼓室切开术+鼓室成形术。

预后评价：此型患者往往有顽固乳突炎性病变，久治不愈，但听骨链区多无病变。治疗主要由乳突区病变根除和鼓室成形两部分手术完成，

且术后听力多有改善。因此，将乳突凿开+鼓室成形为基本术式的治疗慢性渗出肉芽型乳突炎的外科手术治疗归为一类，称为第二型。

3. 第三型：上鼓室-乳突切开+鼓室成形术

（1）适应证：主要治疗慢性上鼓室-乳突炎。是以鼓峡部阻塞，导致上鼓室、乳突区有顽固性病变，听骨链区上部受累，即以锤骨头、锤砧关节和砧骨短突、砧骨体为主被病变组织包绕固定或部分吸收、破坏的患者。同时常有上鼓室外侧骨壁（即盾板）吸收破坏。但听骨链的下区，即砧镫关节、镫骨及足板、前庭窗龛区无顽固性病变存在（图 4-5-10）。上鼓室是听骨链区的一部分，病变最严重，病变性质和种类也多种多样，黏膜水肿肥厚、包裹性积液、粘连肉芽组织、胆脂瘤基质组织、纤维玻璃样变、钙化瘢痕、骨质破坏、新生骨质、胆脂瘤等均可发生，且常有多重病变同时存在。慢性渗出-肉芽型上鼓室乳突炎多有鼓膜紧张部穿孔，胆脂瘤型中耳炎常有松弛部穿孔，紧张部残存。

（2）手术方法：手术治疗主要包括上鼓室-乳突切开病变根除和听力重建两部分。由于此型中耳炎听骨链区和上鼓室外侧壁有不同病变，且常有胆脂瘤存在，清除病变后常需要重建破坏的盾板，因此慢性上鼓室-乳突炎的病变根除和听力重建手术都远比第二型复杂得多，有多种变通术式。

当为慢性渗出-肉芽型上鼓室-乳突炎行上鼓

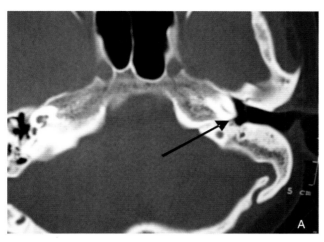 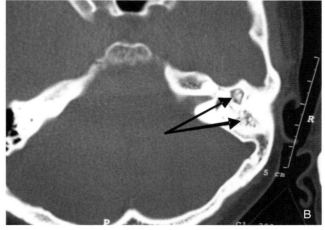

图 4-5-10　A. 左侧慢性上鼓室-乳突炎，中鼓室（黑箭头所示）无病变。B. 上鼓室、鼓窦（双箭头所示）有病变阴影。

室-乳突切开术时，先按乳突凿开术方法，经耳后切口，行乳突凿开根除病变。再沿鼓窦口向前开放上鼓室，保留外耳道后上壁完整。清除上鼓室病变，若听骨链被肉芽组织包绕或部分吸收破坏，则将锤骨颈和砧骨长脚剪断，把锤、砧骨受损部分连同肉芽一并清除（图 4-5-11）。必要时行扩大后鼓室切开，以扩大乳突术腔与中鼓室的通风引流通道，使上鼓室、乳突和中鼓室成为通风引流更宽畅的一个腔隙（图4-5-12）。乳突术腔的处理同第二型手术，亦有旷置和充填两种变通术式可供选择（图 4-5-13~14）。如行术腔填塞，仅填塞到鼓窦口为止，上鼓室术腔旷置（图 4-5-15）。凡有条件行鼓室成形者，均可行一期各式变通鼓室成形术。

　　若为胆脂瘤型上鼓室-乳突炎，在清除上鼓室病变时一般要凿除上鼓室外壁和骨桥。将占据上

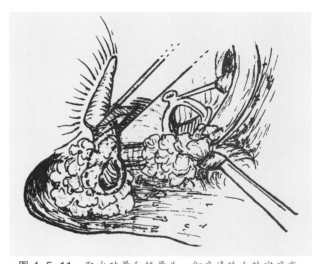

图 4-5-11　取出砧骨和锤骨头，彻底清除上鼓室病变。

鼓室的胆脂瘤和受损听骨如上法清除后，保留胆脂瘤基质在原位，使上鼓室充分开放，胆脂瘤基质外置（图 4-5-16）。将侵入鼓窦或乳突的胆脂瘤

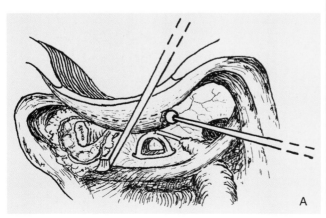 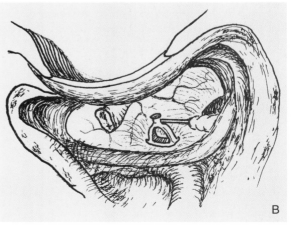

图4-5-12　A. 行扩大后鼓室切开。B. 并扩大乳突术腔与中鼓室的通风引流通道。

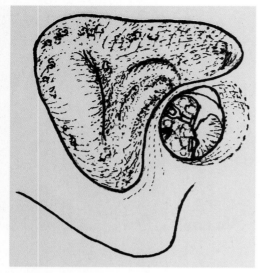

图4-5-13 空腔闭合式上鼓室-乳突切开+鼓室成形术。

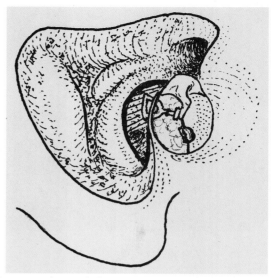

图4-5-14 空腔闭合式上鼓室-乳突切开+后鼓室切开+鼓室成形术。

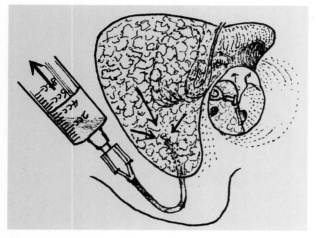

图4-5-15 充填闭合式上鼓室-乳突切开+鼓室成形术。

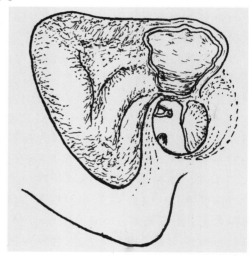

图4-5-16 上鼓室胆脂瘤基质外置。

基质自后向前剥离掀起，并推至鼓窦口（图4-5-17）。显微镜下检查鼓窦、乳突区根治术腔，确定无胆脂瘤基质残留后，方可用前法充填乳突术腔。同时行改良乳突根治+听力重建术（图4-5-18）。这样一则可避免遗留大的手术腔，二则减少上鼓室裸露创面，利于术后愈合，缩短愈合时间。若上鼓室胆脂瘤侵犯不广泛可彻底清除，骨桥未破坏者可行完桥式手术。

第三型手术的听力重建是以鼓室成形术Ⅲ型为基本手术方式，可用自体或合成听骨作为听骨链重建材料。可用耳后皮下脂肪或结缔组织压片作为鼓膜修复材料。胆脂瘤型中耳炎开放上鼓室时形成的外耳道上壁创面可旷置，也可用耳后薄断层皮片移植覆盖。值得注意的是慢性上鼓室-乳

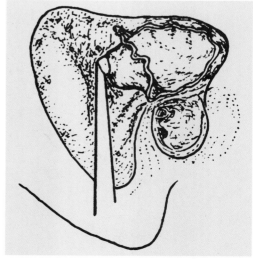

图4-5-17 将侵入鼓窦和乳突的胆脂瘤基质自后向前剥离掀起并推至鼓窦口，外置。

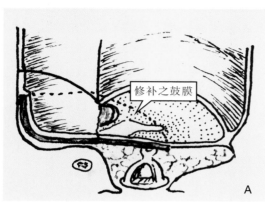

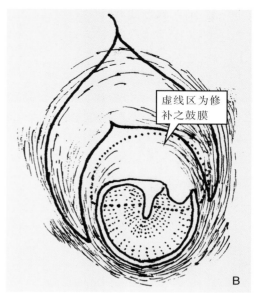

图4-5-18 改良乳突根治+鼓室成形术剖面图（A）和平面图解（B）。

突炎常有上鼓室外侧骨壁破坏，为保持术后有足够大的中耳腔，提高听力重建效果，往往需要同时行各种上鼓室外侧壁重建术（图4-5-19）。重建盾板的材料有软骨、薄骨片、羟基磷灰石或加厚的结缔组织压片。

　　预后评价：此型患者的听骨链下部结构如砧镫关节、镫骨足板和两窗无病变，多可行Ⅲ型鼓室成形，术后听力保存较好。

　　4. 第四型：中耳乳突根治术+鼓室成形

　　（1）适应证：主要治疗慢性中耳乳突炎。中

鼓室或中鼓室后上象限的砧镫关节、面神经隐窝、后鼓室被炎性病变填塞，即包括上鼓室在内的整个听骨链区都有顽固性病变（图4-5-20）。此种情况下，鼓窦乳突区一般都有顽固性病变。这是最严重的一型慢性中耳乳突炎，它可以是渗出-肉芽型，也可是胆脂瘤型。由于砧镫关节区和前庭窗区有病变，其听力重建的关键性结构——镫骨受损，圆窗龛也常常被顽固性病变填塞，听力重建基本条件丧失，手术的难度增大，预后效果也多不满意。

　　（2）手术方法：第四型手术治疗依然由根除

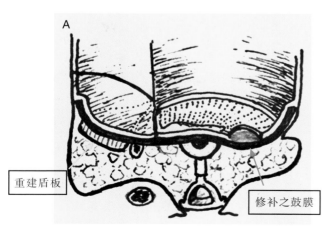

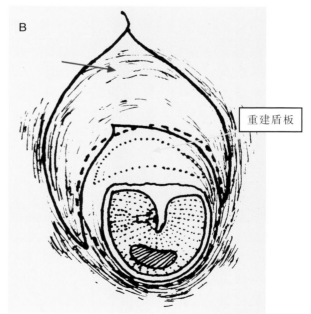

图4-5-19 同期行上鼓室-乳突切开+盾板重建+鼓室成形术的剖面（A）和平面（B）图解。剖面图黄箭头所指和平面图虚线区示重建的盾板。红箭头所指是修补之鼓膜。蓝箭头所指是外耳道创面植皮。

病变和听力重建、鼓室成形两个部分组成。但由于镫骨区有炎性病变，这两种手术都很复杂和困难。

1）根除病变：对于慢性渗出-肉芽型中耳乳突炎，由于病变累及的砧镫骨区、前庭窗和圆窗、后鼓室区等是有重要听力结构的狭小区域，为了尽可能清除病变，应尽力保留较健康的黏膜，以利于听力重建，对外科经验和技术都要求很高。

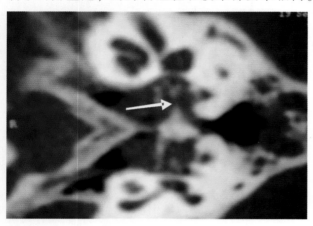

图4-5-20 渗出-肉芽型中耳炎显示听骨周围和前庭窗区有大量病变组织，砧骨长脚被吸收中断（白箭头所示）。

常需要经乳突开放面神经隐窝和后鼓室，在显微镜下认真清理病变。先作耳后切口行上鼓室-乳突凿开，清除乳突和上鼓室病变，上鼓室的听骨多无法保留，应与病变组织一并清除。再经乳突术腔行后鼓室切开，仔细清除后鼓室、面神经隐窝、圆窗龛的病变（图4-5-21）。并尽量扩大乳突术腔、上鼓室与中鼓室的通道（图4-5-12），尽量保留骨性外耳道后壁和上壁。或经耳后切口行上鼓室-乳突切开后，不行后鼓室切开，而行耳内切口，将外耳道皮肤-鼓膜舌形复合瓣一并向前下翻起，凿除后、上鼓环部骨质，开放后鼓室，充分显露并清理上、中鼓室和前庭窗龛的病变。尽可能保留有用的残余镫骨，切勿损伤圆窗膜和镫骨足板。病变清除后遗留的乳突术腔可如前法充填，也可旷置。若行术腔充填，可将乳突表面皮下组织骨膜瓣向前下翻转，骨膜的光滑面朝前下，并向前上填塞至窦口，在鼓窦入口处将上鼓室与乳突术腔隔开（图4-5-22）。根据残留听骨和中耳黏膜情况行一期或二期鼓室成形（图4-5-22）。

对胆脂瘤型中耳乳突炎，为彻底清理两窗区、上鼓室和后鼓室胆脂瘤，常需要磨除外耳道后上壁内侧段和鼓环部骨质，充分开放后鼓室和上鼓

室。为安全起见，根治术腔最好旷置做封闭式手术，定期翻查术腔是否有胆脂瘤残留或复发。若胆脂瘤巨大，破坏了听骨链和外耳道骨壁，并进入鼓窦和乳突，清除病变后无听力重建的条件和可能者，可行开放式中耳根治（图4-5-23）。也可将胆脂瘤基质外置，尽量设法充填乳突术腔的后、

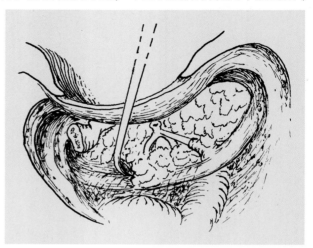

图4-5-21 切除锤骨头和砧骨，扩大面神经隐窝切开，清除中、后鼓室病变。

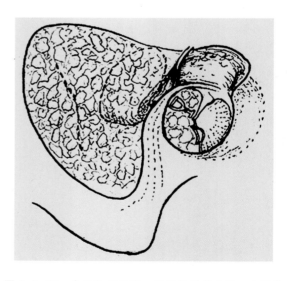

图4-5-22 中耳乳突根治，保留外耳道后壁，充填乳突术腔，并一期行鼓室成形术。

下部，以缩小术腔。外耳道及上鼓室外侧壁创面植皮，术后无裸露创面，以加快术后愈合。

2）听力重建：此型患者因听骨链破坏严重，中鼓室，特别是砧镫骨周围黏膜受损广泛，听力重建难度大。对于听骨残留较多，黏膜病变轻者可同时行一期鼓室成形术，鼓膜修补+听骨重建（图4-5-22）。对听骨受损严重，黏膜病变严重且

广泛者，可先行外耳道骨壁重建、鼓膜修补，中鼓室创面置硅胶薄膜（图4-5-24）。3~6个月后探查中鼓室，取出硅胶片，若中耳黏膜恢复，中耳腔炎症趋于静止，可行二期听骨链重建术。对外

耳道骨壁破坏严重或需手术去除者，患者又有听力重建条件，可行盾板、外耳道骨壁重建+鼓室成形（图4-5-19）。对某些合适的病例可施行低壁式或完桥式手术。

3）预后评价：第四型慢性中耳乳突炎病变范围广，听骨链受损严重，病变清除和听力重建手术难度均很大。手术治疗后总体效果也差，特别是听力改善常不满意。因此，将此病变范围广泛的慢性中耳乳突炎的手术治疗单列为外科手术的一种类型。

尽管此外科手术分型已能包括绝大多数的慢性中耳炎病例，有广泛的临床适用性，但仍有少数特殊病例无法包括在内。中耳炎后遗症亦可据其病变部位参考此分型法进行手术治疗，所不同的是可能某些炎性病变已静止，形成瘢痕组织，不一定必须清除，可保留在原处，仅行听力重建术即可。

在此中耳炎手术分型中凸显病变区域在分型界定中的金标准角色，特别强调听骨链区受损范围在界定分型中的重要性，并且把镫骨区病变情

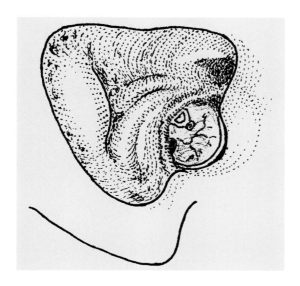

图4-5-23　开放性中耳乳突根治术腔。

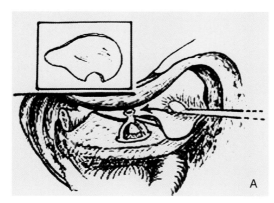

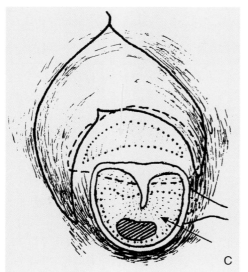

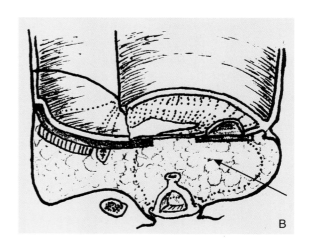

图4-5-24　A.彻底清除中耳腔病变后，中鼓室置硅胶薄膜。B.盾板重建（黄箭头所示）、鼓膜修补、中鼓室置硅胶薄膜（黑箭头所指虚线区）的剖面图和平面图（C）图解。

况的精准诊断视为听骨链区受损的重中之重，而对病变性质没有过多强调。这是因为炎性病变所损害的部位因素对外科治疗和预后更具有重要性，这与 Wullstein 五型鼓室成形术着重强调听骨链中断部位的思维方法既有某些相似，也有不同。病变部位的精确诊断，主要依据颞骨 CT 薄断层扫描检查的判定。为了分型的简化、使用方便，并没有把胆脂瘤型中耳炎单独列出分型，此外科手术分型法适用于慢性渗出-肉芽型中耳炎和胆脂瘤型中耳炎，其适应证更广。

耳外科技术娴熟、经验丰富的耳科医师还可以对胆脂瘤型和渗出-肉芽型中耳炎变清除后具条鼓室成形条件者施行"全中耳复原重建术"（详见第六章第十一节）。

总之，此中耳炎外科手术分型法研究试图吸取传统中耳炎外科手术分型的思想精髓，避免由历史条件所限而遗留下来的某些缺陷；以近年研究发现的中耳炎区域性病理差异现象的病理学规律和特点为依据，以炎性病变的区域和范围作为界定分型的基本标准，体现了以听骨链为中心的中耳炎诊治理念；把尽早获得中耳炎症静止和改善听力作为外科治疗的总体目标，将根除病变和听力、中耳腔重建作为基本外科技术，力求扬长避短，把这两种技术完美、有机地融合在同一种手术中，避免这两种手术原有的某些缺陷。

张全安　赵玉祥

参考文献

［1］ Wullstein H: Funktionelle Operationen im Mittelohr mit Hilfe des freien Spaltlappen-Transplantates. Arch Ohr Nas Kehlkopfheilk 1952;161:422.

［2］ House HP, House WF,Tabb H, Wullstein H, Zollner F: Panel on myringoplasty methods. Arch Otolaryngol 1963;78:296-304.

［3］ Zollner F: The principles of plastic surgery of the sound conducting apparatus. J Laryngol Otol 1955;69:637.

［4］ Committee on Conservation of Hearing of the American Academy of Ophthalmology and Otolaryngology: Standard Classification for Surgery of Chronic Ear Infection. Arch Otolaryngol 1964; 81:204-205.

［5］ Wilde W: Aural surgery.Dublin,1853

［6］ Health CJ；The cure of chronic suppuration of the middle ear without removal of the drum, or loss of hearing.Lancet 1906; 2: 353-373.

［7］ Bryany WS: The radical mastoid operation modified to allow the preservation of normal hearing. Trans von Am Laryng Rhinol Otol Soc 1906; 10:292.

［8］ Baron S: Modified radical mastoidectomy. Arch Otolaryngol 1941, 49:280-302.

［9］ House HP: Modified surgery in otology. Int Sur 1974;59:6-7.

［10］ Berthold E: Uber Myringoplastik. Wien Med BI 1878；1；627

［11］ Zollner F:Die Radikal-Operation mit besonderem bezug aufdie Horfunktion. Z Laryngol Rhinol Otol 1951, 3o:104.

［12］ Wullstein H; Teory and practice of tympanoplasty. Laryngoscope 1956, 66:1076-1093.

［13］ Heermann H: Tympanic membrane plastic with temporalis fascia. Hals Nasen Ohrenhlk 1960; 9:136-137.

［14］ Sheehy JL, Glasscock ME: Tympanic membrane grafting with temporalis fascia. Arch Otolaryngol 1967; 86:391-402.

［15］ Kisch H; The use of muscle grafts in mastoid operations. Postgrad Med J 1932;8:270-271.

［16］ Guiford FR; Oblitration of the cavity and reconstruction of the auditory canal in temporal 1961; 65:114-122.

［17］ Jansen C: Uber Radikaloperation und Tympanoplastik. Sitzungber Fortbild Arz OBV; 1958; 18-22.

［18］ Jansen C: Cartilage-tympanoplasty. Laryngoscope 1963;73:1288-1302.

［19］ Smyth GDL: Canal wall for cholesteatoma: up or down? Long term results. A m J Otol 1985;6:1-2.

［20］ Sheehy JL : Surgery of chronic otitis media. In: English GM, ed. Otolaryngology. Philadelphia: Harper and Row, 1984:1-86.

［21］ Sheehy JL :Plastic sheeting in tympanoplasty. Laryngoscope 1963; 73:363-383.

［22］ Sheehy JL, Shelton C: Tympanoplasty : to stage or not to stage. Otolaryngol Head Neck Surg 1991; 104:399-407.

［23］ Farrior JB: Ossicular repositioning and ossicular prostheses in tympanoplasty. Arch Otolaryngol 1960;71:443-449.

［24］ Hall A, Rytzner L: Autotransplantation of ossicles. Arch Otolaryngol 1961;74: 22-26.

［25］ House WF, Pattersos ME, Linthicum FH: Incus homograp grafts in chronic ear surgery. Arch Otolaryngol 1966, 84: 52-57.

［26］ Glasscock ME, Shea MC: Tragal cartilage as an ossicular substitute. Arch Otolaryngol 1967;86:303-317.

［27］ Janeke JB, Shea JJ: Self-stabilizing Proplast total ossicular replacement prosthesid in tympanoplasty. Laryngoscope 1975;85：1550-1558.

［28］ Yamamoto E:Aluminum oxide ceramic ossicular replacement prosthesis. Ann Otol Rhinol Laryngol 1985,94:149-152.

［29］ Grote JJ, Kuypers W, de Groot K : Use of sintered hydroxylapatite in middle ear surgery. ORL J Otorhinolarygol Relat Spec 1981;43:248-254.

［30］ Grote JJ, Tympanoplasty with calcium phosphate. Am J Otol 1985; 6:269-271.

［31］ Wolf G: Autogenous fibrin glue in tympanoplasty. Am J Otol 1986;7；287-288.

［32］ Amoils CP, Jackler RK, Lustig LR: Repair of chronic tympanic membrane perforation using epidermal growth factor. Otolaryngol Head Neck Surg 1992,10:7669-683.

［33］ Fina M, Bresnick S, Baird A,Ryan A: Improved healing of tympanic membrabe perforations with basic fibroblast growth factor. Growth Factors 1991;5:265-272.

［34］ 余力生，韩朝刚.中耳手术的分型以及基本概念.中华耳科学杂志，2004，2（4）：280-284

［35］ 张全安，汪立，韦俊荣.中耳炎病理过程中内通风引流阻塞.西安医科大学学报，1999，20：536-39

［36］ 张全安、张晓彤，吴彩芹，等.中耳炎区域性病理差异现象的研究及临床意义.中华耳鼻咽喉科杂志.2004,39（9）:534-537

［37］ 张全安，张青.以听骨链区为中心诊治中耳炎理念的理论和临床研究.西安医科大学学报（医学版）.2006,37（1）:1-3

［38］ 张全安，张青.中耳炎"三段论"分类中华医学会耳鼻咽喉科学法的理论和临床研究.西安交通大学学报（医学版），2004，13（1）：1-7

第五章　中耳炎影像学检查研究

第一节　中耳炎的颞骨高分辨率 CT 扫描检查诊断

内容要点

●高分辨率 CT 颞骨薄断层扫描对中耳精细解剖结构，各种中耳炎病变的部位、范围、病变性质特征、内通风引流通道阻塞的情况以及内耳迷路炎可作出较准确的诊断。

●临床耳科医师依中耳解剖、生理，中耳炎病理机制、病理病因等知识进一步解读每一例中耳炎高分辨率 CT 征象背后的具体病理机制，对深入理解、准确诊断和治疗中耳炎至关重要。

一、引　言

中耳炎的诊断主要依靠病史、症状、常规检查、听力及影像学检查结果。其中，影像学检查是通过中耳系统的影像学征象，来判断其他检查无法显示的中耳炎性病变状况的较直观的检查方法。是其他检查无法取代的，具有十分重要临床价值的中耳炎客观诊断方法。

在 CT 扫描检查问世以前，中耳炎的影像学检查主要依赖 X 线拍片。但由于颅骨、颞骨和中耳多重骨性结构的互相重叠，影像模糊不清，无法显示中耳系统精细的解剖结构及病变的情况，对病变性质常难以判断，显示病变部位也不够精确。它主要对有明显骨质破坏的胆脂瘤型中耳炎有一定诊断价值。对一般慢性中耳炎难以作出较准确的病变定性、定位诊断。高分辨率 CT 扫描检查出现之前，可通过多轨迹体层摄像法对颞骨扫描进行中耳炎的检查诊断，虽然比 X 线拍片有很大的进步，但由于断层扫描厚度较大，仍不能很好显示中耳系统某些精细的解剖学结构。

由于高分辨率 CT（HRCT）断层扫描的层厚非常薄，甚至可达 1.0~0.5mm 之间，HRCT 颞骨 CT 片可清晰显示中耳的精细解剖结构、病变的准确部位，对病变的性质也有较高的诊断价值。加之近年在 HRCT 基础上发展起来的各种三维重建技术，可清楚再现听骨链、面神经骨管的全貌，对其受损的部位和程度都有清晰的显示。对中耳炎的精确诊断和手术治疗方案的制订都有十分重要的临床实用价值。

HRCT 对中耳炎临床诊断不仅主要依靠影像学专家的诊断水平，在很大程度上也依靠耳科医师的相关理论和临床认知水平。由于两科医师专业分工和各自的知识结构、范围不同，所以解读中耳炎影像学征象的角度和认识也有所差异，各有长短。影像学专家对放射学相关知识非常精通，对中耳的精细解剖结构、病变的性质、病变的准确定位和细节都会有详尽的描述。但对中耳炎的病理机理、系统病理演变过程的相关理论常不如耳科医师更精通。影像学医师常单纯从影像学征象描述、解读中耳炎的颞骨 CT，临床耳科医师能结合中耳炎的病因学、病理机制、病变演变规律和演变过程、临床表现等多方面知识解读颞骨 HRCT 扫描的征象，结合临床更紧密，诊断可能更准确。因此，应强调临床耳科医师不能简单地仅依赖影像科医师的影像学诊断，应结合本专业的相关理论和临床表现重新解读、认识颞骨 HRCT 征象，补充影像科医师诊断不足的一面。对中耳炎颞骨

HRCT 要作出准确诊断，应在精通影像学知识、中耳解剖、病理和临床知识的基础上，把三者融会贯通，解读出 HRCT 征象背后其病理变化的来龙去脉和本质，这样的认知和诊断才能正确指导治疗。

二、早期中耳炎的颞骨 CT 征象

1. 早期中耳炎的病理学特点 早期中耳炎是指处于初期炎性病理可逆性阶段，以黏膜充血水肿和渗出性病变为主要特征的中耳炎（图 5-1-1），

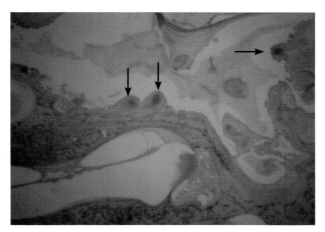

图 5-1-1 早期中耳炎病理切片显示中鼓室黏膜充血、水肿、渗出液等病变。

甚至鼓膜外凸。急性很早期的中耳炎的黏膜炎症反应和渗出液最初主要发生在中、上鼓室，此后，炎性渗出液在继发性中耳系统后部负压和多量渗出液正压的双重作用下流向乳突。而在炎症消退期，中耳腔系统较大腔隙的炎性渗出液经咽鼓管排出，但乳突气房的炎性渗出液排出吸收、黏膜炎症消退最慢。早期中耳炎的炎症病理改变多为短期可逆性的，变化快为其特征，经治疗或随上

经抗感染等保守治疗，多能使病变逆转恢复而不遗留永久性病变。

此外，还由于不同病例的致病微生物的种类、毒性强弱及机体对感染反应的差异和病程长短不同，早期中耳炎的中耳腔黏膜炎症表现的轻重差别也可相当大。有些轻度早期中耳炎可能仅有黏膜轻度肿胀，局部有少量渗出液；而有些急性感染，致病微生物毒性强，伴有剧烈炎症反应，可有黏膜的高度充血肿胀，渗出液充满中耳腔系统，

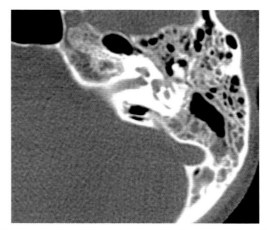

图 5-1-2 轻型早期中耳炎,仅部分乳突气房有渗出液。

呼吸道炎症的自行消退常很快恢复正常。

2. 早期中耳炎 HRCT 征象 颞骨 HRCT 征象依各病例早期中耳炎的病理改变特点可能会有不同表现。轻型早期中耳炎 HRCT 片可能仅见中耳某个局部有低密度阴影，多见于后鼓室、上鼓室或鼓窦周围小气房，乳突四周气房（图 5-1-2）。急性早期中耳炎可能在其开始的 2~3d 内在中、上鼓室呈现局部低密度阴影（图 5-1-3），此后随炎

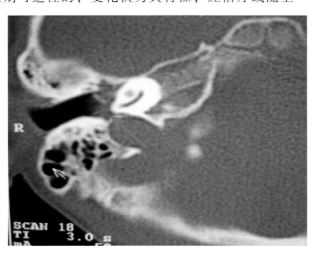

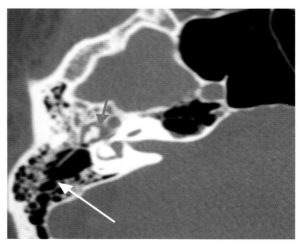

图 5-1-3 急性早期中耳炎,见中、上鼓室充满渗液(红箭头所示),但鼓窦、乳突周围气房(白箭头所示)仍充气。

症的扩散和由渗出液引起的继发性中耳负压对渗液向鼓窦、乳突的吸引作用，中耳腔系统后部区域逐步也出现低密度阴影，直至充满整个中耳乳突腔（图5-1-4）。在早期中耳炎的初期及其过程

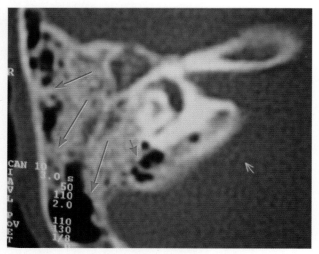

图5-1-4 早期中耳炎CT片显示中、上鼓室炎性渗出液被中耳负压逐步吸引、进入并充满乳突腔（红箭头所示），乳突周围仍有少量气房充气。

有不同程度的充气。在鼓窦、中鼓室腔这些较大空腔中的低密度阴影的CT值一般在40~50HU以下。如果急性重型早期中耳炎，中耳系统黏膜因剧烈炎症渗出过快，或因咽鼓管排出受阻，致中鼓室积液过多，中耳正压作用使鼓膜向外膨出，

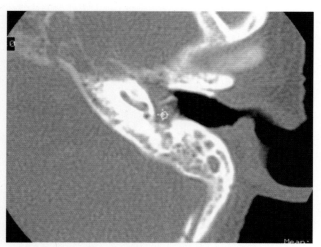

图5-1-6 急性重度早期中耳炎CT片示鼓膜外凸。

与乳突气房、小盲管区积液因排出、吸收慢而显示再充气较晚（图5-1-8），与某些重型早期中耳

的大多时间里，因中耳负压的存在，鼓膜多表现为内移，这可通过中鼓室低密度阴影衬托出的鼓膜位置看出（图5-1-5）。依中耳腔系统黏膜炎症的轻重、积液的多少、乳突和中耳腔不同区域可

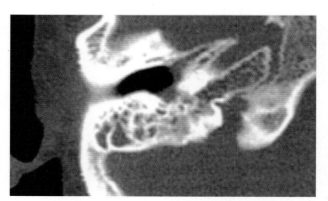

图5-1-5 早期中耳炎中耳负压,CT片可见鼓膜内陷。

可见鼓膜向外移位的征象（图5-1-6）。

当炎症消退，或经治疗早期中耳炎在愈合过程中，HRCT片可见中耳腔系统的充气区域扩大，且常显示中鼓室、鼓窦这样的中耳系统较大空腔积液易经咽鼓管排出而先充气（图5-1-7~8）。这

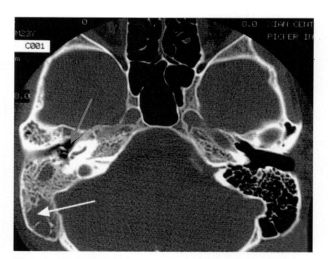

图5-1-7 右耳早期中耳炎经鼓膜穿刺见中鼓室充气(红箭头所示)，但乳突气房仍充满积液(白箭头所示)。

炎初期渗出液充满中耳腔系统的次序正好相反。此外，由于炎性黏膜肿胀、粘连、包裹性积液的

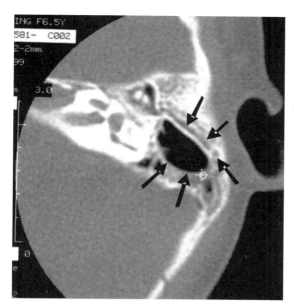

图 5-1-8　左耳早期中耳炎经药物治疗,见鼓窦和上鼓室充气,但鼓窦周围乳突气房积液吸收排出较慢(箭头所示)。

产生,在鼓峡、窦口等狭窄区发生内通风引流阻塞,HRCT 片可显示阻塞部位以后区域有低密度阴

影,而其前部空腔充气,清楚显示内通风引流通道阻塞的部位。

因此,HRCT 片可清楚显示早期中耳炎中耳腔黏膜炎症和渗液积存的部位、区域、鼓膜的移位,内通风引流阻塞的位置,可间接显示中耳的压力变化及中耳炎进展或消退的趋势。

三、慢性中耳炎的 HRCT 征象及诊断

1. 慢性中耳炎病变的特征　从病理学定义来看,慢性中耳炎是以中耳腔系统有顽固性或不可逆性病变的形成为界定标准的。这些病变包括肉芽组织、粘连组织、包裹性积液、胆脂瘤、玻璃样变、骨质吸收破坏或增生等(图 5-1-9~10)。

慢性中耳炎经历时间由数月达数十年,其间受各种因素的影响,病情可多次反复。因此,其病变多样,中耳炎的早期和晚期病变可交互重叠,常见有炎性渗液、肉芽、胆脂瘤、玻璃样变、骨质破坏和增生等两种以上病变同时存在的状况,相当复杂。

慢性中耳炎病理过程中,中耳腔系统狭窄的

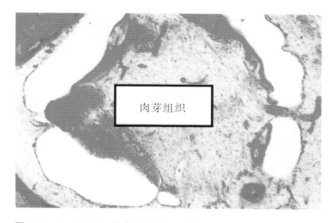

图 5-1-9　乳突气房有肉芽组织形成。

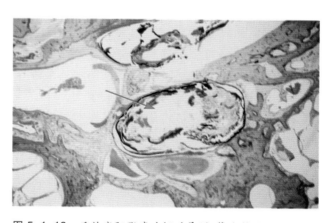

图 5-1-10　后鼓室胆脂瘤破坏听骨(红箭头所示)。

内通风引流通道常被炎性病变不同程度的阻塞,这些常见的部位有脐岬峡(即鼓膜脐部与鼓岬之间的峡道)、鼓峡、鼓窦口等。阻塞部位以后的区域因炎性渗液得不引流而积存,并导致更严重的一系列炎症级联反应的病变发生。还由于听骨链区(即上鼓室和中鼓室后上区)黏膜皱襞和韧带纵横交错,炎症时易充血肿胀发生相互粘连,形成包裹性积液和肉芽、胆脂瘤组织,此区病变明显比其他区域更严重。

2. 慢性中耳炎 HRCT 的征象　慢性中耳炎病

理过程慢长、病变多样化决定了其 HRCT 征象的多样性。与早期中耳炎 HRCT 征象相比,其主要特点之一是炎症阴影的密度较高,以肉芽组织为例,无容积效应的较大空腔的炎性病变软组织阴影 CT 值一般在 50HU 以上,但 CT 值对渗出液和软组织的鉴别诊断价值有限。其二是常有骨质吸收破坏或增生的 CT 征象,上鼓室盾板、面神经骨管、听骨链、鼓室天盖、乙状窦前骨壁是常见的破坏部位(图 5-1-11)。而骨质增生、玻璃样变所显示的高密度阴影以听骨链区、鼓岬、鼓窦区

最为常见（图 5-1-12）。其三是中耳腔病变的严重程度有明显区域性差异改变现象，即上鼓室、乳

突气房和中鼓室后上区是病变阴影最常出现的部位，这也提示不同部位的内通风引流通道可能有

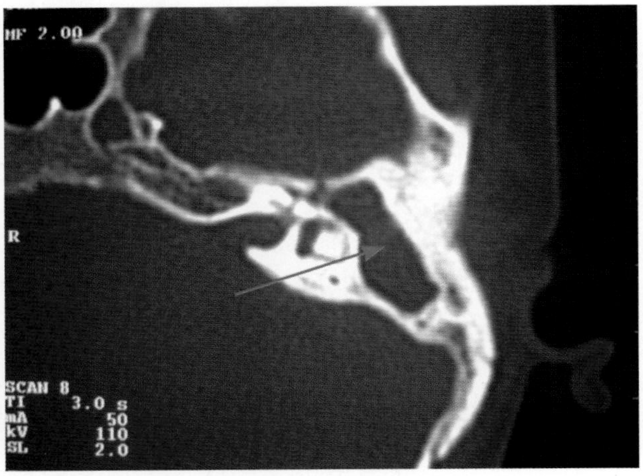

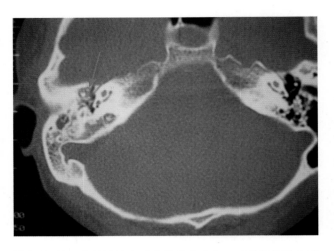

图 5-1-11　左侧胆脂瘤型中耳炎 CT 片显示上鼓室、鼓窦扩大，听骨链破坏缺如。

图 5-1-12　右侧慢性中耳炎并鼓室硬化、听骨链周围有高密度阴影(红箭头所示)。

病变阻塞。阻塞的部位应在高密度阴影与含气空腔的临界处（图 5-1-13）。

（1）慢性渗出-肉芽型中耳炎 HRCT 征象　单从 HRCT 的 CT 值有时难以将慢性渗出-肉芽型中耳炎与早期中耳炎区分，为提高 HRCT 对两者的鉴别价值，对有明显中耳渗出液鼓膜征象的患者先做鼓膜穿刺抽液或行鼓膜置管，待中耳腔渗出液抽出或排出一定量后再作 HRCT 检查，从一些间接影像征象常可提示肉芽与渗出液的区别。如果抽出或排出渗液后，中、上鼓室都有不同程度

的充气，则表明中耳腔的阴影是早期中耳炎炎性渗液的表现。若中鼓室已充气而上鼓室仍呈现填塞征象，或有明显的充气与软组织阴影的界面，则表明有内通风引流通道的病理阻塞，阻塞以后区域的阴影多为肉芽组织，可诊断为慢性渗出-肉芽型中耳炎（图 5-1-13）。此外，因体位关系，渗出液在较大空腔可显示有液平面，即气液界面（图 5-1-14）。

肉芽组织中的 TNF、前列腺素、IL-1 等物质对骨质均有吸收破坏作用，主要呈现出蚀样骨质

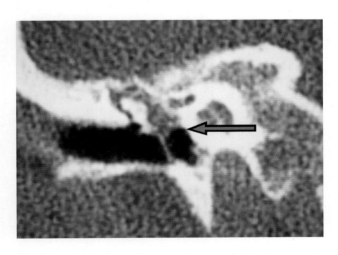

图 5-1-13　右侧中耳渗出液积存，鼓膜穿刺抽液后，CT 片显示在鼓峡部有病变阻塞，在高密度阴影与含气空腔的临界处(红箭头所示)，诊断为慢性渗出-肉芽型上鼓室乳突炎。

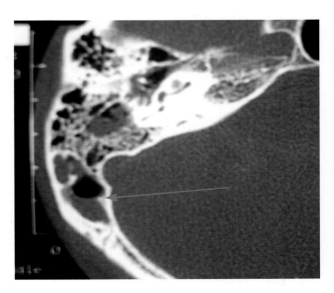

图 5-1-14　右乳突大气房显示积液平面(红箭头所示)。

吸收、脱钙改变，因而骨质破坏常边界不清，HRCT 常显示气房骨小梁减少（图 5-1-15），骨质表面毛糙。砧骨长脚末端，豆状突最常被吸收。但由于其极其精细，即使层厚仅 1mm 的 HRCT 也常因错过而无法显示。镫骨、砧骨体多为局部脱

钙，听骨链的连续性和完整性尚未受到破坏，HRCT 难以显示其细微改变。如听力学分析怀疑听骨链的连续性受到破坏，需作听骨三维曲面重建方可作出准确诊断（图 5-1-16）。

（3）胆脂瘤型中耳炎的 HRCT 征象　中耳胆

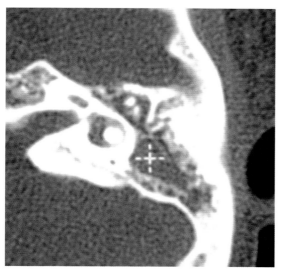

图 5-1-15　乳突气房肉芽,CT 片显示鼓窦周围气房骨小梁减少。

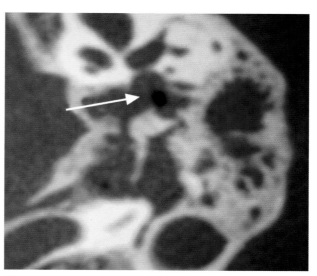

图 5-1-16　听力学分析怀疑听骨链的连续性受到破坏,听骨链重建证实砧镫骨部分破坏中断(白箭头所示)。

脂瘤是对骨质吸收、破坏远比肉芽组织更强的一种病变，有明显骨质破坏的较大胆脂瘤的 HRCT 征象易于解读、诊断。与肉芽组织对骨质吸收破坏的 HRCT 征象不同，典型的影像学征象是边缘整齐的团块状软组织影，有明显的骨质破坏的界限，且四周有密度增强骨质硬化带，边缘锐利（图 5-1-17）。骨质硬化带多见于没有合并明显感染的所谓"原发性胆脂瘤"，是胆脂瘤周围骨质的

抵抗性钙化增强的表现。但对于很早期的微小型胆脂瘤，或者合并感染及与肉芽组织并存的胆脂瘤则骨质破坏界线仍不很清晰，或无骨质硬化带的征象，有时单凭 HRCT 征象很难作出准确诊断，需要结合其他临床资料。

发生于鼓膜松弛部内陷囊袋的胆脂瘤，常最先吸收破坏上鼓室的外侧骨壁，或称盾板，可呈现典型的半月形边缘锐利的骨质缺损区（图 5-1-17）。

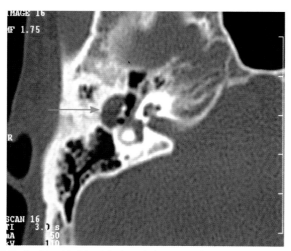

图 5-1-17　鼓膜松弛部内陷囊袋的胆脂瘤,上鼓室的外侧骨壁可呈现半月形边缘锐利的骨质缺损区(红箭头所示)。

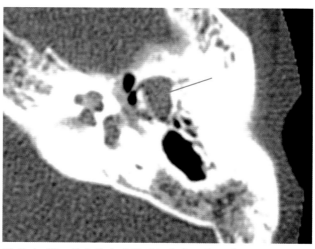

图 5-1-18　外上鼓室的微型胆脂瘤可将听骨向内推挤移位(红箭头所示)。

有时仅发生在 Prussak 间隙微型胆脂瘤内陷囊袋，甚至 HRCT 也不能显示其对盾板的轻微骨吸收，但这种占据外上鼓室的微型胆脂瘤可将听骨向内推挤移位，据此征象可间接作出外上鼓室胆脂瘤的可疑诊断（图 5-1-18）。胆脂瘤进一步向上鼓室扩展，可破坏锤骨头、颈，锤砧关节及砧骨体，显示这些骨质结构的缺失或上鼓室扩大。胆脂瘤进一步增大，可进入中鼓室、鼓窦、乳突，可见这些区域有软组织填塞影，或显示有鼓室天盖、乙状窦前壁、迷路、面神经骨管、砧镫骨破坏的

CT 征象。此种胆脂瘤对镫骨的破坏较晚，胆脂瘤向下发展占据中耳鼓室后上区时才出现镫骨破坏征象。

起源于鼓膜后上象限的胆脂瘤，先破坏中鼓室后上鼓环部骨质、镫骨、砧镫关节和砧骨长脚（图 5-1-19），再向上进入后上鼓室、鼓窦，锤骨破坏出现较晚，亦可出现面神经骨管、迷路的管破坏。随着胆脂瘤向上鼓室、鼓窦和乳突的扩展，可出现鼓室天盖、鼓窦、乳突、乙状窦前壁及外耳道骨质的破坏（图 5-1-20）。

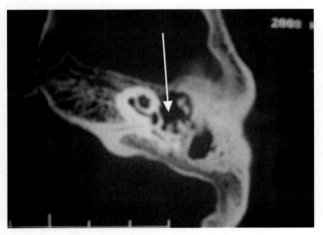

图 5-1-19 起源于鼓膜后上象限的胆脂瘤先破坏中鼓室后上鼓环部骨质、砧镫骨（白箭头所示）。

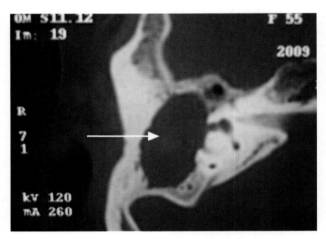

图 5-1-20 胆脂瘤增大，可进入中鼓室、鼓窦、乳突，可见这些区域有软组织填塞影，显示有听骨链、迷路骨管（白箭头所示）破坏的 CT 征象。

胆脂瘤型中耳炎的 HRCT 诊断主要依靠骨质破坏和团块状软组织形态的影像特征综合判断。因为胆脂瘤 CT 值范围为 27~100HU，平均 40HU 左右，为软组织密度，与肉芽组织和渗出液无明显差异，其 CT 值诊断无特异性。合并有感染和肉芽组织的较大胆脂瘤，有时虽无骨质破坏明确界线，但如果显示有较大区域的骨质缺失常提示为胆脂瘤所破坏，因为肉芽组织对骨质的吸收破坏多为虫蚀样脱钙表现，少有大片骨小梁结构的消失（图 5-1-15）。

（3）HRCT 对中耳炎内通风引流通道阻塞的诊断及意义 HRCT 对慢性中耳炎的诊断价值主要体现在两个方面。其一是能对炎性病变在中耳腔发生的部位和性质作出较准确的判断。其二是为外科手术分型、手术入路和方法的选择提供可靠的依据。这两者都依赖于 HRCT 对中耳炎内通风引流通道是否有阻塞，以及准确阻塞部位的精确诊断。

HRCT 能将慢性中耳炎内通风引流通道的病理性阻塞和由此导致的中耳炎区域性病理差异现象

的详细情况生动地以影像学特征反映出来。依 HRCT 征象中耳炎大致可以分为 4 种类型：①如果 HRCT 显示中耳腔系统内通风引流通道无阻塞征象，或乳突气房仅有少许低密度阴影，鼓膜仅有干性穿孔，笔者将此诊断为单纯性慢性中耳炎（Ⅰ型中耳炎）。对此型中耳炎若听骨链完整且活动正常，仅行鼓膜修补治疗往往可获好的效果；②如果 HRCT 显示鼓窦、乳突气房有阴影，中上鼓室充气，即听骨链区无炎性病变存在，则可诊断为鼓窦口或乳突周围气房阻塞，临床诊断为慢性渗出-肉芽型乳突炎（图 5-1-21；Ⅱ型中耳炎）。可行乳突切开的同时修补鼓膜穿孔，可望获得听力改进效果。③若上鼓室、鼓窦、乳突区均显示有病变阴影，但砧镫关节区和后鼓室无病变存在，则可诊断鼓峡部有病理阻塞，临床可诊断为慢性渗出-肉芽型上鼓室-乳突炎（图 5-1-22；即Ⅲ型慢性中耳炎）。对此型中耳炎可行上鼓室-乳突切开术+Ⅲ型鼓室成形术，亦可获得好的听力效果。

④若后半中鼓室或中鼓室后上区、上鼓室、乳突区均显示有病变阴影，则表明脐岬峡有病变阻塞或砧镫骨周围有病变，并导致中耳腔系统均有炎性病变，包括砧镫骨区在内的整个听骨链区都被累及，临床可诊断为慢性渗出-肉芽型中耳乳突炎（图 5-1-23；即Ⅳ型中耳炎）。此型中耳炎治疗最为棘手，因为镫骨区往往已被肉芽包绕，一期听力重建有困难，往往要等炎性病变根除、干耳后需要二期重建听力，且效果常常不佳。因此，根据 HRCT 征象，应在临床诊断中增加中耳系统内

通风引流阻塞部位和慢性中耳炎的类型是十分必要的。慢性中耳炎，特别是胆脂瘤、肉芽型中耳炎，常常破坏听骨链，严重影响听力。HRCT 听骨链三维重建可显示其精细结构以及被吸收、破坏、中断等详细情况，术前应将查清听骨链病变的细节作为一个重点检查目标，尽可能作出精准的诊断，这对实施"以听骨链区为中心的诊治理念"，正确指导手术方案，设计听力重建方法极其重要。对听骨链、面神经骨管等精细解剖结构的 HRCT 重建的详细内容将在下一节详述。

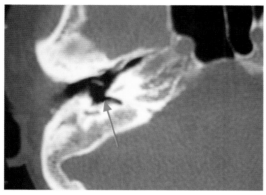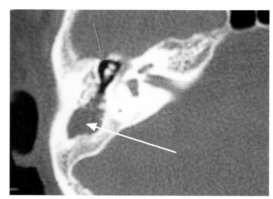

图 5-1-21 右中、上鼓室充气，无炎性病变(红箭头所示)，仅鼓窦乳突有病变(白箭头所示)，诊断为慢性渗出-肉芽型乳突炎(Ⅱ型中耳炎)。

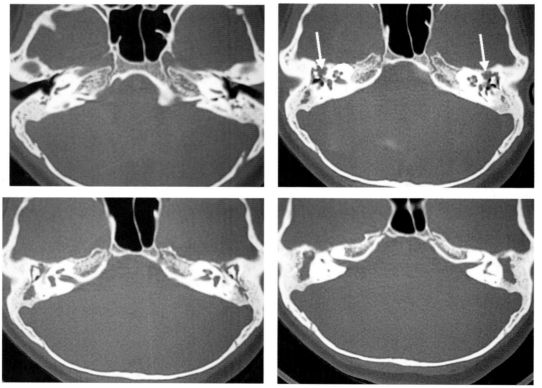

图 5-1-22 双中鼓室无明显病变，双鼓峡被炎性病变阻塞(白箭头所示)，双上鼓室和乳突充满炎性病变，诊断为双侧慢性渗出-肉芽型上鼓室乳突炎(Ⅲ型中耳炎)。

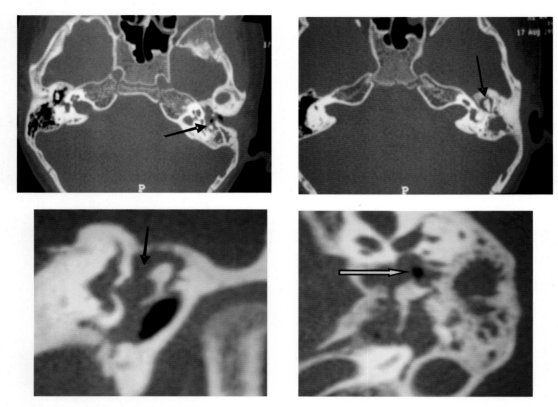

图 5-1-23　左中、上鼓室和乳突都充满炎性病变(黑箭头所示)，砧镫骨被吸收破坏(白箭头所示)，诊断为慢性渗出-肉芽型中耳乳突炎(Ⅳ型中耳炎)。

四、慢性中耳炎伴鼓室硬化症的 HRCT 征象

鼓室硬化症是慢性中耳炎的后遗症，是中耳炎趋于稳定后引起进行性传导性耳聋的常见原因。在慢性化脓性中耳炎病理过程中，可见中耳腔，特别是听骨链周围有肉芽组织机化、玻璃样变、新骨形成改变（图 5-1-24）。鼓室硬化症的发生率约 10%。

1. 病理及 HRCT 征象　按病程的进展，鼓室硬化症可分为 3 个阶段。第一阶段为炎症后听骨的纤维组织固定。中耳腔的渗出液长期积存，机化成为纤维组织，它可发生在鼓膜、鼓岬、韧带与鼓室壁之间，从而影响传音结构的活动度。此时 HRCT 表现为听骨链周围出现纤维条索状高密度影，鼓膜增厚。第二阶段为钙质沉着期。此时在纤维化、机化、玻璃样变的基础上，钙质沉着。HRCT 表现为听骨链周围出现散在小的多发高密度钙化灶（图 5-1-25），在紧张部穿孔的鼓膜上亦可

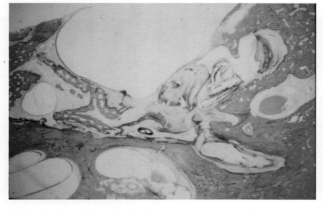

图 5-1-24　鼓室硬化病理切片显示中鼓室有纤维化、机化、玻璃样变和新骨形成等病理改变。

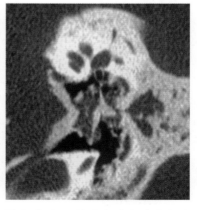

图 5-1-25　慢性中耳炎并鼓室硬化，听骨链重建 CT 片显示听骨链周围有散在小的多发高密度钙化灶。

见高密度的钙化斑。第三阶段为骨化期。这是鼓室硬化症的终末期，新骨形成常见于上鼓室，也可发生于中鼓室、听骨、韧带、肌腱，骨化可累及前庭窗、耳蜗及咽鼓管鼓口，导致中耳正常标志消失。部分听骨链与鼓室壁骨性固定，HRCT 表现为听骨链周围有高密度的骨化组织并与鼓室壁骨性粘连固定（图 5-1-26）。

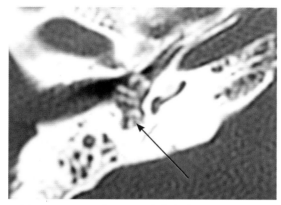
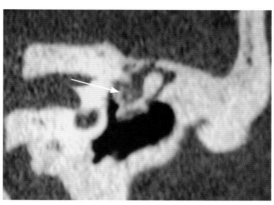

图 5-1-26 听骨链周围有高密度的玻璃样变和骨化组织(箭头所示)。可与鼓室壁粘连固定(箭头所示)。

2. 鼓室硬化与耳硬化症的 HRCT 鉴别　在临床诊断中，某些无中耳炎病史和明显中耳炎临床表现的隐蔽性中耳炎所引起的进行性传导性耳聋，且鼓膜完整的鼓室硬化，常与耳硬化症难以鉴别。但这两种耳病的影像学表现却不相同，可以区别。鼓室硬化的较高密度影像主要见于听骨链区，中耳乳突多合并有其他炎性病变的 CT 征象（图 5-1-27），且内耳骨迷路四周无低密度的海绵样病灶。耳硬化症时，病变主要发生在镫骨足板和骨性迷路、前庭窗周围及耳蜗区常有低密度病灶阴影（图 5-1-28），且中耳腔多无其他炎症病变。

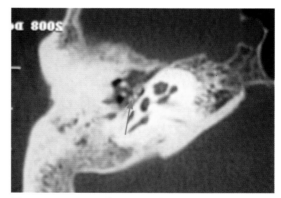

图 5-1-27 慢性中耳炎合并鼓室硬化,CT 片显示听骨链周围和鼓岬有炎性病变和斑点状高密度阴影(红箭头所示)。

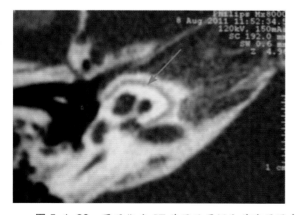
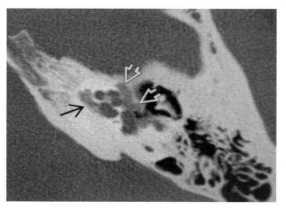

图 5-1-28 耳硬化症 CT 片显示耳蜗和前庭周围有低密度病灶阴影(箭头所示),中耳腔无炎性病变。

五、慢性中耳炎伴骨化迷路炎的 HRCT 征象

中耳炎时，中耳腔渗出液中的细菌内、外毒素和其他毒性物质可通过圆窗膜这种半透膜组织渗入耳蜗底周的鼓阶，引起内耳迷路的感染和以后的一系列炎性病变。其病变过程大致分为 3 个

阶段。第一阶段主要是内耳有炎性浆液聚积和少量白细胞浸润，称为浆液性迷路炎（图3-9-1）。第二阶段则表现为迷路内含蛋白的浆液发生不同程度的纤维化，称之为纤维化性迷路炎（图5-1-

29）。第三阶段为迷路内纤维性组织进一步发生不同程度的机化、钙化和骨化，称之为骨化性迷路炎或迷路骨化（图5-1-29）。这些病变在中耳炎过程中较常见，但临床上除了听力学检查示高频区

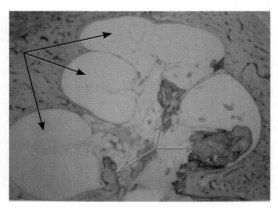

图5-1-29　耳蜗纤维(黑箭头所示)骨化(红箭头所示)性迷路炎病理切片。

骨导下降外，常缺乏直接的临床证据予以确诊。HRCT及MRI出现后，为这类患者的诊断提供了直接的影像学依据。

　　浆液性迷路炎HRCT常无异常发现，MRI T1WI、T2WI及增强扫描也常显示正常。纤维化性迷路炎，HRCT仍难以确诊。MRI T1WI膜迷路的

信号正常或稍有增高，T2WI则信号减低，MRI增强扫描在显示感染的中耳结构强化的同时，内耳迷路也可有轻到中度的强化。骨化性迷路炎时，HRCT表现为充以内淋巴的低密度膜迷路内，有稍高或高密度的组织阴影，严重时低密度的膜迷路完全被高密度的骨组织取代（图5-1-30），MRI T2WI高信号

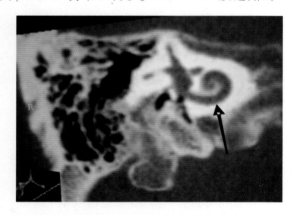

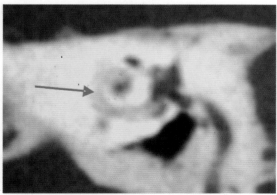

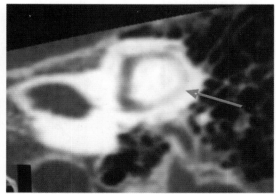

图5-1-30　纤维骨化性迷路炎CT片显示耳蜗及水平半规管有高密度阴影(红箭头所示)。上图为正常耳蜗、前庭、半规管低密度膜迷路阴影CT征象(黑箭头所示)。

的膜迷路内出现斑点状低信号灶，MRI 内耳水成像，可直接显示内耳膜迷路呈高信号，迷路骨化时则呈低信号，导致与骨迷路的低信号无法分辨。

面对同一个中耳炎的颞骨 HRCT 片，影像学家和耳科学家的视角和解读有时会不尽相同。两

个不同专业的学科应优势互补，共同榷商，将 HRCT 片显示的征象和由这些征象所暗传的背后病理信息进行动态、完整地分析、综合，才能对中耳炎HRCT片作出"全息解读"。

张全安　樊孟耘

参考文献

[1] Swartz j D, Goodman R S, Russeu K B, et al. Resolutioncomputed tomography of the middle ear and mastoid [J] . Radilology, 1983, 148 (8) ：455-459

[2] Yamasoba TD. Block of tympanic isthmus and cholesteatoma with attic retractions .Eur Arch Otorhino Laryngol. 1993, 250 (5) ：300-303

[3] 黄丁龙，杨子江. 中耳填塞征对慢性中耳炎的诊断的价值. 现代医用影像学，1997，6（1）：29-30

[4] 张全安，汪立，韦俊荣，等. 中耳炎病理过程中的内通风引流系统阻塞. 西安医科大学学报，1999，20（4）：536-540

[5] Swartz JD, Currentimaging approach to the temporal bone. Radiology, 1989, 171（10）：309-315

[6] 陆书昌，范青年，吕光宇. 慢性化脓性中耳炎的听骨破坏方式.临床耳鼻咽喉科杂志，1991,5（3）：137-149

[7] Maffe MF, Kumar A. Computed tomography of the middle ear in the evaluation of cholesteatoma and other soft-tissue masses`Radiology, 1983, 148（8）：465-472

[8] Donoghue GM, Bates GJ, Anslow P, etal. The predictive value of high resolution computed tomography in chronic suppurative ear disease. Clin Otol, 1987, 12: 89-96

[9] Phelps PD, Wright A. Imaging cholesteatoma.Clin Radiol, 1990, 41: 156-162

[10] Swartz JD, Goodman R S, Russeu K B, etal. High-resolution computed tomography of the middle ear mastoid I; Normal radioanatomy induding norma variations. Radiology, 1983, 148-149

[11] 曹惠霞，王承缘，唐春雷. 中耳病变 CT 诊断.临床放射学杂志，1996, 15: 343-345

[12] 蒲红，付凯，白林，等. 胆脂瘤型中耳炎 HRCY 评价. 实用放射学杂志，2000, 18: 749-750

[13] 张全安，张晓彤，吴彩芹，等. 中耳炎区域性病理差异改变现象 的研究及临床意义. 中华耳鼻咽喉科杂志，2004, 39 (9) ：534-537

第二节　颞骨的 CT 各向同性扫描及多平面与曲面重组

内容要点

● 颞骨多排螺旋 CT 多平面重组可显示中耳精细解剖结构及其缺损、吸收、畸形、外伤、听骨固定、耳部肿瘤等多种病变。

● 颞骨多排螺旋 CT 的曲面重组可清楚显示面神经管-鼓索神经的走行、畸形、缺损、听骨链的畸形和吸收破坏、脱位等细微改变。

近 10 年来，随着多排螺旋 CT 应用于临床，颞骨高分辨率 CT 对耳部疾病的诊断显示出越来越重要的价值，特别是各向同性扫描及多平面重组（MPR）、曲面重组（CPR）技术的应用，大大提高了颞骨病变的诊断正确性。本节简要叙述上述各项新的诊断技术，重点介绍其影像技术学及对耳科疾病的诊断价值。

一、颞骨高分辨率 CT 的各向同性扫描

颞骨形态不规则，解剖结构精细复杂，常规的 CT 轴面扫描常难以显示某些解剖结构。冠状位或者直接斜矢状位扫描，虽有助于观察轴位上不易显示的解剖结构，但多次扫描，既延长了扫描时间，又增加了患者的辐射量，有些体位也难以

用于老年人或婴幼儿。

1. 什么是各向同性（Isotropy） 多排螺旋CT从1998年的4排，到8排、16排、64排、128排直到320排CT，虽然仅仅经历了10年时间，但各项技术指标却有了突飞猛进的发展。扫描时间已减少到每圈0.27~0.35s，最薄扫描层厚达到了0.5mm，时间与空间分辨率有了很大的提高，为各向同性扫描提供了技术上的保证。如多排螺旋CT的准直宽度为0.5mm，矩阵为512×512，FOV=250mm×250mm，从理论上讲，X、Y、Z轴上便可得到0.5mm×0.5mm×0.5mm体素的立方体，被称为各向同性。此时各个方向上的空间分辨率相同，这为获得MPR及CPR的优质图像奠定了基础。

2. 各向同性扫描参数 扫描参数包括管电压（kV）、管电流（mA）、准直、空间分辨率、旋转时间、密度分辨率、矩阵及螺距等。

（1）管电压（kV）：管电压的高低决定X线束中光子的能量，高能X线穿过人体到达检测器的数量多，则图像平滑，颞骨扫描的管电压多采用120~130kV。

（2）管电流（mA）：管电流大，X线束中光子的数量多，使图像的量子噪声减少，颞骨扫描的管电流一般用200~250mA。

（3）准直：CT机在球管侧及探测器侧均配有准直器，前者为一次准直，后者为二次准直。Z轴方向的分辨率由探测器侧准直宽度决定。准直愈小，分辨率愈高。颞骨各向同性扫描多采用0.5mm~0.625mm准直。

（4）空间分辨率：是指在图像中两个相邻物体可分辨的最小几何尺寸。空间分辨率由球管焦点大小及准直等因素决定，图像的空间分辨率还与矩阵有关，这一参数以每厘米多少线对表示（LP/cm）或以mm表示，两者的关系是mm=10/(2×LPcm)。如24LP/cm，换算成mm分辨率则为10/(2×24)=0.21mm。

（5）螺旋时间：是指螺旋扫描时旋转一周所需的时间。多排螺旋CT的最快旋转时间：4排为0.5s，64排CT可达0.33s，128排CT可达0.27s。颞骨为不活动的结构，在旋转时间上没有过高要求，一般用每圈0.75s。

（6）密度分辨率：又称为低对比分辨率。是指在低对比度情况下（ΔCT<10HU）分辨物体微小差别的能力，它常以毫米百分单位表示（mm/%）。通常CT的密度分辨范围2~5mm/0.3%。密度分辨

率往往与测量时所采用的射线剂量大小有关，因此还应注意厂商在测量密度分辨率时所采用的射线剂量大小，一般以mGy为单位，这一参数是由CT机厂方提供的。

（7）矩阵：是指图像的像素阵列。CT可提供多种矩阵选择，如512×512，1024×1024。矩阵与像素的关系是：像素大小（mm）=扫描野（FOV）mm/矩阵。例如颞骨的扫描野为250mm×250mm，矩阵采用512×512，则每个像素的大小=0.24mm×0.24mm。颞骨高分辨率CT一般采用512×512，也可采用1024×1024矩阵。

（8）螺距：是X线管旋转一周扫描床移动距离与准直之比。多排螺旋CT中，X线管旋转一周，进床距离如果等于总的准直宽度，则相邻X线束之间头尾相接，没有间隔也不重叠，相当于单层螺旋CT的螺距为1。如进床距离大于总的准直宽度，则两X线束之间存在间隔，图像质量肯定要受到影响。

二、颞骨多排螺旋CT多平面重组（MPR）

1. 多平面重组方法

（1）MPR：颞骨各向同性扫描所获得的图像是轴面图像，为了得到颞骨任意层面的冠状面、矢状面及轴位或斜面二维图像，可用MPR的后处理方法，把X、Y、Z轴上的各向同性体素，按感兴趣断面重新排列，以获得感兴趣断面图像。图5-2-1为MxView工作站上的操作界面。在冠状、矢状和轴面框内，有相互垂直的光标线，用鼠标移动光标线至感兴趣的部位，即可获得该平面的冠状、矢状及轴面重组图像，光标线可以任意旋转、移动以重组斜面图像。

（2）多向调整MPR：在轴面、冠状及矢状多个平面上调整MPR重组基线的旋转角度，可重组出与多个平面中均不垂直的斜面图像，称之为多向调整MPR。它有助于颞骨内与人体长轴不平行、形态不规则、走形弯曲的解剖结构的显示。

2. 颞骨MPR的临床应用

（1）活体颞骨解剖研究：多向调整MPR不仅能够全程显示锤骨、砧骨、镫骨（图5-2-2~5），而且适当调整窗宽、窗位后，还可显示中耳腔内的韧带和肌肉（图5-2-6~9）。面神经管的斜矢状面MPR可同层显示迷路段及鼓室段（图5-2-10）或鼓室段及乳突段（5-2-11）的面神经管。多向

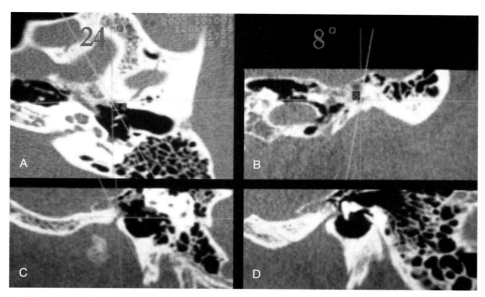

图 5-2-1 多向调整 MPR：轴面(**A**)，冠状面(**B**)，矢状面(**C**)鼓索神经管(**D**)MPR 图像。

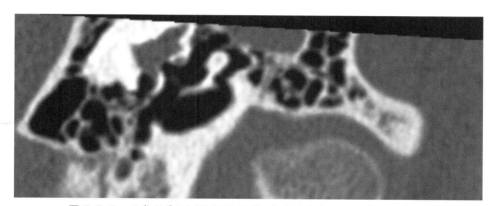

图 5-2-2 正常锤骨(左侧)MPR 图像，显示锤骨头、颈、短突及锤骨柄。

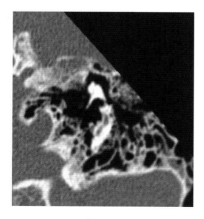

图 5-2-3 正常砧骨(左侧)MPR 图像，显示砧骨体、短突、长突、锤砧关节及锤骨头。

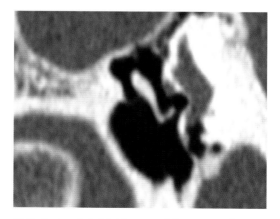

图 5-2-4 砧骨(右侧)MPR 图像，显示钻骨体、长突、豆状突、锤砧关节及前庭窗龛，正常面神经管鼓室段断面。

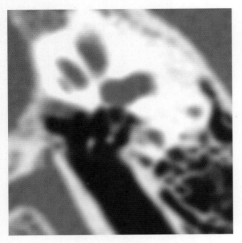

图 5-2-5　正常镫骨 MPR 图像,显示镫骨头、颈、前后脚、底板,镫砧关节及砧骨豆状突。

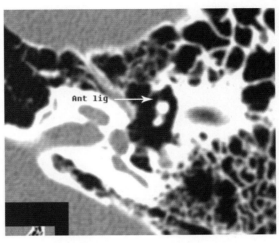

图 5-2-6　颞骨轴面像显示锤骨前韧带(Ant lig,箭头所示)。

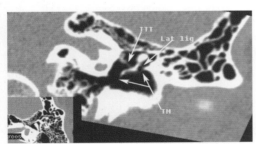

图 5-2-7　锤骨 MPR 图像显示鼓膜张肌(TTT),锤骨外侧韧带(Lat lig),鼓膜(TM)。

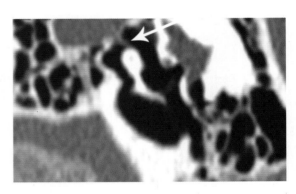

图 5-2-8　锤骨 MPR 图像显示锤骨上韧带(箭头所示)。

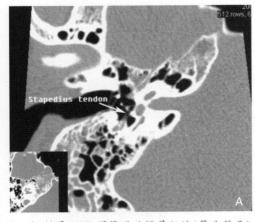

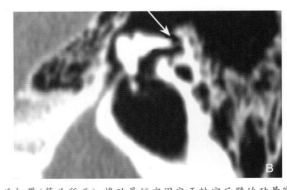

图 5-2-9　A. 镫骨 MPR 图像显示镫骨肌腱(箭头所示)。B. 砧骨后韧带(箭头所示),将砧骨短突固定于鼓室后壁的砧骨窝中。

调整 MPR 可用于全程显示后鼓索神经小管（图 5-2-12）或其他颞骨解剖结构，对颞骨病变的定位、定量及定性诊断，提供了解剖学基础。MPR 亦可用于在一幅图像上显示耳蜗、前庭、半规管等内耳结构（图 5-2-13）。

（3）先天性外耳、中耳及内耳畸形：骨性外耳道闭锁，常伴有锤骨柄的发育不全或缺如（图 5-2-14），其他尚可见锤砧关节融合，听骨缺如，砧骨长突或者短突发育不全，镫骨缺如等。外耳无畸形，鼓膜正常，单纯的听骨畸形也可发生，

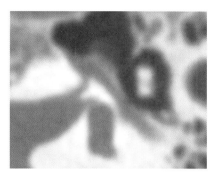

图 5-2-10　面神经管 MPR 图像显示
面神经管迷路段及鼓室段。

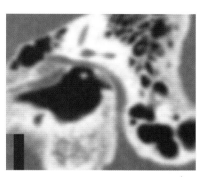

图 5-2-11　面神经管 MPR 图像
显示面神经管鼓室段及乳突段。

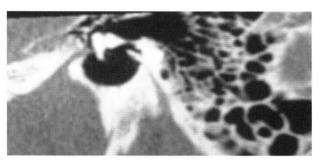

图 5-2-12　鼓索神经管 MPR 图像显示后鼓索神经小管。

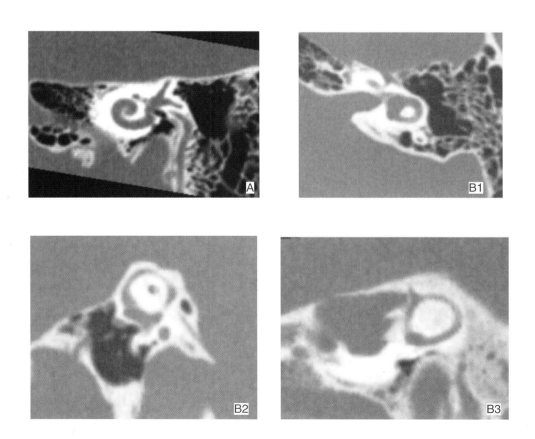

图 5-2-13　A. 颞骨 MPR 图像显示正常耳蜗, 半规管, 面神经管乳突段、迷路段, 前半规管, 水平半规管, 前庭,
耳蜗, 圆窗龛, 前庭窗龛。B. 颞骨 MPR 图像显示正常半规管。(B1 水平半规管, B2 前半规管, B3 后半规管)。

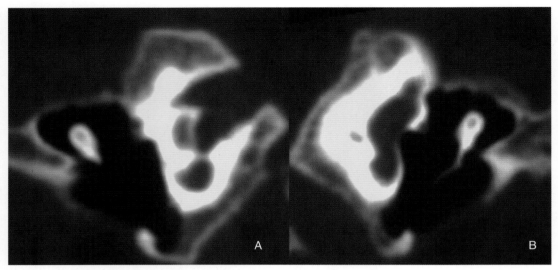

图 5-2-14　颞骨 MPR 图像显示：A. 右锤骨柄缺如。B. 右侧正常锤骨。

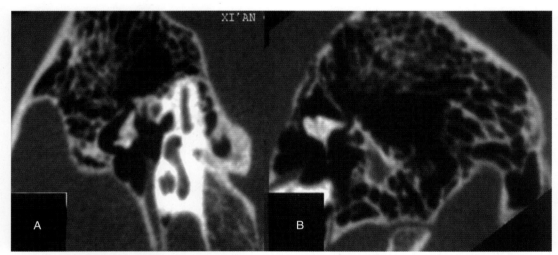

图 5-2-15　颞骨 MPR 图像显示：A. 右侧砧骨长突缺如。B. 左侧正常。

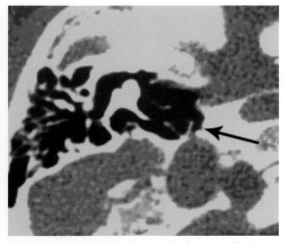

图 5-2-16　内耳畸形前庭窗缺如,镫骨底板位置异常(箭头所示)。

最常见的是砧骨长突缺如（图 5-2-15）。圆窗或前庭窗缺如或内耳发育畸形，也可以在颞骨 MPR 图像上清晰显示（图 5-2-16）。

（3）颞骨外伤：岩部的纵行、横行、混合型骨折，在常规轴位高分辨率 CT 即可显示。是否累及听骨链或面神经管，MPR 常能提供更可靠的信息。岩锥纵行骨折常伴随砧镫关节或（和）锤砧关节半脱位（图 5-2-17）或完全脱位（图 5-2-18）。听骨骨折少见（图 5-2-19）。横行骨折常累及内耳的半规管、耳蜗（图 5-2-20~22），引起感觉神经性耳聋，而传导性耳聋少见。累及面神经管骨折的位置不同，手术入路也不一样，颞骨骨

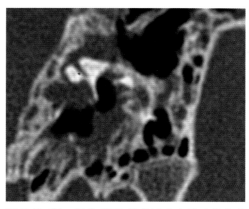

图 5-2-17　颞骨 MPR 图像显示左锤砧关节半脱位。

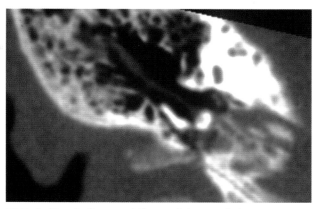

图 5-2-18　颞骨 MPR 图像显示左侧锤砧关节脱位。

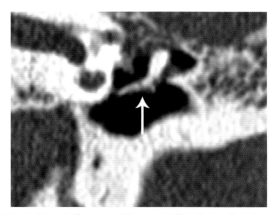

图 5-2-19　颞骨 MPR 图像显示锤骨柄骨折（箭头所示）。

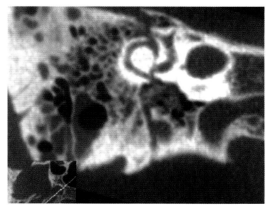

图 5-2-20　颞骨 MPR 图像显示半规管骨折。

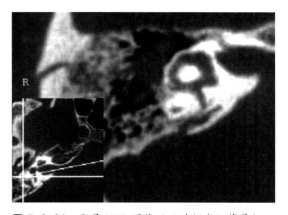

图 5-2-21　颞骨 MPR 图像显示外侧半规管骨折。

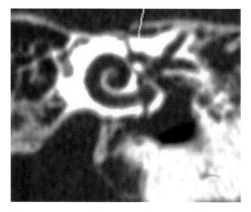

图 5-2-22　颞骨 MPR 图像显示颞骨横行骨折线累及面神经管和耳蜗。

折累及面神经膝状窝时，常采用经颅中窝面神经减压术，如骨折仅累及鼓室段或乳突段，则选择乳突入路，因此术前准确定位十分重要。颞骨的 MPR 简单易行，可为外科治疗术式提供依据。

（4）慢性化脓性中耳炎及鼓室硬化症：胆脂瘤型慢性化脓性中耳炎可累及听骨链引起传导性耳聋，累及面神经管引起面瘫。颞骨 MPR 有助于显示听小骨的破坏（图 5-2-23）。慢性化脓性中耳炎伴发鼓室硬化症常见，它是炎症后期的病变。鼓室硬化灶可使听骨韧带、肌腱骨化，不仅使传音结构固定，而且妨碍听骨血运，导致听骨链吸收、中断与程度不等的传导性耳聋。听骨及其韧

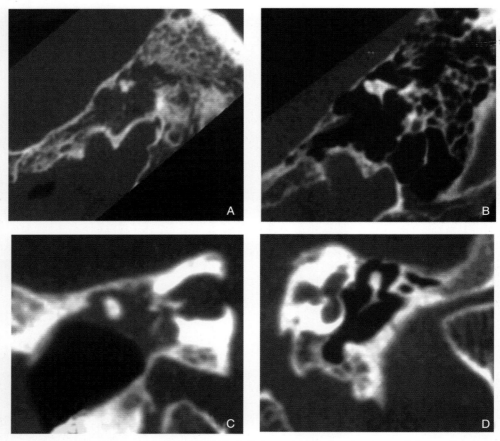

图 5-2-23　颞骨 MPR 显示右侧胆脂瘤致砧骨体、短突及长突破坏(A)，锤骨柄、锤骨颈破坏(C)，健侧砧骨及锤骨(B,D)

带、肌肉的 MPR 有助于鼓室硬化症的定位及定性诊断（图 5-2-24）。

（5）耳部良性、恶性肿瘤：耳部肿瘤并不罕见，良性上皮性肿瘤为先天性胆脂瘤，间叶组织肿瘤如颞骨巨细胞瘤，神经源性肿瘤如面神经鞘瘤等。恶性肿瘤如中耳乳突癌、横纹肌肉瘤等。颞骨的MPR 有助于确定肿瘤的生长部位、性质及范围（图 5-2-25）。

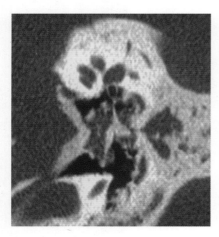

图 5-2-24　颞骨 MPR 图像显示鼓室硬化。

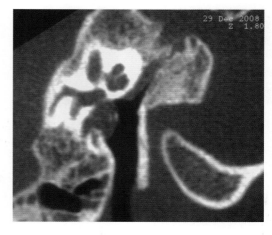

图 5-2-25　右侧镫骨 MPR 图像显示面神经鞘瘤致镫骨破坏。

三、颞骨多排螺旋 CT 的曲面重组（CPR）

1. 面神经管多排螺旋 CT CPR　面神经管在颞骨内走行曲折，在一幅图像上直观显示一侧或双侧面神经管是医学影像工作者的夙愿，多排螺旋 CT 各向同性扫描后的面神经管 CPR 使其成为现实。

（1）曲面重组方法：面神经管的 CPR 既可在横轴面上进行，也可在 MPR 的冠状面或矢状面上实施。可行单侧或同时行双侧面神经管的 CPR。轴面上的单侧面神经管重组：在 CT 工作站上，打开 MPR 程序，调出需要重建病例的各向同性扫描原始图像，观察各层面上面神经管断面的位置，

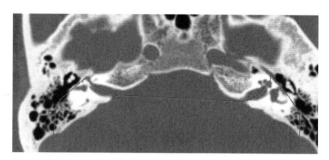

图 5-2-26　面神经管 CPR 的参考线。

线的内耳道起始端自水平方向延伸至对侧内耳道，依上述步骤描绘对侧面神经管的 CPR 参考线并校正此线即可。

1）在 MPR 的冠状面上行单侧或双侧面神经管的 CPR：方法与轴位上的 CPR 相似。在显示内耳道的层面上，先描绘一条沿面神经管走行的 CPR 参考线，在自动显示带有坐标线的矢状面和轴面实时参考像上显示出面神经管位置，依上述步骤即可获得 MPR 冠状面上单侧或双侧面神经管

在能显示内耳道、面神经管迷路段及鼓室段的层面上，使用 CPR 功能键，绘制一条大致沿面神经管走行的 CPR 曲线，以此线作为面神经管 CPR 的参考线（图 5-2-26）；自面神经管的内耳道起始部开始，沿着面神经管的走行，在自动显示带有坐标线的矢状面和冠状面实时参考像上显示出面神经管位置，激活坐标移动键，将坐标中心移至面神经管中央；使用曲线修正键，不断仔细校正所绘制的 CPR 参考线，使之位于各层面面神经管的中央，直至茎乳孔。此时就可获得一幅面神经管的 CPR 图像（图 5-2-27）。如欲在同一幅 CPR 图像上显示双侧面神经管，只需将一侧的 CPR 参考

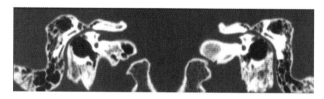

图 5-2-27　轴面 CPR 图像显示双侧面神经管。

CPR 图像（图 5-2-28）。

2）在 MPR 矢状面上行面神经管的 CPR：在能显示内耳道的层面或能显示面神经管乳突段的层面上，描绘一条沿面神经管走行的 CPR 参考线，校正此线的方法与轴面上面神经管的 CPR 相同。以此步骤，即可显示出 MPR 矢状面上单侧面神经管的 CPR 图像（图 5-2-29）。MPR 矢状面行面神经管的 CPR，以左、右侧分别重建为佳。

（2）面神经管 CPR 的临床应用：面神经管的

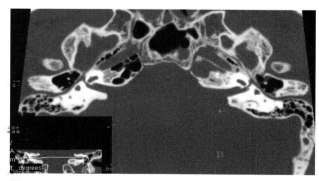

图 5-2-28　MPR 冠状位面神经 CPR 图像显示双侧面神经管。

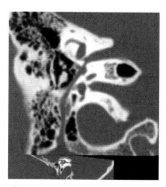

图 5-2-29　MPR 矢状面上右侧面神经管的 CPR 图像。

CT CPR 不仅可用于研究面神经管的解剖，对外耳、中耳、内耳畸形伴随的面神经管畸形（图5-2-30~31）、颞骨外伤（图5-2-32），慢性化脓性中耳炎合并胆脂瘤累及面神经管（图5-2-33），以及该区肿瘤如面神经鞘瘤（图5-2-34）、颈静脉孔区肿瘤（图5-2-35）累及面神经管的诊断，均能提供极有价值的信息。

2. 听骨链的多排螺旋CT的CPR 以往对听小

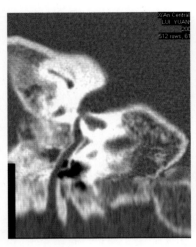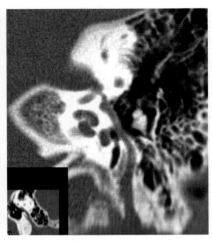

图 5-2-30　右侧外耳中耳畸形，右侧面神经管明显较健侧短。

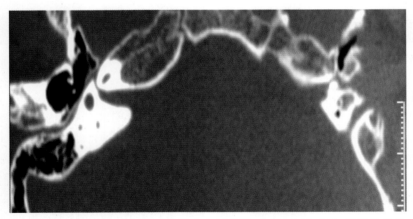

图 5-2-31　面神经管 CPR 图像显示左侧外耳、中耳、内耳畸形，伴随面神经管短及走行异常。

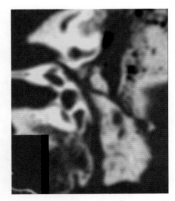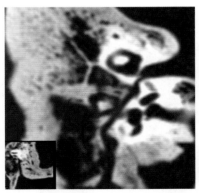

图 5-2-32　面神经管 CPR 图像显示颞骨骨折线累及面神经管鼓室段。

图 5-2-33　面神经管 CPR 图像显示慢性化脓性中耳炎合并胆脂瘤累及面神经管乳突段。

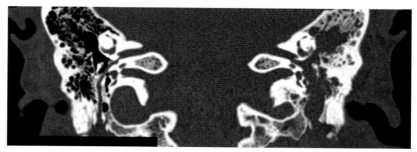

图 5-2-34 面神经管 CPR 图像显示左侧面神经鞘瘤,右侧正常。

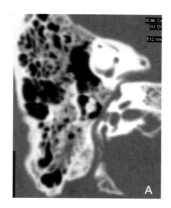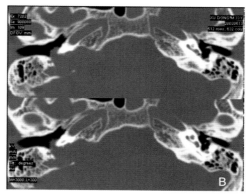

图 5-2-35 A.右侧面神经管 CPR 图像显示颈静脉孔区神经鞘瘤累及面神经管。B.同一病例的轴面像。

骨的影像学显示已经做了不少研究，如 HRCT、MPR 听骨链的三维成像如表面阴影显示（SSD）、最大密度投影（MIP）、仿真内镜（VE）以及容积重现（VR）等。各向同性的 HRCT 是颞骨 CT 扫描的基础，MPR 对显示听小骨也很有帮助。听骨链的 SSD、MIP、VE 为三维成像技术，虽然对外科术前有一定的指导作用，但由于数据的利用率低，受编辑过程中人为因素的影响，图像质量和准确性较差。VR 所利用的容积数据虽然很高，图像质量较其他三维成像有所改善，但对提供临床诊断的信息仍不理想。听骨链的 CPR 能在一幅图像上显示听骨链的全貌，满足了临床直观的需要。

（1）听骨链 CT CPR 方法：多排螺旋 CT 颞骨各向同性扫描后，将横轴面图像数据传至工作站，选择 MRP 键，在显示锤骨头、锤砧关节、砧骨体及短突的横轴面像上，将"+"字坐标交叉点，移至砧骨体，旋转"+"字坐标，使纵轴与锤骨头和砧骨短突连线重合，此时斜冠状面的 MPR 图像可显示前庭窗龛、镫骨、砧镫关节、砧骨长突、砧骨体及锤骨头。使用 CPR 功能键，自前庭窗开始，沿上述解剖结构顺序，绘制一条听骨链的参考线，该线至砧骨体平面向下转折（图 5-2-36）。其次，

将原轴面上的"+"字坐标交叉点，移至锤骨头平面，此时斜冠状位的 MRP 图像上，可显示锤骨头、颈、短突、柄；将参考线沿上述结构校正（图 5-2-37）。再次，将原横轴面上的"+"字交叉点移至砧骨短突的顶点，以校正参考线的转折点（图 5-2-38）。最后，仔细校正听骨链的参考线，使之位于听骨链各结构的中心，此时即可获得一幅听骨链的 CPR 图像（图 5-2-39）。

（2）听骨链 CT CPR 的临床应用：传导性耳聋的患者，常因听骨链异常引起，其病因有耳的先天畸形、听骨链畸形、颞骨外伤、中耳乳突炎症及肿瘤等。听骨链 CT CPR 能在一幅图像上直观地显示听骨链的异常，是诊断传导性耳聋的有效影像学方法。图 5-2-40 为外耳道骨性闭锁伴锤骨柄缺如的 CPR 图像。图 5-2-41 为砧骨先天畸形砧骨长突缺如。图 5-2-42 为颞骨外伤的听骨链 CPR 像，示砧镫关节及锤砧关节半脱位。图 5-2-43 示砧镫关节及锤砧关节全脱位。图 5-2-44 为外伤性砧骨完全脱位伴旋转。图 5-2-45 为左侧胆脂瘤型化脓性中耳炎，锤骨头、砧骨体、砧骨短突破坏，残存锤骨柄、砧骨豆状突及镫骨，鼓室内软组织充填。图 5-2-46 右侧面神经鞘瘤听骨链 CPR 像，

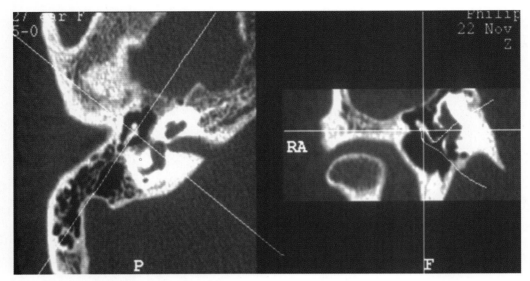

图 5-2-36 听骨链 CPR 方法（第一步）。

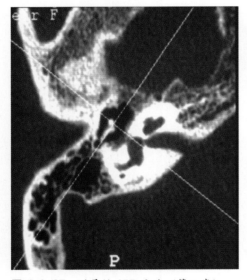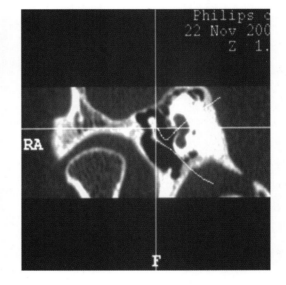

图 5-2-37 听骨链 CPR 方法（第二步）。

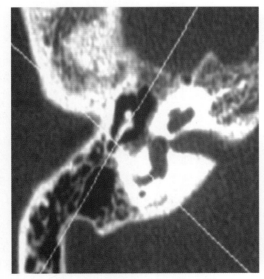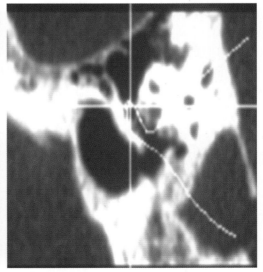

图 5-2-38 听骨链 CPR 方法（第三步）。

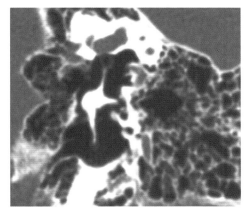

图 5-2-39 听骨链 CPR 图像。

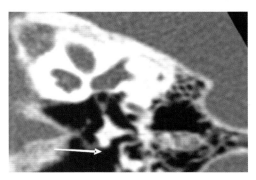

图 5-2-40 听骨链 CPR 显示锤骨柄缺如。

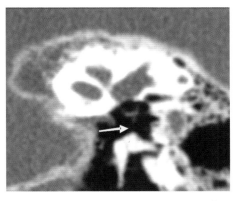

图 5-2-41 听骨链 CPR 显示砧骨先天畸形砧骨长突缺如。

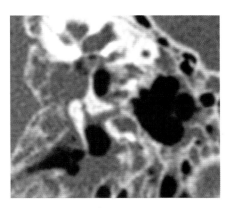

图 5-2-42 听骨链 CPR 像显示锤砧关节半脱位，乳突蜂房及鼓室内积血。

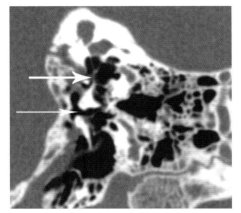

图 5-2-43 听骨链 CPR 显示砧镫关节及锤砧关节全脱位。

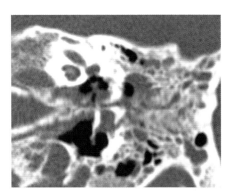

图 5-2-44 听骨链 CPR 显示砧骨完全脱位伴旋转。

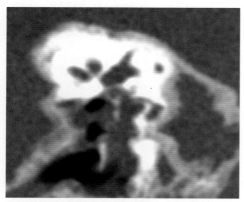

图 5-2-45　听骨链 CPR 图像显示左侧胆脂瘤型化脓性中耳炎，锤骨头、砧骨体、砧骨短突破坏，残存锤骨柄、砧骨豆状突及镫骨，鼓室内软组织充填。

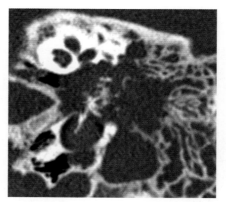

图 5-2-46　右侧面神经鞘瘤，听骨链 CPR 像，肿瘤侵入鼓室，砧骨体、长突及镫骨破坏缺失。

肿瘤侵入鼓室，砧骨体、长突及镫骨破坏缺失。

3. 鼓索神经管的多排螺旋 CT CPR　鼓索神经是面神经的分支之一，以往的解剖测量多认为鼓索神经在茎乳孔上方的 5mm 处离开面神经，但确切的分出平面并不恒定，绝大多数在面神经的乳突段分出，也可自膝状神经节、鼓室段甚至颞骨外分出。鼓索神经离开面神经后经后鼓索神经小管在颞骨内向前上走行，穿过鼓室后壁，在鼓膜上部黏膜与纤维层之间向前穿过砧骨长突和锤骨柄之间，再经岩鼓裂的前鼓索小管离开鼓室出颅。鼓索内的副交感（分泌）节前纤维至下颌下神经节，后者发出节后纤维至下颌下腺和舌下腺。鼓索内多数是传入纤维，来自舌前 2/3 黏膜，是舌区的味觉神经。

（1）鼓索神经管的 CT CPR 方法：鼓索神经在颞骨内可分成 3 段，即后鼓索神经小管段、鼓室段及前鼓索神经小管段。CT 全程显示颞骨内的鼓索神经尚未见报道。笔者用 CT CPR 成功地显示了后鼓索神经小管，其方法如下：在 CT 工作站上，选择 MPR 键，在颞骨各向同性扫描后的横轴面像上，自岩鼓裂内的前鼓索神经小管开始，沿鼓膜经后鼓索神经小管在鼓室后壁的入口及各颞骨层面显示后鼓索神经小管的横断面，直至面神经管汇入处，绘制一条后鼓索神经小管的参数线，仔细校正该线，使之位于各层面后鼓索神经小管的中心，即可获得清晰的后鼓索小管图像（图 5-2-47）。

（2）后鼓索小管的解剖变异：后鼓索神经小管自面神经管分出的平面虽然绝大多数位于面神经管的乳突段，但分出部位很不恒定。笔者对 102 耳的测量结果为茎乳孔上方（2.93±2.72）mm，颞骨外发出的占 2%（图 5-2-48）。笔者测量的 106

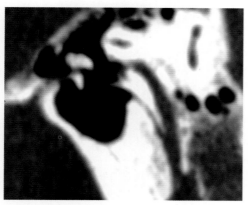

图 5-2-47　后鼓索小管的 CPR 图像。

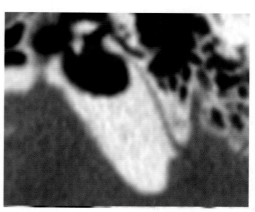

图 5-2-48　后鼓索小管的 CPR 图像显示后鼓索小管起自茎乳孔外方。

耳中，4 耳在面神经管乳突段未发现后鼓索神经小管，提示鼓索神经的发出部位不在乳突段。鼓索神经汇入面神经处，可位于其前外侧、外侧、后外侧及前方，以前两者为多，占 93.2%。后鼓索神经小管与面神经管的夹角，Muren 等测量为（21.7°±5.24°）（7°~19°），朱杭军等在颞骨湿性标本上测量为（27.3°±5.97°）[（13.5°~43.5°）]，笔者测量为（36.10°±15.44°）。有 1 例两耳后鼓索神经

小管与面神经管的夹角分别达 89° 及 95°（图 5-2-49）。后鼓索神经管的长度与分出平面密切相关，距茎乳孔上方愈远分出者，后鼓索神经小管愈短（图 5-2-50），邻近茎乳孔或颞骨外分出者，后鼓索神经小管长（图 5-2-51）。笔者测量的后鼓索神经小管长度为 2.2~13.6mm，内径宽度变异不大，为 0.3~0.5mm。

（3）研究颞骨段鼓索神经解剖的临床意义：

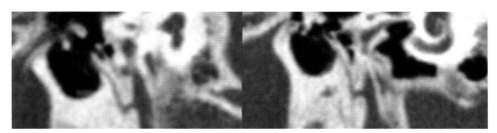

图 5-2-49　后鼓索小管的 CPR 图像显示鼓索小管起始段与面神经管夹角呈 90°。

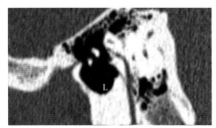

图 5-2-50　后鼓索小管的 CPR 图像显示鼓索小管短小。

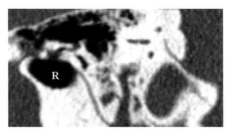

图 5-2-51　后鼓索小管的 CPR 图像显示鼓索小管较长。

外耳、中耳、内耳疾病手术时及慢性化脓性中耳炎、颞骨外伤、肿瘤等均可损伤鼓索神经，引起舌前 2/3 味觉丧失，及下颌下腺、舌下腺分泌减少。电子耳蜗多经面隐窝植入，鼓索神经位于面隐窝的外前方，由于操作范围较少，开放后鼓室易引起鼓索神经的损伤。鼓索神经损伤后可导致味觉障碍，术后虽可部分恢复，但完全恢复困难。

中耳手术时应尽量保持鼓索的完整性，尤其是双侧中耳病变患者。外耳道狭窄畸形，鼓索神经变异多，外耳道骨性闭锁时鼓索神经变异更显著，可隐藏于闭锁骨板前下深处骨板内，术中闭锁骨板切除不够彻底，往往会误认为鼓索神经缺如。

董季平　宁文德

参考文献

[1]　刘凯，柳澄，陈青华，等.颞骨高分辨率 CT 各向同性的研究，中华放射学杂志，2005，39（1）：96-100

[2]　李松柏，徐克.多层螺旋 CT 临床诊断实践图谱.北京：人民军医出版社，2004，13-18

[3]　王鸣鹏.CT 检查技术学.上海：复旦大学出版社，2004

[4]　宁文德，董季平，杨军乐，等.面神经管的多层螺旋 CT 曲面重建.中华放射学杂志，2003，37（11）：1021-1024

[5]　徐卓东，刘实.面神经管的超高分辨双螺旋 CT 扫描及 MPR 的应用.中国医学影像技术，14（11）：808-810

[6]　高璐，谢宝军，郑晓华，等.高分辨率 CT 显示听小骨能力的研究.放射学实践，2002，17（1）：32-34.

[7]　柳澄，陈青华，刘凯，等.多向调整多平面重组在听小骨的作用评价.中华放射学杂志，2006，40（7）：709-712

[8]　王道才，柳澄，陈海松，等.薄块 MIP 在听小骨显示中的作用评价.中华放射学杂志，2006，22（5）：531-534

[9] 邱传亚，麻增林，张镭，等.中耳听骨链 CT 仿真内窥镜的临床应用研究.实用放射学杂志，2003，19（11）：984-986

[10] 唐作华，钱雯，宋济昌，等.耳部正常结构多层螺旋 CT 容积重建技术（VR）评估.临床放射学杂志，2005，24（8）：679-683

[11] 杨林，高英茂，译.格氏解剖学.第 38 版，沈阳：辽宁教育出版社，1999，1246

[12] 姜泗长，顾瑞，王正敏.耳科学.第 2 版.上海：上海科学技术出版社，2002

[13] 朱杭军，廖建春，王海青，等.鼓索神经颞骨部的解剖及临床应用.解剖与临床，2003，8（4）：201-202

[14] 王海波，冯红云.鼓索神经损伤对味觉的影响.山东大学基础医学院学报.2002，16（5）：259-262

[15] 宁文德，白少华，董季平.面神经管多层螺旋 CT 曲面重建的测量.实用放射学杂志，2004，20（10）：877-880

[16] 闫锐，董季平，宁文德，等.多层螺旋 CT 曲面重建在先天性外耳道闭锁中面神经管异常的研究.实用放射学杂志，2006，22（9）：1038-1040

[17] 杨伟炎，翟所强.头颈解剖及颞骨外科.北京：人民军医出版社.2002

[18] 杨军乐，董季平，宁文德，等.外伤性面瘫多层螺旋 CT 研究.实用放射学杂志，2006，22（11）：1315-1317

[19] 董季平，宁文德，杨想春，等.听骨链多层螺旋 CT 曲面重建及临床应用·实用放射学杂志，2007，23（1）：22-25

[20] Swartz. JD, Harnsberger HR . Imaging of the temporal bone 3rd ed. New York: Thieme, 1998

[21] Drake RL, Vogl W, Mitchell Awm. Gray's Anatomy for students. 北京大学医学出版社，2005

[22] Anderhuber W, Weiglein A, Jakse R, et al. Multiplanar angulated 2D reconstruction: a new CT technique for image of facial nerve canal. HNO, 1995, 43: 76-79

[23] Leonardi M, Righini A, Agati R, et al, Curved CT reformatted images of head scans. J Comput Assist Tomogr. 1991, 15: 1074-1076

[24] Watanabe Y, Sugai Y, Hosoya T, et al. High-resolution computed tomography using multiplanar reconstruction for the facial nerve canal. Acta Otolarynool. 2000 (Suppl) , 542: 44-48

[25] Teunissen EB, Cremers CW. Classification of congenital middle ear anomalies: report on 144 ears. Ann Otol Rhinol Laryngol, 1993, 102 (8ptl) : 606-612

[26] Muren C, Wadink, Wilbrand HF. Anatomic Variations of chorda tympani canal. Acta otolaryngol, 1990, 110: 162-265

[27] Parlier-Cuau C, Champsaur P, Perrin E, et al. High-resolution Computed tomography of the canals of the temporal bone: anatonmic correlations. Surg Radiol Anat, 1998, 20: 437-444

[28] Palacios E, Valvassori G. Tympanosclerosis. Ear Nose Throat J. 79 (1) : 17-23, 2000

[29] Asiri S, Hasham A, al Anazy F, et al. Tympanosclerosis: review of literature and incidence among patients with middle-ear infection. J Laryngol Otol, 1999, 113 (12) : 1076-1080

[30] Kim JC, Bhattacharjee M, Amedee RG. Facial nerve schwannoma. Ann Oto Rhinol Laryngol. 2003, 112 (2) : 185-187

[31] Klingobiel R, Bauknecht HC, Feigang B, et al. Multislice computed tomographic imaging in temporal bone dysplasia. Otol Neurotol. 2002, 23 (5) : 715-722

[32] Benton C et al. Imaging of congenital anomalies of the temporal bone. Neuroimaging Clin N Am. 2000, 10 (1) : 35-53

[33] Witle RJ, Lane JI, Drisll CLW, et al. Pediatric and adult Cochlear implantation. Radiographics, 2003, 23 (5) : 1185-2000

[34] 董季平，杨想春，宁文德，等.后鼓索神经小管的 CT 多向调整多平面重组及曲面重组.实用放射学杂志，2008，24（02）：155-157

[35] 宁文德，董季平，毕晓辰，等.曲面重建在颅面部骨性管道 CT 扫描中的应用.实用放射学杂志，2008，24（10）：1332-1334

第六章 中耳炎的诊断和治疗研究

第一节 早期中耳炎的理论和临床诊治研究

内容要点

- 早期中耳炎是指处于炎性病理的初期可逆性阶段，以黏膜充血、水肿和炎性渗出为主要特征，经治疗或自行消退后中耳黏膜可恢复正常的中耳炎。是对急性中耳炎定义、归类理论的一种修正和补充。
- 以听骨链区为中心的诊治理念为指导，主要目的是查清听骨链区病变情况，尽早设法使炎症完全消退，预防听骨链区顽固性病变和慢性中耳炎的形成。
- 无确凿证据时不可武断诊断为早期中耳炎，多进行试验性治疗和动态观察，谨防漏诊隐蔽性慢性中耳炎。
- 以平衡中耳气压作为主要治疗方法，对早期中耳炎渗出液采用排流和减少产生双管齐下的治疗策略。注意中耳内通风引流通道的疏通。

一、早期中耳炎的概念

早期中耳炎是指处于炎性病理初期可逆性阶段，以黏膜充血、水肿和渗出性病变为主要特征的中耳炎。它可随上呼吸道感染等原发病的痊愈而自行消退，或经适当保守治疗，其病理和临床病情可发生逆转而获得痊愈。早期中耳炎从其炎性渗出液的性质和病情严重程度两方面所包括的范围和跨度都很大。它包括以3种常见的不同性质的炎性渗出液（广义的渗出液包括脓性、浆液性、黏液性及混合存在形式的渗出液）为特点的中耳炎。大家熟知的临床上的急性化脓性中耳炎和急性非化脓性中耳炎（也有称之为急性分泌性或渗出性中耳炎）都包括在内，此外，还包括大量症状轻微或无自觉症状的目前尚未命名和归类的中耳炎，这部分约占90%左右。早期中耳炎中，轻者可完全没有自觉症状或症状非常轻微，重者可有中度以上听力下降，剧烈耳疼、头痛、耳流脓、发热等症状，甚至有各种颅内、外并发症发生。值得注意的是，大多数早期中耳炎的发病和临床表现过程是隐蔽性的，并且这些病例容易被患者本人、患儿家长和耳科医师忽略而漏诊，以至于有些患者隐袭发展到有严重听力下降，难以治愈后才被发现和诊断。这是当前临床诊治中存在较普遍的一个问题。随着社会的发展和科技的进步，疾病的诊治重点由诊治"末"病向早病转移，这是医学发展的大趋势，中耳炎的诊治也正经历着这样的过程。

二、当今对早期中耳炎认知的盲区

由于各种原因，当前对早期中耳炎的病因、病理、临床表现、诊治等诸多方面的认知和经验都存在着不少盲区和缺陷，这是目前对此类患者认识不统一，诊治滞后、混乱的根本原因。总之，对早期中耳炎从理论到临床诊治实践尚有很多问题不清楚。

有关中耳炎的临床诊治理论，大多是耳科学家在总结了有明显临床症状的那部分中耳炎的诊治经验总结后逐步形成的。由于中耳炎的隐蔽性，中耳炎的病理过程可在患者没有自觉症状的情况下隐袭进展。加之许多轻型早期中耳炎患者是婴幼儿或学龄前儿童，他们不能或不会表达自觉症状和病情；此外，由于症状轻微或无症状，或一耳患病另一耳功能正常，听力看似无异常掩盖了患耳症状，往往也引不起家长的注意。因此，绝大部分这样的早期中耳炎患者极少主动就医寻求诊治。只有少部分患者等到病情发展严重到一定程度，无意中发现一耳听力下降或出现其他症状时才去就诊。所以，虽然此类早期中耳炎患者很多，但过去耳科医师接触和诊治这类轻型早期中耳炎患者的机会却很少。占 90% 的早期中耳炎是医师没有接触到的一个很大的临床盲区，加之过去对这类患者流行病学调查资料少，诊断手段落后，临床难以作出诊断。理论来自实践，缺少对这类患者的诊治实践，当然，有关这部分患者的相关诊治理论就留下了一个很大的空白。

我国有关中耳炎的基本理论主要来自西方发达国家，我们基本是被动地学习或跟随，所以在学习先进理论的同时，一些理论的缺陷连同精华一并被引入我们的中耳炎理论体系。

我们一代代耳科学家的职责就是在实践中继承这些理论中的精华，不断发现、提出、求证现有理论的缺陷和不足，并随着新的循证医学证据的出现，对其进行修改、补充，使之进一步发展到更接近正确、完美的新高度。本节就早期中耳炎的几个核心理论问题进行讨论。

（一）早期中耳炎的病因学

讨论早期中耳炎的发病原因不能不涉及咽鼓管和致病微生物的感染问题。

最初耳部感染性疾病威胁到人的生命安全，才引起了医学界和人们的高度重视，认为中耳炎是致病菌引起的中耳腔感染性疾病。以后随着耳科医生观察到中耳腔有非脓性渗出液及鼓膜内陷和中耳腔负压等临床现象，便逐步形成了非化脓性中耳炎的概念，并且把耳科学家的注意力吸引到了中耳负压的产生原理及其与非化脓性中耳炎的关系上。特别是近代 Bluestone 有关中耳负压的实验和解释使中耳负压学说被普遍接受，并将咽鼓管的阻塞看作是非化脓性中耳炎的首要病因，且认为中耳炎时咽鼓管黏膜首先发生的充血、水肿是阻塞管腔最为常见的直接原因。

现在再回头分析咽鼓管阻塞是引起非化脓性中耳炎的主要病因这一理论，为什么在相当长的一段时期能成为令人信服并广为接受的主流理论？在这一理论指导下设计出的诊治措施在临床上为什么效果不好，问题出在哪里？

首先，这一理论有一系列临床表现来支持，中耳渗出液、鼓膜内陷、中耳负压这 3 种征象在临床上往往同时存在，人们很容易依现有的物理学和生物学理论推论炎性渗液和鼓膜内陷是中耳负压引起的结果；其次，在中耳炎动物模型实验中，完全阻塞动物的咽鼓管确实在中耳腔有渗液产生。人的咽鼓管软骨性管腔狭部直径仅 1.0mm 左右，据此推理炎症时黏膜稍有炎症反应就会阻塞管腔。而且咽鼓管在中耳的内侧，上呼吸道感染时，咽鼓管的炎症反应会早于中耳腔黏膜的炎症反应，中耳炎时，稍加推理就可得出咽鼓管黏膜先于中耳腔黏膜出现炎性反应而阻塞咽鼓管，致中耳腔负压的产生。所以，有这些直观的临床征象、动物实验的证据和合理的推论，耳科医师很容易信服并接受这一理论。

在这一病因理论的影响下，耳科学家将主要精力和注意力集中在咽鼓管问题上。例如将中耳负压的检测结果作为中耳炎诊断的主要依据，把咽鼓管是否通畅作为鼓室成形术的重要适应证条件；还设计出基于这一病因的诸多针对咽鼓管阻塞的治疗方法，如黏膜收缩剂滴鼻，咽鼓管吹张，中耳送气，咽鼓管探通、扩张、注药、置扩张管，甚至采用外科手术行咽鼓管再造成形术等，似乎能想到的办法都想尽了。虽然有对很多方法的研究和临床实践，但至今没有一种可靠并能广泛用于临床的有效疗法出现。

对于这一长期为耳科医师普遍深信不疑的、对临床诊治有重要影响的中耳炎病因学主流理论，我们必须面对其指导临床诊治很不得力的事实，用新的循证医学证据重新审视，找出缺陷加以修正。

随着相关研究的深入和更广范围的临床实践的经验和证据，人们已逐渐对这一理论的正确性提出了质疑。有关中耳炎治疗前后中耳腔压力测定的几项比较研究得出了相似的结果，结论是：咽鼓管机械性阻塞引起中耳炎的可能性极小。考虑到咽鼓管不通者常导致中耳炎的发生或复发，起初鼓室成形术的适应证中要求咽鼓管必须通畅，咽鼓管功能测定不通者列为鼓室成形术的禁忌证。但后来的几篇大宗病例报道显示，咽鼓管不通者行鼓室成形术与功能正常者比较效果无明显差异。

因而，欧美发达国家不再把咽鼓管功能检查不通者列为鼓室成形术的禁忌证。

以色列著名耳科学家 Sad 对人中耳炎咽鼓管横截面积与正常标本进行了分段观察测量比较研究，结果显示中耳炎咽鼓管三段的平均横截面积与正常组比较没有差别，未见有管腔的病理性阻塞。更重要的是作者曾对中耳炎颞骨连续切片中咽鼓管黏-软骨膜与正常标本进行了的组织病理学比较观察，结果显示中耳炎咽鼓管黏-软骨膜没有明显炎症改变，与正常标本比较无差别，咽鼓管腔均无病理性阻塞。但中鼓室黏骨膜却有显著病理性改变，这种不同炎性反应的界线恰恰在咽鼓管的骨与软骨交界处。并得出结论：由于咽鼓管黏-软骨膜的组织结构特殊性，它对感染和炎性浸润有极强的屏障作用；咽鼓管黏-软骨膜在组织结构和功能两方面都具有超强的稳定性，极少受炎症和治疗的影响而发生改变。实际上咽鼓管的这种特性使得中耳炎时咽鼓管管腔不会出现黏膜的炎性肿胀阻塞，保持中耳有一定的通风引流功能，对中耳炎的恢复非常有利。这可能是人类在漫长的进化中无数次选择后作出的精巧设计。

虽然咽鼓管阻塞是分泌性中耳炎主要病因的理论看似有很多证据，很合理，但其致命的缺陷是缺少最直接的咽鼓管阻塞的病理学证据，咽鼓管病理性阻塞的结论是推理得出的，并没有直接的病理观察加以证实，缺少关键性循证医学证据。所以基于这一理论设计的临床诊治方法自然效果不可靠。Sad 和笔者近年关于中耳炎咽鼓管黏-软骨膜的病理研究结果，是给中耳炎时咽鼓管是否有阻塞问题的一个迟到的，但最直接的确切回答。

在中耳炎的发病病因学中，一直把致病菌感染视为急性化脓性中耳炎的重要病因，但并不认为它是非化脓性中耳炎的病因。这是因为一般认为细菌感染引起的炎性渗出液必定是脓性的，且非化脓性中耳炎的渗出液中大多数未检查出细菌的存在。

随着在中耳炎非化脓性渗出液中细菌的检出和细菌培养的阳性证据，更多临床循证医学证据的出现，以及对咽鼓管阻塞病因学的质疑，现在逐渐有更多学者相信致病微生物的感染也是非化脓性中耳炎的主要病因。这除了从渗出液中直接找到细菌这一证据外，主要是来自大量临床循证医学证据的支持。不论是化脓性中耳炎还是非化脓性中耳炎，它们的发病、复发、炎症消退或痊愈多数是伴随上呼吸道感染的发生而发生，随其消退而消退，多与上呼吸道感染相伴随，两者之间有明显的"锁时关系"。从治疗反应来看，对渗出性中耳炎行咽鼓管送气治疗往往效果不佳，而用抗生素和激素治疗往往会获得可靠的良好效果。非脓性渗出液不仅在负压条件下由黏膜产生，而更多的是在低度感染或化脓性感染的初期和消退期产生。中耳负压条件可能使这种炎性渗出加剧。因此，需要强调的是，从总体上来说，无论是化脓性中耳炎还是非化脓性中耳炎，致病微生物的感染是早期中耳炎常见的、最重要的直接发病病因。

患者的免疫因素在中耳炎发病中起到一定的作用。各种中耳炎多发生在婴幼儿免疫功能尚不完善时期，中耳炎有一定遗传性，中耳炎多发生在机体免疫功能低下的情况下，如疲劳、受凉、劳累等。这些都说明与人体的免疫状态有关，中耳炎既然是一种感染性疾病，自然与免疫有关，这很容易理解。

中耳炎三大病因并不是同等重要，可能因人而异，对一个具体中耳炎患者来讲，可能某一种病因是主要的。但是总体上来讲致病微生物感染是最重要、最直接的致病原因，机体的免疫功能状态是中耳炎发病的基础，或者说是背景因素，而咽鼓管功能障碍可能是中耳炎发病的协同病因。

（二）关于早期中耳炎的分类和病理

1. 分类 从总体上把握中耳炎和对其本质认识的水平还反映在对其临床分类理论方面。在临床上随着对中耳炎不同渗出液的观察及其产生机制的研究，以及伴有不同性质渗出液中耳炎的某些临床症状的差别，特别是认定不同性质渗出液的中耳炎是由完全不同的病因引起的病因学理论的出现，导致了耳科学家认为对不同性质的中耳炎有必要采用不同诊治方法的设想，结果就渐渐形成了中耳炎的临床分类学。

开始，中耳炎分类主要是根据中耳炎渗出液的性质，将其大体上分为化脓性中耳炎和非化脓性中耳炎，也有称之为炎性和非炎性，化脓性与卡他性中耳炎者，认为这是由不同病因引起的两种不同性质的中耳炎。又将非化脓性中耳炎分为浆液性和黏液性中耳炎。化脓性中耳炎的概念比较明确，即是指由细菌感染引起的中耳黏膜化脓性炎症。而非化脓性中耳炎的诊断名称和概念常有不同的表述和解释，有将因咽鼓管机械性和炎性阻塞引起的中耳负压和漏出液者称为卡他性中耳炎，或咽鼓管卡他。也有将伴有漏出液或黏性分泌液者统称为渗出性中耳炎。近年又将其统称为分泌性中耳炎。也有将渗出黏稠者称为黏液性中耳炎、胶冻耳。还有浆液性中耳炎、胶黏性中耳炎诊断名称。出现了一病多名，诊断名称繁多、重复和混淆的情况。近年，随着中耳炎病理研究的进展和更多临床循证医学证据的出现，表明非化脓性中耳炎的主要病因依然是致病微生物的感染。中耳炎常见的 3 种炎性渗出液都主要是感染和炎症引起的，且它们的性质和量在中耳炎病理过程中处于动态变化中。因此，中耳炎的性质不是一成不变的，不能将其看作是几种不同病因引起的，固定不变的，各自独立存在且相互无关联的中耳炎。因而，更多耳科学家又渐渐认同这三种中耳炎性渗出液其实是由同一主要病因引起的同一种病，只是可能因感染轻重或致病菌种类、病程长短不同，它们的临床表现有某些差异而已。故当今不再强调化脓性或非化脓性中耳炎的诊断名称，仅将其统称为中耳炎，有明显症状的初次发病者称为急性中耳炎。还由于有急性耳科症状和症状轻微的初发中耳炎在病因、病理转归和治疗等方面都相同，仅是病情轻重的区别，所以笔者将初次发生的中耳炎统称早期中耳炎，不管它是否有急性耳科症状。

2. 病理特征　虽然非特异性炎症的病理改变大致相同，但不同器官的炎症有各自的病理特征，早期中耳炎值得特别注意的病理特征有以下几点。

早期中耳炎以中耳腔系统黏膜的充血、水肿、炎性浸润和渗出等可逆性病理改变为基本特点（图 6-1-1）。炎性渗出液包括有浆液、脓液、黏液及混合性渗出液。

炎症反应最早、最重的区域在中、上鼓室，因此区黏膜富含神经、血管。而咽鼓管黏膜下神经、血管分布较少，胶原纤维层很厚，且表面有黏液纤毛毯层的保护，故极少有炎症反应。乳突区气房在中耳最后段，且神经、血管分部较少，所以炎症反应迟且轻。

一般认为中耳腔气压变化是由咽鼓管的功能状态及是否有阻塞所决定的，咽鼓管功能障碍是导致中耳负压和分泌性中耳炎的主要病因。近年笔者的中耳炎病理和临床研究认为，除了咽鼓管因素外，中耳炎病理过程中，中耳腔的气压变化

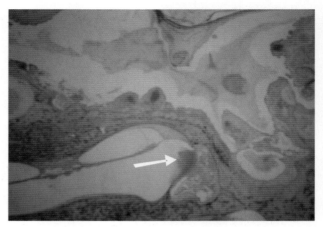

图 6-1-1　早期中耳炎病理切片显示中耳腔有大量炎性渗出液，黏膜充血、水肿、炎性浸润等可逆性病变。中耳炎症可经圆窗膜侵及耳蜗底回，引起迷路炎（箭头所示）。

与中耳腔病变本身关系很密切。从许多急性中耳炎病例的临床检查可看出，在中耳炎过程中，中耳腔炎性渗出液的产生、潴留量与鼓室图、中耳腔压力发生相一致的连续动态变化。随着中耳腔渗出液积存量的增加，鼓室图渐由 A 型向 AS 型和 B 型过度，中耳腔的负压也渐增大。反之则可能有相反的变化。笔者认为，中耳炎病理过程中，炎性病理产物，特别是大量炎性渗出液积存和中耳系统内通风引流通道的阻塞严重干扰了中耳腔气压平衡系统，使中耳腔，特别是中耳腔后区域的空气被吸收而得不到及时补充，便产生了继发性中耳腔负压。这种继发性中耳负压会加剧炎性渗出液的产生，并且负压的吸引力阻碍渗出液从咽鼓管排出，导致中耳腔渗液积存量增多，它是形成中耳炎病理恶性循环的一个重要因素。许多所谓"慢性分泌性中耳炎"的中耳积液与鼓室负压长期共存，积液不能排出的临床现象可用这种继发性中耳负压形成的恶性病理循环解释。

在早期中耳炎，随炎症消退，炎性渗液的吸收、排出，中耳气压可较快恢复正常。到慢性中耳炎阶段，若有顽固性病变阻塞内通风引流通道，中耳腔后部的负压很难得到平衡。因此，中耳腔负压可能由咽鼓管或中耳腔病变两个因素引起，在不同的病例或不同的病理阶段中，这两个因素可能单独存在，也可能同时存在，或者以某种因素为主，这要根据病情和检查认真分析、判断。咽鼓管阻塞或功能障碍一般持续时间长，抗感染、通气等保守治疗难以根除病因，故所引起的中耳

负压较恒定（一过性咽鼓管吹张引起的负压平衡不算治疗效果）。而中耳炎病理引起的继发性中耳负压，特别是早期中耳炎，产生负压比较快，变化较快，恰当治疗后常能恢复。因而，在中耳炎临床诊治实践中，不要一看到中耳腔有负压显示，就只是想到咽鼓管的问题，要仔细观察、分析是否有中耳腔病理产物引起的可能，这样诊治才能更准确。

一个易被忽视的早期中耳炎病理改变是中耳积液的毒素可经圆窗半透膜进入耳蜗，引起不同程度的浆液性迷路炎，开始多发生在基底回（图6-1-1），可逐步向顶回发展。临床上以高频骨导下降为常见表现。

三、早期中耳炎诊断名称的提出

急性中耳炎的临床概念主要包含有两层含意和特点，其一是发病急，有显著的中耳炎临床症状；其二是它的病理性可逆，经治疗可以恢复正常而痊愈，有些患者也可自行消退不再复发。早期中耳炎是基于第二个特点而提出的，它是这一大类患者最基本和最本质的共同特性——病理和临床的可逆性。

既然早期中耳炎患者与急性中耳炎的病理本质和特征相同，那么为什么要提出早期中耳炎这样一个新的诊断名称呢？这是因为虽然"急性中耳炎"的诊断名称对临床症状的表述无法包括全部这类患者。在临床发病、症状方面要有"急"的特征才能诊断为"急性中耳炎"。如果一个中耳炎患者没有症状，只是偶尔发现，或者症状很轻微，你怎么能把该患者诊断为"急性中耳炎"呢？这与汉字中的"急"字的基本含意相悖，实际当中很难应用。临床上见到的许多轻型早期中耳炎虽然具有与急性中耳炎相同的临床和病理的可逆性，但没有急性症状，急性中耳炎的诊断名称无法涵盖占大多数的这部分症状轻微的早期中耳炎患者，这就是急性中耳炎诊断名称的缺陷和不足。根据笔者以前的研究显示，早期中耳炎无症状或症状轻微者占约91%，换言之，有明显症状者仅占早期中耳炎的10%左右。

20世纪80年代美国耳科学家Paparella将这种没有自觉症状、医师又检查不出来的中耳炎定义为隐蔽性中耳炎。笔者认为这种所谓的隐蔽性中耳炎的病因、病理改变和对患者健康的损害与普通中耳炎没有本质区别，只是它的自觉症状轻或缺乏而已。因当时的检查设备和技术条件所限，医师检查诊断不出来。当今的听力学和影像学检查可准确检查出中耳、内耳的功能和解剖结构的改变以及病变情况的细节，对这种以往无法检查诊断的所谓"隐蔽性中耳炎"作出诊断并不困难。因此，将这部分患者定义为隐蔽性中耳炎没有实际临床意义。

早期中耳炎诊断名称的提出可从临床表现和病理属性两方面涵盖所有这类患者，是对急性中耳炎诊断名称的一种修正和完善，这样更符合临床实际。

四、早期中耳炎的检查诊断

对有明显临床症状的急性早期中耳炎诊断较容易，依急性中耳炎的检查诊断方法多能作出诊断。患者可有耳闷塞感、耳鸣、听力下降，症状明显者可有不同程度耳疼、头痛、眩晕等。开始鼓膜多显示完整，外观可正常。也可表现为鼓膜充血，特别是急性中耳炎鼓膜充血明显。鼓膜充血一般先从鼓膜后上和松弛部开始，向前下区蔓延（图6-1-2）。中耳积液多者，经鼓膜可见液平、气泡。中耳有负压者可呈现鼓膜内陷征象（图6-1-3）。中耳积液多还可见鼓膜外突（图6-1-2）、鼓膜穿孔和耳漏，鼓膜穿孔多发生在紧张部，外耳道有不同性状炎性渗出液，可有搏动样闪亮。纯音电测听检查可呈现不同程度的听力下降，典型的早期中耳炎为以低频区下降为主的传导性听力下降。内耳受炎症损害者表现为混合性耳聋，骨导下降以高频区更显著，表明炎症经圆窗首先损害耳蜗基底回听觉毛细胞。中耳腔炎性积液影响到中耳气压平衡系统和鼓膜运动时，阻抗测听可显示不同程度的中耳负压，鼓室图可显现AS或B型图。

由于早期中耳炎的跨度大，严重程度不同的早期中耳炎治疗和预后可能有较大不同。为正确、方便地指导治疗及预后评估，特提出早期中耳炎轻、中、重3型临床分类和具体诊断标准。临床检查、诊断中主要根据听力损失程度和颞骨CT扫描显示的炎性病变范围、内通风引流系统阻塞的程度，以及有无并发症来确定。轻者可无临床自觉症状，重者可有严重颅内外和脑神经并发症。很多婴幼儿不能述说自觉症状来指导下一步的检

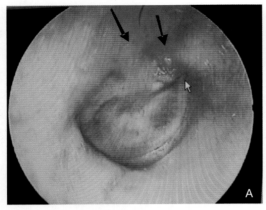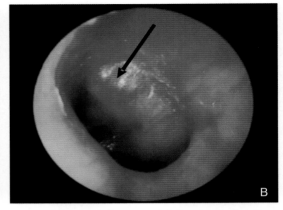

图 6-1-2　急性中耳炎鼓膜充血先从鼓膜后上和松弛部开始，中耳积液多者可见鼓膜外突（A，B箭头所示）。

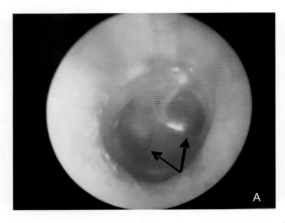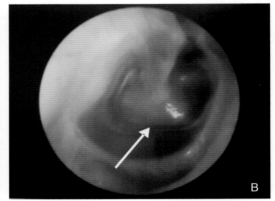

图 6-1-3　中耳有负压者可呈现鼓膜内陷征象（A），中耳积液者，经鼓膜可见液平（B）。

查、诊断，因此，对某些早期中耳炎要作出及时、准确的诊治并非易事，需要特别认真、仔细地检查和诊断。对早期中耳炎检查诊断时应注意以下几点。

（1）一旦患者有耳科症状，哪怕很轻微，都应作必要的仔细检查。先作耳镜和听功能检查，有不易解释的发现或有明显不正常者应进一步作颞骨CT扫描检查。早期中耳炎常与上呼吸道感染相伴随，中耳轻微症状常易被上呼吸道感染症状掩盖而漏诊，特别是婴幼儿患者。有文献报道上呼吸道感染并发中耳炎的漏诊率相当高。对患上呼吸道感染的患儿，特别是重症或频繁感染者，应作常规耳科检查和随诊，避免漏诊。

（2）对炎性渗出液的性质、量和积存部位、区域范围尽可能作出准确的诊断。尽管炎性渗出液都主要是因感染和炎症产生，但因其感染病菌种类和渗液黏稠度不同，抗生素的应用、引流的

难易和方法有差别，为指导正确治疗，应设法诊断清楚。鼓膜穿刺抽液和细菌培养是确定炎性渗出液性质和感染病菌种类的简便方法。颞骨薄层CT扫描不仅能显示炎性渗出液积存的部位、范围和量的多少，更重要的是它能依渗液积存的区域提示中耳腔内通风引流系统阻塞的部位。早期中耳炎大多内通风引流系统尚未被阻塞，有少数病例可因中耳黏膜肿胀明显而阻塞。内通风引流系统一旦阻塞，治疗的难度明显增大，预后可能较差。颞骨薄断层CT扫描若仅见上鼓室和中鼓室有不规律低密度阴影，说明炎症刚从中、上鼓室发生，属于很早期（图6-1-4）。如果积液显示在上鼓室、鼓窦和乳突区，中鼓室无积液或积液甚少，提示鼓峡部有阻塞可能。对这些颞骨CT征象作详细描述并记录，为制订治疗方法、判断治疗效果、分析不愈的原因和以后复查对比都很有意义。颞骨薄断层CT扫描是实施以听骨链区为中心的诊治

理念的最佳检查诊断方法之一，它可以较其他检查方法更精确地诊断、动态观察听骨链区病变的细节和变化。

（3）由于许多早期中耳炎自觉症状轻微，确切病史不清楚，有些慢性中耳炎也可以长期没有症状。对这些病例即使开始作出了早期中耳炎的诊断，有时仍然弄不清是首次发病的早期中耳炎还是慢性隐蔽性中耳炎感染加重的结果。所以，对某些病例最好不要轻易下早期中耳炎的诊断，

需要做临床试验性治疗和动态观察。若经保守治疗后症状消失，听力学或影像学复查确实痊愈者方可作早期中耳炎的最后诊断。若治疗效不佳，复查中耳仍有病变者则应怀疑是慢性中耳炎。这样对某些病例而言，比一开始就作出武断的确定诊断更客观准确，使医师考虑更全面，观察更仔细，可减少慢性中耳炎的漏诊，甚至导致误诊误治的发生。

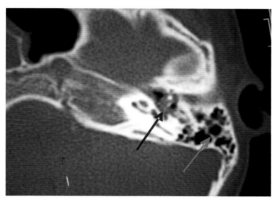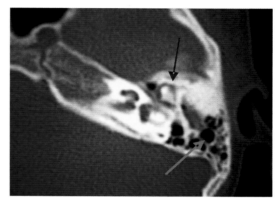

图 6-1-4　很早期中耳炎 CT 片显示左侧中、上鼓室有少量渗液（黑箭头所示），大部分乳突气房充气（红箭头所示）。

五、早期中耳炎的治疗

早期中耳炎的治疗目的是消除病因，排出渗液使炎症消退，并防止听骨链区及其他区域顽固性病变和并发症的发生，阻止慢性中耳炎的形成。以抗感染、消炎、改善中耳通风引流、平衡鼓室压力、排除中耳渗液为主要措施，以期达到减少炎性渗液产生，促进渗液吸收和排出的目的。

早期中耳炎大多继发于上呼吸道感染，其发病一般稍晚于上呼吸道感染。还由于中耳腔黏膜的充血肿胀，内通风引流通道可有不同程度的狭窄，甚至短时间壅塞，继发中耳负压的形成，使中耳系统渗液排出困难。特别是在听骨链区和鼓窦乳突区渗液积存机会较多，吸收、排出需要一段时间，故其炎症消退及愈合时间也较上呼吸道感染延迟。如治疗不彻底，可成为长期不愈或反复发作的条件。

（一）抗感染治疗

欧美耳科学家认为早期中耳炎和上呼吸道感染都属于自限性疾病，随上呼吸道感染的痊愈大

多有自行消退的倾向。一般开始不主张用抗生素治疗，先用支持疗法，观察病情变化后再作决定。我国耳科医师一般对急性中耳炎用足量抗生素，静脉给药治疗，而对较轻的所谓"非化脓性中耳炎"则多用短期口服抗生素治疗。

虽然针对早期中耳炎的病因治疗是以抗感染为基本治疗方法，但由于多数患者的病情有不同程度的隐蔽性，进行临床症状的观察和判断较困难，加之患者就诊时感染的微生物种类、轻重程度和所处病程阶段的不同，其抗感染治疗的策略和方法有很大的灵活性。应在对患者感染微生物、炎症病变的性质和范围、病程阶段准确诊断的基础上进行个体化治疗。

在中耳炎抗感染治疗中，合理应用抗生素是一个重要问题，不同的医师对如何合理使用抗生素有不同的理解。有些医师认为小剂量、短时间使用就是合理应用。有些医师则认为剂量足，用药时间足够长，彻底杀灭致病微生物是合理使用。其实这些用药理念都有一定道理，但不应成为一成不变的用药模式。关键问题是要具体病例具体分析，

要对患者有详细、准确的诊断，包括致病微生物的种类、感染程度、毒性大小的估计、炎性病变的性质和范围、病程阶段以及是初次发病还是复发等。要对抗生素在某具体病例治疗中的作用有透彻的认识，才能正确、合理地应用于该病例的治疗。

如果患者是中耳炎初起，症状轻微或无自觉症状，仅有纯音测听和阻抗测听轻度异常，或颞骨CT薄断层扫描显示中耳腔充气尚好，仅有少许渗液，患者上呼吸道感染症状不重，且在恢复当中，或者针对上呼吸道感染已用药，对这种患者可暂不用抗生素治疗，进行严密的临床观察和随诊。若临床症状日益减轻，相关检查也较前好转，则可等待患者中耳炎随上呼吸道感染的痊愈而自行消退。如果随上呼吸道感染病程的进展，特别是随上呼吸道感染症状的日益减轻反而中耳炎的症状渐加重，耳科检查也有病情加重的表现，此时应采用适当的抗生素治疗。

有些患者就诊时中耳炎症状比较明显，或者是反复发作者，且听力学检查有明显异常，鼓膜像、鼓室图或颞骨薄断层CT扫描显示中耳腔有较多量炎性渗出液者则应采用足量抗生素静脉滴注。可加用激素减少炎性渗出，促进渗液吸收，治疗

时间一般在1周以上。因为中耳病变范围小，如抗生素用量不足，病变局部难以达到抗感染的治疗浓度。还由于中耳腔系统是狭窄的极不规则的互相连通的小腔隙，含有病菌、毒素的炎性渗出液易积存其中而难以排出，且这些积存的渗液是有利于病菌生长繁殖的环境条件，若治疗时间不够长，不彻底杀灭致病微生物，出现病菌重新生长繁殖、中耳炎复发的可能性较大。如果对这种患者仅用常量口服抗生素治疗，达到病变区域的量更是微乎其微，这不但不能杀灭病菌，反而使细菌产生耐药性，降低药效。

例如一患儿，男，2岁。感冒后1周左耳患早期中耳炎，鼓膜充血，鼓室图呈B型，鼓室负压为-350mmHg。在某医院就医，给予罗红霉素5mg，每日3次，口服1周。2周后复查，声导抗测听仍显示B型鼓室图。笔者改用先锋V1.0g+地塞米松5mg，每日分2次静脉滴注，治疗10d。第14d复查阻抗测听，鼓室图呈现A型，鼓室有轻度负压为-80mmHg。用成人正常量1/3的阿莫西林口服维持治疗2周后行颞骨薄断层CT扫描检查，显示中耳腔系统听骨链周围和鼻旁窦渗液几乎完全被吸收，已完全充气（图6-1-5）。此患儿

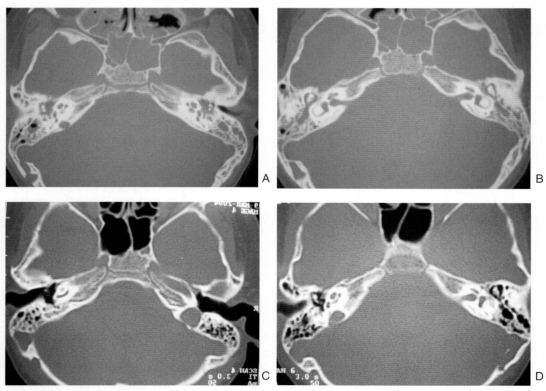

图6-1-5 双侧早期中耳炎、全鼻旁窦炎（A，B），抗生素治疗后中耳腔听骨周围及鼻旁窦炎性渗液几乎完全被吸收（C，D）。

就诊时中耳系统充满渗出液，空气已被吸收，必然形成较高负压，这又进一步加重了渗液经咽鼓管排出的困难，并增加了渗出，形成恶性病理循环。仅口服少量抗生素中耳病变区域不能达到治疗浓度，抗感染力度小，无法阻断这一恶性病理循环，因而效果不佳。

对某些多次复发性中耳炎，除积极预防上呼吸道感染外，患上呼吸道感染时应尽早积极诊治，并严密观察，即时行耳科相关检查，发现中耳有感染者应尽早治疗。中耳炎消退后最好根据患者情况给小剂量抗生素口服，维持治疗 1~3 个月，达到防止复发，彻底治愈之目的。维持治疗量是正常抗生素剂量的 1/4~1/2，可逐渐减少剂量。抗生素的种类可几种交替使用，以减少抗药性。因为复发性中耳炎不但有复发的倾向，且彻底治愈恢复正常需要的时间也较长。预防性维持治疗的目的一是彻底治愈中耳炎，二是防止短期内再次复发。

（二）渗出液的排出和中耳气压平衡

炎性渗出液积存在中耳腔一方面可引起粘连、肉芽组织形成，阻塞内通风引流导致慢性中耳炎的形成。另一方面可壅塞中耳腔，空气被吸收后得不到及时补充，形成继发性中耳腔负压，加剧渗液的产生和渗液排出困难。为防止这些顽固性病变的形成，阻止恶性病理过程的发展，及时排出早期中耳炎中耳腔炎性渗液，平衡中耳腔气压，减少渗出，改善中耳腔系统的通风引流是早期中耳炎的基本治疗策略之一。

中鼓室有多量渗出液时可采用鼓膜穿刺抽液，鼓膜穿刺点最好在鼓膜前上近鼓环处。此处内侧空腔较大，没有重要的听力结构，不易损伤黏膜。穿刺时可使患者头向前下稍低，尽量使渗液流向咽鼓管鼓口部。若渗液量多，且产生速度快，可反复穿刺。如果渗液较黏稠，可抽液后注入少量 α-糜蛋白酶。也可选择在表麻或局麻下行鼓膜切开术，这样比鼓膜穿刺平衡鼓室压力、促使渗液排出的效果更好。

如果中耳炎病程较长不愈，或渗液黏稠经穿刺不愈，或中耳负压较长时间未改善者可行鼓膜造孔或置通风引流管。鼓膜造孔和置管的作用一方面是经外耳道排出中耳积存的多量炎性渗液，更重要的作用是平衡中耳气压，恢复正常咽鼓管纤毛黏液毯和泵的生理功能，使渗出液经咽鼓管

从鼻咽腔排出。Sade 观察鼓膜置管后渗出液并没有经外耳道排出，认为是中耳气压平衡后经咽鼓管排向鼻咽部的。这是因为中耳炎时咽鼓管并没有炎性阻塞，只是继发性中耳负压妨碍了渗出液的排出。中耳腔气压平衡后，一方面渗液排出，不会因中耳后部区域空气吸收产生负压效应，使渗液向中耳系统后区的鼓窦、乳突倒流。另一方面中耳负压平衡后也可减少渗出液的产生和积存，防止顽固性病变和慢性中耳炎的形成。

鼓膜置管的正确位置不在鼓膜的中、下区，此处鼓膜内侧的鼓室浅，置管的内口易抵住鼓岬黏膜而被堵塞。应该置在鼓膜前上象限、咽鼓管鼓口附近比较恰当，此处空腔较深（图 6-1-6）。一般置管在半年内中耳炎症消退后都会自动脱向外耳道。如有脱出过早，中耳炎未愈者可重新置入。如中耳炎已愈，置管长期未脱出者可在表麻下用小钩或小镊子取出。置管期间保持管腔和外耳道通畅、清洁。必要时，也可经置管滴入或注入中耳腔合适的药物辅助治疗。

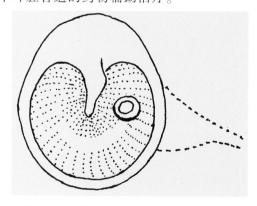

图 6-1-6 鼓膜置管的正确位置应在鼓膜紧张部前上方。

如果确有咽鼓管功能顽固性障碍，中耳炎反复发作者，也可经鼓环前下方的外耳道内端皮下置入一较细长硅胶管，外端经外耳道皮下引出，作为"第二咽鼓管"平衡鼓室压力，长期保留。关于鼓膜置管的大宗病例报道不少，对其效果评价不一。一般认为对鼓室多量积液的病例有一定作用，但也可能出现反复交叉感染、鼓膜遗留穿孔等各种并发症。很重要的一点应注意，单纯置管效果较差，配合抗生素治疗效果好；当中耳腔内通风引流阻塞时，置管不能引流中耳腔后部区域积存的渗液。

若病程不长，经抗感染和鼓膜置管治疗仍不愈，颞骨薄断层 CT 扫描显示上鼓室、鼓窦仍有低

密度阴影，提示鼓峡部可能有阻塞。为预防听骨链区顽固性病变形成，可试行鼓窦穿刺冲洗，试图冲开鼓峡因黏膜肿胀、轻度粘连而引起的阻塞，排出中耳后部区域的积液。其方法是局麻或全麻下，在距鼓环约 10mm 的外耳道后上 1~4 点（以左耳为例）做一弧形皮肤切口达骨面，向前下翻起舌形皮肤骨膜瓣达鼓环，在距鼓环 5mm 外的 2 点处向后、上鼓窦方向用 1mm 钻头或微型骨锥钻孔，约 3~5mm 深，有落空感时沿孔插入直径约 1mm 的腰椎硬膜外麻醉插管。经插管注入 0.9%氯化钠注射液或加有适当抗生素、糖皮质激素或 α-糜蛋白酶的

混合液稍加压冲洗，有时可见冲洗液自咽鼓管咽口或鼓膜置管流出（图 6-1-7A）。如阻力大，不可强行冲洗，以免引起鼓膜撕裂大穿孔或内耳损伤。如能冲开阻塞部位，可留置此管，定期冲洗，直至炎症消退，中耳系统恢复充气。在与置管处耳道骨孔相对应的皮肤骨膜瓣处用粗针头扎一小孔，插管的外端自此孔从外耳道引出，平复外耳道皮瓣，填塞外耳道。注意钻孔方向要准确，操作轻柔，钻入要缓慢，防止面神经和半规管损伤。对鼓窦入口膜性封闭者，可经耳后皮肤切口乳突凿开术，经鼓窦探通、冲洗、留置引流冲洗管。

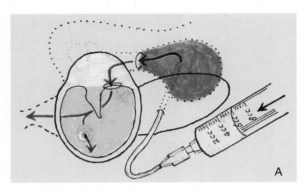 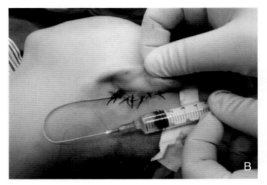

图 6-1-7　鼓窦插管冲洗中耳腔示意图（A）和照片（B）。

（三）外科干预治疗

虽然中耳炎主要是上呼吸道感染的一种并发症，但鼻腔和咽腔作为上呼吸道的一部分，此处的某些病灶可能是引起上呼吸道感染和中耳炎的病因之一，应在诊治中认真检查、评估，并进行适当处理。

一般认为，小儿增殖体肥大不同程度阻塞咽鼓管口，影响中耳通风引流，并作为感染灶，是导致中耳炎发生的病因之一。有关增殖体刮除治疗中耳炎的效果尚有争论，临床报道文献较多，评价不一。多数学者认为肥大增殖体刮除对中耳炎治疗有一定效果，也有学者认为这仅是一种安慰性治疗，与未行此术治疗者无明显差别。也有观察发现咽鼓管口被增生淋巴组织或肥大腺样体不同程度压迫堵塞，亦有不少未发生中耳炎者。可能肥大性增殖体在各个中耳炎病例中扮演的病因角色的重要性不同，有时不易作出正确地判断。对于增殖体明显肥大，压迫咽鼓管咽口，中耳腔持续负压，是中耳炎反复发作或长期不愈的可疑病灶者，原则上应手术刮除。为防止增殖体刮除

后残留或伤及咽鼓管口隆突引起咽口粘连，最好在鼻窦镜下明视刮除。慢性扁桃体炎也是小儿和青少年的常见病，且往往上呼吸道感染和中耳炎同时发病，上呼吸道感染和慢性扁桃体炎复发常互为因果关系，有时很难确定何为因，何为果。慢性扁桃体炎发作频繁者，特别是与中耳炎复发有"锁时关系"者，应视为引起上呼吸道感染和中耳炎的可疑病灶予以切除，而且这也是治疗慢性扁桃体炎的有效方法。

此外，鼻窦炎、鼻息肉、先天性唇腭裂都与中耳炎的发生有一定关系，必要时可行外科手术干预治疗。

（四）试验性治疗和动态观察

有些中耳炎病史不很清楚，相关检查显示中耳腔充满炎性渗出液，无法确定是早期中耳炎还是慢性中耳炎感染加重，也不知道除炎性渗出液外中耳腔是否有顽固性病变，内通风引流通道是否有阻塞，这时常用试验性治疗和动态观察的方法作出判断。

此外，由于早期中耳炎听骨链区炎症反应早

且重，黏膜的肿胀、粘连、包裹性积液也常在此区发生，以至于阻塞内通风引流通道，导致慢中耳炎形成。听骨链区一旦有顽固性病变形成，治疗非常棘手，且预后差，多有明显听力下降。因此，在诊治过程中要特别注意以听骨链为中心的病情动态观察，随时留心分析病情变化。其目的一方面是观察治疗效果，另一方面是观察中耳系统病理改变的动向，分析、检查出治疗效果不好的原因，及时修正诊断和治疗方法，尽可能避免听骨链区顽固性病变的形成。

以听骨链区为中心的试验性治疗和病情动态观察的方法，包括询问患者自觉症状改善或加重的变化情况，经常做耳镜检查，观察鼓膜、外耳道炎症表现的变化。有时鼓膜的表现与中耳腔病变并不完全一致，常须做听功能反复检查、比较。早期中耳炎听力和中耳气压的变化比较敏感，能反映中耳病理变化情况，且听功能是无损伤的客观检查查法，可进行及时检查对比。

最直观、准确的观察方法是颞骨薄断层CT扫描。开始就诊和以后的复查、对比，颞骨CT扫描是最可靠的准确诊断方法，它可显示中耳的精细解剖结构和轻微的病变。但此项检查费用昂贵，反复检查会对患者有不良影响，特别是对婴幼儿的影响较大，因此，在整个诊治过程中要统筹计划，合理应用。一开始就应给以后必要的检查或复查留有余地。如果其他方法能明确诊断者可暂时不作此项检查，留待以后必须行此项检查时再用。例如，一个中耳炎患者初次发病，自觉症状

轻，听力学检查仅有轻度听力下降，阻抗测听亦无明显改变，则可先行抗炎试验性治疗。如治疗中症状加重，听力检查较前有明显下降，且又不易解释者，则可行颞骨薄断层CT扫描检查，看是否有内通风引流阻塞和渗液积存。又如，一个初发中耳炎患者耳科自觉症状明显，听力学检查显示有显著听力下降，阻抗测听显示B型鼓室图，中耳负压明显，发病前无中耳炎病史，据此可诊断为中型或重型早期中耳炎。此时，若行颞骨薄断层CT扫描，可能显示中耳腔充满炎性渗液的低密度阴影，不会有更多特异性的表现，对病变性质和定位诊断无多大帮助。依诊断，可行足量抗生素和激素治疗，同时行鼓膜穿刺或切开引流术。经过恰当的治疗后3个月，不管临床效果怎样，都应做颞骨CT扫描。如果此时颞骨CT扫描显示中耳腔完全充气，无病变阴影，就可作出临床治愈的判定，结束治疗并记入病历（图6-1-8）。如果症状改善不明显，病程时间长，此时做颞骨CT扫描检查可明确中耳病变细节。若患者症状不典型，特别是病史不很清楚，经耳镜和听力学检查亦不能明确诊断者，可先行颞骨CT扫描检查，进一步确定中耳腔病变情况的细节。一旦发现听骨链区有形成顽固性病变的倾向，就应采用相应的措施。如果内通风引流系统明显阻塞，阻塞后的中耳腔区域有大面积低密度阴影，提示有形成慢性中耳炎的趋势或者已形成慢性中耳炎（图6-1-9），应修正诊断和治疗方法。

早期中耳炎试验性治疗和动态观察的重点是

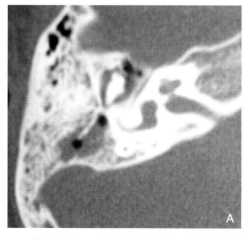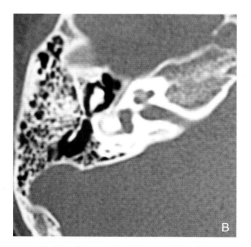

图6-1-8　右侧早期中耳炎（A）经抗生素治疗后中耳乳突完全充气（B），临床治愈。

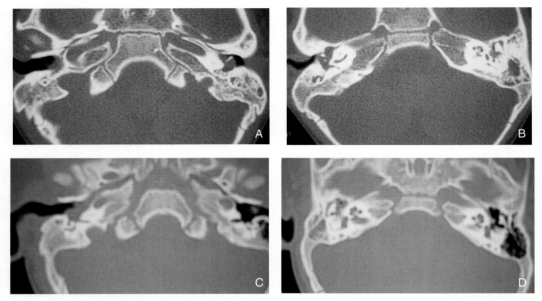

图 6-1-9 双侧中耳炎（A，B）病史不清，经抗生素治疗后左中耳腔完全充气，证实为早期中耳炎，但右侧中耳仍有病变阴影（C，D），表明其为慢性渗出-肉芽型中耳炎。

听骨链区病变情况的变化，听力学检查和颞骨CT扫描前后对比是动态观察的客观而准确的手段，结合自觉症状的变化作出合理的分析判断。由于多数中耳炎的隐蔽性和病史难以查清的临床特点，初诊时往往难以判定是早期中耳炎还是慢性中耳炎，常需要经试验性治疗和动态观察后方能确诊。故初诊时如果无可靠依据，不宜强求作出"准确诊断"，以先入为主武断作出的"确诊"一则不客观真实，二则可能固化医师自己的治疗思路，误导治疗。多质疑，勤观察，善判断是早期中耳炎诊治的重要思想方法。

总之，早期中耳炎看似简单，实际其中有不少理论和临床实践的盲区，有许多问题不很清楚，需要通过临床实践、探索和研究得到解答。在临床实践中既要突破某些诊治理念的束缚，还应以循证医学为基础，谨慎、科学地探索前进。

张全安　侯　薇

参考文献

[1] 张全安，张晓彤，吴彩芹，等.中耳炎区域性病理差异现象的研究及临床意义.中华耳鼻咽喉科杂志.2004,39（9）:534-537
[2] 张全安，张青.以听骨链区为中心诊治中耳炎理念的理论和临床研究.西安医科大学学报（医学版）.2006，37（1）:1-3
[3] Rosenfeld R.R. Comprehensive management of otitis media with effusion.Otolaryngologic Clinics of North America, 1994, 27(3) : 443-455
[4] Hadler S.D. Current indications for tympanostomy tubes. Am J of Otolaryngol,1994,15（2）:103-108
[5] Bluestone C.D, Klein J.O. Physiology, pathophysiology,and pathogenesis. Otitis media in infants and children.2nd ed. Philadelphia: Saunders. 1995:17-37
[6] 张全安，张青，高琼，等. 分泌性中耳炎诊治预防新理念及策略. 中国科技论文在线. 2007,2（11）:814-818
[7] Bluestone C.D, Klein J.O. Management. Otitis media in infants and children.2nd ed. Philadelphia: Saunders. 1995:145-240
[8] Lupovich PL, Harkins M. The pathophysiology of effusion in otitis media. Laryngoscope, 1972,6:1647-1653
[9] 张全安，张青.中耳炎"三段论"分类中华医学会耳鼻咽喉科学法的理论和临床研究.西安交通大学学报（医学版），2004，13（1）: 1-7
[10] 中华医学会耳鼻咽喉科学分会,中华耳鼻咽喉头颈外科杂志编辑委员会.中耳炎的分类和分型（2004年，西安）.中华耳鼻咽喉头颈外科杂志，2005，40（1）: 5
[11] Wright C, Meyerhoff W. Pathology of otitis media. Ann Otol Rhinol Laryngol, 1944,103:24-26

第二节 慢性中耳炎的临床诊治研究

内容要点

● 中耳内通风引流通道的病理性阻塞和肉芽组织形成是慢性中耳炎形成的两个关键性病理事件。

● 以听骨链区为中心的诊治理念为指导，实施精准诊治方略。尽可能精确检查、诊断出听骨链区病变性质、严重程度和中耳内通风引流通道阻塞的部位等中耳腔病变细节，并依检查结果，采用根除病变与听力重建有机结合的个体化巧妙、精准的外科手术治疗，实现根除病变、改善听力两大目标和快速愈合的目的。

慢性中耳炎病程长，在漫长的病理过程中参与的因素很多，因而其病理过程可出现多样性，病理演变的轨迹可以各不相同。慢性中耳炎轻重程度跨度大，对人体的身心健康乃至智力发育都有不同程度的影响，其颅内并发症可危及生命安全。慢性中耳炎诊治困难，大多需要外科手术治疗。因而，其相关理论、诊治技术具有十分重要的临床实用价值。

当今有关慢性中耳炎的相关基础理论、临床诊治理念相对滞后，正如世界著名的美国耳科学家 Blueston 所说："至今，中耳炎的病理学理论仍处在非常早期的阶段。"我国著名学者王直中教授长期致力于临床和研究工作，1998 年在福州的耳科学术会上他深有体会地说："中耳炎没有解决的问题很多。"耳科学大家杨伟炎教授近年说："中耳炎课题常说常新。"可见，有许多中耳炎理论和实践问题亟待我们深入研究、解决。目前慢性中耳炎理论和诊治理念滞后的现状是由多种原因造成的。一方面耳科解剖结构精细，中耳腔狭小，在高分辨率 CT 应用以前难以诊断中耳腔的病变细节，因此对慢性中耳炎中耳腔病变情况难以了解，临床认识不足；另一方面是人中耳炎颞骨标本收集、研究有一定难度。动物与人耳的解剖有很大差别，动物实验模型不能很好反映人中耳炎的病理过程；此外，以往中耳炎病理研究的注意力集中在病理形态学的描述和渗出液产生机理，有关慢性中耳炎形成的病理机制研究比较薄弱。要彻底改变目前这种中耳炎理论和临床诊治技术相对滞后的状态，还有相当长的路要走。

一、对慢性中耳炎理论和诊治理念的重新审视

当今的慢性中耳炎理论，主要是在诊治较重症慢性中耳炎的经验基础上总结出来的，较粗浅、模糊，缺少病理学研究依据，这主要体现在对慢性中耳炎概念、定义和分类理论方面的描述上。

（一）慢性中耳炎形成的病理机制的研究进展

传统认为急性中耳炎未得到适当、彻底治疗导致迁延不愈，或因反复发作、病因长期未得到根除致使形成慢性中耳炎。这是对临床现象的经验总结，有一定循证医学依据，但它是一种从宏观和流行病学层面得出的模糊概念。如果进一步追问，为什么这部分中耳炎会反复发作？除患者免疫状态和外部环境引起感染外，是否还有中耳腔内部的原因？在中耳炎迁延过程中，即慢性化过程中，中耳腔会发生怎样的病理变化？慢性中耳炎形成的具体病理机制和影响因素是什么？它会沿着怎样的病理过程演变？最终在中耳腔会形成哪些病变？这些问题都是慢性中耳炎的深层次病理本质问题，把这些问题弄清楚了，才能对慢性中耳炎病理有比较深入的认知。目前的慢性中耳炎理论远不能很好地回答这些问题。还有许多深层次的关键性问题尚不清楚，需要重新审视、探索和求证。

慢性中耳炎的病理学概念是以中耳腔有顽固性、不可逆的病变形成为标志的，与早期中耳炎可逆性病变不同，这些病变虽经抗感染和消炎治疗仍愈合很慢，或者不可逆转，不能恢复到正常组织结构状态。早期中耳炎可逆性病变主要以中

耳腔黏膜的充血、肿胀和渗出为特征，慢性中耳炎主要以肉芽组织、粘连和包裹性积液的形成为特点，肉芽组织是其具有标志性的代表性病变。因此，对肉芽组织形成的病理机制研究在很大程度上代表了慢性中耳炎形成的病理机制研究。著名耳科学家 Paparella 经研究后认为，肉芽组织的形成是中耳长期慢性炎症的结果，笔者认为此结论原则上是对的，但仅是一模糊概念，很不具体。笔者对美国明尼苏达大学中耳炎研究中心的 300多耳人中耳炎颞骨连续切片进行了光镜组织病理学观察，发现中耳腔肉芽组织形成与炎性渗出液的积存有密切关系，研究结论是：中耳腔炎性渗出液的机化、吸收与肉芽组织形成是同时发生在同一区域的同一病理过程中，肉芽组织仅在渗出液积存和吸收的地方形成。积存的渗出液刺激其黏膜下成纤维细胞和毛细血管长入积存的渗出液，并增生形成肉芽组织取而代之；黏膜下成纤维细胞的增生可使黏膜下明显增厚成为肉芽样组织。粘连组织是在同样的条件和机制下，由成纤维细胞增生形成的条索状纤维组织带。有些则先在积存的渗液周围形成纤维包绕，构成包裹性积液，再逐步机化形成肉芽组织（图 6-2-1）。在中耳炎

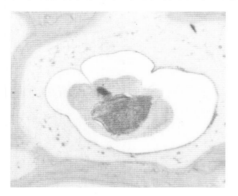 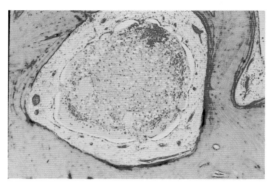

图 6-2-1　乳突气房积液刺激其黏膜下成纤维细胞和毛细血管长入积存的渗出液，并增生形成肉芽组织取而代之。

的慢性化过程中，这种渗出液和肉芽组织并存的情况可持续很长时期，也可能一直持续共存。

　　笔者的人中耳炎颞骨连续切片组织病理学研究发现，中耳腔系统的内通风引流系统的病理性阻塞在肉芽组织和慢性中耳炎形成中起到很重要的病理病因学作用。凡是中耳内通风引流通道有病理性阻塞者（黏膜肿胀、肉芽组织、粘连包裹性积液及胆脂瘤等），阻塞部位以后的中耳腔区域均有渗出液积存、负压持续存在和肉芽组织形成（图 6-2-2）。因此，内通风引流阻塞是导致中耳炎恶性病理循环的重要环节，这种阻塞可引起一系列其他病理变化和病变的发生。

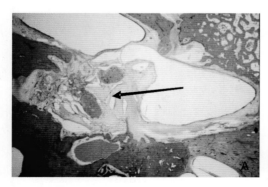 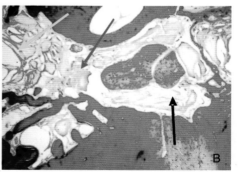

图 6-2-2　A. 肉芽组织阻塞右中耳鼓峡部（黑箭头所示）。B. 上鼓室（黑箭头所示）、鼓窦口（蓝箭头所示）、鼓窦（黄箭头所示）有大量肉芽组织形成。

在慢性中耳炎的早期病理阶段，由中耳黏膜感染产生的过多的炎性渗出液积存在中耳腔，一方面淤滞了内通风引流通道，阻塞以后区域的氧气被吸收，继发形成中耳负压，并渐形成肉芽组织；另一方面炎性渗液中的细菌繁殖和毒素又加重了中耳感染。肉芽组织形成后常阻塞内通风引流通道（图6-2-2），并且它本身也可产生渗出液。继发性中耳负压可加快渗出液的产生，并阻碍渗液经咽鼓管排出，加重内通风引流的阻塞。内通风引流的阻塞对肉芽组织形成、继发中耳负压的加重和炎性渗出液的产生、中耳感染的加重都会产生不良影响。这样，由于渗出液的过量产生，内通风引流通道的阻塞、肉芽组织的形成，使慢性中耳炎进入一个不断进行性加重的病理进程，形成恶性循环（图6-2-3）。

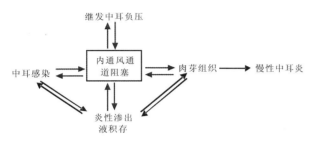

图6-2-3 慢性中耳炎内通风引流通道阻塞和恶性病理循环形成模式图。

肉芽组织是慢性中耳炎病理过程中的标志性病变，受各种因素的影响，而它本身又从多方面影响中耳炎的病理过程。它可阻塞内通风引流通道引起相应的病理变化；它本身可以是一个感染源，可因感染加重，产生各种炎性渗出液，成为中耳炎经久不愈或反复发作的原因；因肉芽组织含有前列腺素、肿瘤坏死因子等溶骨性物质，它可吸收破坏骨质，引起听骨链破坏、中断，面神经管、半规管、乙状窦骨壁及颅骨破坏，导致一系列颅内外并发症的发生；听骨链区肉芽组织还可使鼓膜粘连收缩，引起鼓膜松弛部和紧张部后上象限的内陷囊袋。炎性刺激囊袋内鳞状上皮增生、角化、脱落、堆积，形成胆脂瘤；它的炎性刺激使黏骨膜发炎、增厚、胶原沉积、钙质沉着，使中耳腔黏膜玻璃样变、钙斑形成或新骨生成，导致听骨粘连、固定、鼓室硬化的发生；若慢性中耳炎逐渐静止，肉芽组织可渐凋亡、老化、停止增生，形成愈合的瘢痕组织。因此，肉芽组织在慢性中耳炎病理过程中是有主导多方面病理影响作用的核心病变（图6-2-4）。

由慢性中耳炎的病理过程可以看出，炎性渗出液的积存和肉芽组织的形成、演变是慢性中耳炎的主导病理过程，而内通风引流通道的阻

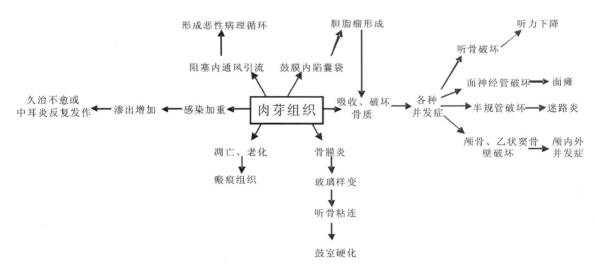

图6-2-4 肉芽组织在慢性中耳炎病理过程中的病理演变及病理影响作用模式图。

塞和继发性中耳负压的存在是两个重要的病理影响因素。

无论是炎性渗出液的产生、肉芽粘连组织的形成或胆脂瘤的侵蚀大多主要发生在听骨链区。

因此，听骨链区是慢性中耳炎发生病变和引起听力下降的中心区域。

（二）慢性中耳炎分型理论的缺陷
所有这些慢性中耳炎的重要病理学研究发现

在传统中耳炎理论中是缺无的。这些研究成果为耳科医师从病理层面，以全新的理论重新认知中耳炎提供重要的病理理论依据。

传统的慢性中耳炎分型和命名理论也主要是建立在临床诊治经验基础上的，缺少准确的病理理论依据的支持。

慢性非化脓性中耳炎（又称慢性分泌性中耳炎，慢性渗出性中耳炎，慢性卡他性中耳炎）是一个非常模糊的临床概念。只要伴有非化脓性渗出液的中耳炎病程超过半年，不管中耳腔是什么病变，就可诊断为慢性非化脓性中耳炎。以往，对于渗出液在中耳腔积存会发生什么病理改变不清楚，也没有中耳腔的渗出液长期积存会形成肉芽组织等顽固性病变的概念。因而主要根据病史长短和某些鼓膜征象作出慢性中耳炎的诊断，却意识不到主动去检测中耳腔是否有顽固性病变，并以此为诊断依据。所以，慢性非化脓性中耳炎以病史长短作为诊断标准的武断成分很大，有不少这样诊断的慢性中耳炎经鼓膜置管和药物治疗在较短时间内可获痊愈。因此，对于病史超过半年，中耳未查出顽固性病变，又未经过治疗的病例不应轻易诊断为慢性非化脓性中耳炎。病理和临床手术证实，非化脓性渗出液在中耳腔长期积存也会机化为肉芽组织，只有检查出中耳腔有顽固性病变存在才能诊断为慢性非化脓性中耳炎。

传统中耳炎理论将慢性单纯型化脓性中耳炎定义为中耳炎症持续半年以上，炎性病变局限于鼓室黏膜层，未深达骨面、骨质者。但并没有对"局限于鼓室黏膜层病变"作具体解释和描述，仅是一个模糊概念。用"脓、聋、孔"三个字概括其临床症状特点，对此类疾病仅行局部滴药、引流治疗，等干耳后行鼓膜修补术，慢性单纯型化脓性中耳炎不是中耳根治的适应证。把治愈后中耳腔炎症静止，仅留一鼓膜穿孔的中耳炎后遗症也包括在内，混为一谈。

传统中耳炎分类理论将中耳腔有息肉、肉芽组织及骨质有破坏者定义为"骨疡型"中耳炎，需要做中耳根治外科治疗，这也说明慢性单纯型化脓性中耳炎不包括中耳腔有肉芽组织者。依照这些中耳炎理论，耳科医师将持续耳漏、久治不愈、中耳腔有渗出液和肉芽组织，但无明显骨质破坏的慢性化脓性中耳炎既无法诊断为"慢性单纯型化脓性中耳炎"，也不能诊断为"慢性骨疡型

中耳炎"，无法归类分型。对此类患者经常按慢性单纯型化脓性中耳炎进行局部保守治疗，等待干耳后行鼓膜修补、鼓室成形术。事实上，这种患者绝大多数非常顽固，长期治疗不愈，它既不是鼓膜修补术和鼓室成形的适应证，也不是中耳乳突根治的适应证，使耳科医师感到无所适从，无能为力，很棘手。其实，这种常见的中耳腔炎性渗液与肉芽组织长期并存、难以治愈的患者才是真正典型的慢性中耳炎。但传统的理论难以将其归类，这是理论上的漏洞和盲区。笔者根据病理学研究和临床观察，认为中耳炎最常见的病理产物和病变是炎性渗出液和肉芽组织，这两者往往长期并存于中耳腔，它是慢性中耳炎一种普遍的病理状态和存在形式，难以保守治愈（图6-2-5）。凡是中耳腔有肉芽组织，都有可能吸收破坏周围相接触的骨性结构，不同病例骨质吸收破坏的程度不同。有些病例只有在光镜下才能观察到轻微骨质吸收，而有些病例依靠肉眼就可观察到明显的骨质破坏。这种骨质破坏程度的差别并不构成疾病本质的区别，很难制定出一个客观的指标将其划分为骨疡型和慢性单纯型两种不同临床性质的中耳炎，也没有这种必要和临床诊治意义。传统理论中定义的骨疡型或肉芽型中耳炎应视为是这种慢性中耳炎对骨质破坏显著者，不应另分出一个亚型。因此，笔者认为，不管是非化脓性中耳炎还是化脓性中耳炎，将中耳腔有炎性渗出液和肉芽组织并存者统称为"慢性渗出–肉芽型中耳炎"。炎性渗出液和肉芽组织在不同病例中占的比例可能相差很大，但都是以外科手术为基本治疗方法。这样归类简单，病理概念明确，指导临床诊治理念和思路也很清晰。

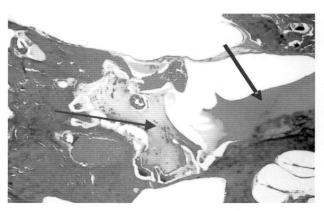

图6-2-5 右侧慢性中耳炎，炎性渗出液（黑箭头所示）和肉芽组织（蓝箭头所示）并存于中耳腔。

（三）胆脂瘤型中耳炎的本质和形成机制研究进展

胆脂瘤型中耳炎以进行性骨质破坏为主要特点，临床上很常见，严重损害听力，并引起面神经管、迷路骨管和颅骨的破坏，导致一系列颅内外并发症，甚至威胁生命，是耳科较多实施手术治疗的一种疾病。因此，胆脂瘤型中耳炎的相关理论是中耳炎理论的重要一部分。虽然对其有近200年的多方面研究，但对其形成机制和病理本质有各种描述，仍在争论当中，尚未统一。

著名耳科学家，美国哈佛大学Schucnek教授认为传统的胆脂瘤名称是一个错误的命名，应该称之为"上皮角化瘤（keratoma）"。传统教科书将其归为慢性化脓性中耳炎的一个亚型，又将其进一步分为先天性和后天性胆脂瘤。先天性中耳胆脂瘤病因很明确，本文不再赘述。对于后天性胆脂瘤，又细分为后天原发性胆脂瘤和后天继发性胆脂瘤。但对所谓原发和继发的界定有两种解释，一种将没有中耳炎病史的胆脂瘤称为原发性中耳胆脂瘤，因为它没有明确的发病原因。而将有中耳炎病史者称为继发性中耳胆脂瘤，认为胆脂瘤是中耳炎继发引起。另一种是依胆脂瘤起源的部位定义的，将胆脂瘤发生在鼓膜松弛部者称之为后天原发性中耳胆脂瘤，而将发生在鼓膜紧张部后上象限者称为后天继发性中耳胆脂瘤。也有人主张中耳胆脂瘤是一种独立于中耳炎之外的疾病，根本就不属于中耳炎范畴。2004年和2011年中华医学会耳鼻咽喉头颈外科学会中耳炎分类会议称之为中耳胆脂瘤，与慢性中耳炎并列，并未涵盖在中耳炎之内，说明其病种归属尚未定论。

对胆脂瘤形成机制已有200年的研究历史，曾出现过多种学说，逐渐归纳后形成了大家熟知的4种主要学说，即：①化生变形学说；②上皮乳头增生学说；③侵入移行学说；④负压囊袋学说。这些学说从某种角度和方面都提供了某些证据，可以解释某些现象，有一定的合理性。但它们都不能从整体上令人信服地解释中耳胆脂瘤的所有征象，因而至今未能统一。对这样一个众说纷纭的重要问题，有必要彻底弄清中耳胆脂的本质到底是什么。

笔者认为，Schucnek将中耳胆脂瘤定义为"上皮角化瘤"能准确描述其组织病理学形态，但并没有对其病因、病理形成机制进行合理的解释。只有既能正确阐述其病因、形成机制，又能准确表述其病理本质的理论，才是对中耳胆脂瘤全面、完整的理解。因此，Schucnek的中耳胆脂瘤概念是不完整的，可以说是对中耳胆脂瘤"不知来龙，只知去脉"。

笔者认为，不存在后天原发性中耳胆脂瘤的问题。疾病总是由一定病因引起的，所谓"原发"一词只是在某个时期，由于当时的科技水平所限，对某些疾病的确切病因尚不能确定的临时性代名词，有待以后补缺。由于中耳炎的隐蔽性，许多轻型中耳炎完全可以没有自觉症状或症状轻微，没有中耳炎病史不等于没有中耳炎。轻型中耳炎常在Prussak间隙积存有炎性渗出液，导致粘连性内陷囊袋和胆脂瘤的形成。一般认为咽鼓管阻塞引起中耳负压，继而形成鼓膜松弛部内陷囊袋是后天原发性胆脂瘤的形成机制。中耳负压引起松弛部囊袋的学说已被近年不少学者和笔者的基础与临床研究结果质疑，并得出与之不同的结论：中耳负压不应成为所谓"后天原发中耳胆脂瘤"的主要直接病因。以胆脂瘤发生部位来定义后天原发性和后天继发性胆脂瘤在逻辑性上令人费解，不易被理解和接受。如果认为发生在鼓膜紧张部后上象限的胆脂瘤是外耳道上皮经边缘性鼓膜穿孔，移行侵入中耳腔，称之为后天继发性胆脂瘤，而发生在鼓膜松弛部的胆脂瘤是中耳负压囊袋学说引起的后天原发性胆脂瘤，这种中耳胆脂瘤病因二元论学说缺少可能的病理学证据的支持，难以成为定论。

笔者近年经病理学和临床研究，提出中耳胆脂瘤形成的"局部炎性浸润刺激激说"，认为胆脂瘤是中耳炎听骨链区的顽固性炎性病变经粘连、刺激、浸润其相对的外侧鼓膜的松弛部和鼓膜后上象限，并逐渐形成内陷囊袋、干痂附着、鳞状上皮增生、角化、脱落等一系改变。在上述局部鼓膜表面堆积的角化上皮团通过压迫和溶骨酶的作用侵入中耳腔（上鼓室或中鼓室后上区），形成胆脂瘤。其病理演变模式如下：

```
中耳听骨链          鼓膜松弛部,紧张部后上      鼓膜局部鳞      形成特殊外耳道      再侵入中耳
区炎性病变    →    象限向内粘连,形成囊    →    状上皮过度    →    胆脂瘤——鼓膜    →    腔,导致"往返
(肉芽、粘连组织)      袋并受炎性浸润、刺激      增生、角化、      松弛部或后上象      并发症",形成
                                            脱落、堆积      限囊袋胆脂瘤      中耳胆脂瘤
```

胆脂瘤型中耳炎可以看作是由非特异（普通）中耳炎本身引起的肿瘤样、具有强力骨质破坏作用的一种特异性中耳炎（图6-1-6），也可看作是中耳炎"本身自为因果"的一种特殊并发症，但它不同于其他中耳炎并发症。一般中耳炎并发症是指中耳炎损害中耳相邻解剖结构或器官引起的另一种疾病，胆脂瘤型中耳炎是由普通中耳炎"自身因果"而引发的一种特异性中耳炎，即普通中耳炎引起的鼓膜外层炎性产物反过来又侵入中耳腔，常伴有炎症和肿瘤样骨质破坏双重病理特征的特殊中耳炎。其病理行为类似一个半开放的"中耳皮样囊肿"，可以长期不感染，慢慢增大，吸收破坏周围骨质。也可感染、流脓、产生肉芽组织。无论是发生在鼓膜松弛部还是发生在鼓膜紧张部后上象限的胆脂瘤，中耳炎听骨链区的局部炎性粘连、浸润刺激是其发生的始动病因，中耳负压可能起到某种协同作用。

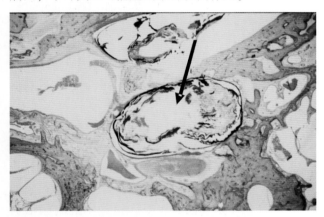

图6-1-6　左侧中耳后上中鼓室胆脂瘤（箭头所示）破坏砧、镫骨和面神经骨管。

无论是非化脓性中耳炎还是化脓性中耳炎均可引起胆脂瘤型中耳炎。可能较轻型的中耳炎引起胆脂瘤型中耳炎的机会更多，确切的细节问题需要进一步探讨。绝大多数胆脂瘤型中耳炎都有不同程度的炎症表现。其类似肿瘤样骨质破坏的病理行为是脱落无生命的上皮堆积在特殊、深在、狭小的盲管中无法排出，增大后通过溶骨酶和压迫作用而导致的特殊结果，并非是真正肿瘤的病理行为。这种角化、脱落上皮堆积在开放的皮肤表面就不会有这种结果。与外界相通的口、鼻、肛门等孔道都是黏膜上皮衬里，且脱落上皮均有排出通道，

因此不产生胆脂瘤样上皮堆积。唯有外耳道是鳞状上皮衬里的盲管，故可发生这种特殊疾病。因此，笔者认为，胆脂瘤型中耳炎开始是普通中耳炎引起的，绝大多数患者有不同程度的炎症病理改变和临床表现，应该归为慢性中耳炎的一个特殊类型。

笔者认为慢性中耳炎主要包括最常见的"渗出-肉芽型中耳炎"和"胆脂瘤型中耳炎"两种病理和临床类型的中耳炎。应废除骨疡型中耳炎的诊断名称，而将其归入"渗出-肉芽型中耳炎"。传统诊断的慢性单纯型化脓性中耳炎中可能存在三种情况，一部分为可逆性复发性早期中耳炎，一部分为难恢复的慢性单纯性中耳炎，一部分归为中耳炎后遗症。

（四）目前慢性中耳炎检查诊断中存在的问题

中耳腔狭小，薄断层CT检查问世以前，对中耳腔的炎性病变，如听骨链破坏中断、面神经管吸收等细节难以查出，以往主要根据中耳炎病史和外显性耳科征象作慢性中耳炎的诊断。将中耳炎持续半年以上者定义为慢性中耳炎，病史长短成了急、慢性中耳炎诊断的金标准。虽然大多数病例遵循病史越长，慢性化的可能性就越大的规律。但也有不少中耳炎慢性化的时间相差很大，笔者遇到急性中耳炎1个月内中耳乳突腔长满肉芽者。也有不少分泌性中耳炎病史在1年以上，经短期保守治疗痊愈者。加之不少慢性中耳炎症状轻、病史不连续、年幼病史不清楚等原因，病史长短很难确定。因而，将中耳炎病史长短作为急、慢性中耳炎诊断的金标准有些教条和武断。

以往对慢性中耳炎诊断的另一种倾向是重视耳科的外显性临床征象的诊断价值，对中耳腔病变情况考虑、检查不够。例如对慢性化脓性中耳炎，除病史外，患者有耳聋、耳流脓和鼓膜穿孔三大症状就可完全满足诊断要求，除此之外，不一定要求清楚了解中耳腔的病变情况。对鼓膜完整的中耳炎也很少主动查清中耳腔病变性质和细节。实际上，大多数鼓膜穿孔的中耳炎和部分鼓膜完整、病史较长的所谓"分泌性中耳炎"，其中耳腔多可查出有顽固性病变或其他慢性病变的细

节。中耳腔内病变情况的检查诊断比肉眼可见的鼓膜征象具有更重要的中耳炎诊断意义。

另一个传统诊断慢性中耳炎的不足之处是检查诊断的重点不明确，没有突出以听骨链为中心的诊治理念，缺少有意识检查、分析、求证听骨链区病变及受损情况的诊断方法和习惯。

（五）当今慢性中耳炎外科治疗理念的缺陷

慢性中耳炎以外科治疗为主，也是临床耳科学家关注、研究最多的领域之一。可以说当前耳外科操作技术已非常成熟，达到炉火纯青的地步。但慢性中耳炎的外科治疗策略和理念需要进一步完善。

传统对慢性中耳炎的病灶根除，往往认为清除越彻底越好，要求乳突根治术需用耳钻清除所有气房，实现轮廓化。术后不干耳的原因也往往归结为病灶清理不彻底，这样彻底清除病变的手术治疗必然遗留一个创面大、术腔也大的术后乳突空腔。这样一般干耳需 30d 以上，不但愈合时间很长，且常出现术腔反复感染，需长期定时清理等一系列问题，其后遗症、并发症也多。经实践，笔者认为这种外科治疗理念有些极端化，若改变外科治疗理念和手术方法，可能会大大缩短愈合时间，避免这些不良后果的出现而获得更满意的治疗效果。

近年鼓室成形、听力重建虽然放宽了手术适应证，更多耳科医生开始逐渐不再把咽鼓管通畅、干耳 3 个月以上等作为手术适应证的必须条件，且不机械地按照 Wulstein 五型鼓室成形术进行手术治疗，但仍以五型鼓室成形术的原则为主导思想，对其外科理念存在的缺陷很少有质疑。Wulstein 的鼓室成形外科理念体现了以听骨链为中心的诊治原则，且非常符合听力传导的解剖结构和生理学理论，五型鼓室成形术以听骨链缺损中断的部位作为分型的金标准，逻辑性强，一直被全世界耳科学界视为经典的耳外科理论。但是若仔细观察临床外科治疗实践，会发现它有一个缺陷。那就是虽然中耳炎患者占接受鼓室成形术的绝大多数，但这一外科理论没有以中耳炎中耳腔病理理论为基础，而主要是以单纯听骨链中断的这一单一因素作为的手术分型依据的。绝大多数慢性中耳炎听骨链周围有顽固性病变，且很多病例听骨链并没有破坏中断。五型鼓室成形术仅介绍分

型和重建听骨链连续性的原则，没有介绍如何同时处理中耳病变的方法。说明五型鼓室成形理论与慢性中耳炎的病理实际有某些脱节。因而，虽然耳科医师总觉得 Wulstein 的鼓室成形理论简单、明了、很有说服力且易理解，但临床应用却不很得力，适用于中耳炎中耳病变的情况并不多，但又说不出原因。这一理论需要与中耳炎病理理论相结合，使之更完善，切合中耳炎的临床实际。

二、慢性中耳炎的检查诊断

以听骨链为中心的诊治理念为指导，检查诊断的目的是通过病史采集及各种检查，明确中耳腔炎性病变的部位、范围、性质、严重程度及所处病理阶段，特别是要弄清听骨链区的病变情况。尽可能得出精确的定位、定性和严重程度诊断，为正确治疗方法提供依据。

（一）慢性中耳炎的病理和临床双重概念比较

目前有关对慢性中耳炎病理和临床的概念尚不完全吻合。病理学界定慢性中耳炎是以中耳腔系统有顽固性、难以恢复甚至不可逆的病变形成为标志，如黏膜明显增厚、肉芽、粘连组织或包裹性积液形成，黏膜上皮的黏液化生等。临床上则将中耳炎持续半年以上未愈者诊断为慢性中耳炎。因受各种因素的影响，不同病例的中耳炎发生后形成顽固性病变的时间相差很大。因此，慢性中耳炎的诊断标准在病理学和临床之间存在差异。按理说，病理学标准更为合理、准确，但对一个具体病例，依当今的检查手段有时难以确定中耳系统是否有顽固性病变形成，临床诊断标准应用有一定困难。临床学标准应用方便，但臆断成分较大。临床学标准应用中主要存在两个问题，其一是病程长短并不能准确反映中耳腔顽固性病变的形成情况，其二是对鼓膜完整者，症状轻者或难以叙说症状者病史采集和确认病史长短困难。因此，病理和传统临床诊断概念在当今临床诊断应用中都有一定的缺陷。要达到病理和临床诊断标准的完美统一，精确地诊断和治疗，这是当前临床医师在诊治实践中需要认真研究、总结、灵活辨证掌握的两个方面。

（二）检查与诊断

一般依病史和检查，慢性中耳炎诊断不困难。但对某些鼓膜完整、病史不清、症状轻微者，难

以判断是早期中耳炎还是慢性中耳炎。对慢性中耳炎，特别是鼓膜完整者，其中耳腔病变细节的精确诊断比较困难。

须注意不要把每例中耳炎病史长短都作为重要的诊断依据，要结合检查结果，若两者不一致或互相矛盾者，应以可靠的检查结果为主要诊断依据。

因为慢性中耳炎听骨链区病变最严重，要注意仔细检查听骨链区外侧相对应的鼓膜松弛部和紧张部后上象限，这些部位可以出现充血、外凸、内陷、囊袋、肉芽、边缘性穿孔骨质破坏、胆脂瘤、萎缩变薄、增厚、钙斑，这些现象可反映就诊时或以往听骨链区可能有不同性质的炎性病变（图6-2-7）。

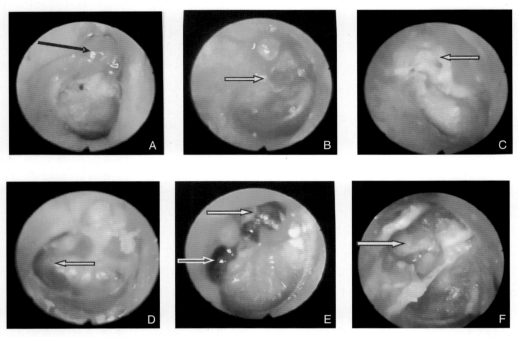

图6-2-7　对慢性中耳炎的检查应注重鼓膜松弛部和紧张部后上象限的观察，这些部位的征象常能提示听骨链区的病变情况。A，C，E，F.鼓膜松弛部肉芽、胆脂瘤、干痂、穿孔都显示上鼓室锤砧骨上部结构周围有严重病变。B，D，E.鼓膜后上部外凸、内陷、穿孔则提示砧镫骨区有病变。

对于有鼓膜穿孔的慢性中耳炎（图6-2-8~9），最好不要满足于物理检查作出的一般性慢性中耳炎诊断，要进一步查清中耳腔还有什么病变。笔者的慢性中耳炎颞骨薄层CT扫描检查资料显示，70%~80%的慢性中耳炎伴鼓膜穿孔者上鼓室或乳突腔有软组织填塞征象（图6-2-10）。特别对拟行鼓室成形者，必须清楚中耳腔的病变细节。

鼓膜的病变情况常可反映中耳腔的某些病理改变。鼓膜或穿孔的周边残余鼓膜增厚提示中耳黏膜有增生。锤骨长柄变粗大提示听骨链周围有

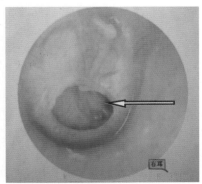

图6-2-8　静止期中耳炎常伴有干性鼓膜穿孔。

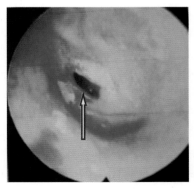

图6-2-9　鼓膜穿孔伴有渗液多是慢性中耳炎活动期特征。

粘连、纤维包囊、玻璃样变或新生软骨包绕、固定。鼓膜有广泛钙斑常表明有鼓室硬化可能。鼓膜松弛部有黑褐色小斑状干痂附着，或者有小肉芽掩盖（图6-2-11），清除后常见其下面有胆脂瘤

内陷囊袋或穿孔，显示 Prussak 间隙和上鼓室有胆脂瘤囊袋形成。也有胆脂瘤感染、液化排出，上鼓室显示有空腔，使炎症趋于稳定或自然根治（图6-2-11B）。为清楚显示鼓膜病变情况，可在

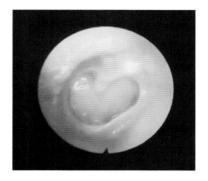
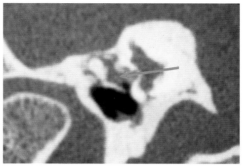

图6-2-10 慢性中耳炎鼓膜穿孔，上鼓室有病变填塞征象（箭头所示）。

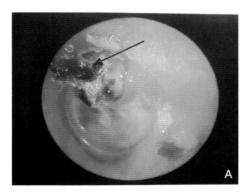
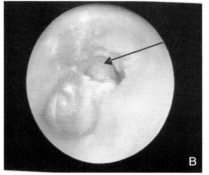

图6-2-11 A.显示鼓膜松弛部胆脂瘤内陷囊袋并穿孔。B.显示鼓膜松弛部胆脂瘤液化排出，上鼓室有空腔。

耳内镜下观察或鼓膜照相。

为了解中鼓室、鼓峡、砧镫关节、两窗区和后鼓室等隐蔽处的黏膜病变情况，可用不同角度的耳内窥镜经鼓膜较大穿孔进行鼓室内观察和照相检查（图6-2-12）。

对鼓膜完整且中耳腔系统渗液积存多的中耳炎病例，有时不易确定中耳腔系统是否有顽固性病变或内通风引流通道的阻塞，可先行鼓膜穿刺抽液、鼓膜切开引流或置管、药物等保守治疗一段时间后再做听力学检查对比，经试验性治疗和

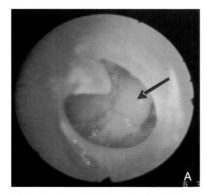
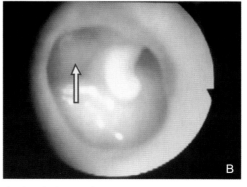

图6-2-12 耳内镜经鼓膜较大穿孔观察到鼓室内黏膜有钙斑（A），提示鼓室硬化；可观察到后上鼓室砧镫骨周围有肉芽组织（B）。

治疗前后动态观察对比以及 CT 扫描影像学检查，才可能对病变部位和性质做出较正确的诊断

（图6-2-13）。

听力学检查客观，对患者无侵害，可反复检

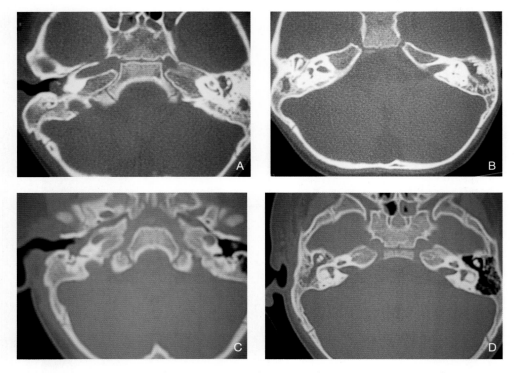

图 6-2-13　双侧鼓膜完整，中耳腔系统充满低密度阴影的中耳炎（A，B）经抗生素治疗，左侧渗液吸收治愈，右侧中耳腔仍显示软组织阴影，可诊断为右慢性渗出-肉芽型中耳炎（C，D）。

查、动态观察和对比，是具有重要临床价值的听功能检查。对听力损失的性质、严重程度、中耳腔气压变化情况有准确地显示，对中耳腔病变情况的判断也有一定价值，是一种常用的检查方法，可根据情况选用。

颞骨薄断层 CT 扫描是中耳腔病变诊断的最主要检查方法，它像一张活的病理切片，可以直接、客观、清晰地显示中耳腔病变的部位、区域范围、中耳精细解剖结构病变和受损的情况，对病变的性质也有较高的诊断价值。此外，还可显示中耳系统内通风引流通道阻塞的部位，可提示病变形成的机制，指导个体化外科手术治疗（图6-2-14）。因此，它是中耳腔病变最精确的检查诊断方法，有重要的临床意义。

近年来开展的颞骨 CT 扫描面神经骨管、听骨链、鼓索神经骨管曲面重建技术，可显示中耳炎对听骨链及面神经管、面神经和鼓索神经的损害情况，从而作出精确诊断。

颞骨 CT 检查在有些病例尚不能准确区分渗出液与肉芽组织，一般认为 CT 值在 40HU 以下多为炎性渗出液，50HU 以上为肉芽组织。由于中耳炎时渗出液与肉芽组织常同时存在，中耳腔狭小和容积效应等原因，使这些 CT 值并不很准确。对某些高密度阴影病变易确定，对低密度阴影病变尚需结合内通风引流通道阻塞部位推测，间接诊断其性质。对某些中耳炎开始不能确定是早期中耳炎还是慢性中耳炎，要经引流、抗感染治疗和动态观察后再行 CT 检查方可确诊。CT 扫描检查对人体有一定影响，特别是婴幼儿，加之费用较贵，因此对每个患者要很好地计划，统筹安排检查目的、时机和次数。

总之，通过病史和各项检查，精确检查出中耳腔系统，特别是听骨链区病变的部位、性质、严重程度以及内通风引流系统阻塞的部位是慢性中耳炎最重要的、最具临床价值的诊断，病史和鼓膜表象只是诊断的次要依据。

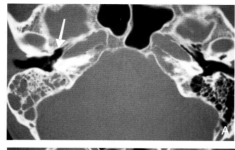

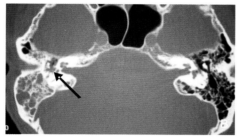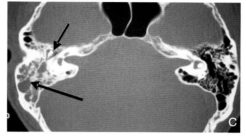

图 6-2-14 CT片显示右中鼓室无病变（A），鼓峡部阻塞（B），上鼓室和鼓窦有软组织阴影（C），由此可知慢性渗出-肉芽型上鼓室乳突炎是由于鼓峡阻塞所引起，应行上鼓室乳突切开术。

三、慢性中耳炎的治疗

（一）治疗目的和策略

慢性中耳炎的治疗目的是根除病变，终止炎症，重建听力结构，保存和改善听力。

以听骨链为中心的诊治理念为指导，在精确检查诊断出中耳腔病变细节的基础上，将根除顽固性病变与尽可能保护、重建听骨链，鼓室成形和充填根治术腔合理相结合的个体化精准外科手术作为基本的治疗原则和方法，以期达到快速愈合，减少并发症的良好治疗效果。

（二）慢性渗出-肉芽型中耳炎的治疗

慢性渗出-肉芽型中耳炎的中耳腔主要有炎性渗出液、肉芽粘连组织、包裹性积液等顽固性病变长期并存。其治疗包括排出渗出液，减少、阻止炎性渗出液的产生，根除顽固性病变和重建听力等措施。

抗感染是慢性中耳炎的基本治疗措施之一。抗感染治疗除了消除、终止炎症，减少、阻止炎性渗出液的产生外，还可预防术后感染，保证术后顺利愈合。术前抗感染可为拟行鼓室成形、听骨链重建术作术前准备，术后应用是为了防止感染和并发症的出现。根据各病例的治疗需要，制定适当的抗生素治疗计划。

经鼓膜穿孔作鼓室冲洗、清洁、局部滴药治疗是慢性中耳炎常规的局部保守治疗方法之一，

对中耳腔脓多、黏稠、引流不畅等情况可选用。

对鼓膜完整，中鼓室有多量渗出液者可行鼓膜穿刺抽液或鼓膜切开引流。若病程长，穿刺或鼓膜切开后渗出液多或引流不畅、切口闭合、中耳持续负压者可行鼓膜置通风管，平衡中耳气压，促进渗液排出、减少渗出，或为鼓室成形作必要准备。

外科手术是慢性中耳炎的主要治疗手段。笔者以听骨链为中心的诊治理念为指导思想，结合中耳炎病理区域性差异改变现象理论，以及Wulstein鼓室成形理论原则和中耳乳突根治术的相关理论，研究提出慢性中耳炎手术分型为四型。

一型手术即以鼓膜修补为基本术式，主要适用于：仅有鼓膜紧张部穿孔，中耳腔无顽固性病变的单纯性中耳炎；或局部有少量病变，手术清理后可同时行鼓膜修补者；或中耳腔无明显病变，仅有听骨链破坏中断，修复听骨链的同时修补鼓膜者。这类病例一般无须凿开乳突和上鼓室。根据鼓膜穿孔大小、外耳道通畅程度和修补材料、修补方法及技术等因人而异（具体见鼓膜穿孔修补研究第八、九、十节）。

二型手术以乳突凿开术+鼓室成形为基本术式，主要适用于：慢性乳突炎伴鼓膜穿孔，中、上鼓室及听骨链区无明显病变者；慢性乳突炎伴有鼓膜穿孔和听骨链中断，但可一期做病变根除+鼓室成形者。手术方法应先行乳突凿开，清理乳突

区病变，乳突术腔可旷置，即所谓闭合式手术。经耳后切口可留置乳突术腔短期引流管。乳突术腔也可用耳后切口周围皮下软组织和手术凿下的较健康的乳突皮质骨屑充填，常规鼓膜穿孔修补或听骨重建后乳突术腔留负压引流管。鼓膜和听骨链完整者可仅行乳突凿开术的变通术式（见第四章第五节）。

三型手术以上鼓室-乳突切开术+鼓室成形术为基本术式。主要适用于慢性上鼓室-乳突炎患者，锤砧关节常被肉芽、粘连或纤维包囊包绕，砧镫关节及镫骨足板区无病变，具有 III 型鼓室成形的基本条件。手术方法依此基本术式为框架，根据病变情况有几种变通术式；①若上鼓室、锤砧关节周围病变不重，清理后听骨链活动尚好，则可保留听骨链不动，开放面神经隐窝，扩大上鼓室和乳突术腔与中鼓室的通风引流通道，有鼓膜穿孔者可修补之。②若上鼓室和锤砧关节周围病变重，听骨破坏明显，可将锤骨头、砧骨连同病变一并清除，上鼓室、乳突切开术腔可旷置行闭合式手术。也可将术腔充填，同期行 III 型鼓室成形术。此型手术在清除上鼓室病变时要注意面神经管骨质破坏、吸收或面神经受损情况。

四型手术以中耳乳突根治+鼓室成形为基本术式，主要适用于慢性中耳乳突炎，包括中鼓室后上象限在内的中鼓室、上鼓室、乳突均有顽固性病变者。其主要特点是整个听骨链区均有病变，鼓室成形和听骨链重建基本条件较差。此种情况手术难度大，涉及问题多，变通术式多。经耳后切口，先清除乳突、鼓窦和上鼓室病变。①若后鼓室有病变，清除困难者可经乳突术腔切开后鼓室，在显微镜下仔细清除后鼓室及砧镫关节、两窗周围病变。上鼓室-乳突术腔可以旷置，行闭合式手术；也可用自体组织充填术腔、置负压引流管；也可做开放式根治术留一大术腔，这依术中所见病变严重程度而定。但遗留传统的开放式大术腔的概率很少。②若砧镫关节、前庭窗及后鼓室病变不严重，清除后依情况可考虑行一期 III 型鼓室成形术。③若病变较重且广泛，清除病变后中鼓室创面置硅胶薄膜，修补鼓膜，等半年后掀起鼓膜行二期听骨重建，并取出硅胶薄膜。④若空腔闭合式中耳乳突术腔遗留大创面，特别是同期行鼓室成形者，术后渗出多，可能会引起感染、肉芽形成等问题。此时，可经耳后切口置乳突术

腔持续负压引流管。必要时可在修补之鼓膜上加置通风引流管，使术后术腔渗出液得到充分引流，避免感染或影响愈合。

（四）慢性胆脂瘤型中耳炎的治疗

有些胆脂瘤内陷囊袋或并发感染者，可在清理囊袋内容物的同时用 2%H_2O_2 和各种非耳毒性抗生素冲洗治疗。

笔者的慢性中耳炎外科手术分型也适用于胆脂瘤型中耳炎的外科治疗。但由于胆脂瘤型中耳炎的病变绝大部分是在上鼓室和中鼓室后上象限，因此，三型手术和四型手术应用的概率很高。胆脂瘤型中耳炎的外科治疗与慢性渗出-肉芽型中耳炎手术治疗的一个区别是胆脂瘤基质（母组织）的处理与肉芽组织等顽固性病变的处理有所不同。凡是表面光滑、平整、没有延伸侵入到气房内的胆脂瘤基质可以留在原位不予清理，使其外置便会使炎症静止，停止增生。这样术后创面小，愈合快。但侵入乳突气房、窦硬脑膜角、后鼓室等盲管或狭小区域的胆脂瘤母组织应在显微镜下彻底清除。因为这些区域术后不易引流干燥，感染和炎症难消除，易引起胆脂瘤复发。但在渗出-肉芽型中耳炎的手术中，肉芽组织一般都应清除，遗留的术腔和创面大，常需要充填和植皮覆盖。

若仅在鼓膜松弛部或紧张部后上象限形成胆脂瘤囊袋，可清除囊袋胆脂瘤组织和脏物，并定时用 2% H_2O_2 水冲洗，充分引流后囊袋清洁干燥，炎症静止，鳞状上皮停止增生、角化，使胆脂瘤在很早期即被治愈。因此种情况听骨链完整，听力可没有明显影响（图6-2-15）。若胆脂瘤囊袋深或已形成鼓膜穿孔，可在显微镜下彻底清除胆脂

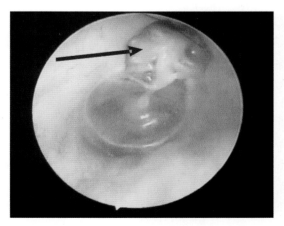

图6-2-15　胆脂瘤内陷囊袋经治疗囊袋清洁干燥，炎症静止（箭头所示）。鼓膜紧张部和听骨链完整。

瘤，掀起囊袋内壁，在其内侧夹补一层质底较致密、韧性大的脂肪组织压片、骨膜或软骨-软骨膜修补穿孔，防止内陷囊袋再形成。

若胆脂瘤已破坏部分盾板，但尚未明显破坏锤骨，仅侵占上鼓室锤骨头颈的外侧部，经耳内切口，凿除部分上鼓室外侧骨壁，开放胆脂瘤包囊，保留囊袋内侧壁基质代替此处缺损的鼓膜，使炎症静止，胆脂瘤停止再形成。

若胆脂瘤侵入上鼓室内，但没有侵及中鼓室，可经耳内切口，彻底开放上鼓室。术中如见胆脂瘤基质已将中、上鼓室隔开，互无交通，可保留此基质，使中鼓室自成一个封闭腔隙，上鼓室向外耳道开放。如果鼓窦-乳突内无胆脂瘤侵入，且胆脂瘤基质将上鼓室与之隔绝，鼓窦、乳突内病变老化，无渗出液和感染，可不根除其病变，让其自成一封闭腔隙，待病变自然凋亡，老化变成瘢痕，炎症静止。若胆脂瘤侵入鼓窦和乳突，或者鼓窦、乳突有活动性炎性病变，如炎性渗出液、早期肉芽组织或并发感染，则应做耳后切口根除这些病变，并充填乳突术腔至鼓窦入口处。如果胆脂瘤巨大，有两种处理方式：若侵入鼓窦、乳突的胆脂瘤母组织表面光滑、平坦，在显微镜下将其从后向前分离掀起，检查剥离的创面确无胆脂瘤母组织残留，用自体组织一并充填术腔，消除胆脂瘤母组织掀起后留下的腔隙。另一种方法是彻底根除病变，遗留一大的传统式开放性根治术腔，这适用于胆脂瘤母组织侵入小气房内，或与硬脑膜、乙状窦壁粘连紧密，无法完整剥离掀起，需要彻底刮除或用耳钻磨除者。

清除上鼓室、鼓窦、乳突胆脂瘤后，若鼓膜紧张部完整存在，听骨链尚残留连续的传音结构，听力尚可者可以不处理，看做是自然鼓室成形，保留鼓膜和听骨链的原状在原位。若听骨链中断或鼓膜有紧张部穿孔者，可修补鼓膜，重建听骨，大多是行Ⅲ型鼓室成形术。

如果胆脂瘤同时侵入上鼓室和中鼓室(大多在中鼓室后上区)，清除病变后，若有鼓室成形条件，可行一期和二期鼓室成形听力重建术。根除病变时，如有可能尽量保留外耳道壁，保存鼓室成形的条件。

耳内切口，外耳道上、后壁骨质凿除后的创面用耳后皮片或皮下组织压片移植覆盖。

（四）慢性中耳炎外科手术治疗需要注意的问题

（1）面神经骨管水平部易被肉芽胆脂瘤吸收破坏出现缺损，手术时最好先清理面神经水平部周围区域的病变，然后在显微镜明视下逐步清理面神管水平部的病变。清理时要动作轻柔、仔细，禁止粗暴牵拉撕扯（图6-2-16）。发现有骨管缺损，应先清理缺损周围的病变，缺损处最后清理，与面神经外膜粘连的病变不必强行清除，如是肉芽组织，可剪除上部，遗留与神经粘连部分在原位不必清理。

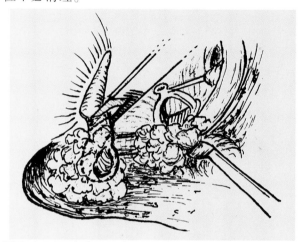

图6-2-16 先清理面神经水平部周围区域的病变，然后在显微镜明视下逐步清理面神管水平部的病变。

（2）中耳炎患者常有不同程度的面神经潜在损害，虽然患者没有面瘫症状，但手术的刺激、局部麻药作用或术腔填塞压迫、术后创伤反应都会对面神经产生叠加损伤而出现面瘫。手术应注意避免这些损伤，术后严密观察并作适当处理，避免围术期面瘫的发生。

（3）清理侵入中耳乳突气房、小盲管状腔隙的胆脂瘤时，最好在显微镜下，用小剥离子、小钩和骨凿在明视下仔细清除。用耳钻清理可能会因冲水和骨屑模糊术野，使小气房的胆脂瘤被糊状骨屑抹平，不易辨别而残留，有复发的潜在危险，要小心避免。

（4）迷路瘘管并发局限性迷路炎，也是慢性中耳炎常见的并发症，最常发生在水平半规管。清除病变时也遵循面神经管缺损处病变处理原则，先由远及近清理。用探针触动肉芽组织，产生明显眩晕的地方往往就是瘘管所处的位置。在显微镜下，切除瘘管处表面肉芽，遗留基底部在原处，其上轻敷吸收性明胶海绵和填塞物。若瘘管较大，肉芽清除后经冲洗，局部尚清洁或膜迷路已破裂，常需用肌筋膜覆盖，减轻术后眩晕症状并避免迷路炎的发生。

（5）有少数慢性中耳炎中鼓室有大量肉芽组织，甚至咽鼓管鼓口部都充满肉芽，这类患者常有持续性耳道少量脓性耳漏，非常顽固。有时中耳根治术后虽然乳突术腔已干燥，但中鼓室仍有肉芽和少许脓性渗液。此类患者经清除肉芽，中鼓室创面置硅胶薄膜，或同时用软组织填塞已清理肉芽的咽鼓管鼓口，常会获得干耳。

中耳乳突根治术是慢性中耳炎的基本外科治疗手术，为彻底清除病变，避免术后引流不畅术腔感染，耳科学家做了不少努力，想了很多方法，并在实践中形成了某些外科治疗理念。以 Ugo. Fish 为首提出乳突轮廓化的理念和 Sheehy 提出的椭圆形乳突术腔的概念最具有代表性，是在学术界影响很广的两种中耳根治外科理念。从彻底清除中耳乳突病变，保证术腔引流通畅，方便术后清理术腔的角度来看，这两种外科理念都有相同的合理性，特别适用于那些病变广泛、感染严重，必须广泛根治病变、需切除外耳道骨壁的病例。但笔者近年来的临床研究表明，大多数慢性渗出-肉芽型中耳炎和慢性胆脂瘤型中耳炎不需要行传统的广泛根治术，且大多数根治术腔可以用自身组织和凿除的骨屑进行充填，这样可以避免术后遗留大术腔的一系列并发症，还可使愈合时间大大缩短，保留外耳道壁，便于鼓室成形和听力重建。经大组病例长期随访结果显示干耳快、无术后大术腔、无胆脂瘤复发等优势。因而，乳突轮廓化和椭圆形乳突术腔的外科理念适用的病例就很少了，对其要重新审视、评价和应用。

张全安 侯薇 许珉

参考文献

[1] 张全安, 梁建民. 中耳炎病理过程中渗出液的病理归转与肉芽组织形成. 临床耳鼻咽喉科杂志, 1999,13 (1) 8:11

[2] Cooter Ms, Eisma RJ, Burleson JA, et al. Transforming growtha factor- [beta] expression in otitis media with effusion. The Laryngoscope. 1998,108 (7) :1066–1070

[3] DeMaria TF, Murwin DM. Tumor necrosis factor during experimental lipopolysaccharide–induced otitis media. Laryngoscope. 1997, 107:369–372

[4] 张全安, 许珉, 韦俊荣等. 渗出–肉芽型中耳炎 52 例临床研究. 临床耳鼻咽喉科杂志. 2001,15 (增刊) :6–7

[5] 张全安, 汪立, 韦俊荣. 中耳炎病理过程中的内通风引流阻塞. 西安医科大学学报. 1999, 20 (4) :536–540

[6] 张全安, 侯薇, 李荣. 中耳炎病理过程中肉芽组织的形成及病理影响和转归. 中华耳科学杂志. 2011, 9 (1)：113–116

[7] 黄丁龙, 杨子江. 中耳填塞征对慢性中耳炎的诊断的价值. 现代医用影像学, 1997, 6 (1)：29–30

[8] O`Donoghue GM, Bates GJ, Anslow P, et al.The predictive value of high resolution computed tomography in chronic suppurative ear disease. Clin Otol,1987,12: 89–96

[9] Phelps PD, Wright A. Imaging cholesteatoma.Clin Radiol,1990,41:156–162

[10] 曹惠霞, 王承缘, 唐春雷. 中耳病变 CT 诊断. 临床放射学杂志, 1996, 15：343–345

[11] 蒲红, 付凯, 白林, 等. 胆脂瘤型中耳炎 HRCY 评价. 实用放射学杂志, 2000, 18：749–750

[12] Paparella MM, Jung T.TK. Intact bridge tympanomastoidectomy (I.B.M) –combinong essential features of open vs. Closed procedures. Laryngol and Otol,1983,97:579–585

[13] Dodson E.E, Hashisaki G.T, Hobgood T.C, et al. Intact canal wall mastoidectomy with tympanoplasty for cholesteatoma in children. Laryngoscope , 1998,108:977–983

[14] 张全安, 张晓彤, 吴彩芹, 等. 中耳炎区域性病理差异现象的研究及临床意义. 中华耳鼻咽喉科杂志. 2004,39 (9) :534–537

[15] 张全安, 张青, 郑国玺,等. 胆脂瘤型中耳炎形成的局部炎性浸润和刺激的病理机理研究. 中华耳鼻咽喉–头颈外科杂志. 2005, 40 (1)：6–9

[16] 张全安, 张青. 以听骨链区为中心诊治中耳炎理念的理论和临床研究. 西安医科大学学报 (医学版) .2006,37 (1) :1–3

[17] Hall A, Rytzner L. Autotransplantation of ossicles. Arch Otolaryngol, 1961, 74: 22–26

[18] House WF, Patterson ME, Linthicum FH. Incus homograp grafts in chronic ear surgery. Arch Otolaryngol, 1966, 84: 52–57

[19] Glasscock ME, Shea MC. Tragal cartilage as an ossicular substitute. Arch Otolaryngol, 1967, 86:303–317

[20] 余力生, 韩朝刚. 中耳手术的分型以及基本概念. 中华耳科学杂志, 2004, 2 (4)：280–284

[21] Hough J. The canal wall up or down debate.The case for the canal wall down. J Laryngol Otol, 1983, Suppl 8:92–94

[22] Palva T. Obliteration of the mastoid cavity. In: Ballantype JC, Morrison A, eds. Rob & Smiths Operative surgery. 4th ed. Ear . London: Butterworths, 1986, 137–144

[23] 张全安, 李荣, 李菊芬.病变根除、乳突术腔填塞、鼓室成形和外耳道骨创面植皮术.中华耳科学杂志, 2011, 9（1）: 43–49

[24] Vartiainen E, Kansanen M. Tympanomastoidectomy for chronic otitis media without cholesteatoma.Otolaryngology――Head and Neck Surgery, 1993,106（3）:230–234

[25] Palva T. Surgical treatment of chronic middle ear disease. II. Canal wall up and canal wall down procedures. Acta Otolaryngol 9Stockh）1987，104：487–494

[26] 张全安, 李荣，樊孟耘.脂肪压片法修补鼓膜穿孔的临床研究.中华耳科学杂志，2010，8（3）：275–279

[27] 余力生.德国学派胆脂瘤手术原则.中华耳科学杂志，2010，8（3）：285–291

[28] 张全安, 张青.中耳炎"三段论"分类中华医学会耳鼻咽喉科学法的理论和临床研究.西安交通大学学报（医学版），2004，13（1）：1–7

[29] Palva T，Makinen J. Why does middle ear cholesteatoma recur? Arch Otolaryngol, 1983, 109:513–518

第三节　外耳道胆脂瘤并发症的诊治研究

内容要点

● 在外耳道胆脂瘤的内端存在有不易察觉的、危害性更大的并发症危险，高分辨率CT颞骨扫描检查是作出准确诊断的主要方法。

● 面神经受损，胆脂瘤及感染向中耳腔系统侵入和扩散是两种危害较大的主要并发症。

● 外科手术是主要治疗手段，使炎症消退或静止，保存或提高听力是其目的。根除外耳道和中耳腔的胆脂瘤、顽固性肉芽、腐骨等病变，尽可能保存或重建听力结构是其外科治疗原则。精确诊断、个体化手术治疗是获得良好效果的关键。

● 术中"诊治探查性手术措施"的介入可进一步明确CT检查无法确定的病变细节，使手术目的和方法更准确，效果更可靠。

一般认为外耳道胆脂瘤是由如耵聍栓塞、炎症、异物或真菌感染等原因长期刺激致使外耳道皮肤基底层细胞过度增殖、角化脱落，且排出受阻，堆积在外耳道形成的凋亡角化上皮团块。其始动病因与中耳胆脂瘤基本相同，均为炎症性浸润刺激引起，只是炎症发生的部位不同而已。在临床上常常被耳科医师看作是类似于外耳道耵聍栓塞，对患者听力影响不大的病症，多采用类似耵聍栓塞取出的方法给予治疗。

由于以往的教科书对外耳道胆脂瘤并发症的种类、病理机制、病理行为、过程和各种并发症的临床特征、诊治等问题研究描述甚少或缺无，使耳科医师头脑中缺少外耳道胆脂瘤能引起多种并发症的概念，以至于外耳道胆脂瘤所致并发症的病例常有漏诊、误诊、误治的情况发生，甚至给患者造成不必要的损失。

外耳道胆脂瘤引起面瘫，或者在治疗过程中出现面瘫的情况时有发生，外耳道胆脂瘤侵入中耳乳突的文献报道也日益增多。近年随着诊治技术的进步，特别是颞骨高分辨薄层CT扫描(HRCT)检查法的普及和外耳道胆脂瘤外科治疗经验的积累，对看似简单的外耳道胆脂瘤所导致的并发症的复杂性和潜在危险逐渐有了新的认识，并引起了更多耳科医师的关注。当今有必要，也有条件对外耳道胆脂瘤并发症的问题作一个较系统、全面的总结，以帮助提高对外耳道胆脂瘤并发症的认识和诊治水平。

一、外耳道胆脂瘤并发症的种类、病理和临床特征

外耳道是一个皮肤衬里的骨性盲管，其周围和内端有各种重要解剖结构，当外耳道胆脂瘤持

续向四周扩张时有可能引起对这些结构的压迫、炎症浸润扩散和破坏，出现多种并发症，常见的有以下4种情况。

1. 骨性外耳道扩大　这是最常见的并发症。随着胆脂瘤的增大，在其增殖的基底细胞层释放的基质金属蛋白酶，炎症细胞分泌的肿瘤坏死因子（TNF-α）、IL-1、IL-6等炎性介质和破骨细胞、肿物压迫等因素的共同作用下，使外耳道骨质逐渐被吸收破坏、扩大。一般外耳道内段骨质破坏较重，这可能与内段骨性外耳道狭窄受肿物压迫重，感染重有关。耳道多呈膨胀性扩大，表面多由较光滑的基底层（胆脂瘤基质）覆盖。感染重，周围有局部骨髓炎者可能有肉芽组织生成，骨质吸收表面粗糙或呈虫蚀样（图6-3-1）。感染重，骨质破坏明显者可见外耳道皮肤缺如，骨面裸露或多量肉芽覆盖。胆脂瘤巨大者可使外耳道向后扩大到乳突腔，向下达颈内静脉球，呈现内大外小的葫芦状（图6-3-1）。

2. 面神经受损瘫痪　面神经管垂直段距外耳道后壁较近，外耳道胆脂瘤向后、内扩展时接近或破坏面神经骨管（图6-3-2），容易使其受到损害而出现不同程度的周围性面瘫。

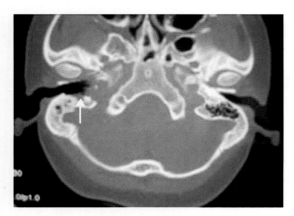

图6-3-1　右外耳道被胆脂瘤破坏成葫芦状（白箭头所示）。

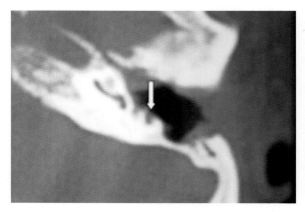

图6-3-2　左外耳道胆脂瘤破坏面神经骨管垂直部（白箭头所示）。

外耳道胆脂瘤主要是通过肿物直接压迫，炎症浸润和神经纤维被破坏损伤面神经的。若胆脂瘤增大缓慢，且无感染者，面瘫可由轻到重缓慢加重，可历时数月甚至一年以上。若胆脂瘤进展快，面神经骨管破坏缺损或并发感染、肉芽等，面瘫进展也较快，甚至出现类似贝尔面瘫的表现，很短的数日之内就进展到重度面瘫或全瘫。胆脂瘤组织若破坏了面神经纤维，使其中断，出现永久性面瘫的危险很大。由胆脂瘤压迫或炎症损害的不全面瘫若能及时治疗，消除病因，恢复的可能性很大。

值得注意的是也有治疗前虽无面瘫表现，但实际上面神经已有潜在损伤，只不过没有进展到出现面瘫的严重程度。此时治疗中因手术撕扯、剥离、刺激、麻药的作用，术后创伤反应性水肿等对面神经的累加损伤到了一定程度可导致面瘫的出现，若医师治疗前对风险认识不足，对患者告知、解释不充分，往往会埋下医疗纠纷的隐患。

当然，外耳道胆脂瘤特别巨大，侵入中耳，压迫甚至破坏面神经的水平段，也会出现面瘫。

3. 外耳道胆脂瘤侵入中耳乳突　随外耳道胆脂瘤扩展可进入中耳乳突，并发胆脂瘤型中耳乳突炎。常见的向中耳乳突扩展的径路有两个。第一条径路是经外耳道内段后上壁侵入鼓窦，再向前扩展到上鼓室，向后下扩展至乳突下部。颞骨CT扫描常可见由外耳道通向鼓窦的骨质破坏的通道。鼓窦扩大、周围气房骨小梁被吸收，但上鼓室无扩大，锤砧骨常无破坏征象（图6-3-3）。

这与一般中耳胆脂瘤病变最先发生在上鼓室或后上鼓室，先有听骨吸收和上鼓室扩大征象，然后再经鼓窦口扩展至鼓窦的CT征象不同。若就诊时听骨尚未破坏，气导听力损失一般不会太严重。也可因外耳道胆脂瘤感染，液化排出而出现自然根治，病变停止进展，此时常可经耳镜看到一个由外耳道后上通向鼓窦的光滑盲腔。胆脂瘤易从此径路侵入鼓窦可能有两个原因：其一是外

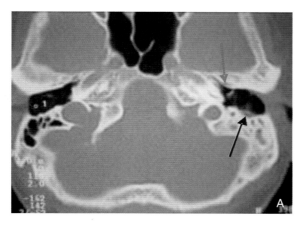
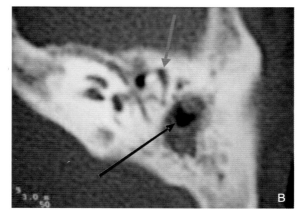

图 6-3-3 A. 左外耳道胆脂瘤破坏后壁。B. 向后上进入鼓窦(黑箭头所示),但未进入中鼓室和上鼓室(红箭头所示)。

耳道后上壁血管分布较多,易招致炎症反应,此处胆脂瘤进展较快;其二是此区与鼓窦仅有一薄骨片相隔,比较薄弱,易被胆脂瘤破坏穿透。

第二条径路是经鼓膜和盾板直接侵入中、上鼓室。多见于比较大的胆脂瘤,向内的压力大,

有时将鼓膜紧张部向内压向鼓岬,压得很薄,且与胆脂瘤母组织粘在一起,彼此分不清。胆脂瘤破坏盾板进入上鼓室者,常先吸收破坏锤骨头、砧骨体(图 6-3-4)。

虽然鼓膜没有骨质那样易被胆脂瘤破坏吸收,

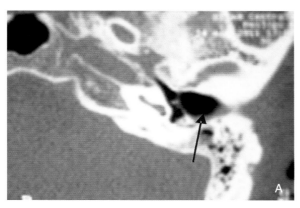
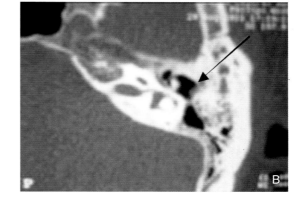
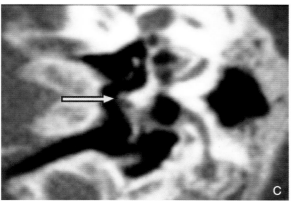

图 6-3-4 A、B. 左外耳道胆脂瘤破坏盾板进入上鼓室(黑箭头所示)。C. 吸收部分锤骨头、砧骨体(白箭头所示)。

但它的抗压能力较差,特别是鼓膜后上部更薄弱,且因位置靠外易受压力影响内移。所以 CT 片常显示中鼓室后上区比前上区、上鼓室更早被肿物占据(图 6-3-5)。经此路径侵入中耳者鼓膜和砧骨

长脚、镫骨首先被损坏(图 6-3-5),因此听力损失早且较重。乳突所显示高密度阴影多为炎性积液或肉芽组织。

将胆脂瘤型中耳炎与外耳道胆脂瘤引起的中

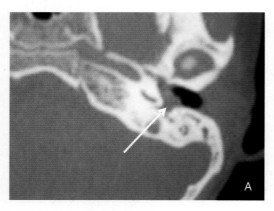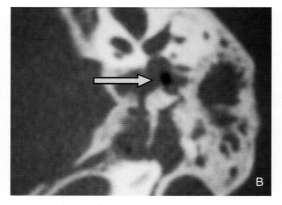

图 6-3-5　A. 左外耳道胆脂瘤（已取出）经鼓膜后上侵入中鼓室后上区。B. 先吸收破坏部分砧、镫骨（白箭头所示）。

耳乳突并发症的情况加以比较，就可发现它们虽然都是由炎症引起，且有相似的病理变化，但由于起始的发病部位不同，病理过程的路径不同，在病理过程、临床表现和诊治方面自然存在着某些差别。原发性中耳胆脂瘤的形成主要是由中耳听骨链区炎性损害启动了损伤-修复反应，引起其相邻的鼓膜表皮基底层增殖，并向损伤区主动移行进行"修复"的过程，它的原动力来自中耳腔黏膜的炎性损害。其主要病变在鼓膜松弛部、紧张部后上象限和听骨链区周围，所以听力损失较明显。胆脂瘤多由上鼓室向鼓窦、乳突发展。外耳道胆脂瘤侵入中耳腔则不同，它是由外耳道皮肤炎症所引起的外耳道胆脂瘤不断增大，在肿物压迫和侵蚀作用下侵入中耳乳突的。由经外耳道后壁先侵入鼓窦者，早期其听骨链和鼓膜多不受损害，听力损失不一定明显。其胆脂瘤多由鼓窦向上鼓室方向逆行发展。经鼓膜、盾板路径侵入中耳者鼓膜大多是全面受损，整个中耳腔外侧面结构，如鼓膜、锤骨、盾板被胆脂瘤整体向中、上鼓室推进，病

变不仅仅主要局限在鼓膜松弛部，紧张部后上象限、中鼓室后上区和上鼓室常同时受损。外耳道胆脂瘤侵入中耳乳突同样可破坏面神经管、迷路半规管，出现面瘫、眩晕、瘘管试验阳性等症状。

4. 外耳道胆脂瘤并发渗出-肉芽型中耳炎　外耳道胆脂瘤并发中耳乳突胆脂瘤已有不少报道，逐渐被越来越多的耳科医师所认识。但是外耳道胆脂瘤引起渗出-肉芽型中耳乳突炎的情况少有报道，尚没有引起耳科学界的足够重视。其实此种并发症并非少见。

外耳道胆脂瘤引起渗出-肉芽型中耳乳突炎多见于外耳道胆脂瘤合并细菌感染的情况，可能主要是通过3种方式引起。第一种方式是炎症直接经鼓膜浸润、扩散到中耳腔，此时鼓膜充血、水肿、增厚或表面有肉芽形成。胆脂瘤感染、外耳道胆脂瘤阻塞，脓液难以排出，压力大，感染可经鼓膜或微血管向内扩散到中耳。早期常见中、上鼓室比鼓窦乳突病变重（图 6-3-6）。第二种方式是经过鼓膜穿孔感染直接扩散到中耳系统。外

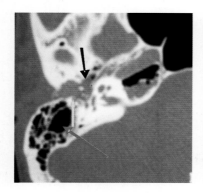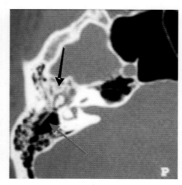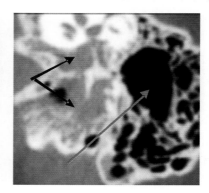

图 6-3-6　右外耳道胆脂瘤感染经鼓膜先扩散至中、上鼓室（黑箭头所示），尚未进入鼓窦和乳突（红箭头所示）。

耳道胆脂瘤侵蚀鼓膜，加之压力的作用，鼓膜某些病变重的地方就形成穿孔，脓液和致病菌经穿孔进入中耳腔引起感染。在压力的作用下，脓液可能很快充满整个中耳腔系统，CT片显示整个中耳乳突系统为高密度阴影。第三种方式是通过乳突前壁骨质破坏区感染形成的局部骨髓炎，炎症经乳突气房系统逐渐浸润扩散，由乳突气房向鼓窦、上鼓室、中鼓室逆行扩散至整个中耳腔系统。经此路径引起的中耳炎早期乳突病变重于中、上鼓室区（图6-3-7）。

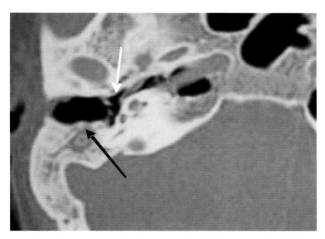

图6-3-7 右外耳道胆脂瘤（已取出）感染经乳突气房扩散至乳突区（黑箭头所示），但中耳腔尚无炎症（白箭头所示）。

外耳道胆脂瘤引起的中耳乳突炎多为渗出-肉芽型，即中耳腔系统有炎性渗出液和肉芽组织同时存在。早期多无听骨破坏，乳突气房消失等明显骨质破坏征象。病史长者，可有听骨被肉芽吸收中断，乳突气房骨小梁脱钙变得模糊不清者。可有不同程度以气导为主的听力下降。外耳道有溢脓或肉芽，也有胆脂瘤阻塞重，脓液未溢出者。

其实，外耳道胆脂瘤引起的上述两种中耳并发症并非一定是非此即彼。两种不同中耳并发症同时并存的情况也经常发生，CT片经常显示除胆脂瘤侵占区以外中耳腔区域亦有低密度阴影，这是胆脂瘤占据区炎症向周围中耳腔气房黏膜浸润、扩散的结果，这些区域绝大多数为渗出液与肉芽组织并存。所以在外耳道胆脂瘤引起的中耳并发症手术中常看到胆脂瘤、炎性渗出液、肉芽组织、骨质破坏等多重病变在中耳腔并存的情况。外耳道胆脂瘤是否引起中耳并发症以及并发症的严重程度与外耳道胆脂瘤大小不一定相关，但很可能与外耳道胆脂瘤是否并发感染以及感染的严重程度有关。

5. 其他并发症 除以上常见并发症外，也可出现一些很少见的并发症，如颞下颌关节受影响，咬颌障碍。感染沿着骨质破坏处向耳周、颈部扩散形成脓肿、瘘管、软骨膜炎、外耳道皮肤缺失、肉芽增生、外耳道闭锁。

二、外耳道胆脂瘤并发症的诊断

通常外耳道有黄褐色或白色团块状物阻塞，可有带臭味的分泌物，有时外耳道口被肉芽阻塞，凭物理检查诊断不难。较小无感染的胆脂瘤与耵聍栓塞不易区别。随着医疗诊治水平的提高，患者对医疗安全、诊治准确性及疗效的要求也越来越高，对外耳道胆脂瘤仅停留在传统较简单的诊治水平上已远远不够。虽然外耳道胆脂瘤本身的诊治并不困难，但对由它引起的并发症的诊治却复杂和困难得多。外耳道胆脂瘤的并发症远比其本身对患者有更大的危害，因而对并发症的诊治显得格外重要。

由于就诊时外耳道常被肿物堵塞，耳道内和鼓膜的情况无法窥及，且患者常缺少临床症状，所以对于其并发症往往难以作出诊断。对外耳道胆脂瘤并发症诊断的关键是设法弄清胆脂瘤周围和中耳系统的病变情况。颞骨薄断层CT扫描是最理想、准确的检查手段。影像学检查的目的是要重点弄清以下几个问题。

（1）明确胆脂瘤对面神管垂直段、水平段的吸收、破坏、压迫情况。必要时可行面神经的曲面重建检查。

（2）弄清胆脂瘤对鼓膜、听骨的压迫、损伤情况。主要通过对鼓膜位置、中耳病变的显示，以及听骨位置、完整性和连续性的显示情况作出判断，听骨链多平面重建可精确显示受损细节。

（3）弄清胆脂瘤侵入中耳乳突的径路、破坏吸收骨质的范围以及对颅骨、迷路半规管的破坏情况。

（4）通过对中耳炎病变的CT值测定和中耳精细结构（如听骨、气房骨小梁）的显示情况，判断其病变的性质是渗出液、肉芽还是胆脂瘤。

结合患者的症状、电测听结果可较准确地判断外耳道胆脂瘤对中耳及耳道周围损伤的情况，从而对外耳道胆脂瘤的并发症作出诊断。

要做到对外耳道胆脂瘤并发症准确诊断和治疗，必须改变外耳道胆脂瘤一经诊断就立即着手取出的诊治习惯，一定要牢记仅仅诊断出外耳道胆脂瘤是远不够的，必须想到胆脂瘤的深处很可能有看不到的并发症存在，一定要查清楚是否有并发症的发生。

三、外耳道胆脂瘤并发症的治疗

（1）只有经影像学检查证实外耳道胆脂瘤没有侵及中耳、鼓膜，面神经没有明显损害才考虑用常规方法经耳道取出胆脂瘤（图6-3-8）。对内段破坏扩大成葫芦状的胆脂瘤取出困难者，必要时局麻下耳内作切口取出。对混合有很硬耵聍的胆脂瘤可用耵聍液浸软后再取。选择合适的取出器械，操作要轻柔，先从距面神经、鼓膜较远的前、下用小钩、小剥离子、小刮匙或小耳息肉钳分块取出，在接近鼓膜或面神管受损处要特别小心，尽量避免或减少损伤，最好在耳内镜或显微镜下手术操作。注意在彻底清除胆脂瘤的同时，保留表面光整的基底层不要剥离取出，如外耳道骨壁、皮肤、鼓膜或听骨表面因损害有肉芽组织形成，应在明视下小心清除，并尽可能保持鼓膜和听骨链的完整性。清除病变后对裸露的骨创面、鼓膜表层的缺损处一般保留原状，待术后引流、反复清理污物和脱落角化上皮后视创面大小、炎症消退情况再做进一步处理。较小的裸露创面，经术后上述处理，一般都能重新覆盖上皮而愈合。若创面大，迟迟不愈者，表面有新鲜肉芽长出，可考虑行二期创面薄断层植皮，否则肉芽组织可引发感染，长期不愈或外耳道狭窄。术后应定期

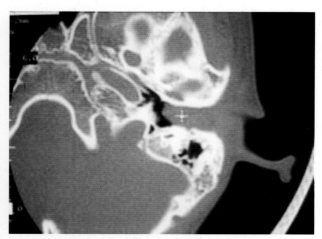

图6-3-8 CT片显示左外耳道胆脂瘤未侵入中耳。

复查，清理外耳道。

（2）对不同程度面瘫或面神经有潜在损伤危险者，为避免治疗所产生的累加损伤引起面瘫发生或面瘫加重，应采用一些保护面神经的措施。围术期的抗感染、激素、神经营养剂及改善血液循环药物的应用有可能增强面神经对手术创伤的耐受和恢复能力。术中避免表面麻醉剂（对神经的毒性较局部麻醉强很多）、血管收缩剂的使用。先清除远离面神经受损危险区域的病变，创造更大术野空间，在视野更清楚的条件下最后清理面神经（管）受损区病变，操作应仔细、轻柔、精确。若面神经暴露，有明显水肿，且已出现明显面瘫者应向病变两端酌情行面神经减压术。外耳道术腔避免填塞过紧，可用浸有地塞米松的吸收性明胶海绵轻轻填塞。

（3）对外耳道胆脂瘤侵入中耳乳突的治疗：外科治疗原则与一般胆脂瘤型中耳炎的治疗相同，根据病变部位，受侵的中耳解剖结构不同采用个体化变通术式。

1）对于经外耳道后壁径路侵入鼓窦、乳突的胆脂瘤一般采用耳内或耳后切口，从后向前逆行根除病变的术式，尽可能保护其前部未被胆脂瘤侵蚀的听骨链和鼓膜的完整性，利于听力的恢复。根据病变清除彻底与否，可将术腔向耳道开放、旷置或充填。若CT片显示中鼓室有阴影，可行鼓膜穿刺、置管，并由乳突术腔经鼓窦口向上鼓室冲洗，如有液体经鼓膜置管或穿刺处溢出，说明中、上鼓室至鼓窦的引流通道尚未被炎性病变完全阻塞，中、上鼓室为可逆性病变的可能性较大，有望经术后引流、抗炎治疗消退。若冲洗不通，可扩大鼓窦口探查上鼓室和听骨链。若有顽固性病变占据上鼓室，包裹听骨链，可细心清除之。清除后若中、上鼓室通风引流通道畅通，可在鼓窦口置一小冲洗管（多用硬膜外麻醉胶管），术后用适当的溶液冲洗数日。若听骨周围病变重，或听骨有吸收中断者，可取出锤骨头、砧骨，根据情况行听骨重建（镫骨加高），或术腔旷置行二期鼓室成形。若中鼓室鼓岬黏膜病变重，清除后创面大，中鼓室可置硅胶薄膜，以期黏膜恢复正常后行二期鼓室成形术。

2）对于胆脂瘤经鼓膜、盾板整体向内平移的病例一般采用耳内切口，根据中、上鼓室外壁结构受损情况采用灵活的变通术式。

若病变虽然对鼓膜、听骨和盾板有一定侵蚀，但尚没有突破中、上鼓室外侧壁结构侵入中耳者，可清除病变后，尽量保留其外侧壁的完整性。此时中、上鼓室多有炎性渗液或（和）肉芽组织病变存在，可如前法穿刺鼓膜抽液，鼓膜置管。然后经外耳道后上壁向鼓窦方向用小骨锥或电钻打孔穿刺，并插入细管向鼓窦内加压冲洗。若有液体自鼓膜穿刺孔或置管溢出，则表明鼓窦到中鼓室的通道尚未阻塞，保留此管并经耳道引出做术后冲洗用（图6-4-1~5）。若冲洗不通，此通道中可能有顽固性病变阻塞，可扩大鼓窦穿刺孔，依次探查鼓窦、鼓窦口、上鼓室、听骨链、鼓峡，有病变者清除之。病变清除后根据病变严重程度、听骨受损情况、内通风引流通道是否通畅，可选择鼓窦置管冲洗，部分听骨取出，听骨重建，后鼓室切开扩大引流等措施。其目的是清除炎性病变，改善内通风引流，促进炎症消退，尽可能保存听力传导结构，或重建听力结构或为二期重建听力手术创造条件。

若胆脂瘤已突破中、上鼓室外侧壁侵入中耳，外科治疗原则是在彻底清除病变的基础上尽可能保存或重建听力结构。如果病变严重，听力结构无保存价值或不可能行听力重建者则行以彻底根除病变，获干耳为目的外科手术治疗。

总之，虽然对胆脂瘤型中耳炎和外耳道胆脂瘤侵入中耳并发症的外科治疗原则相同，都是在彻底清除病变的基础上尽可能保存或重建听力结构，但由于这两种疾病本身的病理过程特点的某些不同，在外科治疗技术的灵活掌握方面存在不少差别。只有在透彻了解每一例患者的病变特点和细节，熟练掌握中耳外科的各种技术操作，且知晓这些技术各自的目的和效果的基础上，才能对某一特定病例的外科治疗做到精准制定个体化手术方案，灵活运用各种技术。

（4）对外耳道胆脂瘤并发渗出-肉芽型中耳炎的外科治疗：该并发症的主要特点是外耳道感染的胆脂瘤、中耳腔炎性渗出液和肉芽组织三种主要病变并存，但鼓膜和听骨链大多是完整的。即外耳道与中耳的自然屏障依然存在，且外耳道和中耳腔系统的病变有本质的不同，中耳腔尚无胆脂瘤侵入，但中耳的炎性病变是由外耳道的胆脂瘤引起的。因此，对这类患者的外科治疗非常不同于外耳道胆脂瘤侵入中耳乳突的并发症。

对于这种并发症的外科治疗策略是：通过外科和保守治疗相结合的方法，根除外耳道胆脂瘤，清除中耳病变产物（渗出液和肉芽），使中耳炎症消退或静止，保存或重建中耳听力结构（图6-3-9）。

该并发症治疗的难点是往往难以确定中耳腔

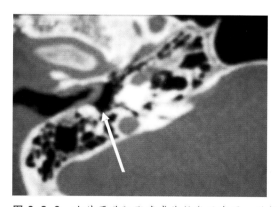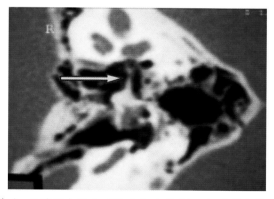

图6-3-9 右外耳道胆脂瘤感染扩散至中耳，引起渗出-肉芽型中耳炎（图6-3-6所示），经外科和药物治疗，中耳腔和听骨链周围炎症基本消退(白箭头所示)，避免在听骨链周围形成顽固性病变，保护了中耳听力结构。

肉芽组织的病变范围、严重程度以及其幼稚、老化程度（即可逆性）。很幼稚的早期肉芽组织经抗感染、引流积液治疗常可凋亡、萎缩，甚至消退恢复正常不留痕迹。而有些病变时间长、老化的肉芽组织纤维成分多、坚韧，对抗炎治疗少有反应者，必须手术根除。这涉及决定采取何种治疗方法的问题。

由于颞骨CT扫描对中耳腔的炎性渗出和肉芽组织难以准确区分，对于整个中耳系统均显示高密度阴影者常无法确定中耳内通风引流通道阻塞

201

的部位，这为恰当有效的外科治疗带来了困难。为了弥补术前检查诊断的这一缺陷，术中要增加"诊断性探查手术"环节，目的是在术中通过特别的手术和措施尽可能进一步明确中耳系统病变的性质、部位、程度以及内通引流阻塞的部位。这些手术措施包括鼓膜穿刺抽液、鼓膜切开置管、耳道–鼓膜复合瓣掀翻探查中鼓室、鼓窦穿刺冲洗、鼓窦探查等，依术中需要选用。根据探查所见进一步确定中耳病变的细节和相应的变通手术治疗方案。

一般经耳内切口清除外耳道胆脂瘤后先行鼓膜穿刺抽液，若液体为稀薄淡黄色液体，则估计中耳系统形成肉芽的机会较少；若为黏稠脓液或纯脓液，则估计形成中耳系统肉芽组形成的可能性较大。还可通过鼓膜切开口，用耳内镜直接观察中耳黏膜病变情况。

诊治性鼓窦插管术常是此种疾病的重要治疗措施。其方法是经耳道后上壁距鼓环约8cm处向后上鼓窦方向用耳钻钻孔，或用微型骨锥锥孔约5mm深，有落空感即表示进入鼓窦，再用腰椎硬膜外麻醉细导管插入鼓窦用生理盐水加压冲洗，若有液体自鼓膜置管或穿刺处溢出则表明此段无明显内通风引流阻塞，肉芽组织病变少，保留此管作术后冲洗用，此管有探查和治疗两方面作用（图6-4-1~5，6-3-10）。如果无冲洗液自鼓膜置管处溢出，则表明自鼓窦到中鼓室的内通风引流通道有病变阻塞，可能肉芽组织病变较重，需要进一步探查鼓窦、鼓窦口和上、中鼓室，并清除病变，疏通内通风引流通道。手术探查可在手术

显微镜或耳内镜帮助下从鼓窦逐步向前进行，边清除病变边扩大通风引流通道。若怀疑鼓峡或后鼓室有肉芽，可做耳道后上壁舌形皮肤–鼓膜复合瓣，向前下连同鼓环一并掀起，探查中鼓室后上区，有病变者清除之。手术尽可能达到清除中耳顽固的肉芽组织，疏通鼓窦到中鼓室的通风引流通道，为达到此目的，病变重者有时需要行后鼓室切开，取出病变的听骨等措施。对某些听骨中断，或听骨取出后有重建听力结构条件者可行一期鼓室成形。否则可清除病变，促进炎症消退或静止，为二期鼓室成形创造条件。

外耳胆脂瘤及并发症基本是一种炎症性病变，根据感染轻重，外科手术需配合适当的抗炎药物全身或局部使用，术中、术后的外耳道、中耳腔各种引流措施亦不可缺少。

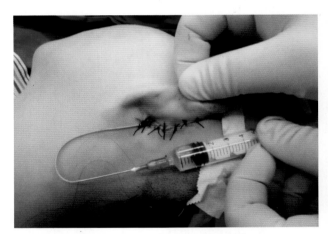

图6-3-10　鼓窦插管经耳后引出。

张全安　曹永华

第四节 中耳诊治探查性手术的临床研究

内容要点

● "中耳诊治探查性手术"是为弥补当今对某些顽固性中耳炎病例术前尚无法给中耳腔病变细节作出准确诊断的缺陷而设计的，是同时达到准确诊断和治疗两大目标的新术式。

● 鼓膜置管，鼓窦插管冲气（水）试验，经插管向中耳腔直接给药物和彻底冲洗引流中耳后部区域炎性积液等技术，可达到帮助准确诊断和有效治疗的双重效果。

● 根据鼓窦插管冲气（水）试验结果，选择不同探查、根除中耳病变的手术方式，疏通内通风引流通道，选择性鼓室成形是此术式的重要诊治措施。

一、中耳炎外科治疗亟待解决的难题

中耳炎外科治疗历经 100 多年的演变，特别是随着近代耳显微外科在设备和技术方面的进步，已积累了丰富的临床经验，外科技术炉火纯青，达到了很高的水平，因而当今被称为耳外科的黄金时代。但是，因为某些理论和技术问题的制约，至今临床上仍存在有一些尚未解决的难题。

（1）当今教科书对中耳炎性积液（包括浆液、黏液、脓液及混合性渗出液）在中耳腔长期存留会发生怎样的病理改变缺少研究，认识不清，没有详尽的描述，因而临床耳科医师对鼓膜完整、中耳积液长期不愈的患者会发生怎样的病变缺少清晰的思路和临床应对措施。虽然近年笔者进行了中耳炎颞骨病理研究，对中耳炎性积液的病理转归与顽固性病变（肉芽组织）的形成，以及它们之间的关系进行了描述，给上述问题作出了明确回答，但在临床上如何诊断出中耳腔有顽固性病变——肉芽组织形成——却成了难题，颞骨高分辨率 CT 薄断层扫描尚不能对渗出液和肉芽组织作出准确区分和诊断。这使临床治疗有一定的盲目性，并成为妨碍准确、有效诊治的瓶颈问题之一。

（2）有些顽固性中耳炎曾经反复鼓膜穿刺、置管治疗后仍不能治愈，长期反复发作。治疗效果不佳主要是两个原因造成的。其一是中耳后部黏稠的炎性积液难以通过狭窄弯曲的通道从鼓膜置管引流出来；其二是抗感染的药物随血运可达

中耳黏膜，但无法透过黏膜直接进入有细菌和毒素的中耳腔炎性积液中，抗炎效果差。所以，为解决这两个问题，提高疗效，如何能将抗炎的药物（非耳毒性抗生素、激素）和溶解黏液蛋白、稀释黏液的 α-糜蛋白酶，直接注入中耳腔系统的后部区域，起到强力杀菌消炎作用，并将积液溶解、稀释冲洗出来，这成为亟待解决的技术问题。

（3）近年笔者对中耳炎病理过程中内通风引流通道病理性阻塞的形成及其病理影响进行了研究和描述，得出结论：中耳腔系统的内通风引流通道（如鼓峡、上鼓室、鼓窦口等）容易被炎性病变阻塞，这种病理阻塞是慢性中耳炎形成和加重的直接病理病因，是形成慢性中耳炎病理恶性循环和临床难以治愈的重要原因。虽然对慢性中耳炎形成的病理机制有了进一步明确的认识，但如何准确诊断内通风引流通道的阻塞部位、病变性质，以及如何清除这些病变，疏通内通风引流通道，提高疗效的诊治技术，却没有很好解决。虽然高分辨率薄层 CT 颞骨扫描检查对部分患者可作出诊断，但对鼓膜完整、整个中耳系统显示均呈现低密度阴影的病例则无法确定内通风引流是否阻塞以及阻塞的部位。

二、中耳诊治探查性手术的设计

常见的慢性中耳炎外科手术方法是在明确诊断的基础上，为取得某种治疗效果而设计的纯粹治疗性手术。但如上所述，依当今的诊断检查技术和水平有不少慢性中耳炎病例术前尚无法确诊中耳腔系统一些重要的病变细节，存在一

些中耳炎诊治的盲区。为了实施高效、精确的个体化手术治疗，弥补术前诊断检查的不足之处，最好的方法是术中通过特殊的技术或直接显露病变区域，作出最后精确的诊断，根据病情再变通手术方式，进行针对性强、效果好的个体化外科手术治疗。

为解决上述临床诊治中存在的问题，笔者在中耳炎系统病理研究的基础上，研究设计了"中耳炎诊治探查性手术"的新方法，试图针对某些术前对中耳腔病变细节诊断不够精确，不能满足手术治疗需要的情况，弥补目前这些术前诊断方面的缺陷，达到诊断和治疗两大手术目标。

中耳诊治探查性手术与当今的常规术式有某些区别，它适用某些特定的中耳炎病例，其主要适应证有以下4种情况。

（1）鼓膜完整的慢性中耳炎积液经保守治疗（抗感染、反复鼓膜穿刺抽液或鼓膜置管）长期不愈，颞骨CT显示中耳系统均为低密度阴影，怀疑中耳腔有持续的中耳负压或（和）顽固性病变形成、内通风引流被炎性病变阻塞，但经其他检查手段无法确定，且如果有顽固性病变形成则需要外科手术治疗者。

（2）慢性渗出-肉芽型中耳炎鼓膜穿孔，CT片见上鼓室和乳突均显示低密度阴影，可诊断鼓峡被阻塞，但不能确定鼓窦口是否也有阻塞，因这两种情况的外科治疗不同，需要术中进一步明确诊断以确定手术方式者。

（3）疑似外耳道胆脂瘤并发渗出-肉芽型中耳炎，需要术中明确中耳病变性质、范围以及内通风引流通道是否阻塞，以及阻塞部位等病变细节者。

（4）鼓膜置管或鼓膜穿孔伴有长期耳漏，或鼓膜完整中耳炎久治不愈，试图经鼓窦插管给药并灌洗中耳腔系统，实施局部给药、冲洗治疗者。

通过中耳诊断探查性手术，期望能达到以下两方面的主要目的。

（1）进一步准确诊断出中耳腔炎性渗出液的性质和其他炎性病变的范围、性质、程度，特别是听骨链区病变情况；确定中耳内通风引流通道病理性阻塞的准确位置和程度。

（2）有效的治疗作用：①中耳后部区域炎性渗出液的彻底冲洗引流，中耳腔直接给药抗感染，促使炎症消退、静止。②平衡中耳负压，阻断中耳病理变化的恶性循环。③根除顽固的炎性病变，改善中耳内通风引流系统。④依条件尽可能行听力重建手术，或为二期听力重建创造条件。

总之，中耳诊治探查性手术主要适用于难诊治的顽固性中耳炎，它可准确诊断出其难治的病理病因，并给予准确有效的个体化治疗。

三、中耳诊治探查性手术方法和步骤

中耳诊治探查性手术可以作为一个独立的诊治手术，也可以作为中耳炎外科治疗中的一个环节，其手术方法和步骤主要由以下6个部分组成。

（1）先行鼓窦插管并行冲气（水）试验。外耳道后上壁作舌形皮瓣，剥起前翻（图6-4-1~2），用骨凿扩大骨性外耳道，以获得足够的视野和空间进行手术操作。在2点（左耳）或10点（右耳）距鼓环约10mm处联合使用微型耳切割钻（直径2.5mm）和微型骨锥，向后、上、内鼓窦方向钻孔，有落空感即进入鼓窦（图6-4-3~4）。再

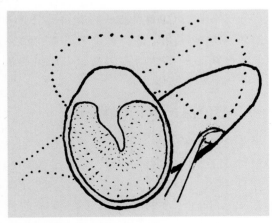

图6-4-1 外耳道后上壁做舌形皮瓣切口。

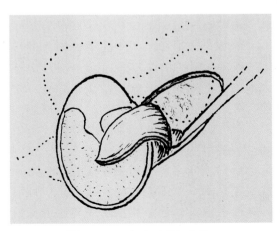

图6-4-2 向前下剥起皮瓣。

用一端接有 5mL 空注射器的腰椎硬膜外麻醉导管的另一端经此骨孔或经乳突表面的鼓窦钻孔插入鼓窦(图6-4-5~6)。然后一边轻轻推抽空针注射器的活塞，一边在显微镜或耳内镜下观察鼓膜活动情况鼓膜置管外口是否有气（水）溢出。此时推抽注射器活塞，若观察到鼓膜的松弛部可内外活动，而紧张部不活动，提示鼓峡部有病变阻塞；若整个鼓膜都不活动，提示鼓窦口或鼓窦内有病变阻塞；若鼓膜紧张部或整个鼓膜

都有明显活动，则表明内通风引流通道未受阻或有不全阻塞。鼓膜切开置管者，如果鼓膜置管口有多量气（水）流出，表明中耳内通风引流通道畅通；如果气（水）溢出少，且推抽注射器活塞有阻力说明有部分阻塞（图 6-4-5）；如果加压推动活塞无气（水）自管口溢出，则表明内通风引流通道完全阻塞。

鼓窦插管有三方面诊治作用，其一是用冲气（水）试验确定内通风引流通畅情况和病变阻塞的

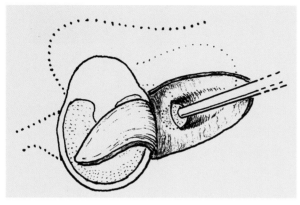

图 6-4-3　用微型耳钻楔形向鼓窦方向钻孔。

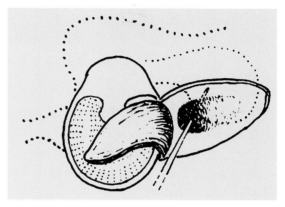

图 6-4-4　用微型骨锥穿入鼓窦。

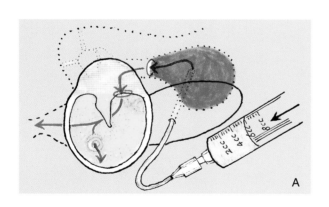

A

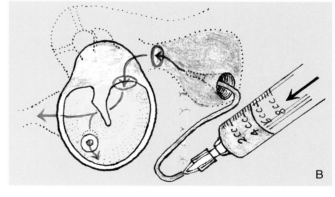

B

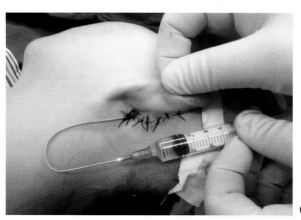

C

图 6-4-5　A.将硬膜外麻醉导管经骨孔插入鼓窦，平复耳道皮瓣。B.经鼓窦钻孔将硬膜外导管插入鼓窦。并经接导管的注射器注气或水进行诊断性冲水（气）试验。蓝色区示鼓窦区，粉红色区示鼓膜松弛部，黄色区示鼓膜紧张部，红圆环为鼓窦口和鼓峡。C.术后将导管经耳后切口下端引出，接冲水注射器。

部位；其二是术中、术后彻底冲洗中耳后部区域的炎性积液，并将药物直接注入中耳腔进行治疗；

其三是作为第二咽鼓管长期保留在原位，平衡中耳气压，治疗顽固性咽鼓管功能障碍（图6-4-6）。

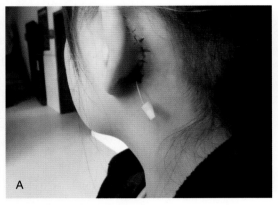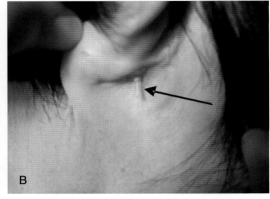

图 6-4-6　A.冲洗治疗结束后，将导管剪短、封口留置。B.导管插入管芯，长期留置。

（2）对需要做中耳积液冲洗治疗，但渗液黏稠或咽鼓管引流不畅者行鼓膜置管。正确位置应在鼓膜紧张部前上区，此区在咽鼓管鼓口部，内外距离宽，置管的内口不易抵住鼓室内侧壁而妨碍引流，或刺激黏膜形成肉芽。一般鼓膜完整，中耳有积液者都须先进行此步骤，若外耳道狭窄弯曲，可待骨性外耳道扩大后再进行此步骤。

（3）根据每例患者的病变情况和诊治目的，以上技术可以灵活运用。依鼓窦插管冲气（水）试验提示的可能阻塞部位，做耳后或耳内皮肤切口，再经鼓窦或耳道舌形皮肤鼓膜复合瓣掀起进入后鼓室，选择性探查鼓窦、鼓窦口、上鼓室和鼓峡处的病变性质和范围。

（4）如果术中发现听骨链区或内通风引流道有顽固性病变填塞，可扩大手术根除病变，疏通内通风引流通道。必要时可取出被病变包绕的锤骨头和砧骨，并行完壁式手术和扩大的后鼓室切开，重建中、上鼓室与鼓窦乳突之间的通风引流

通道（图6-4-7）。

（5）如有听骨破坏或手术取出部分听骨，且具备鼓室成形条件者可同时行听力重建手术，包括鼓膜修补（鼓膜穿孔者）和听骨重建（图6-4-8）。病变广泛不能行一期听力重建，可将中、上鼓室旷置，或鼓岬置硅胶薄膜，防止术后鼓室粘连，促使黏膜恢复，为二期鼓室成形术创造条件（图6-4-9）。

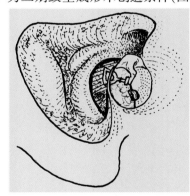

图 6-4-8　同期行鼓膜穿孔修补和听骨链重建。

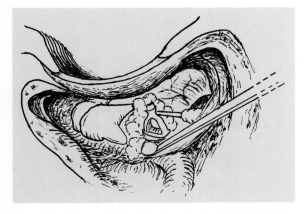

图 6-4-7　扩大上、后鼓室切开，重建内通风引流通道。

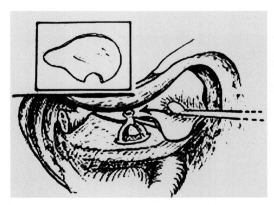

图 6-4-9　清理完中耳腔病变后鼓岬创面置硅胶薄膜待二期鼓室成形。

除以上常见的病变情况外，可根据术中所见做各种变通手术，以达到既能根除病变，又能达到重建听力的目的。

中耳诊治探查性手术还需要积累更多经验，不断改进和完善。

张全安　曹永华

第五节　病变根除、乳突术腔充填、鼓室成形和耳道创面植皮术(四合一手术)

内容要点

● "四合一手术"是将病变根除与听力重建手术有机结合，同时避免各自缺陷的新术式。

● 乳突术腔充填，耳道创面植皮和乳突术腔置负压引流管是"四合一手术"快速愈合、避免大术腔和感染的 3 个有效措施。

慢性中耳炎的外科治疗主要是围绕着根除炎性病变、终止炎症和听力重建、保存和改善听力这两大目标而进行的，且主要是通过中耳乳突根治和鼓室成形这两类外科手术实现这两个目标的。起初，这两类手术是分别单独进行的，随着临床经验的积累和外科技术的提高，逐渐地使在根除病变的同时行听力改进手术成为可能。已出现了不同形式的两类手术的融合模式。但迄今为止，中耳根治手术破坏中耳乳突、外耳道的正常解剖结构，术后遗留大术腔，愈合干耳时间长，术腔反复感染，胆脂瘤复发和术后需长期清理术腔等问题仍然没有得到很好解决，将中耳根治与听力重建术完美结合并能快速愈合干耳的外科技术尚未很好建立和完善。因而，慢性中耳炎外科治疗缩短愈合时间，避免大乳突术腔及其并发症是当今耳外科追求的新目标。为此，笔者研究设计了将根除病变，充填鼓窦乳突术腔，上鼓室、外耳道创面植皮全覆盖和听力重建术一期同时完成的"四合一手术"，经数百例手术实践均获得了较满意疗效。简述如下。

一、手术适应证

(1) 难以治愈的、中耳腔系统有顽固性病变存在的慢性渗出-肉芽型中耳炎。

(2) 具有鼓室成形条件，或经一般术前准备或术中清除病变后有鼓室成形条件者。

(3) 胆脂瘤型中耳炎在清除病变后具有某种鼓室成形条件者。

二、手术禁忌证

(1) 中耳、外耳道或耳郭有急性炎症表现者。

(2) 有颅内外并发症或疑有颅内、外并发症倾向者。

(3) 疑胆脂瘤组织清除不彻底，或清除胆脂瘤、肉芽组织后不具备鼓室成形条件者。

三、手术方法

慢性中耳炎病程长，病理变化常受多种因素影响，就诊时其病变范围、性质、严重程度差异较大，因此，一种手术方式无法适合所有不同病情的治疗。耳科医师需要根据患者病情和自身的技术、习惯等灵活变通术式，采取个体化手术方式。本文介绍的中耳炎外科手术技术主要由皮肤切口、病变根除、胆脂瘤基质的处理、乳突术腔填塞、提高听力手术、手术创面植皮全覆盖 6 个步骤和技术组成，依病情灵活掌握。

1. 皮肤切口　以常规耳内、耳后皮肤切口为基本方法。由于此技术要用耳后带蒂皮下组织骨膜复合瓣充填乳突术腔，用耳后全厚游离皮瓣做外耳道植皮，需做两个耳后皮肤切口。设计第一切口距耳后沟仅 2mm，在其后做第二切口，两个切口之间形成下宽上窄的"兰花瓣"形皮瓣，用于耳道和上鼓室创面植皮。但第二切口要等到手术最后需取皮时再做。第一切口仅切开真皮层即可，沿皮下向后分离，并将皮肤切口后缘尽量向后牵拉，在距第一皮肤切口后缘约 1cm 处做弧形皮下组织切开，直达骨面，向前剥离显露乳突骨面（图6-5-1）。若病变广泛，需根除中、上鼓室病变，或要行鼓室探查、鼓室成形术者，须加用耳内切口。

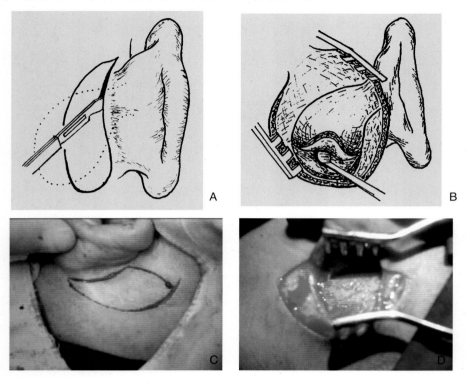

图 6-5-1　A. 耳后兰花瓣形皮肤切口。B. 向前剥离耳后带蒂皮下组织骨膜复合瓣显露乳突骨面。C，D. 为 A，B 图的术中照片。

2. 病变根除　需要根除的病变主要是肉芽组织和胆脂瘤基质。若是病变仅在鼓窦、乳突区的慢性乳突炎，只做单纯乳突切开即可（图6-5-2）。若为慢性上鼓室-乳突炎，可经向前上延长的耳后切口或耳内、耳后联合切口行上鼓室-乳突切开术，清除病变。如果中鼓室也有病变，有可能需行上鼓室-乳突切开和后鼓室切开，或同时经外耳道开放探查后鼓室。

手术时，最好在显微镜下用耳科手术电钻、骨凿行乳突和上鼓室切开。一般来讲，用耳钻手术形成的术腔四周创面比较光滑，且磨钻头可用于骨面止血。但用耳钻可产热和噪音，对面神经和内耳可能产生不良影响，应注意避免。使用耳科骨凿不产热和噪音，凿下骨屑易于充填术腔，若使用熟练，往往比电钻开放乳突和上鼓室更快，但骨创面难止血，且创面较粗糙。根据耳科医师自己的习惯，对这两种器械掌握、使用的熟练程度，以及病情和手术的需要，两种器械可各取所长，采用交替联合使用或可单独使用。

面神经管水平部常被肉芽或胆脂瘤破坏，或

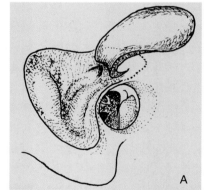

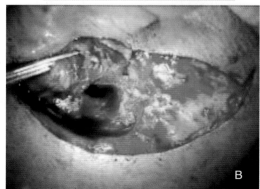

图 6-5-2　单纯乳突凿开切除乳突病变示意图（A）和术中照片（B）。

因炎性浸润，神经纤维可能有潜在损害，虽然无明显面瘫出现，但任何附加的手术创伤、术后创伤反应性水肿或麻醉药物的作用都会对面神经产生累加损伤，可能出现暂时或永久性面瘫。因此，应尽可能避免使用毒副作用强的表面麻醉药物。清理病变时应先清理面神经管四周中耳腔的病变，最后在视野更清晰的情况下清理面神经管表面或疑有面神经骨管破坏处的病变（图6-5-3）。在明视下，操作要轻柔，不要用力撕扯。

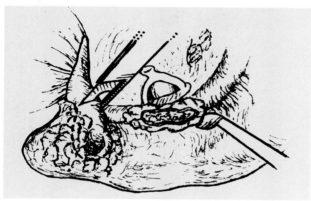

图6-5-3 将上鼓室内的锤骨头及砧骨连同病变一并去除，最后在视野更清晰的情况下清理面神经管表面或面神经骨管破坏处的病变。

清理病变时还应注意，对感染重的区域、活动性幼稚病变（如早期松软质脆的肉芽）、胆固醇肉芽肿、气房中的胆脂瘤组织和较大气房中的病变都应尽可能彻底清除。对感染轻、趋于凋亡和老化的静止性肉芽或其他炎性病变，以及细小气房中的肉芽可适当保留，不一定必须做到乳突轮廓化。在彻底清除病变的同时尽可能保留外耳道壁的完整性。

由于听骨链是重要的声音传导结构，但听骨链区（上鼓室和中鼓室后上区）常是病变最严重的区域。因此，清理听骨链区的病变要特别谨慎、仔细。在清除病变的同时，对听骨链的保留或去除要根据病情权衡利弊，灵活掌握作出选择。若听骨链区周围的鼓室黏膜水肿增厚不显著，且尚光滑，可保留此处黏膜。清除听骨链区病变后有较宽的通风引流通道，则可保留听骨，以期术后炎症静止仍有较完整的听骨链和较好的通风引流功能。若病变重，清除病变后创面广泛，估计术后会有肉芽组织再生可能者，应将上鼓室内的锤骨头及砧骨一并去除，以保证彻底清除炎性病变（图6-5-3）。清除镫骨周围病变要特别小心，防止镫骨脱位或被扯出引起迷路炎。

3. 胆脂瘤基质的处理 清理完胆脂瘤后，其

基质的处理主要有外置和根除两种方法。若胆脂瘤基质比较平坦、光整，没有明显凹凸不平或侵入气房、小盲管腔者，原则上可保留在原位外置不予清除，用以代替基质清除后的创面植皮（图4-5-16）。Schuknekt认为胆脂瘤基质外置是最安全的方法。很多上鼓室、鼓窦乳突的胆脂瘤基质常可外置。在有些侵入鼓窦、乳突的胆脂瘤病例，清理完胆脂瘤后，可将表面光整的胆脂瘤基质从后向前剥离起来，并向前上鼓窦口方向掀起（图4-5-17），显微镜下检查剥起的胆脂瘤基质下创面确无基质残留，并根除鼓窦、乳突中的肉芽组织，可在剥起的胆脂瘤基质的后、外、下方，再常规充填鼓窦乳突腔（图4-5-15）。此时，向前掀起的胆脂瘤基质贴附在鼓窦-乳突术腔充填物的前、上表面，代替了扩大的窦口处创面植皮。

若胆脂瘤基质已侵入小气房或小盲管腔内，无法完整剥起或外置，则应连同气房彻底根除，视病变清除彻底程度，其术腔创面可充填和植皮，或裸露旷置。胆脂瘤基质被彻底清除者还可同时行鼓室成形和创面皮片移植术。

4. 填塞乳突术腔 大多数慢性中耳炎中耳乳突病变清除后都可行乳突术腔充填术（图4-5-15），也有少数不宜做术腔充填者。例如乳突有重度感染，有颅内并发症或有颅内并发症倾向，及不能确定胆脂瘤组织彻底清理者都不应做术腔充填。

先用生理盐水或非耳毒性抗生素稀释溶液冲洗术腔，吸干。在显微镜下再检查术腔病变清除是否彻底，有无活跃出血。尽量用细金刚石耳钻轻磨，彻底止血。充填术腔前可用非耳毒性抗生素溶液浸泡术腔3~5min。

充填乳突术腔的材料主要用耳后带蒂皮下组织-肌骨膜复合瓣，组织蒂的基底留在外耳道后上壁皮下近鼓窦口处（图6-5-8）。将带蒂耳后皮下组织-肌骨膜复合瓣翻向前上鼓窦口处，把较光滑的骨膜面向前上铺堵在鼓窦口处，并把复合组织瓣先充填乳突术腔前上部鼓窦区，使其与上鼓室隔绝。若皮下组织-肌骨膜复合瓣不能填满术腔，再用经抗生素溶液浸泡过的无病变的骨屑充填乳突术腔的后下部分，填至与乳突表面相平（图6-5-9）。

最后在术腔放置用可接注射器的输液器前端做成的负压引流管，从耳后切口下端引出，其外端接一5mL注射器空针管（图6-5-10）。

行耳后第二皮肤切口，根据需植皮创面的大小和形状取皮后严密缝合切口。

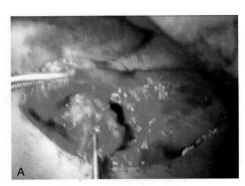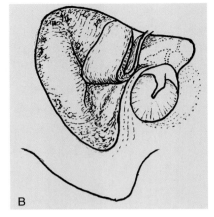

图 6-5-8　将组织瓣骨膜面向内前上铺堵在鼓窦口术中照片（A）及示意图（B）。

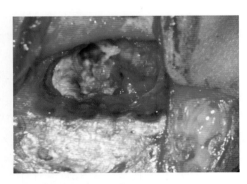

图 6-5-9　骨屑充填乳突术腔的后下部
分，填至与乳突表面相平。

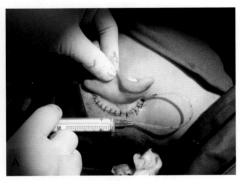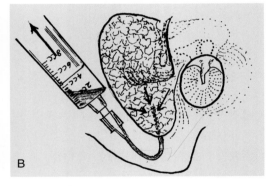

图 6-5-10　在术腔放置可接注射器的负压引流管照片（A）及示意图（B）。

　　回抽空针管内的活塞栓，并固定在保持注射器管腔内持续负压的状态而没有漏气现象。

　　5. 听力重建　清除病变后，对鼓膜穿孔或听骨链不连续者，但感染不重，符合鼓室成形条件（适应证）者可行听力重建术。单纯鼓膜修补可用耳后皮下脂肪结缔组织压片做夹层、内植、外植法修补。Ⅲ型鼓室成形术可用耳后皮下组织压片移植于鼓膜紧张部或松弛部穿孔周围内侧移植床创面，并向上连续覆盖到加高之人工镫骨、上鼓室内侧壁创面。

　　6. 创面植皮全覆盖　需要行上鼓室开放、鼓膜修补、鼓室探查或成形者大多要做耳内切口，

扩大外耳道，形成外耳道上、后壁创面。这些创面植皮全覆盖是使慢性中耳炎手术后快速愈合的重要措施。通常要在第一耳后切口后辅加第二皮肤切口，形成一个"兰花瓣"状全厚游离皮瓣，一般长约 2.5~3.0cm，最宽处 1.0~1.5cm（图 6-5-1）。依外耳道和上鼓室创面的大小和形状修剪移植皮片，将上鼓室和外耳道创面连续全覆盖，植皮缘与创面四周的皮肤创缘对齐、铺平。外耳道皮肤创缘与移植皮缘一般不需缝合，用碘仿纱条填塞外耳道。移植皮片外端与耳轮脚切口可缝合一针固定。有鼓膜修补或鼓室成形者，移植皮片可覆盖移植鼓膜的表面上、后部分。

手术后常规静脉应用抗生素治疗 7~10d。耳后负压引流管固定空针管活塞栓在持续负压状态(图 6-5-10)。每天更换空针管一次，一般 5~7d 空针内无渗出物时拔除引流管。若术腔有感染倾向，可用非耳毒性抗生素溶液经引流管注入乳突术腔 0.5~1.0mL，使其渗入术腔四周创面，停留几分钟后抽出。7d 拆线。通常 7~14d 一次性抽出外耳道填塞物即愈，少数有渗出液者可更换外耳道敷料至干耳。

四、分析讨论

虽然慢性中耳炎的外科治疗已有相当长的历史，但由于涉及慢性中耳炎外科治疗的问题非常广泛，而且错综复杂，至今仍有一些基本问题尚未完全弄清楚。

(一)慢性中耳炎病变根除术中存在的问题

肉芽组织和胆脂瘤是慢性中耳炎外科手术根除最多的两种炎性顽固性病变，但至今对其形成的病理机制以及两者间的相互关系尚未在学术界达成共识。直至近来耳科学家才认识到肉芽组织是慢性中耳炎最具代表性的标志性病变，肉芽组织形成机制的研究才受到很少数耳科学家的注意。近年笔者对肉芽组织形成机制的组织病理学研究显示，中耳肉芽组织是积存的炎性渗出液被吸收、机化的过程中同时形成的。国外的分子生物学研究表明中耳炎性渗出液中的多种炎症介质，如转化生长因子、血管内皮细胞生长因子、成纤维生长因子、肿瘤坏死因子、白细胞介素 1 和 8 都直接或间接地参与了肉芽组织形成，与上述病理学研究结论相一致。笔者认为肉芽组织的形成、病理影响与转归是慢性中耳炎病理演变过程的主线，贯穿在整个病理过程中。肉芽组织的存在不仅使慢性中耳炎长期持续迁延不愈，而且还会吸收、破坏骨质，继发粘连、玻璃样变、鼓室硬化甚至新骨形成等，引起一系列并发症和不良后果。炎性渗出液与肉芽组织在中耳腔并存是慢性中耳炎的一种典型病理状态，准确地说应该将其称为"慢性渗出-肉芽型中耳炎"。教科书中称为"骨疡型中耳炎"者实际上是指有明显骨质破坏的那些"渗出-肉芽型中耳炎"，它们的病理本质是相同的，应该统称"渗出-肉芽型中耳炎"为好。应当注意的是，当今在临床诊治中，耳科医师遇到这类病例常误诊为"慢性单纯性化脓性中耳炎"给

予保守治疗，待干耳后择期行鼓膜修补术，多数因不能干耳而被搁置，得不到及时有效的治疗。

与肉芽组织不同，对胆脂瘤型中耳炎形成机制的研究已有近 200 年历史，逐渐形成 4 种主要学说，但它们都无法令人信服地解释胆脂瘤为什么总是发生在鼓膜松弛部和鼓膜后上象限的问题，难以得到耳科学界的一致认可。近年笔者有关中耳炎组织病理学研究与国外相关分子生物学研究结果都表明中耳胆脂瘤形成机制趋同于"炎症本源理论"，即炎症是胆脂瘤形成的始动病因，但要在耳科学界达成广泛的认同，尚需时日。特别是听骨链区（上鼓室和中鼓室后上区）顽固性炎性病变（主要是肉芽、粘连组织）的存在是胆脂瘤形成的直接病理病因。换言之，中耳胆脂瘤开始形成主要是由中耳听骨链区的炎性肉芽、粘连组织诱发的，它是胆脂瘤形成的直接病理病因。但在临床上见到中耳胆脂瘤往往伴有渗出液、肉芽组织或其他炎性病变同时存在，这可解释为一旦在中耳腔有胆脂瘤形成，它将阻塞中耳内通风引流通道，或者招致中耳重复感染，使中耳腔有炎性渗出液产生和积存，以致肉芽组织形成。此时，胆脂瘤反过来又成了中耳感染和继发肉芽组织形成的病理病因。因而，中耳感染和炎性病变的存在加速了胆脂瘤的生长和恶化。所以，肉芽组织与胆脂瘤在中耳腔又多是互为因果关系，形成恶性病理循环。

至今，有关慢性中耳炎的外科手术分型研究主要是针对胆脂瘤型中耳炎设计的。在外科手术中，对肉芽组织和胆脂瘤组织的处理原则、方法是否应有区别？如果有区别，其差异是什么？对这些问题尚无确切答案。在笔者病理研究的基础上，经临床实践，笔者认为这两种病变在形成机制、组织结构、病理行为和对人体损害的方式方面都有不同。因此，在临床诊治中，外科治疗理念和方法应有所区别。

肉芽组织主要是由增生的成纤维细胞组织和毛细血管团构成的有生命力的活体组织，是对损伤（包括炎症损伤）修复过程中的病理改变，愈合过程后期，其表面会覆盖一层上皮，标志修复过程将完成。肉芽组织是有生命力的实体组织，之所以在中耳炎病理过程中将其称为炎性顽固性病变是因为：①其本身凋亡、老化过程慢，短期抗炎治疗难以奏效；②炎性肉芽组织为持续产生炎性渗出液、感染和炎症刺激提供条件，使炎症

难以趋向静止；③炎性肉芽组织中有吸收、破坏骨质的炎症介质，如 TGF-β、基质金属蛋白酶、白介素等。它可吸收破坏听骨、面神经和迷路骨管及颅骨，使炎症发展到不可逆的病理过程，导致不良后果，必须外科手术根除。术后裸露的术腔粗糙创面，炎症环境的持续存在，炎性渗出液的产生和积存都可促使肉芽组织的再生成，术腔被这些再生肉芽充满的概率很高。因此，手术在根除肉芽组织的同时，尽可能创造一个完整平滑的术腔创面，促使上皮尽快覆盖裸露骨性创面，术后及时持续引流术腔渗出液，局部和全身抗炎治疗，是促使快速愈合、炎症静止、减少肉芽再形成的重要措施。

中耳腔系统如乳突周围、岩尖部小气房中的黏膜是由单层无纤毛扁平上皮衬里的，无分泌细胞，也无须清除脱落的上皮。在炎症相对趋于稳定和静止的这些小气房中的上皮下少量肉芽组织可以长期安全存在，无不良后果发生。许多陈旧性中耳乳突炎或乳突根治术腔周围和岩尖部残留的小气房均可长期安全地存在就是证据。因此，无论是在开放式手术中，还是在空腔闭合式或充填闭合式手术中，这些区域趋于凋亡、老化的肉芽均可适当保留，不一定要达到完全乳突轮廓化的标准要求。笔者近 5 年的经验证实这样做是可行的。"四合一手术"所施行的"充填闭合式"手术后虽然没有足够大的含气腔，但术后需要顾及的术腔问题少，不失为一种简便、实用的术式。

与肉芽组织不同，中耳胆脂瘤组织是由无生命活力与有生命活力的两部分组织构成。无生命活力部分是指不断角化脱落而堆积的上皮团，即所谓的"瘤体"，占胆脂瘤的大部分体积。实际上它是无生命、不能增生的凋亡了的表层角化上皮。它虽然没有增生的能力，但在中耳炎病理过程中有两方面的病理作用：①随着自身滚雪球式的体积增大，对其周围的基质产生越来越大的压力，这种压力可使基质细胞下层产生基质金属蛋白酶，这种酶可吸收破坏骨质；②它本身或招致的感染对基底细胞的炎症刺激可促使后者增生加快，因而，胆脂瘤加速增大。有生命活力部分指围绕在胆脂瘤体四周的基底细胞层（或称胆脂瘤基质，胆脂瘤母组织）。它在炎症损害刺激下启动损伤-修复机制，过度增生，不断角化脱落，堆积形成瘤体。胆脂瘤基质实际上是鼓膜表面或外耳道的

正常鳞状上皮在滚雪球式增大的脱落角化上皮团的压力下，向中耳腔及其周围不断呈膨胀性扩张延伸增殖的结果。和肿瘤不同，它的增生是在炎性损伤刺激下的修复行为，其表面或基底下炎症刺激因子被去除后增生渐停。所以使其停止生长的治疗办法主要不是切除它，而是设法消除炎性刺激。因此，早年的胆脂瘤定义是一个错误的命名，它本质上不属于肿瘤的范畴。准确地说，胆脂瘤基质就是局部皮肤炎，所谓瘤体实际上是皮肤炎产生的脱落角化上皮未能及时排出，不断堆积形成的无生命的脱落上皮团。

经常有文献报道，在开放的中耳乳突术腔，胆脂瘤复发的原因于归结为胆脂瘤基质没有彻底清除。笔者认为，这种所谓胆脂瘤复发的概念是不正确的。实际上即使术中把胆脂瘤基质彻底清除，术腔创面在愈合过程中必然也要被新生的鳞状上皮覆盖。由于各种原因，覆盖创面的新上皮层如果再感染或者发生炎症，依然会形成胆脂瘤，这不应看作是一般意义上的复发，而是愈合的上皮层又发生炎症的结果，是胆脂瘤的"重新再形成"。

因此，在开放性中耳炎手术治疗中，如能设法清除干净脱落的上皮团，去除其压力和感染炎症刺激因素，并设法使基质下炎症趋于静止，就可使此处基质的"皮肤炎症"消退，不再活跃增生和脱屑，恢复至正常皮肤的光泽状态，依然可起到覆盖、保护其下层组织的功能。所以，不但可以将光滑、平整的胆脂瘤基质保留在开放性术腔不予根除，而且这样还可大大缩短愈合、干耳时间。手术的目的是要消除基质表面的和其下层的炎性刺激因素。为此，有时将较大胆脂瘤基质完整地掀起，并充填其下的腔隙，这样一方面可消除基质下的炎症刺激，还可达到缩小术腔的目的。所以，有些耳科学家根据临床经验总结，提出胆脂瘤基质外置是最安全的。但是，与肉芽组织不同，在开放或闭合式手术中，肉芽组织均可适当保留，然而，胆脂瘤基质虽然在开放式手术中，如许可尽可能将其留在原位不清除，但在闭合式手术中，胆脂瘤基质绝不能残留在闭合式术腔中。这是因为鳞状上皮的固有生理功能就只能是覆盖人体表面，对人体起到保护作用。黏膜上皮的功能是覆盖内脏的表面（包括空腔脏器表面）。这两种上皮在结构和功能方面有很大区别，

一般情况下不能异位覆盖。特别是将鳞状上皮移植在无法排出脱落上皮的盲管状内脏空腔中，脱落的角化上皮必然要形成堆积和一系列并发症。所以在胆脂瘤型中耳炎的闭合式手术中（无论是空腔闭合式还是充填闭合式），要求必须在显微镜下彻底根除胆脂瘤母组织。在闭合式手术中，胆脂瘤基质的残留是最危险的，必然引起复发。所以，与肉芽组织的外科处理原则有某些不同，在胆脂瘤的开放式和闭合式两种手术中，对胆脂瘤基质的外科理念和方法正好相反。

在多数诊断为胆脂瘤的病例中，常常伴有肉芽组织，由于这两种病变的处理方法有些不同，因此针对某一具体病例需要术者根据患者中耳腔病变的具体情况，希望经手术治疗要达到的目的，进行综合分析、判断，灵活运用上述外科理念和方法，以期达到最佳治疗效果。

（二）传统中耳乳突外科手术方法和理念及存在的问题

对慢性中耳炎外科治疗，以根除病变、获得干耳为主要目的的中耳乳突根治术已有 120 多年的历史。其间，普遍认为中耳腔系统炎性病变的持续存在是中耳炎长期不愈的根本原因，要想终止炎症，必须彻底清除病变。术后不愈，迁延耳漏者多被认为是病变未根除彻底而残留的结果。这一观念使耳科医生把注意力集中到追求彻底清除中耳炎性病变的思路上来，经典的中耳乳突根治术和现代的乳突轮廓化就是这种外科理念的体现。但是，在尽可能彻底根除病变的同时却造成了一个愈合时间漫长，且会引起许多术后麻烦问题的巨大术腔。这是因为以上病变根治术会形成一个象牙质骨裸露的大创面、大术腔，愈合过程需要先在创面慢慢长出肉芽，再在肉芽上面逐步爬满上皮才行。在这过程中还因反复更换术腔填塞物，加之肉芽表面的渗出物是细菌生长的基质，这就造成反复损伤，重新感染的机会多，愈合时间会很长。即是术腔干燥愈合后，还会因脱屑等脏物堆积引起再感染和胆脂瘤再形成的问题，因此，需要长期定时清理术腔。

虽然随着技术的进步，已有乳突术腔填塞术，同期行病变根治和鼓室成形等改进式的出现。也有对乳突术腔多种填塞材料和方法的临床研究。但由于考虑到手术需要另切口取材，费时费事，

乳突术腔多为污染创面，术后可能感染肉芽生长、耳道狭窄，充填物萎缩吸收，或中耳乳突根治腔炎性渗出多，同期鼓室成形术会因感染而失败等问题，这些手术可能存在的风险较多。加之技术也较复杂，使其广泛开展受到多方面的限制，特别在技术、条件受限的医院没能得到广泛开展。

（三）"四合一手术"的设计

为试图解决上述问题，建立一种终止炎症，愈合快，尽可能保留中耳乳突和外耳道基本外形结构，同期鼓室成形术成功率高的外科技术。作者对沿用多年的慢性中耳炎外科理念和外科术式重新审视和反思，并充分地把循证医学理论资源进行合理的有机组合，研究设计一期应用耳后皮下组织–骨膜复合瓣和骨屑充填乳突术腔，用耳后皮瓣移植全覆盖外耳道和上鼓室手术创面，用耳后皮下组织压片行鼓膜修补的新术式。将根除病变、充填乳突术腔、鼓室成形和创面植皮四种可能需要分期手术才能完成的手术合并为同期实施的"四合一手术"，经临床实践获得满意疗效。

（四）"四合一手术"实践和优点

经临床经验，作者体会此外科技术获得快速愈合，避免大乳突术腔问题的良好治疗效果主要是通过 4 个方面起作用的。

首先，针对传统手术遗留乳突大术腔，愈合时间漫长的缺点，"四合一手术"是为同时达到既能彻底根除病变又能快速愈合两个治疗目的而设计的。设计用耳后带蒂皮下组织骨膜复合组织瓣和骨屑充填术腔，达到有效减小或消除乳突术腔的效果。用此法充填术腔方便，不需另加切口，耳后带蒂肌骨膜瓣血运好，且抗感染力强，成活率高。骨屑是手术中凿除的乳突皮质骨，不但是废物利用，且无组织排异、易成活、术后吸收萎缩较轻。此法在消除乳突大术腔的同时，还不遗留手术创面，耳后切口拆线即告愈合，不存在术腔需长期换药才能愈合的问题。

第二方面是用耳后游离皮瓣将外耳道、上鼓室手术创面植皮全覆盖，与乳突凿开和术腔充填术在耳后同一术野取皮，很方便。此处皮肤较薄，游离植皮易成活，且很少占据外耳道空间。由于骨性裸露创面植皮全覆盖，创面无渗出，10d 左右植皮成活即愈，干耳很快。充填乳突术腔和创面植皮全覆盖是保证此术快速愈合的主要措施。此

术采用耳后皮瓣一期植皮，简单省事，术后几乎全部成活。

第三方面是对胆脂瘤型中耳炎尽量保留其光滑平整的基质在原位，并且开放外置，减少了植皮面积。胆脂瘤基质本身就是鳞状上皮，留在原位就相当是已经成活的创面植皮，只要清除干净表面的角化上皮，很快就会使炎症消退，变得如正常皮肤。著名耳科学家 Baron 和 Shukneckt 相信，只有胆脂瘤基质的外置才是唯一安全的治疗。因此，胆脂瘤基质外置不但可减少植皮面积，愈合快，还是防止其复发的重要措施之一。

第四方面是乳突术腔持续负压引流管的应用。这一看似简更的装置和措施却有多方面的治疗作用。首先负压引流管比普通引流管有更强的引流作用，外接的空注射器固定在负压状态，可使术腔所有渗出液都流向引流管和外接注射器。这样可防止术腔创面有毒害作用和病菌的渗出液的积存和感染。负压作用也可防止感染和有毒性渗出液向周围组织甚至颅内扩散，还使乳突术腔的渗出液不会向前流入上、中鼓室和外耳道，不会使鼓膜修补和鼓室成形术区浸泡在易引起感染的创面渗出液中，导致听力改进手术的失败。创造和

保证了听力重建手术成功的局部环境条件，使中耳根治联合一期鼓室成形术获得很高的成功率。

使用这种负压引流管，乳突切口和外耳道填塞用的敷料一直是干净的，极少有被渗出液浸湿污染的情况。乳突术腔的持续负压，使术腔创面四周的小血管处于扩张状态，改善了创面和充填物的血液循环，利于愈合。若发现术后乳突术腔有感染迹象，尚可经引流管向术腔注入抗生素帮助治疗。

总之，"四合一手术"的外科技术能根据各个慢性中耳炎的疾病性质、范围和严重程度，综合设计，兼顾病变根除、听力重建和快速愈合三大手术治疗目的，巧妙地把病变根除、乳突术腔填塞、鼓室成形和创面植皮全覆盖4种外科手术有机地合并为同期完成的一个复合手术。根据病情，也可以有二合一、三合一的变通式式，成为适应每例患者具体情况的个体化手术。经笔者临床实践证实，确能在同一术区，一期完成可能需要分期才能完成的4种手术，并能实现快速愈合，避免传统手术愈合时间长和遗留大乳突术腔等诸多问题。

张全安　李　荣　朱立团

参考文献

[1] Dornoffer JL. Surgical modification of the difficult mastiod cavity. Otolaryngol Head Neck Surg, 1999, 120: 361-367

[2] Chang CC, Chen MK. Canal-wall-down tympanoplasty with mastoidectomy for advanced cholesteatoma. J Otolaryngol, 2000, 29: 270-273

[3] 李正民, 许平, 李贵春. 中耳根治术后不干耳原因分析. 黑龙江医学, 2000, 1: 36-37

[4] 崔志汉, 刘晶. 乳突根治术后不干耳298例原因分析. 人民军医, 2005,48 (3) :160-161

[5] 郑军, 程继龙, 李歌明. 完璧式乳突根治-鼓室成形术的临床疗效探讨. 耳鼻咽喉-头颈外科杂志. 1996,3 (4) :206-208

[6] 黄维平, 张莉, 王贺伟. 乳突根治加鼓室成形临床疗效观察. 中国耳鼻咽喉-头颈外科杂志. 2000, 7 (5) :267-267

[7] 何英, 梁勇, 刘小龙, 等. 完璧式乳突根治鼓室成形术治疗胆脂瘤中耳炎. 临床耳鼻咽喉-头颈外科杂志, 2008,22 (16) : 740-741

[8] Palva T. Operative technigue in mastoid obliteration. Acta Otolaryngol, 1973, 75: 289-290

[9] 孔维佳, 汪吉宝, 张甦琳. 扩大耳后带蒂肌骨膜-外耳道皮瓣复合瓣开放式改良乳突根治术腔填塞术. 中华耳鼻咽喉-头颈外科杂志, 2007,42 (7) :487-490

[10] Linthicum FH. The fat of mastoid obliteration tissue: a histopathological study. Laryngoscope, 2002,112: 1777-1781

[11] Tos M. Manual of middle ear surgery. New York: Thieme medical pub, 1995

[12] 毛驰, 俞光岩, 彭歆, 等. 192例头颈部游离组织移植的临床分析. 中华整形外科杂志, 2002, 18 (2) :873-878

[13] 许耀东, 区永康, 郑亿庆,等. 耳周复合带蒂软组织瓣在鼻咽癌放疗后颞骨坏死手术治疗中的应用. 中国临床实用医学, 2008,2 (11) : 11-12

[14] 张全安, 李荣, 李菊芬. 病变根除、乳突术腔填塞、鼓室成形和外耳道骨创面植皮术. 中华耳科学杂志, 2011, 9 (1): 43-49

第六节　慢性中耳乳突炎根治术术腔处理方法研究

内容要点

- 中耳乳突根治术腔的处理方式包括有开放式、空腔闭合式、充填闭合式。
- 扩大空腔闭合式对改善术后中耳腔系统的内通风引流有益。
- 上鼓室术腔的处理是一个重点、难点问题。病变根除后重建上鼓室对听力重建至关重要。

慢性中耳炎外科手术大多涉及病变根除后的术腔处理问题，它关系到术后愈合时间长短、病变复发、鼓室成形术的成败和效果，以及术后并发症等多种问题。因而，中耳乳突术腔的处理是慢性中耳炎外科手术的一个重要步骤，理应作为一个单独课题进行讨论、研究。本节将对当今慢性中耳炎病变根除后术腔常见处理方式进行讨论。

一、中耳乳突术腔经外耳道对外开放

长期以来，将中耳乳突术腔经外耳道向外开放作为一种经典的处理方法，即开放式手术，也可称之为"低壁式手术"。目前这种方法多用于中耳乳突骨质被病变吸收、破坏严重，根除病变后外耳道后壁、上鼓室外侧壁多无法保存或修复者；或某些有颅内、外并发症，或感染严重，顾及有颅内外并发症倾向无法行空腔闭合式或充填闭合式手术者。

开放式术腔的主要优点是手术野暴露好，对较广泛的中耳病变也能彻底清除；术后可及时观察、清理术腔，即使有胆脂瘤再发也可随时清除；建立保持术腔一个通畅的向外引流通道，防止术腔中的感染向四周扩散引起并发症。

主要缺点是术腔创面大，愈合时间长；上皮脱屑和脏物积存可使术腔反复感染，长期耳漏，甚至导致胆脂瘤或肉芽组织再形成；需要长期定时清理术腔；伴有鼓室成形者，可因中耳系统含气空腔明显缩小，可发生术后中耳粘连、听骨固定、声音传导功能不佳等。

二、闭合式手术（空腔闭合式）

随着对开放式术腔诸多缺点的认识和耳外科技术的进步，耳科学家研究设计出避免大术腔的闭合式手术，也可称之为"完壁式"或"高壁式"手术，即根除病变后术腔不对外开放，与中鼓室相通，仍是封闭的中耳腔系统的一部分。笔者将此术式称为"空腔闭合式"手术，因术后术腔为一含气腔没有被充填，与本文后面所述"充填闭合式"手术相区别。

当今此术式多用于胆脂瘤对中耳乳突骨质破坏不严重，根除病变后中耳腔系统的轮廓解剖结构大体存在，且多有同时行鼓室成形条件者。笔者也将该术式用于有一期或分期鼓室成形条件的慢性渗出–肉芽型中耳炎。

此种术腔处理方式的主要优点是根除病变的同时不遗留向外开放的术腔，不需要长时间更换术腔填塞的敷料才能干耳愈合；术后不需要长期定时清理术腔；中耳腔系统保留有足够的含气空腔，听力重建后传音效果好，对改善听力有帮助。

主要缺点是术后中耳腔系统胆脂瘤复发的概率高于开放式手术，行鼓室成形者常需二次手术翻查。如有复发，需再次手术清除。渗出–肉芽型中耳炎术腔常被肉芽组织再闭塞而使炎症无法静止。

既往所谓开放式或闭合式手术都主要是针对胆脂瘤型中耳炎设计的外科手术分型法，重点着眼于胆脂瘤的彻底根除和防止再发，对慢性渗出–肉芽型中耳炎应用闭合式手术的效果未见有专门的研究和文献报道。据笔者有限的临床经验，对占中耳炎比例很大的慢性渗出–肉芽型中耳炎施行闭合式手术，术后上鼓室、乳突术腔内肉芽组织复发率会很高，并导致中耳内通风引流通道和中耳乳突术腔重新被肉芽、粘连组织闭塞，直接或间接影响到鼓室成形的效果。这是亟待研究解决的一个具有重要临床价值的课题。

三、封闭式手术（充填闭合式）

指用不同充填物填塞术腔，使中耳乳突术腔闭塞或缩小的手术方式。由于不同耳科学家对此的理解和解释不同，也有与"闭合式"手术相混淆，或将两者统称为"闭合式"手术的情况。因为相对于开放式手术而言，这两者的术腔都是"闭合的"，它们有很多相似性。但这两者在适应证选择、手术方法上又有某些不同，笔者将它们分别称为"空腔闭合式"和"充填闭合式"手术。实际上所谓"完壁式"、"高壁式"手术也是它的另外手术名称。

此术式主要用于某些病变破坏骨质较明显，感染较重，清除病变后中耳腔系统骨性轮廓不完整者；或者术腔可能渗出较多，影响一期鼓室成形成功者。术中多用自体组织（皮下肌骨膜瓣或骨屑等）填塞术腔并置负压引流管，使其成为与鼓室成形术区相隔绝，炎症趋于静止的"实腔"，从而减少术后的渗出、肉芽再生、感染等，避免影响鼓室成形的效果。它常作为不能行"空腔闭合式"手术的一种替代手术。所谓"完桥式"手术和其他术腔充填式手术都属于这种术式的变通手术，应归为一类。

此术式除不能维持中耳腔系统足够大的充气空腔外，具有"空腔闭合式"手术的其他优点，且不必顾虑术腔粘连、肉芽组织再形成的问题，是一种适应证较广且实用的手术方式。

上述常用的中耳乳突术腔的不同处理方式有其自身的优缺点，但手术效果还与耳科医师对手术适应证的掌握、对某种术式的熟练程度和临床经验等有很大关系。

从中耳解剖和生理的角度来看，如果能行"空腔闭合式"手术，并获得成功的话应该是效果最理想的。但由于中耳腔系统狭小，慢性中耳炎无法绝对彻底清除的炎性病变，术后创伤反应和创面渗出液的产生积存，很容易在术腔再形成肉芽和粘连，进而闭塞中耳内通风引流通道和术腔。因而，深入研究如何防止术腔肉芽和粘连组织形成，尽快在术腔周壁完整地覆盖光滑、健康的上皮层，保持内通风引流通道畅通和足够大的充气术腔，是提高这种手术疗效的具有临床实用价值的重要课题。

四、扩大（或重建）空腔闭合式手术的临床研究

根据以上对中耳乳突术腔处理方法的现状、经验和存在问题的分析，慢性中耳炎术后如果能获得一个炎症静止、通风引流功能良好、四壁光滑、大的中耳含气腔，"薄空壳状术腔"，并不破坏中耳腔的基本轮廓解剖结构是最理想的术腔处理方式。要达到此目的，需要研究解决的核心技术问题是如何扩大并保持中耳系统内通风引流通道的畅通和足够大的中耳系统充气空腔，并保证术腔四周创面被光滑的黏膜上皮覆盖而不形成粘连、肉芽组织，使其不再闭塞或明显缩小。这是此术式要解决的一个关键性课题，因为相关的许多耳显微外科技术都已很成熟，并积累了丰富的经验，唯有此问题少有关注和研究，是慢性中耳炎外科手术治疗的技术难点。

根据笔者的研究，认为术后术腔容易引起肉芽产生的主要因素有3个。其一是手术区域炎症反应的存在。这在慢性中耳炎进行手术治疗时，几乎是无法完全消除的因素，只能通过手术彻底根除病变，全身和局部抗感染治疗使炎症反应减轻。其二是炎性渗出液的积存。术腔周围炎症的存在和手术创伤反应，术腔周围创面产生炎性渗出液并积存在术腔是必然的。但是，可通过在术腔置负压引流管的作用将渗液及时引流出术腔。其三是术腔四周裸露创面的存在极易促使肉芽的产生。创面黏膜上皮的覆盖是有效阻止或减少肉芽的重要因素。因为，黏膜下层成纤维细胞和血管内皮细胞只有通过黏膜上皮层长入中耳系统空腔，才能使积液被吸收、机化形成肉芽。黏膜上皮层的存在对其增生，突破上皮层无疑是一个屏障，如果没有上皮层，它们无须克服屏障可能直接增生长入积液形成肉芽。因此，要想使闭合性中耳乳突术腔和内通风引流通道不被再生粘连肉芽组织填塞、封闭，除了及时引流出术腔渗出液外，就是如何使术腔创面尽快被黏膜上皮层覆盖，炎症趋于稳定、静止。

要解决这一问题，必须对黏膜上皮的组织解剖、功能及修复再生的相关问题进行全面了解和研究。黏膜是覆盖全身内脏腔隙、管道表面的一层上皮组织，生理状态下潮湿、光滑。不同脏器表面的上皮层还附有不同的结构和功能，如上呼

吸道黏膜上皮层有定向运动的纤毛和黏液腺细胞，主要功能是排出呼吸道的废物和毒性物质，保持其表面湿润光滑。消化道黏膜还有绒毛皱褶，具有吸收营养物质的作用。黏膜上皮层代谢更替快，自行修复再生能力很强，如扁桃体切除后留下很大的黏膜缺损创面，大约1周左右其创面就可被新生上皮完全覆盖。其次，黏膜上皮可以适应组织的不同形态，覆盖其表面。黏膜上皮在健康、平整光滑的组织表面上生长修复较快，对表面粗糙不平的病变组织表面覆盖较慢，如肿瘤、炎症活跃期肉芽组织等。因此，尽量使中耳乳突术腔的炎症趋于静止，使创面光整平滑是促使其上皮尽快覆盖创面的主要措施。故而应做到：①手术尽量彻底清除病变；②用金刚石钻头尽可能抛光创面；③术后尽早、彻底、持续引流术腔渗出液；④辅以抗生素治疗；⑤在术腔四周创面建立起一个人工光滑的"脚手架"创面，促使上皮平整、光滑、快速地爬满和覆盖术腔创面。

在这些措施中前四者都易于完成，问题是如何使术腔创面有一个光滑的上皮生长爬附的支架是需要研究的。理想的支架应具有5个条件：①表面光滑平整；②并能适合不同形状大小的中耳乳突术腔；③可随意置入，术后不做切口又可取出；④不引起明显排异反应；⑤附带有引流术腔渗出液的引流管作用。研制一种类似婴幼儿导尿管装置的附有持续负压引流导管的硅胶充气囊可以满足以上5种要求。气囊充气后可适合各种形态和大小的术腔，表面光滑，硅胶相容性好，中心部附一可保持持续负压的引流管。

扩大中耳内通风引流通道和含气空腔主要是：①通过去除锤骨头、砧骨并清除上鼓室鼓窦-乳突区病变，连同大部分气房一并去除；②经面神经隐窝开放后鼓室，切除上鼓室、鼓窦-乳突和中鼓室之间三角形地带的骨质，使3个腔融合成一个大腔隙，并使中耳三腔之间形成宽畅的通风引流通道；③再将骨性鼓环的上后部半圆形切除约2~3mm宽，使移植之鼓膜外移，增宽中、上鼓室的内外横径，进一步扩大中耳含气腔；④如行Ⅲ型鼓室成形术，通过加高人工锤骨的高度进一步扩大中鼓室空腔。

中耳乳突术腔四周创面要尽量用金刚石钻抛光，去除锤骨头和砧骨，清理其周围病变的同时将上鼓室扩大，抛光。显微镜下检查术腔内不能残留任何胆脂瘤基质，术腔周围小气房中的肉芽组织尽可能用耳钻磨除。术腔创面用磨钻彻底止血后用非耳毒性抗生素溶液浸泡5min，吸出，再将附带负压引流管的硅胶充气气囊置入术腔，充气管和引流管从耳后切口引出。用5mL空针注射器试验充气至气囊膨起与乳突表面相平，记住充气量。反复抽气、充气几次，确认充气管通畅，充气后可顺利抽气变瘪。充气膨起后气囊壁与周壁密切贴合，抽气后又能完全分离。缝合切口，填塞外耳道。耳后引流管接5mL空针保持适当负压状态。试验后将先前确定的充气量注入充气气囊，并夹闭或阻塞充气管使气囊保持在适当压力的充气状态。术后适时更换接引流管的空针，吸出术腔的渗出液至术腔无渗出为止。充气囊间断充气，充气时间适当掌握，其目的是既保持术腔足够大，创面光滑易被上皮覆盖，又不被渗出液、肉芽和粘连组织占据，也不会使气囊壁与创面黏合太紧妨碍上皮的覆盖。

对于有顽固咽鼓管功能障碍者可在咽鼓管鼓口鼓环处置入鼓室通气管，或经外耳道后壁向乳突术腔放置中耳通风引流管，长期保留。

五、关于上鼓室术腔的处理

中耳乳突术腔的处理是慢性中耳炎手术中的一个重要环节，耳科学家将此手术环节的主要目的集中在：①避免开放性大术腔带来的诸多问题；②为鼓室成形和听骨链重建创造良好的环境和条件；③尽可能恢复中耳腔系统的外形解剖结构和功能。相关的手术方式和技术的设计都应围绕这3个目的来进行。

当今大术腔的问题已基本解决，术腔处理的目标主要集中在为鼓室成形创造良好的环境条件和重建中耳腔解剖结构及功能这两方面。手术创造有利于鼓室成形成功的条件包括：①上鼓室外侧壁和上鼓室大的含气空腔的重建，它是鼓膜修复和听骨链重建必需的解剖支撑（架）结构；②人工听骨链周围有一个通畅的含气空腔，使其不易与周围结构、创面粘连；③尽可能减少听骨链重建区的渗液积存及炎症反应；④重建的结构在术后要相对固定一段时间；⑤重建并维持术后有良好的中耳通风条件。

中耳乳突术腔主要包括上鼓室术腔和鼓窦乳突术腔两部分。由于上鼓室及其周围是许多重要精细解剖结构集中的区域，且炎性病变最严重，加之空间非常狭小，所以，不但上鼓室炎性病变根除和听力重建是慢性中耳炎外科手术的焦点和难点，上鼓室术腔的处理也成为另一个外科焦点问题。因为无论是中耳炎病变还是病变清除术都对上鼓室解剖结构破坏最严重，上鼓室含气空腔的解剖结构的重建和复原，就成为给鼓室成形创造良好环境条件和恢复正常中耳解剖结构和功能的关键性技术之一，比鼓窦–乳突术腔的处理显得更困难、更重要。

目前对上鼓室术腔的处理方法主要有：①完全向外耳道开放；②用自体组织或人工材料填塞封闭；③重建上鼓室外侧壁，恢复含气空腔。前两种处理方式虽然已较成熟，但显然与当今要追求的目标相差较大。一则不能恢复它的正常解剖结构；二则不能为听力重建创造理想的条件，因为上鼓室含气腔已不存在。上鼓室外侧壁的重建应是最合理的手术方式和技术，已经有较多成功范例，是很有前景的研究方向；但目前对术后长期效果，特别是术腔是否有新的病变产生和填塞等情况缺少研究和报告。虽然上鼓室术腔充填法为鼓膜修补提供了条件，且术后可防止鼓膜松弛部内陷囊袋再形成，但这不是耳外科的理想目标。如何重建通畅的上鼓室含气空腔，并保持术后不再被病变填塞，可能是以后需要研究的一个重要技术问题。如果这一技术问题能得到很好解决，慢性中耳炎的外科治疗将会达到一个前所未有的高度。

如上节所述，上鼓室外侧壁重建的同时，在上鼓室术腔放置带负压引流管的硅胶充气囊可能是一个好的方法，需要更多的临床经验和进一步的改进研究，使其更完善、成熟，并能广泛推广应用（详见全中耳复原重建一节）。

张全安　曹永华

第七节　鼓膜穿孔治疗的历史、现状和基础研究

内容要点

● 虽然鼓膜穿孔的治疗经过了100多年，形成多种较成熟的方法、技术，但为追求更好的治疗效果和更完美的方法技术，仍有诸多问题需要研究解决。

● 鼓膜修补物在愈合过程中主要发挥支架作用，依创伤愈合机制，它是上皮干细胞分化、增殖和移行，移植床毛细血管和成纤维细胞长入移植物共同完成的鼓膜3层的修复过程。

● 鼓膜穿孔治疗的良好愈合应是平整、光洁，保持在原位，形态正常，与正常鼓膜相一致的内、外上皮层和弹力纤维层的3层修复。

鼓膜穿孔是耳科临床最常见的症状之一，它主要由中耳炎和外伤两种原因引起。鼓膜穿孔是最易被耳科医师检查诊断的中耳病变，患者要求治疗迫切，鼓膜修补术约占耳科手术的一半以上。因此，鼓膜穿孔的治疗是近100多年来备受耳科学家关注的一个具有重要临床价值的，并在不断完善中的治疗技术问题。

一、鼓膜穿孔治疗的历史和变迁

大约从17世纪中期到19世纪以前的200多年间，中耳炎的手术治疗主要是以控制感染，挽救生命为目的，经历了由乳突切开引流术发展到中耳乳突病变根治术的不同外科阶段。18世纪后期耳外科就逐步向选择性听力保存和重建外科转变，这是随着各个相关领域的不断发展而演变来的。

19世纪后期，鼓膜穿孔的外科修补术才开始被应用于临床，此前封闭鼓膜穿孔主要采用各种人造材料和装置。1878年Berthold正式用"鼓膜成形"这一术语描述鼓膜穿孔外科修补术，将移植皮瓣贴附到除去上皮的残余鼓膜上。此后，随着Herman、Bekesy等人对声音传导机制和鼓室成形的基本原则的研究，Zollner和Wullstein对鼓室成形术5种类型的提出以及相应重建方法的描述，才真正开辟了鼓膜修补和鼓室成形的新纪元。

鼓室成形的原则和方法建立之后，寻求理想的鼓膜移植材料便是鼓室成形的又一重要研究内容。起初，先后试用薄断层、全厚皮瓣和外耳道带蒂皮瓣行鼓膜修补，但都不令人满意。Shea 和 Tabb 倡导用自体静脉移植瓣修补鼓膜小穿孔。在欧洲，1958 年 Hans Heermam 首先采用了颞肌筋膜。1961年美国学者 Stons 用颞肌筋膜做内贴法获得了很好的效果，而 House 则采用了外贴移植法。至今，颞肌筋膜仍是最多被用于修补鼓膜穿孔的自体移植材料。此外，骨膜、软骨膜也是常用的鼓膜修补移植物。近年，有采用皮下脂肪嵌塞法修补鼓膜的报道。笔者近年采用耳后皮下脂肪和外耳道皮下组织压片作为鼓膜穿孔的移植材料取得了理想效果。异体组织的使用是移植材料的又一重要进展。但由于它远没有颞肌筋膜方便，一直未能在临床广泛应用。

为提高鼓膜穿孔修补术的成功率，起初对其手术适应证要求较高，传统将中耳炎停止耳漏干耳 3~6 个月、咽鼓管通畅、假鼓膜试验阳性作为鼓膜修补术的 3 个基本条件（即适应证），持续了很长一段时间。随着理论的进步、技术的提高和临床经验的积累，这 3 项适应证条件不再严格要求。中耳潮湿、有少量渗液、不广泛的炎性病变、咽鼓管不通，甚至鼓膜试验阴性者通过中耳病变清除、听骨链松解或重建，亦可同时行鼓膜修补术。早期对 12 岁以下儿童及 60 岁以上老人作为鼓膜修补的禁忌，当今鼓膜修补术的年龄已放得很宽，只要病情需要，身体条件许可，对小儿和老年患者同样可施行鼓膜修补术。

早年鼓膜穿孔修补术主要以外贴法为主，随着显微外科设备的进步、技术的提高，以后逐渐又形成了内贴法、夹层法、嵌入法，以及两种手术方法同时配合应用的各种术式，取长补短，巧妙融合。近年更有针对鼓膜修补术中的不同情况和问题逐步形成的多种多样的变通术式，使鼓膜穿孔修补显微外科技术达到了炉火纯青的地步。

外科手术修补是当今鼓膜穿孔的主要治疗手段，此外还有鸡蛋内膜、硅胶薄膜、凡士林棉片，甚至大蒜皮等人工材料结合穿孔边缘化的烧灼行贴补法修复鼓膜穿孔，但因各种原因很少被应用，甚至逐步被淘汰。亦有附加各种促进鼓膜愈合药物的贴补法，如透明质酸、沙棘油、人生物重组上皮生长因子、成纤维细胞生长因子、肝素、溶血酶等，但其疗效尚不确定，有待临床观察。对外伤性鼓膜新鲜穿孔，很多耳科医生宁可让其自然愈合。

二、当今鼓膜穿孔治疗中存在的问题

尽管鼓膜穿孔的治疗已历经 130 多年，积累了非常丰富的经验，特别是外科治疗技术已非常成熟。但科学是无止境的，患者的要求和耳科医师对技术的追求也越来越高，为达到鼓膜穿孔治疗尽善尽美的境界，尚有许多新问题需要研究解决。

近年外伤性鼓膜穿孔就诊患者较多，其治疗方法主要有 3 种：①传统的治疗方法是保持外耳道及中耳清洁、干燥，预防水及脏物进入，防止感染，让其自然愈合。②用人工材料贴补或局部药物促进愈合。③外科手术修补。虽然外伤性鼓膜穿孔的原因比较单纯，但其实穿孔的情况不尽相同，而今耳科医师多习惯于采用自己偏爱的某一种治疗方法治疗所有的外伤性鼓膜穿孔。由于缺乏对上述 3 种治疗方法的恰当适应证和优缺点的全面理解，对治疗方法的不当选择常常造成一些穿孔长期不愈、中耳感染及鼓膜穿孔不良愈合的发生。当今外伤鼓膜穿孔的治疗，缺少经过临床循证医学研究总结出的针对不同穿孔的规范化治疗方法，以及适应证的选择。

中耳炎引起的鼓膜穿孔以外科手术修补治疗为主，这虽然是耳外科的一种常见手术，但常因外耳道狭窄、弯曲、鼓膜穿孔大、残余鼓膜薄如蝉翼、中耳炎症未完全静止、术中渗血活跃、移植床制作困难及手术需另做切口切取移植物等问题，鼓膜、穿孔修补术仍是难度较大、费事费时的一种手术。特别对于年轻耳科医师或初学者，更具有挑战性。加之常用的颞肌筋膜移植成活后萎缩变薄，团块状脂肪嵌入常使修补成活之鼓膜臃肿、厚重、振动效果不佳、愈合时间长等问题，因而寻求创伤更小、穿孔闭合率高、修补鼓膜愈合质量好、技术更简便易于操作的外科手术方法仍是耳科学家应努力追求的目标。

三、鼓膜穿孔修复机制的研究

鼓膜穿孔愈合病理机制的研究落后于临床，在临床开展鼓膜穿孔治疗多年后，在条件具备时才开始进行了动物实验研究。由于先后的研究切入点不同，条件和方法的差异，对相似的鼓膜穿孔边缘上皮层愈合过程的形态学表现，却得出了不相同的解释和结论。用光镜进行的组织病理学动物实验研究认为，鼓膜穿孔的愈合是穿孔创缘上皮层细胞和成纤维细胞先后增生的结果；而近年的有关干细胞培养的动物研究结果表明鼓膜穿孔愈合是鼓膜周边近鼓环处干细胞分化、增生，使过度增生的上皮细胞从周边向中心推挤、移动而使穿孔闭合，并非是鼓膜边缘上皮修复性增生的结果。无论穿孔大小，其闭合时间均为2周左右，说明由干细胞分化来的上皮细胞从鼓环到鼓膜中心的移行时间较固定，为14d左右。新的动物研究表明，外伤性鼓膜穿孔启动创伤-愈合机制，经信息传递途径，使干细胞从周边迁移至穿孔边缘，并在边缘处进一步分化、增生，使穿孔的上皮层闭合。这些研究表明干细胞的分化、迁移和增生在穿孔愈合过程中起到一系列重要作用。

鼓膜纤维层愈合的分子生物学机制尚不清楚，在鼓膜修补术过程中，鼓膜纤维层的愈合可能是由移植床创面的新生毛细血管和成纤维细胞长入移植物，它一方面取代坏死分解部分的移植物，另一方面使移植物中部分成纤维细胞得到血供和营养而成活，并增殖。可能是由这两种愈合机制共同完成了鼓膜纤维层的修复。

由此可见，无论是鼓膜上皮层还是纤维层的愈合，修补移植物在修复愈合过程中发挥着支架作用，主要是先由干细胞分化、增生的上皮细胞沿移植物表面从四周向穿孔中心移行，并覆盖其上。紧随其后，鼓膜移植床创缘增生的毛细血管和成纤维细胞长入移植物共同完成愈合修复过程。

鼓膜穿孔的良好愈合应达到：①鼓膜内、外上皮层和弹力纤维层的三层愈合；②愈合部分的鼓膜厚度与自然鼓膜相一致，且术后不萎缩变薄；③愈合之鼓膜平整、光洁；④愈合之鼓膜保持在原位，无外移和内陷，不改变鼓膜的锥状形态。

鼓膜穿孔的不良愈合包括：①仅有上皮层愈合，很薄，纤维层缺无，多见于大穿孔自然愈合。②修补之鼓膜愈合后太厚或太薄，或厚薄不匀均。脂肪嵌塞法常使修复部分过厚，颞肌筋膜修补之鼓膜术后可萎缩变薄。③愈合之鼓膜沿外耳道外移，形成钝角愈合，或内移与鼓室内壁相贴、粘连。

张全安　张晓彤

参考文献

[1] Onal K, Uguz MZ, Kazikdas KC, et al. A multivariate analysis of otological, surgical and patient-related factors in determining success in myringoplasty. Clin Otolaryngol, 2005, 30:115-120

[2] Landsberg R, Fishman G, Deroe A, et al. Fat graft myringoplasty: results of a long-term follow-up. Otolaryngol, 2006, 35:44-47

[3] 王武庆, 王正敏, 田洁. 鼓膜上皮干细胞的分布和培养. 中华耳鼻咽喉科杂志, 2004,39 (12) :712-716

[4] 王武庆, 王正敏, 田洁. 鼓膜外伤性穿孔自然修复的实验研究. 中华耳鼻咽喉科杂志, 2004,39 (10) :602-605

[5] Jason L D, Joon Y C, Jay R L, et al. Bone induction by BMP-2 Transduced stem cells derived from human fat. Orthop Res, 2003, 21: 622-629

[6] Kakoi H, Anniko M, Pettersson CA. Auditory epithelial migration: I. Microscopic evidence of migration and pathways in rat. Acta otolaryngol,1996,116:435-438

[7] Kakoi H, Anniko M, Kinnefors A, et al. Auditory epidermal cell migration. Ⅶ. Antigen expression of proliferation cell nuclear antigen, PNCA and K1-67 in human tympanic membrane and external auditory canal. Acta otolaryngol, 1997,117:100-108

[8] Makino K, Amatsu M .Epithelial migration on the tympanic membrane and canal. Arch Otorhinolaryngol,1986,243:39-42

[9] Michaels M, Soucek S. Auditory epithelial migration on the human tympanic membrane: II. The existence of twondiscrete migratory pathways and their embryologic correlates.Am J Anal, 1990, 189:189-200

[10] Schmidt SH, Hellstrom S. Tympanic membrane structure: new views. A comparative study. ORL. J Otorhinolaryngol Relat Spec, 1991,53:32-36

[11] Gladstone BG, Jackler RK, Varav K. Tympanic membrane wound healing. An Overview. Otol Clinical of North America , 1995,28 (5) :913-931

[12] Griffin WL. A retrospective study of trammatic tympanicmembrane perforation in a clinical practice.Laryngoscope .1979,89: 261-282

[13] Camitz PS, Bost WS. Traumatic porfrations of the tympanic membrane: Early closure with paper tape patching. Otolaryngol Head Neck Surg ,1985, 93:220-223

[14] 张全安, 李荣, 樊孟耘. 脂肪压片法修补鼓膜穿孔的临床研究. 中华耳科学杂志, 2010, 8 (3) :275-279

第八节　外伤性鼓膜穿孔治疗的研究

内容要点

● 外伤性鼓膜穿孔合理的治疗原则是：①直径<2mm 的穿孔让其自愈。②直径 2~3mm 穿孔可观察 2 周，无愈合倾向者手术修补。③直径>3mm,特别是残缘内卷、外翻者应尽早手术修补。

● 脂肪嵌塞法仅能修补鼓膜小穿孔，且愈合后组织厚重、臃肿。

● 脂肪压片法可修补任何大小的外伤性或中耳炎鼓膜穿孔，手术简便，穿孔闭合率达 97%，愈合快、质量好，明显优于嵌塞法。

依据前述鼓膜穿孔愈合机制研究的新成果，当今鼓膜穿孔治疗中存在的亟待解决的问题，以及理想的鼓膜穿孔治疗方法和疗效要求，笔者近年作了相关的临床实践观察和研究，初步取得了满意的效果。

一、外伤性鼓膜穿孔的治疗原则

近年作者研究结果可总结出以下三条基本原则：

（1）对于直径小于 2mm 的小圆形或裂隙状穿孔，原则上可采用保守治疗，让其自然愈合，或用各种人工材料贴附帮助自行恢复。保持局部清洁防止感染，但不一定保持干燥，过分干燥的创面并不十分有利于愈合。因为创面在较湿润的环境更利于愈合，例如可用敷有抗生素油剂、膏剂的各种薄片状物贴附在穿孔处。

（2）对直径在 2~3mm 的穿孔，可先采用上述保守治疗，并用耳内镜、显微镜观察治疗期间穿孔缩小和边缘愈合情况，若穿孔缩小较快，可任其自然愈合。不同的试验研究都表明外伤性鼓膜穿孔闭合为 2 周，若穿孔缩小很慢，或治疗观察已超过 10d，穿孔边缘没有明显增厚的"蛇头样"愈合迹象，则穿孔不能闭合的可能性增大，可改用手术修补鼓膜。因为此时穿越边缘创面的内、外两层上皮尚未完全愈合，亦无瘢痕化，手术制作移植创面不甚困难，手术较容易。若观察时间过久，穿孔边缘已瘢痕化，移植床制作困难，手术的难度会明显增大。

（3）对于穿孔直径>3mm 的较大穿孔，多为圆形、类圆形或三角形，常有穿孔撕裂的鼓膜残缘外翻、内卷，这种穿孔比较难以自然闭合，即使自然闭合，膜性闭合的不良愈合者较多。因此，对这些大穿孔要以外科手术修补鼓膜穿孔为主要治疗方法。

二、应用脂肪压片修补鼓膜穿孔

外伤性新鲜鼓膜穿孔的手修补术与中耳炎鼓膜穿孔手术略有不同，它是以鼓膜穿孔边缘的新鲜创面作为移植床进行修复的。近年应用较多的手术方法是采用皮下团块状脂肪组织嵌塞法治疗小型穿孔，国内外相继有临床报道。笔者用此方法治疗 7 年，体会与其他作者结论相同，即此法只适用于穿孔面积≤1/3 鼓膜面积者，大型穿孔闭合率低，且愈合局部较厚，故近几年笔者已弃之不用。近年笔者用鼓膜成形夹将耳后皮下脂肪压成均匀一致、致密的薄片状移植物，很好地克服了以上缺点，可修补任何大小的鼓膜穿孔，效果满意，方法简便。

（一）应用脂肪组织压片修补鼓膜穿孔

（1）准备移植创面：对新鲜鼓膜穿孔，在耳周和耳道皮肤消毒后行常规耳道内皮肤局部浸润麻醉。对不能配合手术的儿童、青少年及精神过度紧张的成年患者，采用局麻+强化或气管插管全身麻醉。多数经外耳道可完成手术，不必做耳内切口。外耳道狭窄、弯曲、穿孔大、显露不好者可做耳内切口，并扩大、取直骨性耳道。然后在显微镜或耳内镜下清除鼓膜表面血迹、凝血块和外耳道污物。

处理鼓膜穿孔残缘，鼓膜撕裂的残缘有向内、外翻转，卷曲者，可用小钩将其复平、对合。尽量使圆形或类圆形穿孔变成裂隙状或梭形穿孔，缩短裂口距离，缩小需愈合的穿孔面积（图6-8-1）。如受伤时间较长，2d 以后就诊者，或穿孔游

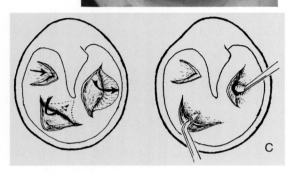

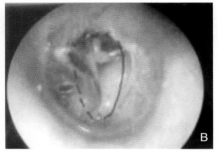

图 6-8-1　A.左耳鼓膜紧张部后区外伤大穿孔，残缘向前外翻卷。B.红实线表示平复鼓膜残缘可将大穿孔缩小为裂隙状穿孔。红虚线表示脂肪嵌塞法会把穿孔撑得更大。C.将各种外伤性鼓膜穿孔的内卷、外翻的残缘平复、对合，使呈裂隙状穿孔，缩小穿孔面积。

对慢性单纯化脓性中耳炎所致鼓膜穿孔者也可用此法修补。先用小尖钩针剜除穿孔边缘纤维环，搔刮穿孔周围内侧面黏膜（做内植法者），或刮除穿孔四周表面上皮（做外贴法者），做一环形创面移植床（图6-8-2）。

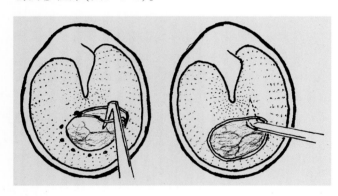

图 6-8-2　做鼓膜穿孔环形创面移植床及鼓膜内侧黏膜创面。

（2）切取耳后皮下脂肪移植物：准备好鼓膜移植床后，约在外耳道水平耳后发际外较平坦、皮下脂肪较厚处，局部麻醉下做一长约 1.0cm 平行于发际线的皮肤切口。再根据穿孔大小，用小刀或小剪在毛囊水平以下取适当大小皮下脂肪一块，作为鼓膜移植物备用（图6-8-3A）。

离缘干涸，无渗血者，可用小钩、小刀在穿孔游离缘和内、外两侧重新搔刮作出创面，使穿孔缘四周有鲜血渗出的约1.0mm 宽的环形创面带。

（3）脂肪组织压片：用鼓膜成形压片夹（图6-8-3B）挤压掉移植物中的大部分脂肪组织，将移植脂肪组织中的纤维结缔组织压成半干如"牛皮纸"样厚薄的片状移植物（图6-8-3C）备用。

（4）外植法：采用此法修补直径 2.0~3.0mm 左右的鼓膜穿孔。经穿孔向鼓室置入吸收性明胶海绵颗粒作为支撑。将脂肪压片修剪成稍大于穿孔的移植片，贴附在穿孔四周鼓膜外侧移植床，用吸收性明胶海绵或碘仿纱条轻压其上，填塞外耳道。

（5）内植法：采用此法修补鼓膜，多用于穿孔直径大约在 3.0~6.0mm 的鼓膜中、大型穿孔，特别是鼓膜撕裂，残缘向内、外翻转、卷曲者更适合用此法。经穿孔在鼓室内放入吸收性明胶海棉颗粒，四周与穿孔边缘相平。将压成的片状移植物修剪成稍大于穿孔，与穿孔形状相似的薄片，经穿孔用小成角剥离子送到鼓膜内侧面，与鼓膜穿孔四周内侧创面密合相贴。用小钩伸入穿孔边缘四周向外挑拨，使鼓膜残缘无内卷，并平复贴在内衬移植物上（图6-8-4）。外耳道轻压吸收性明胶海棉或碘仿纱条，并常规填塞外耳道。

（6）术后用抗生素 7~10d，第 10~14d 抽除外耳道填塞物。

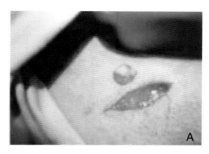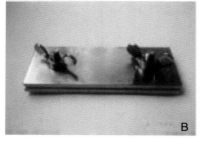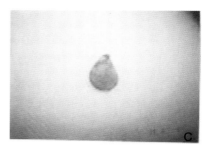

图 6-8-3 A.做耳后发际内切口，并切取皮下脂肪如玉米粒大小。B.鼓膜成形压片夹。C.将脂肪结缔组织挤压成"牛皮纸"样薄片状移植物。

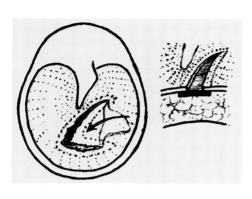

图 6-8-4 平复外卷穿孔残缘后行内植法穿孔修补（虚线区为移植物）。

三、对应用脂肪组织修补外伤性鼓膜穿孔的评价

虽然脂肪组织作为临床移植材料已有较长历史，但作为修补鼓膜穿孔的移植物的相关基础和临床研究，近年在国外才相继有文献报道，国内也有耳科医师开展了此项技术。目前临床应用较少。虽然脂肪组织作为鼓膜修复的移植物切取很方便，在耳周多处均可切取，但由于多种原因，此项技术推广应用较慢。对其手术适应证、手术方法和经验都正在探索、研究和不断完善当中。

（一）脂肪团块嵌塞法的优、缺点

此前，国内外文献报道用脂肪组织修补鼓膜穿孔均采用脂肪团块嵌塞技术。综合文献报道，以及笔者2004年前用此法修补鼓膜穿孔的临床体会，可得出结论：用脂肪团块嵌塞法修补鼓膜穿孔的主要优点是取材方便，简单易行，大多在0.5h内即可完成手术，是一种省时、省事的简便外科技术。小型鼓膜穿孔闭合率高达82.4%~96.6%。其主要缺陷是：①此法主要适用于穿孔面积≤1/3鼓膜面积的中、小型鼓膜穿孔，穿孔直径>5mm或穿孔面积>50%鼓膜面积者闭合率很低，适应证有

限。②成活的移植鼓膜主要由脂肪组织构成，修补愈合的鼓膜局部短期多有增厚或隆起，影响鼓膜的良好振动。

笔者认为脂肪团块嵌塞法修补鼓膜穿孔存在上述两个主要缺陷的可能原因是：①嵌塞的脂肪团可将梭形外伤性穿孔撑大为直径更大的圆形或类圆形穿孔（图6-8-1），并且脂肪嵌塞入后无法平复、对合穿孔处卷曲、翻转的鼓膜撕裂残边，使愈合困难增加。②为使嵌塞脂肪在穿孔处固位，保持一定紧张度，就需要嵌入穿孔和中鼓室更大体积的脂肪。这两个因素使修补鼓膜大穿孔需要成活的血管化移植物的体积增大很多，新生血管长入移植物的路径和时间都延长，最终使移植鼓膜成活困难，甚或液化坏死而失败。③用脂肪团块修补鼓膜，其中占很大体积的脂肪结构没有被去除，成活后的移植鼓膜自然厚度增加，与正常鼓膜的解剖厚度相差甚大，并影响到鼓膜的生理传音振动的质量。

因此，尽管脂肪团块嵌塞法修补鼓膜穿孔有取材方便、手术简单、使中小型鼓膜穿孔有较高闭合率等优点，但此法仅适用于中小型鼓膜穿孔，适应证很有限；愈合之鼓膜厚重、臃肿、振动不

良，这是不能被更多耳科医师所认可，制约其广泛应用的两个亟待解决的瓶颈问题。

（二）脂肪压片法修补鼓膜穿孔的主要优点

为克服脂肪嵌塞法的以上缺点，笔者2004年设计用鼓膜成形压片夹（图6-8-2B）将耳后皮下脂肪结缔组织压成均匀一致的薄组织片（图6-8-2C），作为鼓膜穿孔修补材料。将挤去脂肪组织液、半干、有一定硬度的移植薄片修剪成略大于穿孔的小片状移植物，采用外植法修补小穿孔，或内植法修补中、大型鼓膜穿孔。笔者经实践体会到，鼓膜穿孔的大小、形状，穿孔边缘撕裂后是否有翻转或卷曲，治疗时能否将向内、外翻转、卷曲的鼓膜穿孔残缘复平、对合都是影响愈合的重要因素。采用耳后皮下脂肪结缔组织压片做内植法修补鼓膜穿孔，可很好复平、对合向内、外翻转或卷曲的外伤性鼓膜穿孔残缘，使横径宽大的圆形穿孔变为狭窄的裂隙状或梭形穿孔，穿孔面积明显缩小（图6-8-1）。而且不像嵌塞法移植物是团块物，压片法移植物仅是一个小薄片状物，因而使需愈合的血管化移植物的体积和需新生上皮覆盖的面积都大大缩小。笔者经临床经验体会到：①脂肪压片修补鼓膜穿孔愈合快（14~18d）。②穿孔闭合率高达97%左右。③此法扩大了脂肪修补鼓膜穿孔的适应证，可修补直径达6mm的鼓膜穿孔。

鼓膜穿孔的良好愈合应包括其内、外两层上皮和纤维层的完整修复，修复后平整，与正常鼓膜厚度相近，且具有良好的鼓膜振动和声音传导的生理功能（图6-8-3）。显然，用未压制的自然团块状脂肪行嵌塞法鼓膜修补术，愈合之鼓膜局部臃肿，很厚，无法达到这种理想的愈合效果。

正常鼓膜的弹力纤维层是由质地均一、平坦的薄片状纤维结缔组织构成。切取的耳后皮下组织主要是由脂肪和纤维结缔组织两部分构成，纤维组织穿插在脂肪组织中，呈疏松的网状、不成形的松软组织。因此，鼓膜的纤维层与耳后皮下脂肪组织在组织结构、质地、形状方面都有不同，自然状态下的皮下脂肪组织并不是理想的鼓膜穿孔修复材料。将切取的耳后皮下脂肪用金属鼓膜

成形夹挤压，可将绝大部分脂肪去除，并把疏松的纤维结缔组织压成厚薄均一、平坦，结构、性状和质地与鼓膜纤维层相近的移植物，方便手术移植，易成活，可修复鼓膜大穿孔，愈合后与鼓膜纤维层厚薄、质地相近，使鼓膜穿孔处的纤维层得到良好愈合。

近年的相关研究表明，鼓膜上皮干细胞主要分布在鼓环和锤骨柄区，鼓膜中央部没有干细胞。鼓膜穿孔处上皮的修复闭合主要是由远离穿孔的鼓环和锤骨柄上的上皮细胞生发中心干细胞的分裂，然后增生的上皮细胞向心性移行完成的，并非穿孔边缘上皮增生的结果。临床上鼓膜穿孔的手术修复，只要能提供给上皮细胞一个移行支架就会有好的效果。依此，很容易理解，采用皮下脂肪压片内置法能为增生的上皮向心移行提供平坦、顺畅的移行路径，有利于鼓膜上皮层的修复。而脂肪嵌塞法使移植物高出并遮盖了穿孔边缘的鼓膜上皮层，不利于增生的上皮细胞向心性移行、修复。因此，耳后皮下脂肪压片法可去除脂肪组织，保留纤维结缔组织，并压成适合移植的质地和厚度，且很平整、光滑，有利于上皮细胞从四周向中心移行，覆盖移植之鼓膜，使穿孔处上皮层得到快速愈合。从而能达到接近正常鼓膜3层组织的解剖结构和良好传音振动的生理功能的愈合效果。

四、结 论

综上，用笔者研制的鼓膜形成夹将皮下脂肪结缔组织中的脂肪去除，把其中的纤维组织压成均匀、薄片状移植物，是修补鼓膜穿孔的理想材料，完全可取代颞肌筋膜等其他移植材料。经外贴法和内植法修补鼓膜穿孔的临床实践，证实可很好克服脂肪嵌塞法不能修补大穿孔、愈合后鼓膜厚重、臃肿的缺点；且鼓膜穿孔的闭合率和愈合质量明显优于脂肪嵌塞法，手术更简便。因而，此项技术在很大程度上突破和改进了用脂肪组织修补鼓膜穿孔这一外科技术，有效解决了阻碍脂肪组织修补鼓膜穿孔技术不能广泛推广的瓶颈问题，便于临床广泛应用和推广。

张全安 李 荣 侯 薇

参考文献

［1］Steven R, Richard AK. Fat myringoplasty in the guinea pig. Laryngoscope, 1991,101:1–5

［2］Imamoglu M, Isik A U, Acuner O. Fat–plug and paper–patch myringoplasty in rats. Otolaryngol, 1998, 27: 318–321

［3］Jason L D, Joon Y C, Jay R L, et al. Bone induction by BMP–2 Transduced stem cells derived from human fat. Orthop Res, 2003, 21: 622–629

［4］Chodynicki S, Rozanska–kudelska M. Fat tissue in the treatment of tympanic membrane perforations. Otolaryngol Pol, 1998,52: 661–664

［5］Ayache S, Breccini F, Facon F, et al. Adipose graft: an original option in myringoplasty. Otol Neurotol, 2003, 24:158–164

［6］Landsberg R, Fishman G, Deroe A, et al. Fat graff myringoplasty:results of a long–term follow–up. J Otolaryngol, 2006,35:44–47

［7］高卓平，孙安，樊孟耘，等. 脂肪组织在鼓膜修补术中的临床应用. 临床耳鼻咽喉–头颈外科杂志， 2007，21（10）： 473–474

［8］区永康，郑亿庆， 陈穗俊，等. 嵌入法脂肪鼓膜修补术的临床研究. 临床耳鼻咽喉–头颈外科杂志， 2007，21（13）： 609–610

［9］Ozgursoy O B, Yorulmaz I. Fat graft myringoplasty: a cost–offective but underused procedure. Otolaryngol, 2005,119:277–279

［10］王武庆，王正敏，田洁. 鼓膜上皮干细胞的分布和培养. 中华耳鼻咽喉科杂志，2004，39（12）：712–716

［11］Kakoi H, Anniko M, Pettersson CA. Auditory epithelial migration: I. Microscopic evidence of migration and pathways in rat. Acta otolaryngol, 1996,116:435–438

［12］Kakoi H, Anniko M, Kinnefors A, et al. Auditory epidermal cell migration. Ⅶ. Antigen expression of proliferation cell nuclear antigen, PNCA and K1–67 in human tympanic membrane and external auditory canal. Acta otolaryngol, 1997,117:100–108

［13］王武庆，王正敏，田洁. 鼓膜外伤性穿孔自然修复的实验研究. 中华耳鼻咽喉科杂志，2004，39（10）：602–60

［14］张全安，李荣，樊孟耘. 脂肪压片法修补鼓膜穿孔的临床研究. 中华耳科学杂志，2010，8（3）：275–279

第九节　外耳道皮下组织压片修补鼓膜穿孔

内容要点

- 取材方便，无须另做皮肤切口。
- 可同时扩大外耳道，便于手术操作。特别适合于外耳道狭窄、弯曲、鼓膜大穿孔者。
- 移植材料质量好，愈合率高。

中耳炎引起鼓膜穿孔的情况比外伤性鼓膜穿孔要复杂得多，特别是有些病例需要同时行中耳炎性病变根除、听骨链重建，可能涉及多方面的问题。

慢性中耳炎鼓膜穿孔主要采用外科手术修补的方法，最常用颞肌筋膜、骨膜或软骨膜作为移植物，以外贴法、内置法和夹层法进行修补。这些方法为耳科医师所熟知，本文不再赘述。前述用耳后皮下脂肪组织压片法修补外伤性鼓膜穿孔的外科技术同样适用于中耳炎鼓膜穿孔的治疗。

此外，为解决某些病例外耳道狭窄、弯曲、穿孔大、无法经耳道窥及穿孔边缘、使修补术操作困难等问题，着重介绍笔者近年研究的新手术方法。

一、外耳道皮下组织压片修补鼓膜穿孔的方法

此种外科技术主要适用于外耳道明显狭小、弯曲，且鼓膜穿孔大，经耳内镜或显微镜下无法窥及鼓膜穿孔的全貌，术野显露不佳，手术操作困难的病例。手术方法如下。

（1）切取制备移植物。用常规外耳道和耳

轮脚前皮下局部浸润麻醉或全麻，做耳内皮肤切口。由距鼓环约 8mm 的 12 点处向外切开皮肤，向上延长至耳轮脚前。注意皮肤切口不宜深，仅切开皮肤全层，达毛囊下即可。

从纵行切口沿皮下用小剪刀仔细向前、后方向分离出皮下组织，显露直径约 10mm 大小，用小刀和小剪刀切取约玉米粒大小的一块外耳道中、外段皮下组织，其靠内段部分可连同骨膜一并切下（图 6-9-1）。

将切取的皮下团块状移植物置金属鼓膜压片器两叶压板之间，拧紧螺丝，挤压延展成厚薄均匀一致、有一定硬度的薄片状致密移植物备用（图 6-9-2）。

（2）制作外耳道鼓膜复合皮瓣。从耳内皮肤切口内端距鼓环约 5~6mm 处沿外耳道向前、后下做舌形皮肤切口，与耳内皮肤切口内端相

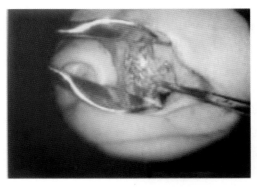

图 6-9-1 经耳内切口切取外耳道皮下组织。

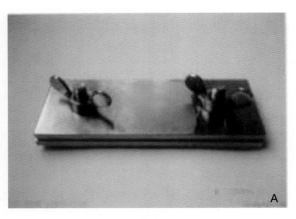

图 6-9-2 A. 鼓膜成形压片夹。B. 皮下组织被压成薄片状鼓膜移植物。

接，形成一个倒"Y"形切口直达骨面。将外耳道和舌形鼓膜复合皮瓣自外向内剥起，直达鼓环处（图 6-9-3~4）。

（3）扩大、取直骨性外耳道。沿外耳道舌形皮瓣皮肤切口向前下边剥离、掀起，边用骨凿或

耳钻扩大外耳道，切除外耳道狭窄部向心性隆起骨质，将弓背状外耳道骨壁取直，直到能在显微镜下看清楚鼓膜穿孔、鼓环全貌为止（图 6-9-4）。

（4）做鼓膜移植床和复合皮瓣。仔细剔除鼓膜穿孔边缘之纤维环。将掀起之舌形皮瓣继续十

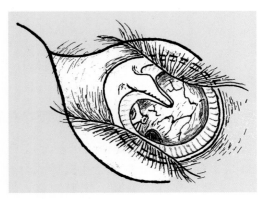

图 6-9-3 外耳道鼓膜复合皮瓣切口。

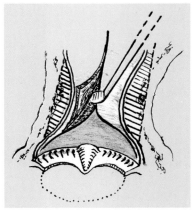

图 6-9-4 分离外耳道及鼓膜舌形复合瓣（粉红色区）。

分仔细地沿鼓环处表面上皮下剥离，越过鼓环连同残余鼓膜表层一并剥起。小心剥离鼓膜松弛部和锤骨短突及长柄处表皮，此处易造成撕裂，操作一定要轻柔、仔细。若穿孔很大，鼓膜前下部仅遗留很窄的鼓环，可沿鼓环上皮层下向外耳道皮下连续剥离至鼓膜环外3~4mm处，最后形成一个由外耳道舌形皮瓣、残余鼓膜表层和前、下部外耳道内段半环形皮瓣组成的连续性外耳道鼓膜复合型皮瓣。残余鼓膜、周围鼓环和外耳道的剥离创面即是鼓膜移植床。剥起的复合皮瓣作为夹层法修补鼓膜术的覆盖移植物（图6-9-5）。

（5）移植鼓膜。把如牛皮纸样的预制鼓膜修复薄片修剪成与穿孔形状相似，略大于穿孔直径约1~2mm的移植薄片备用。用甲硝唑溶液冲洗鼓室腔并吸干，用吸收性明胶海绵碎块置中鼓室，填至与鼓膜穿孔边缘相平。将向前下掀起之复合皮瓣暂时贴附在外耳道前下壁。将制备的鼓膜移植薄片妥善安放在移植床上，覆盖穿孔边缘外1~2mm的环带状创面上。再将掀起之复合皮瓣复位，平铺在移植物上。穿孔大者，可将舌形皮瓣向前下推移，以夹盖更多的移植物表面。根据穿孔大小和位置，也可采用外贴、内植法、夹层法或两种方法结合的移植修补法（图6-9-5）。

（6）外耳道创面植皮。做耳道上壁纵行皮肤切口，扩大外耳道。当外耳道皮肤不足覆盖形成的"人"字形骨性创面时，需要另取皮片移植覆盖创面，否则会延长愈合时间或创面生长肉芽组织。根据需要覆盖创面的大小，取耳后"兰花瓣"形皮片，并将其一端从正中剪开长约1.0cm的裂口，叉开裂口，皮片呈"人"字形（图6-9-6），移植到外耳道人字形骨创面上（图6-9-5）。填塞外耳道，缝合切口。

术后常规用抗生素7~10d。第12~14d一次性

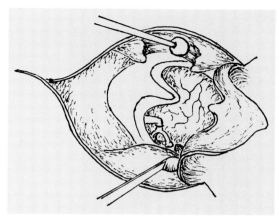

图6-9-5 扩大骨性外耳道，剥离起带蒂舌形耳道-鼓膜复合瓣，作为夹层法修补鼓膜的移植床和移植鼓膜的夹盖物。

取出填塞物，绝大多数不需要再次更换填塞物。若有部分创面外露，有渗出者可换药至愈合。

二、用外耳道皮下组织修补鼓膜穿孔的评价

自从1878年Borthold创造了鼓膜成形术这一术语后，20世纪50年代Zollner和Wullstein的工作进展使鼓膜修补术成为常规手术。在此后的临床应用和研究中，有很多改进术式和新的修补材料出现。目前应用较多的修补材料仍是筋膜、骨膜和软骨膜、皮下脂肪等，颞肌筋膜依然是最常用的修补材料。尽管鼓膜修补的显微外科技术已达到很高的水平，很多修补材料都经过了临床研究和应用，但仍有以下问题需要进一步研究解决：①目前最常用的鼓膜修补材料是自体组织，为切取这些组织常需要另做皮肤切口，或延长鼓膜修补术的皮肤切口，并花费一定时间。②外耳道狭窄、弯曲者常因手术视野暴露不好，特别是穿孔大者，手术操作更困难。③鼓膜穿孔大的病例，常可因修补之鼓膜移植床血运供给相对不足而使愈合时间延长或失败。④脂肪嵌塞法只适用较小的鼓膜穿孔的修补术。

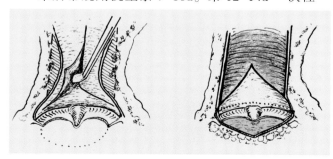

图6-9-6 扩大、取直外耳道，内植法移植鼓膜（粉红色区），外耳道创面"人"字形植皮（蓝色区）后示意图。

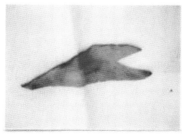

图6-9-7 将耳后"兰花瓣"形游离皮片叉开裂口，呈"人"字形外耳道创面移植物，骑跨在舌形鼓膜皮瓣上，移植到外耳道创面。

此术式主要有以下优点：

（1）切取鼓膜修补材料方便，与鼓膜修补术在同一术区，经同一耳内切口完成，无须另做皮肤切口。

（2）切取外耳道皮下组织的同时也扩大了外耳道，拓宽了鼓膜修补和鼓室探查的手术视野和空间，使术者可清楚窥及鼓膜和外耳道的全貌，有利于准确地完成这种精细的手术操作。特别适合于外耳道狭窄、弯曲、穿孔大的病例。

（3）外耳道皮下纤维结缔组织作为移植材料，其组织结构更符合鼓膜弹力纤维层修复的需要，易成活。将形状不规则、团块状、较疏松的移植物用鼓膜金属夹压成厚薄均匀一致、纤维组织致密、有一定硬度、平整的薄片状修复物，很容易

依鼓膜穿孔情况修剪成形状和大小都合适的移植物，也易于准确移植到制作的血管床上。这种表面平整的移植物利于增生的上皮细胞向穿孔中心移行愈合。因此，术后鼓膜弹力层和上皮层均可达到完善修复，愈合后的厚度和质地都与鼓膜相似，术后无穿孔或增厚现象发生，愈合质量好。这种移植物与皮下脂肪压片移植物具有相同的优点。

（4）用夹层法修补，并将外耳道后上舌形皮瓣向前下推移夹盖更大的移植物表面，大大减少了移植物裸露和需要上皮化的面积，增加了移植物成活需要的血管床，因而促进了愈合，缩短了愈合时间。此法特别适合鼓膜大穿孔的病例。

张全安　曹永华

参考文献

[1] 佘万东，戴艳红，陈峰，等. Over-Under法鼓膜形成术在鼓膜大穿孔患者中的临床应用分析. 中华耳鼻咽喉-头颈外科杂志. 2008,43（2）:139-140
[2] 邱建华. 鼓室成形的有关问题. 中华耳鼻咽喉-头颈外科杂志. 2006,4（8）:637-640
[3] Lee P, Kelly G, Mills RP. Myringoplasty: does the size of the perforation matter? Clin Otolaryngol Allied Sci, 2002, 27:331-334
[4] Onal K, Uguz MZ, Kazikdas KC, et al. A multivariate analysis of otological, surgical and patient-related factors in determining success in myringoplasty. Clin Otolaryngol, 2005, 30:115-120
[5] Landsberg R, Fishman G, Deroe A, et al. Fat graft myringoplasty: results of a long-term follow-up [J]. Otolaryngol, 2006, 35:44-47
[6] Ozgusoy O B, Yorylmaz I. Fat graft myringoplasty: a cost-offective but underused procedure. Otolaryngol, 2005, 119:277-27
[7] 王武庆, 王正敏, 田洁. 鼓膜上皮干细胞的分布和培养. 中华耳鼻咽喉科杂志, 2004,39（12）:712-716
[8] 王武庆, 王正敏, 田洁. 鼓膜外伤性穿孔自然修复的实验研究. 中华耳鼻咽喉科杂志, 2004,39（10）:602-605

第十节　鼓膜穿孔残缘烧灼+脂肪组织压片内贴修补法

内容要点

● 把鼓膜穿孔外科修补术的手术创伤减至最小。
● 省去了惯用的鼓膜穿孔修补术中复杂、费时费事的步骤，极大地简化了手术操作。

一、鼓膜穿孔修补术的难点

鼓膜穿孔修补术虽然是一种常见手术，但由于手术操作空间十分狭小，外耳道皮肤和鼓膜都很薄弱，剥离或制备移植床难度大，稍有不慎就会造成组织撕裂，卷缩或扯脱，操作十分困难。

分析其手术方法及操作过程，主要是鼓膜移植床准备不易和质软而薄的移植物难以着床这两个操作环节难度大，费时多。

（一）移植床准备困难

特别是有外耳道狭小、弯曲，穿孔大，且炎症未完全静止等因素存在的病例，常需要做外耳

道或耳后皮肤切口，先扩大骨性外耳道和术野，器械才能到达鼓膜进行操作，仅这一过程大约要耗费1h。加之炎症术区渗血多，鼓膜菲薄，要剥除残余鼓膜外侧上皮或者将其分为两层而不撕裂，对手术技巧要求很高。传统手术创伤范围广，非常费事。

（二）移植物着床困难

移植物以最常见的颞肌筋膜为例，取下的筋膜薄且软，在将其定植到移床的过程中因耳道术区狭小，筋膜易卷曲，有时要经数次操作才能移植到位。难度大的病例，手术全过程常需要2~3h，甚至更长时间。

二、鼓膜穿孔残缘烧灼+脂肪组织压片内贴修补法

（一）研究思路

针对以上解剖学和手术本身所固有的困难，是否可采用更微创、简便的方法修补鼓膜穿孔呢？笔者研究采用穿孔残缘烧灼+脂肪组织压片内贴法修补鼓膜穿孔，经100余例手术证实是可以达到此目的的。首先，笔者删除了操作难度大、费时的扩大耳道术野和传统的准备移植床的两个手术步骤，用化学药品直接烧灼穿孔边缘这一更微创且非常简单的方法预制移植床，代替了传统手术繁琐、复杂、费时的手术制备移植床的方法。然后可用皮下脂肪压片法预制更易于修剪、有一定硬度、厚薄均匀、平整的薄片状移植物定植，比采用颞肌筋膜移植法简单容易很多。手术过程的重点是只要能通过最简便的方法，作出鼓膜修补术需要的移植床创面和稍大于穿孔面积的片状移植物就足够了，除此之外的任何其他步骤和操作都可省去。笔者采用脂肪组织压片法修补外伤性鼓膜穿孔，使手术简便了很多，且可修补任意大小的鼓膜穿孔，将此法稍加改变即可用于中耳炎鼓膜穿孔的修补。

比较新鲜外伤性鼓膜穿孔与中耳炎鼓膜穿孔外科治疗的术前条件可知，它们之间的主要区别在于前者鼓膜穿孔边缘有新鲜创面，这个创面就是移植床，不需要做移植床这一手术步骤。而后者是已愈合的瘢痕化的陈旧穿孔，鼓膜内外两层上皮愈合的穿孔边缘无创面。那么，设法将陈旧性穿孔边缘经化学烧灼，用这种简单的方法人为

地制造出移植创面，这样就可采用同样简便的修补法修补陈旧性鼓膜穿孔了。

（二）操作步骤

鼓膜穿孔残缘烧灼+脂肪组织压片贴补法治疗中耳炎鼓膜陈旧性穿孔的手术方法简介如下：

（1）消毒术野，清洁外耳道及残余鼓膜，做耳道皮下局部麻醉。

（2）烧灼穿孔残缘，制作移植床。在耳内镜或显微镜下，用蘸有4%三氯醋酸或10%~30%硝酸银小钩或棉签轻烧鼓膜穿孔残缘，呈现发白的环状。烧灼前必须将潮湿的外耳道、残余鼓膜表面用干棉球拭干。注意小心不要烧灼外耳道皮肤和中耳黏膜，蘸少许化学药品，仅在穿孔残缘烧灼一细的环状白线即可，不要使烧灼面扩大，以防损伤面大不利愈合（图6-10-1）。

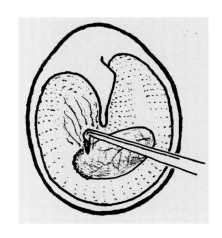

图6-10-1 化学烧灼法做移植创面。

（3）移植物的切取和准备：同脂肪压片法修补鼓膜穿孔，切取耳后发际外皮下脂肪组织如黄豆大小，用鼓膜成形夹压成致密的均匀一致的半干"牛皮纸样"薄片状移植物备用。

（4）中鼓室置吸收性明胶海绵颗粒，填至四周与鼓膜穿孔残缘相平，或稍向外凸出。

（5）内衬置法移植片状鼓膜移植物同脂肪压片法修补外伤性鼓膜穿孔（图6-10-2）。

（6）修补鼓膜表面和外耳道内端用浸有肝素的吸收性明胶海绵轻压。外耳道的外段填以碘仿纱条。

（7）可依病情和手术治疗的需要进行术式的变通，与中耳病变根除、听骨重建等手术同时完成，以达到根除病变、终止炎症、提高听力等多种手术治疗目的。

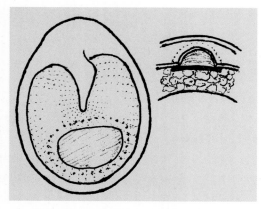

图 6-10-2　内贴法行鼓膜穿孔修补术。

（8）术后处理同前述应用脂肪压片修补鼓膜穿孔。

（三）评　价

此术式的主要优点有：

（1）把鼓膜穿孔外科修补术的手术创伤减至最小。

（2）省去了惯用的鼓膜穿孔修补术中复杂、费时费事的步骤，如耳内、耳后切口，扩大外耳道，制作移植床等，极大地简化了手术操作，是鼓膜穿孔修补术最简便、最容易掌握、最省时的术式。一般在 30min 可完成手术。

（3）穿孔闭合率高达 98%。

（4）愈合的鼓膜厚薄均匀、平坦，厚度与正常鼓膜很相近。

（5）移植的鼓膜无外移，保持了鼓膜的正常形态，生理振动功能恢复好。

相信随着这一鼓膜修补术的临床推广应用和经验积累，这一技术可治疗绝大多数鼓膜穿孔病例，取代多数手术操作技术要求高、费时费事的传统鼓膜穿孔修补法，有望成为鼓膜穿孔修补术的主要外科治疗方法。

张全安　侯　薇

参考文献

[1] Steven R, Richard AK. Fat myringoplasty in the guinea pig. Laryngoscope, 1991,101:1-5

[2] Imamoglu M, Isik A U, Acuner O. Fat-plug and paper-patch myringoplasty in rats. Otolaryngol, 1998, 27: 318-321

[3] Jason L D, Joon Y C, Jay R L, et al. Bone induction by BMP-2 Transduced stem cells derived from human fat. Orthop Res, 2003, 21: 622-629

[4] Chodynicki S, Rozanska-kudelska M. Fat tissue in the treatment of tympanic membrane perforations. Otolaryngol Pol, 1998,52: 661-664

[5] Ayache S, Breccini F, Facon F, et al. Adipose graft: an original option in myringoplasty. Otol Neurotol, 2003, 24:158-164

[6] Landsberg R, Fishman G, Deroe A, et al. Fat graff myringoplasty:results of a long-term follow-up. J Otolaryngol, 2006,35:44-47

[7] Ozgursoy O B, Yorulmaz I. Fat graft myringoplasty: a cost-offective but underused procedure. Otolaryngol, 2005,119:277-279

[8] 王武庆，王正敏，田洁. 鼓膜上皮干细胞的分布和培养. 中华耳鼻咽喉科杂志，2004，39（12）：712-716

[9] Kakoi H, Anniko M, Pettersson CA. Auditory epithelial migration: I. Microscopic evidence of migration and pathways in rat. Acta otolaryngol, 1996,116:435-438

[10] Kakoi H, Anniko M, Kinnefors A, et al. Auditory epidermal cell migration. Ⅶ. Antigen expression of proliferation cell nuclear antigen, PNCA and K1-67 in human tympanic membrane and external auditory canal. Acta otolaryngol, 1997,117:100-108

[11] Lee P, Kelly G, Mills RP. Myringoplasty: does the size of the perforation matter? Clin Otolaryngol Allied Sci, 2002, 27:331-334

[12] Onal K, Uguz MZ, Kazikdas KC, et al. A multivariate analysis of otological, surgical and patient-related factors in determining success in myringoplasty. Clin Otolaryngol, 2005, 30:115-120

[13] Landsberg R, Fishman G, Deroe A, et al. Fat graft myringoplasty: results of a long-term follow-up. Otolaryngol, 2006, 35:44-47

[14] Ozgusoy O B, Yorylmaz I. Fat graft myringoplasty: a cost-offective but underused procedure. Otolaryngol, 2005, 119:277-27

第十一节　全中耳复原重建术的临床研究

内容要点

● 全中耳复原重建的适应证是慢性胆脂瘤型和渗出–肉芽型中耳乳突炎经彻底根除病变后具有听力重建必须条件者。

● 全中耳复原重建术是包涵当今较完善、丰富的中耳病理理论、耳外科技术和临床经验多方面知识精华的复合型手术。

● 本术式的外科理念是在根除炎性病变的基础上创造条件，利用尚存的健康组织，全面复原重建中耳系统固有的解剖结构和功能，主要包括有传音结构连续性重建，中耳系统含气空腔重建，内通风引流通道的扩大、重建，以及平衡中耳气压功能的重建。

● 两种手术适应证病例的手术方法和步骤不完全相同。

● 扩大、重建中耳含气空腔和内通风引流通道是本术式的主要难点和创新点。中耳乳突术腔放置充气袋或硅胶膜充填袋，乳突术腔留术后观察窗是保证手术成功的核心创新技术。

慢性中耳炎外科手术治疗理念历经了最初乳突凿开的保命阶段，其后的中耳病变根除的干耳阶段、听力保存和重建阶段，到目前正经历着兼顾病变根除和听力重建的融合外科阶段。在这个过程中，伴随着医学科学的进步，耳显微外科技术和设备的不断更新，中耳炎外科在根除病变和听力重建的技术层面达到了炉火纯青的程度。那么是否可以说当今中耳炎外科治疗已达到了十分理想的高度，很难再发展，或者说已很少有研究提高的空间了呢？作者认为并非如此。中耳炎外科有更高的目标有待我们去研究和实现。

当今中耳炎外科治疗研究主要集中在中耳炎性病变的根除和听力传音结构的重建方面。作者认为，在此基础上，今后慢性中耳炎手术治疗追求的更高外科理念应是：在根除顽固性炎性病变的前提条件下，尽可能完整、全面地修复重建中耳腔系统固有的正常解剖结构和生理功能。作者研究设计的"全中耳复原重建术"就是这一外科理念的集中体现。

一、全中耳复原重建手术的主要外科目标及设计

全中耳复原重建手术的外科治疗目标主要一方面是由中耳器官的固有解剖和生理功能所决定的，另一方面，是根据某一具体病例中耳炎性病变和根除这些炎性病变的手术所破坏的中耳解剖结构来确定的。若手术获得成功，新建的中耳系统应能够完成中耳系统的基本生理功能。中耳的解剖和生理功能较复杂，但大体上有听骨链、咽鼓管和封闭的中耳含气腔3部分解剖结构组成，分司传音、平衡中耳气压、保护中耳听觉结构的功能。因此，在研究、设计全中耳复原重建术的思考中，把此手术治疗目标确定在以下3个主要方面。

1. 传音解剖结构连续性的重建　它包括有鼓膜穿孔修补和听骨链连续性的修复。这部分应用现有的较成熟的鼓膜修补和听骨链重建技术、经验及材料。所不同是全中耳复原重建术扩大了移植鼓膜的面积，比正常鼓膜面积大；鼓膜修补材料大多用经耳后皮肤切口行乳突凿开时顺便切取的皮下含纤维脂肪组织，经鼓膜夹压制的薄片状移植物；所用的人工镫骨的伞状支撑面较大，且其高度比正常镫骨高出约 2.0mm 左右。其目的是试图通过增大鼓膜与前庭窗之间的面积比例提高听骨链的传音作用；通过加高人工镫骨的高度加宽中、上鼓室的内外横径，从而扩大中耳含气空间和内通风引流通道。

2. 中耳含气腔和内通风引流通道的扩大和重建　包括有中鼓室、上鼓室和鼓窦–乳突腔扩大、重建。中耳炎性病变对中鼓室解剖结构的一个常见损害是鼓膜穿孔，致鼓膜部分或全部缺无，即中鼓室外侧壁的不同程度缺失，影响患者的听力

传导。此种情况，仅行鼓膜穿孔修补即可达到中鼓室重建的目的。为扩大中鼓室含空腔，通过切除部分损坏，加高锤骨使修补后鼓膜外移可达此目的。

上鼓室、鼓窦-乳突的外侧壁和外耳道骨壁可能被炎性病变（胆脂瘤，肉芽等）不同程度的破坏，但更主要的破坏形式是在为根除上鼓室、鼓窦-乳突腔内病变的过程中大量未被病变侵及的健康骨质被切除。另一方面中耳炎性病变常常阻塞中耳腔的内通风引流通道，阻塞区域主要在鼓峡周围，即中、上鼓室和鼓窦口的三角地带。在"空腔闭合式"手术中，清除此处病变后容易再有肉芽、粘连组织形成，并再次阻塞此通道。因此手术疏通、扩大内通风引流通道并保持通畅、防止被再闭塞，同时重建上鼓室、鼓窦-乳突外侧骨壁和外耳道后壁是一个重要的外科技术环节。当今已有上鼓室外侧壁，外耳道后壁重建的外科技术研究，但尚不完善，适应证较狭，技术要求高，仅有少数耳科医师掌握此技术。全中耳复原重建手术设计主要利用中耳腔周围尚未被病变破坏的、较健康的骨皮质（常是根除上鼓室、鼓窦-乳突病变手术需要切除的那部分）经加工，作为重建中耳含气空腔外壳解剖结构的材料。重建的方法、技术也不同于当今惯用的模式。

3. 咽鼓管功能重建　由于咽鼓管功能障碍常是顽固性的，中耳炎外科手术后效果不佳或中耳炎复发的病例中，相当一部分是咽鼓管功能未能恢复正常所致。因此，对许多因顽固性咽鼓管功能障碍引起中耳炎的病例，进行手术治疗时应考虑行咽鼓管功能重建。但由于咽鼓管解剖位置深在，结构复杂，外科手术很难达到解剖学结构的重建目的，至今尚未有成熟的外科重建技术的文献报告。本术式试图通过外科手术建立中耳含气空腔与外界的恒定通气管道的方法重建咽鼓管对中耳的平衡气压功能，从而代替正常咽鼓管的主要功能。此法比鼓膜置管有更多优点。

在认清病变的基础上，对以上中耳系统三方面解剖、功能的重建就基本上完成了中耳系统对声音传导，平衡中耳气压，保护中耳结构的3种主要功能的完整性重建，重建后的中耳系统新的人工解剖结构可完成中耳的主要功能，满足患者对中耳的正常功能的需求。

二、全中耳复原重建手术的适应证和禁忌证

1. 适应证　主要是胆脂瘤型中耳炎和慢性渗出-肉芽型中耳炎，凡是顽固的中耳炎病变（主要包括肉芽、胆脂瘤、玻璃样变等组织）可以较彻底根除，无任何胆脂瘤组织残留，并且具有必需的听力重建条件者。例如镫骨足板存在并活动，非重度感音神经性聋等。

2. 禁忌证

A. 中耳腔系统或外耳道有急性炎症。

B. 有颅内外并发症或有颅外并发症倾向者。

C. 一般外科手术禁忌证也适用于本术式。

三、手术方法

由中耳解剖学特点所决定的中耳炎外科手术治疗的一个固有难点是手术视野和空间都很狭小，使得手术精确操作困难。鼓室成形术后中耳含气空腔变小，术后中耳腔系统内通风引流通道不畅，易招致渗出液积存，肉芽、粘连组织形成并填塞术腔。很多空腔闭合式手术效果不佳都直接或间接地与中耳腔狭小和术后肉芽、粘连组织再发生这两个因素有关。为尽量克服这些因素造成不良影响，在此术式中作者有针对性地提出"三扩大"的外科理念，即在手术过程中尽力扩大外耳道，扩大中耳系统含气腔及内通风引流通道，扩大移植鼓膜的面积。

全中耳复原重建术是一个涉及面广、技术复杂、对外科技巧要求很高的复合性手术。此外，重要的是对耳科医师在术前、术中的综合分析判断、决策能力和灵活变通、娴熟而恰当运用多种耳外科技术的能力有很高的要求。不像一般经典模式化手术那样有较固定的手术方式和操作步骤，它是由几个不同手术组合的一个复合手术，其手术步骤和方法依不同病例的病变情况，会有一些不同和变通。但其外科理念、手术原则和外科治疗目标始终是相同的，即在根除病变的同时，创造重建中耳结构的条件，尽可能利用中耳腔及其周围区域尚存的健康组织重建完整的中耳腔系统的解剖结构和功能。全中耳复原重建手术，可根据病情和术者技术掌握的熟练程度和习惯对各种外科技巧灵活运用。

全中耳复原重建术主要适用于两种具有代表性的慢性中耳炎病例。其一是胆脂瘤型中耳炎伴有鼓膜松弛部或紧张部后上区穿孔（图6-11-1）；其二是慢性渗出-肉芽型中耳炎伴鼓膜紧张部穿孔或鼓膜完整（图6-11-2）。虽然这两种慢性中耳炎

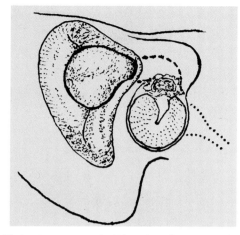

图 6-11-1　胆脂瘤型中耳炎伴有鼓膜松弛部。

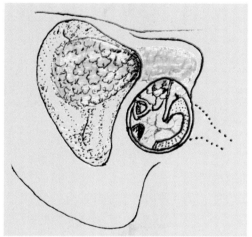

图 6-11-2　慢性渗出-肉芽型中耳炎伴鼓膜紧张部穿孔。

的病变都主要在听骨链区，但它们的病理改变和临床表现却有某些不同。前者常有盾板、锤骨、砧骨、上鼓室和鼓窦周围骨质不同程度吸收破坏，鼓膜紧张部多无穿孔（图 6-11-1）。而后者多表现为鼓峡部阻塞，中鼓室后上区、上鼓室、鼓窦乳突有肉芽组织及渗出液，鼓膜完整或紧张部穿孔（图 6-11-2），听骨吸收破坏多见于砧骨长脚，也常有听骨链连续性完整者，盾板及中耳腔系统周围骨质少有吸收破坏。因而，应用全中耳复原重建术外科治疗这两种慢性中耳炎病例时，其方法和步骤也略有不同。

1. 全中耳复原重建术治疗伴鼓膜松弛部或紧张部后上区穿孔的胆脂瘤型中耳炎的方法步骤

（1）做耳后弧型皮肤和"U"形带蒂皮下肌-骨膜复合组织瓣错位切口。

先在距耳后沟约 5mm 处做大弧形皮肤切口，上起自外耳孔垂线，向后下延至外耳孔水平线下方约 5mm，长约 4.5cm，仅切至皮下（图 6-11-

3）。再沿皮下向后分离，在距弧形皮肤切口后缘约 5mm 处做"U"形皮下肌-骨膜复合组织瓣错位切口，直达乳突骨面（图 6-11-3）。

（2）预制"U"形带蒂皮下-肌骨膜复合组织瓣和重建中耳含气腔移植骨片。

切取移植骨片之前先将乳突表面带蒂的皮下-肌骨膜复合组织瓣自切口后缘向前沿骨面剥起呈大"U"形，使蒂的广基位于乳突前上缘处（图 6-11-4）。

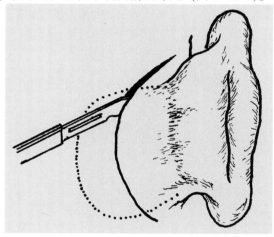

图 6-11-3　耳后弧型皮肤和"U"形带蒂皮下肌-骨膜复合组织瓣错位切口。

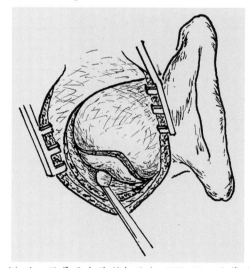

图 6-11-4　沿骨面向前剥起呈大"U"形，使蒂的广基位于乳突前上缘处的带蒂皮下肌-骨膜复合组织瓣。

当你无法精确勾画出重建中耳含气空腔需要移植骨片的大小和形状时，应尽可能将可利用的骨皮质制备成足够大的移植骨片。移植骨片主要取自未被病变侵蚀的、可利用的上鼓室和鼓窦乳突外侧较厚的骨皮质。

充分显露乳突表面、上鼓室外侧壁骨皮质，再向前下外耳道和鼓膜方向剥离，掀起鼓膜穿孔的上、后缘，显露胆脂瘤（图 6-11-5）。根据显露的骨皮质被病变损害的范围，将健康的骨皮质区域勾画出拟切取骨片的形状和大小。用小的切割耳钻从骨片四周画线处向中心行浅碟状切割（图 6-11-6），再将骨片与乳突（或上鼓室外侧壁）相连部分用微型耳钻或骨凿断离。最后将取下的移植骨片用电钻修整，确保无病变残留，尽量抛光其内侧面，做成约 1~2mm 厚的瓦状薄骨片备用。若中耳-乳突外侧无可利用骨皮质，也可向耳上部取颅骨外层骨板。

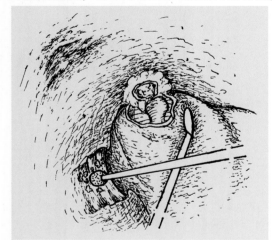

图 6-11-5　向前下方剥离，掀起鼓膜穿孔的上、后缘，显露胆脂瘤，并扩大外耳道。

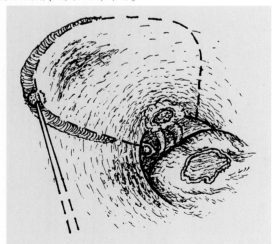

图 6-11-6　从骨片四周画线处向中心行浅碟状切割，切取重建中耳-乳突腔薄骨片。

　　如果病变较重，乳突表面或上鼓室外侧而无足够可利用的健康骨皮质，也可在根除病变后，修复术腔及含气腔骨质缺损移植骨片不足的情况切取适当大小形状的耳甲腔、耳屏软骨作为补充修复材料。

　　（3）根除脂除胆脂瘤、扩大中耳含气空腔及内通风引流通道和骨性外耳道。

　　切取上鼓室外侧骨壁、鼓窦-乳突外侧骨板

后，中、上鼓室和乳突腔成为一个充分开放的区域，病变被充分暴露。在显微镜下由后下向前上鼓窦口方向将胆脂瘤基质完整连续地从骨面剥离起，尽可能将胆脂瘤包囊完整剥除（图 6-11-7），行开放式手术根除病变，这样便于确认胆脂瘤是否彻底清除。

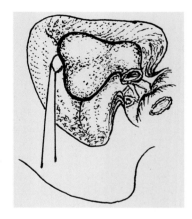

图 6-11-7　将胆脂瘤基质完整连续地从骨面剥离起，尽可能将胆脂瘤包囊完整剥除。

　　为达到扩大中耳含气，内通风引流通道和骨性外耳道的外科目标，除了对某些较大胆脂瘤在切取重建中耳乳突薄骨片的同时行开放式中耳乳突根治术外，对那些较小胆脂瘤无需行开放式断桥手术的病例还特别设计采用以下 4 项外科措施。

　　A. 在根除上鼓室、鼓窦-乳突胆脂瘤的同时切除被病变累及的锤骨头和砧骨，磨除周围的气房，扩大上鼓室和乳突空腔，用磨钻抛光四周形成周壁平滑、圆浑的类圆形或类椭圆形空腔（图 6-11-8），便于充气硅胶气囊壁或硅胶填塞囊袋与重建空腔周围所有创面都能紧密贴合而不遗留小的角状无效腔。用金刚石钻抛光周壁，彻底止血，使上鼓室-乳突术腔成为一体。

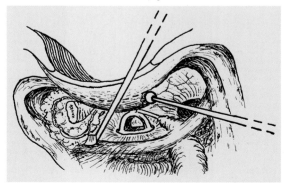

图 6-11-8　行扩大上鼓室后鼓室开放，切除锤骨头和砧骨，并磨除部分鼓环，形成周壁光滑的扩大的上鼓室、乳突空腔。

B. 行扩大的后鼓室切开术，并用耳钻尽量开大上鼓室、中鼓室与鼓窦–乳突之间的三角区域通道，扩大后鼓室切开，尽可能扩大中耳系统的内通风引流通道（图6-11-8~9）。特别注意彻底清除此三角区和后鼓室的胆脂瘤。

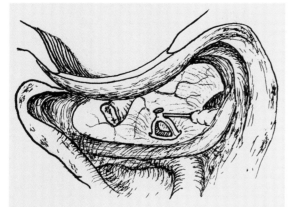

图6-11-9 行扩大后鼓室切开术，扩大中、上鼓室与鼓窦–乳突之间的三角区域内通风引流通道。

C. 扩大骨性外耳道。在沿"U"形带蒂皮下肌–骨膜复合组织瓣广基向前下剥离，显露鼓膜松弛部穿孔和外耳道骨壁，并扩大切除外耳道骨壁，主要以扩大外耳道前、后壁为主（图6-11-5）。在拟放置中耳通气的病例，在前下鼓环与点处（右耳）用耳钻预制放置中耳通气管的小骨槽。

D. 切除鼓环后上周边部分骨质，从内、外两侧开放后鼓室、面神经隐凹和上鼓室，彻底清除此区域的病变（图6-11-8）。鼓环处骨质部分切除后，使移植鼓膜附着处向外移，并加高人工镫骨的高度，从而增大中、上鼓室的内外横径。

（4）扩大鼓膜移植面积并修补鼓膜穿孔。

在扩大外耳道，行上鼓室、后鼓室病变根除时切除鼓膜环前上、后上部分骨质1~2mm，使移植鼓膜的移植床向前上、后上和上方扩大，并向外移，从而增大了移植鼓膜的面积，修补鼓膜的位置也外移1~2mm。移植鼓膜采用耳后切口处皮下脂肪组织，经专用鼓膜夹压制成半干、质地如牛皮纸样厚薄的移植物（图6-8-3），中鼓室放置吸收性明胶颗粒稍高出鼓膜穿孔边缘，再将移植物内贴在穿孔处移植床上，将"U"形皮下组织–骨膜瓣的前下方和鼓膜穿孔周边残缘复位，覆盖在移植鼓膜的周边，行夹层法鼓膜修补（图6-11-10）。移植物表面用薄硅胶片覆盖，填塞外耳道。

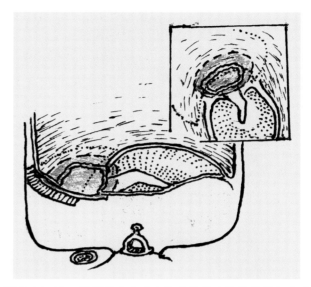

图6-11-10 将移植物内贴在松弛部穿孔处移植床和重建上鼓室外侧骨坐上（粗虚线区），将鼓膜穿孔周边残缘复位，覆盖在移植鼓膜的周边，行夹层法鼓膜修补。

（5）人工镫骨植入。

在彻底清除病变后，若镫骨或仅其足板存在，确认其周围无胆脂瘤基质存在，可行一期鼓室成形术。

绝大多数情况下，听骨链重建采用人工镫骨大鼓室III型术式。但重建后的人工镫骨总高度比正常高出约2.0mm，其顶部伞状支撑面较大，一般人工镫骨的圆形支撑面不用修剪即可。在其顶部与修补鼓膜之间再加一小脂肪压片作为加厚垫（图6-11-11），防止人工镫骨术后由此穿出。若中耳病变广泛，清除后，一期手术不能植入人工镫骨，可以修补鼓膜，中鼓室创面置硅胶薄膜1~3

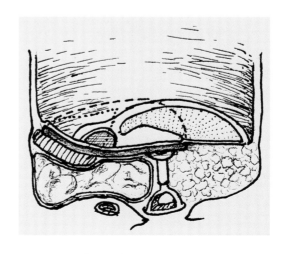

图6-11-11 听骨链重建采用人工镫骨大鼓室III型术式。

个月后，待中耳腔系统黏膜愈合，炎症消退，内通风引流通道创面健康上皮覆盖，畅通无阻，再经耳后切口预留的观察孔行中耳探查并行二期重建听骨链（图6-11-25）。

（6）中耳通气管的放置。

对顽固性咽鼓管功能障碍或阻塞者，可放置鼓室或鼓窦通气管。可经前下鼓环5点处（右耳）预制的骨槽置入中耳腔，或经外耳道后上壁按鼓窦插管法置入通气管。

这是咽鼓管功能替代重建步骤，一般在手术后期进行。可用硬膜外麻醉导管或专制的细硅胶管截取长约15mm一段，直径约1mm。一端插入中鼓室或乳突术腔，另一段端由耳道引出（图6-11-12）。可置放在预先制备的骨槽内，也可经耳道后壁向乳突术腔钻孔插入。此步骤也可在鼓膜修补时完成。

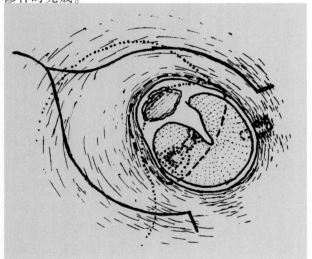

图6-11-12　可经前下鼓环5点处（右耳）预制的骨槽置入中耳腔通气管。

（7）修复上鼓室、鼓窦-乳突外侧壁及外耳道后壁骨质缺损。

在前、后桥墩用小耳钻制备骨沟（图6-11-13），把略大于骨缺损的移植骨片修整适合的形状，牢固地嵌放在缺损处预制的骨沟中（图6-11-14），以稍用力轻压不会陷入术腔为适；如果需要几片移植骨，把其形状修整后以能拼合适应缺损处的大小和形态为好，乳突术腔后方留一小缺损处引出引流管。平复带蒂皮下-肌骨膜复合组织瓣，并使骨膜面覆盖在移植骨片上面。将硅胶充气囊或硅胶填塞囊袋置入乳突术腔，并充气或填满敷料，使其与术腔外侧骨缘相平，另附加一负

压引流管（图6-11-15~18），并缝合原切口。切口中段15mm一段不缝合，作为充气囊或囊袋开口和术后观察窗（图6-11-18）。

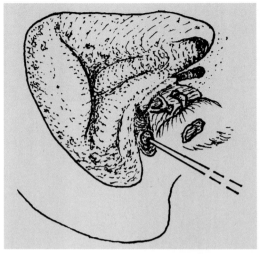

图6-11-13　在前、后桥墩用小耳钻制备骨沟。

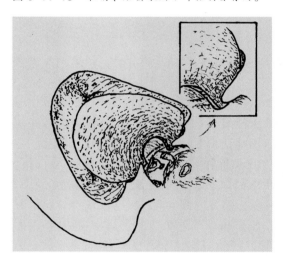

图6-11-14　把移植骨片修整适合的形状、大小，嵌置在缺损处预制的骨沟中。

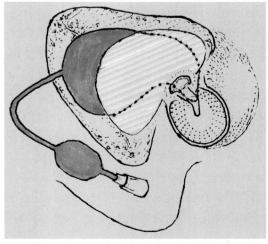

图6-11-15　乳突术腔放入硅胶充气囊。

（8）上鼓室-乳突术腔放置附带负压引流管的硅胶充气囊或硅胶膜填塞囊袋。

在显微镜下仔细检查中耳乳突术腔是否有胆脂瘤、感染肉芽组织、死骨残留。确认无残留后，将清除病变后的中耳乳突术腔注入非耳毒性抗生素溶液浸泡约5min，吸除。

把特制的硅胶充气囊放入术腔，引流管及充气管从耳后乳突术腔的后部引出。并做充气试验，注意观察是否有漏气，能否充满术腔，气囊壁与术腔周壁是否紧密贴合；记下充气至与乳突表面相平时所用注气量（图6-11-16，图6-11-17）；回抽空气后气囊是否可回瘪到原状，气囊壁是否可与术腔周围创面脱离。

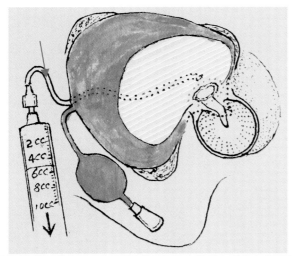

图6-11-16 术腔放入负压引流管（红箭头所示），并做充气试验。

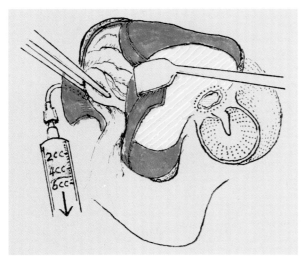

图6-11-17 将硅胶填塞囊袋和负压引流管置入术腔，并向囊袋内填塞敷料。

或者根据中耳乳突根治术腔的形状、大小，对折硅胶薄膜修剪成可折合的两片合适大小、形

状的薄硅胶片，铺满整个术腔创面，形成填塞囊袋，其开口留在耳后皮肤切口中部约1.5cm长。由此开口向囊袋内填塞敷料，使囊袋状硅胶薄膜与周围骨创面紧密贴合（图6-11-18）。特别在中、上鼓室之间被扩大的鼓峡通道处一定要填压紧密，以利于术后形成足够宽畅的中、上鼓室间的内通风引流通道。填塞囊袋的开口可作为术后对术区愈合情况的观察窗口和二期手术的入路（图6-11-18）。

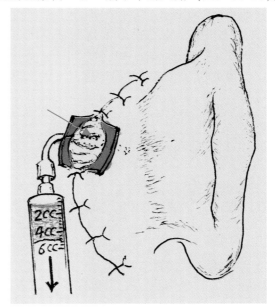

图6-11-18 耳后皮肤切口中部留观察口（红箭头所示）。

（9）填塞外耳道。

在完成鼓膜修补，中耳通气管放置和人工镫骨植入后即可填塞外耳道。在填塞敷料前，可用稍大于鼓膜的薄硅胶片贴敷在修补的鼓膜表面，以利于修补鼓膜表面上皮组织愈合。

填塞外耳道，耳后负压引流管置持续负压状态，充气管充气后夹闭。包扎伤口。

2. 全中耳复原重建术治疗渗出-肉芽型中耳炎伴鼓膜紧张部穿孔的方法、步骤 与胆脂瘤型中耳炎手术的主要不同是渗出-肉芽型中耳炎病变本身或根除中耳病变的手术都极少破坏上鼓室盾板和外耳道后壁，多数不需要重建此处骨性结构。其手术重点是清除病变，扩大并保持由通风引流通道宽畅，修补鼓膜紧张部穿孔和重建听骨链。

其方法步骤如下：

（1）切口。

A. 耳后弧形皮肤切口和"U"形带蒂皮下-肌骨膜复合组织瓣错位切口（同上；图6-11-3、图

6-11-4）。

B. 外耳道狭窄明显、鼓膜穿孔大者可加做耳内舌形耳道-鼓膜瓣切口。其方法是先行常规耳内皮肤切口，在距鼓环约 8mm 处分别拐向前下、后下形成耳道-鼓膜舌形皮瓣（图 6-11-19）。在距鼓环约 4mm 处继续向前下延伸半环形耳道皮肤切口至 4 点处(右耳)，在距鼓环约 5mm 处继续向后下延伸弧形耳道皮肤切口至 8 点处（右耳）。然后再分别从 4 点和 8 点处切口末端垂直原切线向外耳道做延长切口约长 5mm，完成蒂基底位于外耳道下壁的舌形耳道-鼓膜瓣皮肤切口（图 6-11-19）。通过此切口完成经耳道的所有中、上鼓室的手术操作。

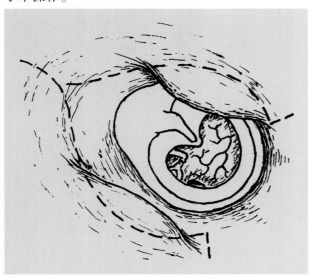

图 6-11-19　外耳道狭窄明显、鼓膜穿孔大者可加做耳内舌形耳道-鼓膜瓣切口（虚线所示）。

（2）扩大骨性外耳道，制备鼓膜移植床。

沿"U"形带蒂皮下-肌骨膜复合组织瓣下骨面向前下外耳道、鼓膜方向剥离，或边剥离边磨除外耳道狭窄处凸起骨质，将外耳道扩大成外段稍宽的四壁完整的桶状。将外耳道皮肤连同残余鼓膜表面一并剥起，做成夹层法鼓膜修补的移植床。磨除鼓环上 1/2 骨质约 2mm 宽，扩大鼓膜移植面积。并在前下鼓环 5 点处（右耳）用直径 1.5mm 的微型耳钻预制放置中耳通气管的小骨槽。

若行耳内切口者，沿牵开的耳内皮肤舌形切口边向前下剥皮离舌形耳道-鼓膜瓣，边用骨凿或耳科切割钻去除四周凸向耳道的骨质，将骨性外耳道扩大成外段稍宽的桶状（图 6-11-20）。将剥离起的带蒂舌形外耳道-鼓膜瓣翻向外耳道下壁外

段，最后去除外耳道下壁隆起部骨质，形成完整的鼓膜夹层移植法的移植床。并在约 5 点处纤维鼓环下做中耳通气管置入的预制骨槽（图 6-11-21）。磨除鼓环部骨质宽约 1~2mm，以增大移植鼓膜的面积（图 6-11-22）。

（3）行上鼓室、乳突切开，病变根除，扩大中耳含气腔和内通风引流通道。

基本方法同上鼓室-乳突切开术（见图 6-11-8~9）。

（4）修补穿孔鼓膜，放置中耳通气管。

用夹层法修补鼓膜穿孔（图 6-11-23）。经预制的小骨槽置放中耳通气管。

若用薄骨片重建中耳乳突术腔，方法类似慢性胆脂瘤型中耳炎的手术方法（图 6-11-24A，B）。

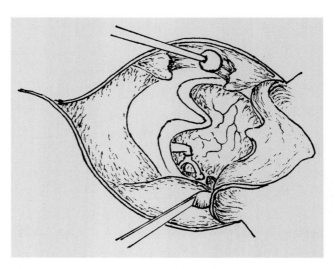

图 6-11-20　边剥离起的带蒂舌形外耳道-鼓膜瓣，边将骨性外耳道扩大。

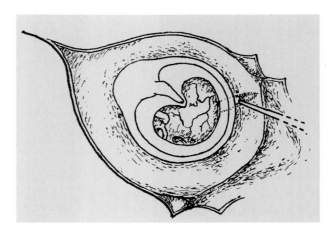

图 6-11-21　完成鼓膜夹层移植法的移植床。并做中耳通气管置入的预制骨槽。

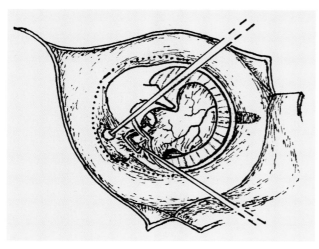

图 6-11-22 磨除一条鼓环部骨质宽约 1~2mm，以增大移植鼓膜的面积。

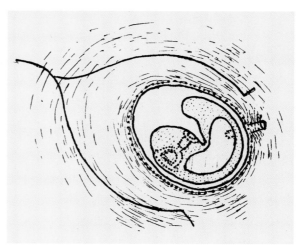

图 6-11-23 用夹层法修补鼓膜穿孔。Ⅲ型鼓室成形，置中耳通气管。

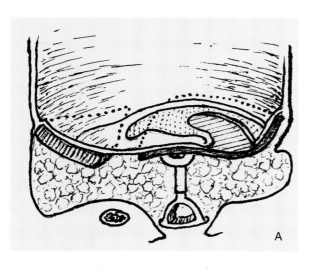

图 6-11-24 A.用薄骨片重建中耳腔，Ⅲ型鼓室成形。B.用薄骨片重建中耳乳突术腔，并行鼓室成形术、置中耳通气管。

（5）植入人工镫骨。

若砧骨、镫骨有破坏，或清除病变时去除砧骨，条件允许一期行Ⅲ型鼓室成形者，可用人工镫骨加高镫骨，最好将人工镫骨放置在镫骨头和锤骨长柄之间，一则稳定性好，二则传音功能好，三则不易脱出（图 6-11-24A、B）。

若条件不允许一期行鼓室成形术，可先行鼓膜穿孔修补，术腔创面植硅胶膜，待创面黏膜愈合移植鼓膜成活，炎症基本消退后经观察窗植入人工镫骨（图 6-11-25）。

（6）中耳乳突术腔放置硅胶充气囊或硅胶膜填塞囊袋（图 6-11-15~18）。

（7）填塞外耳道。

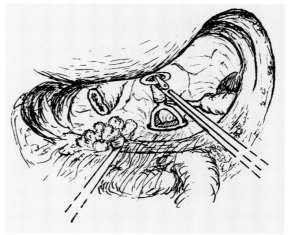

图 6-11-25 经此窗口即时行二期手术清除残留、复发的胆脂瘤、肉芽等病变组织，重新疏通被再阻塞的内通风引流通道，行二期听骨重建术。

3. 术后处理

（1）常规全身用抗生素 7~10d，必要时加用激素 5~7d。

（2）定时更换负压引流空针管，负压不可太大。

（3）若术腔放置硅胶充气囊，检查充气压力，压力不足时即时充气。若术腔放置的硅胶填塞囊袋，依术腔渗出多少更换填塞囊袋中的敷料，渗出越多，更换越频繁。

（4）2~3 周抽除外耳道填塞物。术后定时更换敷料，注意伤口周围清洁、消毒。

4. 术后观察和二期手术　此术式与一般中耳乳突手术不同，即在耳后切口中段留有观察窗口，术后去除硅胶充气囊或硅胶膜填塞囊袋后，可经此观察窗观察术区的愈合情况，并即时给予适当处理。可观察：①术腔有无胆脂瘤基质残留和复发。②术腔有无肉芽、粘连组织再形成。③内通风引流通道通畅情况，有无被炎性病变再阻塞。④术腔创面黏膜上皮覆盖、愈合情况。⑤移植骨片成活情况。⑥移植人工听骨融合、固位情况，有无脱位、偏移。

根据情况，可经此窗口即时行二期手术：①可清除残留、复发的胆脂瘤、肉芽等病变组织（图 6-11-25）。②重新疏通被再阻塞的内通风引流通道，包括重新放置充气囊。③经观察窗行二期听骨重建术（图 6-11-25）。④若术腔创面和移植物愈合良好，内通风引流通道愈合光滑、宽畅，可二期缝合耳后未缝的中部切口。

全中耳复原重建术是遵循中耳解剖、生理、病理以及手术治疗愈合过程的一些基本机制和规律，结合当今耳外科的一些技术方法，研究创新的一种外科理念和技术。以上介绍的是两种最常见的慢性中耳炎全中耳复原重建术治疗的模式化手术方式，更多的是根据某一具体病例的病变情况、术者掌握耳外科手术熟练程度和设备条件采用针对性强的个体化变通手术方法和措施，其基本外科理念和原则是根除病变，创造重建条件，依根除病变的中耳所见解剖结构，缺什么，重建什么，尽力达到全面复原重建固有的中耳解剖结构和功能的手术治疗目的。

五、评　论

1. 全中耳复原重建势在必行　由炎性病变根除到听骨链系统的重建，再到中耳腔系统的完整性全面重建是慢性中耳炎外科治疗发展的必然趋势。随着医学科学的发展和耳外科的长足进步，当今中耳炎外科治疗开展"全中耳复原重建术研究"已势在必行。

耳科学家对慢性中耳炎外科治疗研究的注意力长期以来主要集中在病变根除和听力重建的外科技术层面，其外科技术达到炉火纯青的很高水平。但是，对慢性中耳炎病理学研究较薄弱，使中耳炎外科研究缺少深层次的病理学理论指导。因而中耳炎外科临床研究的思路受到一定限制，创新性发展速度受到某种程度的影响。近年来对中耳炎病理研究获得较完整的系统理论，深刻地揭示了其病理本质和变化规律，为中耳炎外科创新性研究进步提供了坚实的理论支持，使全中耳复原重建术的研究成为可能。

全中耳复原重建术涉及的理论和技术问题很广。与此前其他经典中耳炎外科手术相比，此手术有更完善的中耳炎病理和中耳炎手术后愈合病理理论为指导，有更全面的外科技术作为支持。作者把中耳胆脂瘤形成机制，慢性中耳炎标志性病变——肉芽组织形成病理机制，中耳炎内通风引流通道病理阻塞理论，鼓室成形愈合所需局部病理环境条件，对中耳乳突术腔愈合病理演变过程的认识，把鼓膜修补、听骨链重建，上鼓室盾板与外耳道后壁重建，各种中耳炎外科技术和方法等相关循证医学理论和依据加以综合分析，融会贯通。并且将它们灵活变通，恰当运用，研究设计出"全中耳复原重建术"。它包含有丰富的理论、外科技术和临床经验多方面的知识精华。

全中耳复原重建术是通过转变耳外科理念和创新的外科技术来实现完整全面重建中耳腔系统的主要解剖和生理功能的外科目标，把中耳炎外科理念和技术推向一个更高的层次水平。

2. 外耳道扩大　在中耳炎手术中，扩大外耳道的目的很明确，主要是为扩大手术术野和术后的某些治疗的操作空间，使手术和治疗的操作更方便、准确，克服固有的外耳道狭小给外科手术和其他治疗带来的困难。除扩大骨性外耳道，本术式还将舌形耳道-鼓膜瓣的蒂基底留在外耳道底壁，手术时自上向下剥离，并翻至外耳道前下壁中、外段，这为上鼓室、中鼓室后上部听骨链区复杂的手术操作提供空间和方便。本术式所采用的方法还为移植鼓膜外移、移植鼓膜面积增大准备了合适的移植床。带蒂大舌形耳道-鼓膜瓣的平复还为夹层法鼓膜修补、上鼓室外侧壁和外耳道后壁骨性结构的重建，提供有上皮和骨膜结构的复合组织瓣的覆盖，有利于其愈合。

3. 重建并扩大中耳含气腔和内通风引流通道 作者的中耳炎病理研究显示中耳内通风引流通道的病理性阻塞是慢性中耳炎形成的一个重要病理病因。临床经验也告诉我们，慢性中耳炎同时行鼓室成形术的治疗效果不佳或失败的原因大多直接或间接地与术后中耳含气腔缩小，内通风引流通道不畅、再阻塞有关。因此，作者有针对性地提出扩大重建中耳含气腔和内通风引流通道的外科理念，是全中耳复原重建术的临床研究中具有特征性的核心指导思想。

当今慢性中耳炎的外科治疗并没有明确提出扩大重建中耳含气腔的外科理念，对其临床意义研究认识不足，相关的外科技术、措施也少。与之相关的"空腔闭合式手术"主要是针对胆脂瘤型中耳炎的，而对渗出肉芽型和胆脂瘤中耳炎术后肉芽、粘连组织再形成，术腔再封闭，以及如何防止这些情况发生的问题关注、研究很少。上鼓室外侧骨壁和外耳道后壁的重建有一些研究和成功的范例，但缺少从整体上重建中耳腔解剖结构的外科理念，其技术也很不完善。因此，当前从外科技术层面上来讲，从整体上扩大重建中耳含气腔是困难的。主要是因为中耳腔系统本身就很狭小，它是由不规则的互相连通的许多小盲腔和小气房组成，特别是中、上鼓室周壁的限制，手术很难将其扩大。术后创伤和炎症反应，粘连、肉芽组织的发生，容易使中耳含气腔缩小或闭塞。加之缺少中耳含气腔重建的技术和经验，因此，重建并保持新的大含气腔是困难的。

全中耳复原重建术针对以上困难，研究设计了4个外科技术措施环节加以解决：①在根除病变的同时，去除病变的锤骨头、砧骨及绝大多数气房和各腔隙之间的"隔档结构"；尽量多磨除上鼓室、中鼓室后上与鼓窦之间三角区域的骨质，尽力扩大此处中耳内通风引流咽喉要道的空间。通过中耳乳突的轮廓化达到中耳乳突腔的"空壳"化效果，将中、上鼓室和鼓窦-乳突建成四壁光滑的其间无阻碍的一个宽大空腔，使内通风引流通道更宽畅。②通过外移修补鼓膜的位置，采用高于正常标准的2.0mm人工镫骨重建听骨链，增宽

中、上鼓室内外横径，扩大中、上鼓室的含气空腔。③采用耳周可利用的健康骨质做成弧形瓦片状移植骨片，重建中耳含气腔外部空壳样解剖结构，可保持或扩大中耳含气空腔。④中耳乳突术腔短期内放置附带有负压引流管的硅胶充气囊或硅胶膜填塞囊袋，使重建的中耳含气腔在愈合过程中被支持、塑形、不缩小。在这4个外科技术环节中，中耳含气腔骨性解剖结构的重建和硅胶充气囊、硅胶膜填塞囊袋的使用最重要，也是最具创新性的技术。

在根除中耳乳突病变的开放式中耳手术中，常常需要凿除或磨除上鼓室外侧壁、外耳道后壁和乳突表面大量没有明显病变损害的健康骨皮质，才能进入病变区域进行根除手术。这样不但被切除的健康骨皮质被弃而不用，而且造成正常中耳解剖结构的严重缺损，形成会引起如需长期定时清理术腔、感染、肉芽、胆脂瘤再形成等诸多问题的大术腔。常使术后中耳腔系统含气腔缩小。作者设计将这些健康的骨皮质有计划地制成适合重建中耳腔解剖结构的移植材料，将其利用于含气空腔的重建，可以达到"废物"利用和修复还原中耳乳突含气腔固有解剖结构的双重作用。思维方法改变了，复杂的问题就变得简单起来。耳周有足够中耳含气腔重建的骨性移植材料，这不仅包括鼓窦-乳突、上鼓室外侧面的骨皮质，还可切取其周围的颅骨外板。此手术环节的技巧性很强，术者应根据术前对病变范围，中耳解剖结构破坏情况的考量，以及术中所见和中耳含气腔重建所需，临床设计采取和制作形状大小合适的骨性移植物。

中耳含气腔的骨性缺损不一定必须"天衣无缝"地完全修复，只要能修复其骨架结构就可达到目的。因为耳后大的"U"形带蒂皮下-肌骨膜复合组织瓣也是中耳含气腔重建的重要的非骨性修复材料。其光滑的骨膜面平复后正好覆盖在乳突表面骨质缺损区，而且它有很强的韧性，有一定强度的支撑作用。若乳突表面骨性结构缺损少时，甚至不需移植骨片，仅将此复合瓣复位即可达到中耳含气腔外侧壁的重建目的。

此外在骨性缺损较大的中耳含气腔重建术中，复合瓣的骨膜面覆盖在重建的移植骨片上可以为其愈合建立一个理想的环境条件，因为骨性愈合所需的成骨细胞主要来自骨膜。术后不但移植骨

片易成活，而且远期不会有移植骨的吸收现象。在行中耳含气腔重建时将移植骨片和带蒂骨膜这两种耳周的重建材料灵活、巧妙、配合应用是很重要的。

用耳周骨皮质重建中耳含气腔不但是废物利用，而且是理想的修复材料。一则它是自体原位骨质，质地好，易愈合；二则它的外壳形状，与术前基本相同，这些重建用的薄骨片相当于是上鼓室、鼓窦-乳突空腔的"盖"，手术打开"盖"，彻底清除病变并修理完空腔后再将"盖子"盖上，其外形解剖结构与术前基本相同。

但在用移植骨片重建中耳含气腔的过程中，特别是若不能用整块薄骨片重建外形，用小块拼接重组的方法重建外形时，手术中的一个难点问题是如何放置、固定这些不稳固或组合骨片在原位，使其在愈合之前不塌陷，这就需要研究术后短期内能支撑、固定这些游离骨片的方法和设备，这是目前需要研究解决的一个难点问题。

全中耳复原重建术中，往往是炎性病变根除后留有很大的中耳乳突术腔，四周的骨性创面也很大，术后一段时间创面必定有较多渗出液，它直接影响到鼓室成形术中鼓膜移植和听骨重建的愈合效果。这些渗出积液和骨创面的存在很容易引起术腔肉芽组织增生、粘连的发生，而且骨创面很难被光滑的黏膜上皮层覆盖愈合，亦可形成术粘连包裹性积液，这些病变很容易再填塞术腔。因此，如何防止术后术腔渗液积存，肉芽组织增生、粘连的形成，尽快在骨性创面铺满光滑、平整的愈合上皮是另一个外科技术难点问题。这就需要研究术后持续引流术腔渗液方法和器具，并有一个表面光滑、利于上皮愈合生长的支架设备，这是需要研究解决的另一难点问题。

要研究解决这两个外科技术的难点问题，必须研究出一种支撑设备满足以下5点要求：①对扩大重建的中耳含气空腔有支撑作用，保持其空腔不缩小，不塌陷。②支撑物可适应不同形状、大小的空腔。支撑物的体积可撑大，也可缩小，不需用时可不另作切口取出。③支撑物应有光滑的表面，置入术腔后可与术腔的任何部位的创面都能紧密相贴合，但又不与组织粘连，当回缩或取出时又能与创面相分离。④支撑物表面材料与人体组织有好的相容性，无明显过敏、排斥反应或其他不良反应。⑤应附有持续负压引流装置，

使术腔渗液能即时经引流管排出术腔，避免术腔渗液积存，肉芽组织形成导致再次填塞术腔，为鼓室成形手术区创造好的愈合环境。

根据这些要求，作者设计出两种术腔支撑物和一个术腔负压引流管。其一是类似全麻气管插管的硅胶充气囊装置。它的主要部件是硅胶皮囊，充气后可充满形状、大小不同的空腔，抽（放）气后能瘪缩成体积很小，经耳后切口小孔可抽出的。其表面光滑无刺激，外接充气管可以反复充、放气，并附有检测术腔气囊压力的附囊（图6-11-15，图6-11-16）。

其二是硅胶膜填塞囊袋。可经外口填塞、更换术腔囊袋中的填塞物，填压术腔，固位移植骨片，作用可靠（图6-11-17，图6-11-18）。

此外附加一个外端能接注射器空针管的负压引流管附件，将空针活塞回抽可固定在持续负压状态，使所有术腔的渗液从各个部位持续流向空针。并可随时更换空针管，丢弃引流液，使术腔始终无渗液积存。

作者研究设计的附带负压引流管的硅胶充气囊和硅胶膜填塞囊袋在全中耳复原重建中主要发挥5方面作用：①维持了重建中耳空腔的大小和形状，在愈合过程中使其逐渐定形不缩小。②为中耳含气空腔重建用的移植骨片提供短期支撑固位作用，使其术中易于定植预制的移植骨片，术后不会塌陷，并保持正常位置，促使移植骨片的良好愈合。③能防止术腔肉芽组织增生、粘连的形成。这是因为它一方面充气囊壁紧贴术腔创面，阻止了创面上的成纤维细胞和血管内皮细胞向空腔生长；另一方面它即时引流了术腔的渗出液，消除促使肉芽形成的必要条件。④促使术腔创面黏膜上皮的愈合恢复。光滑的硅胶囊壁为创面上皮细胞匍匐生长、爬行提供了理想的平滑移行支架，使愈合的创面平整光滑，且愈合速度快。它对促使上皮层愈合的作用与二期鼓室成形术中第一期手术放置在中耳鼓岬创面的硅胶薄片起到的作用完全相同。实际上它就是一个立体的、能紧贴并铺满不规则空腔所有创面的类球形硅胶薄片，它在不规则空腔中起到了一般平坦硅胶薄片起不到的作用。这样一来，术后1~3个月取出硅胶充气囊或硅胶膜填塞囊袋后，一个炎症趋于静止、四壁光滑、内通风引流宽畅的中耳大含气空腔就建成了。⑤防止炎症向周围扩散，并为鼓室成形

术区提供良好的愈合环境。持续负压引流使术腔所有的炎性渗液在负压作用下都流向耳后的引流管中，炎症不会向四周扩散，使鼓室成形（听骨链重建）术区不会浸泡在炎性渗出液中影响愈合。负压使术腔周围创面血管处于扩张状态，血液循环好，利于创面的愈合。负压引流管，硅胶充气囊和硅胶膜填塞囊袋在全中耳复原重建术中起到非常重要的关键性作用。

4. 移植鼓膜面积的扩大 鼓膜修补的外科技术已很成熟，但扩大移植鼓膜面积是全中耳复原重建术提出的一个新外科理念。听骨链破坏中断后重建手术要想完全恢复正常听骨链的传统变压功能几乎是不可能的，按照杠杆作用原理，最常用的 III 型鼓室成形术的镫骨-鼓膜连接技术对声音的增大作用肯定不如正常听骨链的增压作用大。如何增大 III 型鼓室成形术的听骨链变压作用呢？可行的办法是增大移植鼓膜的面积。因为前庭窗的面积大小是固定的，手术无法改变其大小，切实可行的办法是通过扩大移植鼓膜的面积增大它与前庭窗的面积比例，从而增大变压作用，提高听力改进手术的效果。

5. 中耳通气管的安放 有一些慢性中耳炎是由顽固性咽鼓管功能性障碍引起，有一些中耳炎术后中耳腔常有吸收性明胶海绵填塞物，或术后术腔有多量渗出液也会引起继发性中耳负压，咽鼓管功能可表现为暂时性相对低下或障碍，这些情况都需要重建永久性或临时性咽鼓管功能。全中耳复原重建包含解剖结构和生理功能重建两部分，由于咽鼓管位置深在，其结构纤细复杂，且周围有重要神经血管，限于耳外科技术目前所能达到的极限，精确修复或重建咽鼓管的解剖结构、形态和位置复原是不可能的。因此，咽鼓管的重建的重点应在有实用价值的功能重建方面。最常见的咽鼓管功能重建是鼓膜置管，它有简单易行的优点。但它有引起鼓膜穿孔、钙斑、中耳感染等并发症的可能，且多数在术后 1~3 月内自然脱出，长期保留者很少。

全中耳复原重建手术为重建咽鼓管功能，经鼓环处制备的小骨槽从外耳道向中鼓室安放中耳通气管，也可经外耳道后壁钻孔向乳突术腔放置中耳通气管，通气管中可插入细金属丝作为管芯。此通气管不经过鼓膜，可作为临时通气管，也可作为永久性通气管，代替咽鼓管起到平衡中耳负

压力的作用。还可不定时取出疏通管腔，清洗、消毒后再插入，这样不易发生管腔堵塞，即是堵塞也可随时拔出用金属丝通开。也可行堵管试验，若堵管后 3 个月后中耳腔无负压或渗出液出现，说明咽鼓管的功能已恢复，即可拔除中耳通气管。

6. 耳后术腔观察窗的设立 耳后术腔观察窗这一看似简单的设计在很大程度上创新了传统的中耳炎外科理念和技术。一般闭合式中耳炎手术后无法观察术区愈合变化的情况，除非手术重新打开中耳腔，术后的很多术腔愈合、并发症的情况无法了解，治疗过程中心中无数。等不良愈合的结果或并发症出现时已很难补救。作者研究设计的术腔观察窗很好地解决了这些问题。

术腔观察窗使闭合式中耳手术在术后可以监控术腔愈合变化情况，即时进行针对性干预治疗，彻底改变了传统闭合式手术无法观察掌控术后术区愈合情况的局面，使疗效大大提高。

通过这一观察窗所采取的很多措施，保证了术腔及移植物术后顺利愈合，实现手术目标。并经观察窗能在术后随时观察术腔的各种变化，防止并发症的发生和发展。如有并发症发生，并能即时得到有效的早期处理，大大提高了全中耳复原重建的成功率。并为二期安放人工镫骨提供了手术入路，无需重新切口打开中耳腔。

7. 全中耳复原重建术可取代大多数开放式中耳乳突手术和完桥、低壁式手术 当今对胆脂累及中耳较广泛的病例大多采用开放式中耳乳突根治或低壁式、完桥式手术。这些术式不但术后有长期大术腔的诸多问题，且因为中耳腔系统解剖结构破坏严重，其功能受到系统性严重破坏的不良影响，术后听力重建远期效果多不理想。

全中耳复原重建术的适应证与上述手术有很大的重叠部分，在大多数这些病例中它可取代开放式、低壁式和完桥式手术。因为它在根除病变方面可完全达到开放式手术的效果，在听力重建和中耳腔系统重建方面能达到闭合式手术的效果，这是开放式、低壁式和完桥式手术所不能及的。因此，全中耳复原重建术是中耳手术的又一重大突破。

8. 关于全中耳复原重建术的概念 随着耳外科的发展，中耳炎外科手术由鼓膜修补到听骨链重建，以后上鼓室外侧壁、外耳道后壁重建术相继出现，为全中耳复原重建术奠定了一定外科技术基础。需要明确的是，全中耳复原重建术应完

整地包括重建咽鼓管功能，听骨链和中耳含气腔 3 个主要部分构成。若患者无咽鼓管功能障碍，可免除其外科重建环节，但必须进行另外两个重建手术。某些咽鼓管功能正常，行"空腔闭合式手术+鼓室成形"者应属全中耳复原重建术。各种缩小或填塞中耳乳突术腔并同时行听力重建的手术方式不应视作是全中耳复原重建术，否则将会引起临床上很多概念的混淆，不利于诊治。

虽然全中耳复原重建术的研究获得成功，但若要使其成为成熟的常规中耳炎手术模式在临床中广泛推广应用，尚需要积累更多的临床经验，并在实践中不断改进完善其技术，还有待去经过一段艰苦的探索之路才能完成。

张全安　曹永华　朱立团

第十二节　慢性中耳炎外科手术的核心技术

内容要点

●慢性中耳炎外科手术治疗的核心技术包括有：A.鼓膜修补；B.病变根除；C.后鼓室切开；D.听骨链重建；E.术腔充填。

●依中耳病变性质、范围等情况不同，同一技术在不同病例中施行的难易程度相差很大。准确诊断中耳腔病变，认清每种技术在某一病例中的治疗目的、技术难点，几种技术的巧妙结合与综合运用是提高疗效的要点。

要想做好慢性中耳炎外科手术治疗，除了熟知、精通中耳炎病理，准确诊断中耳腔病变细节外，还应正确理解、熟练掌握慢性中耳炎外科手术的每种核心技术。只有对其治疗作用，手术要点、难点、风险、灵活变通运用等问题有深入全面的认识，才能针对某一具体病例做到心中有数、综合判断、灵活应对、游刃有余，最终获得好的效果。慢性中耳炎外科手术的核心技术主要有以下几项。

一、鼓膜修补

其目的是恢复鼓膜解剖结构的完整性和对声音的传导功能。理想的效果是愈合后其组织结构、解剖形态和位置与正常接近。好的手术方法应使手术操作简便易行，尽可能微创且愈合快。但由于各病例的情况各不相同，且往往与其他手术同时进行，因此，很难用一种方法达到各种情况所期望的效果。现有的许多技术都具有一定优点，但也有一定缺陷，只适合某些特定的病例。例如脂肪嵌塞法治疗某些小的外伤性鼓膜穿孔简便易行，微创且愈合率高；但对中等大小以上的穿孔则因其愈合率明显降低，愈合之后鼓膜厚重、臃肿、振动不佳而不适用。对某些鼓膜大穿孔采用

耳道鼓膜皮瓣翻起，颞肌筋膜嵌入夹层法修补，移植物易成活，且闭合率高，但手术操作复杂，创伤面大，对中小鼓膜穿孔则失去了其优点。虽然一般认为鼓膜穿孔修补是一种常见的较简单的耳科手术，但对鼓膜大穿孔，外耳道狭窄、弯曲，鼓膜残余部萎缩变薄、血运不佳，或中耳腔、耳道皮肤仍有轻度炎症、手术创面渗血活跃、术后易发生中耳黏膜粘连；或鼓膜周围附着的骨性结构有残缺、移植物难着床等问题都有很大挑战性，有待研究出更好的解决方法。也是每个耳科医师术前应认真考虑、思考和应对的棘手问题。

二、病变根除

慢性中耳炎以顽固性或不可逆炎性病变的形成为主要特点，临床上则表现为反复发作或持续存在的中耳炎症状，保守治疗往往无效。外科手术根除这些顽固性病变的目的在于清除病灶，使炎症损害区愈合、获得干耳，为同时或二期行听力重建手术创造条件。这是慢性中耳炎最常见的手术，它可以是一个单独手术，也可是整个手术过程的一个环节。但由于各医师对慢性中耳炎病理，手术目的、方法、效果的认识，以及经验都不尽相同，具体操作有很大差异。例如对病变区

域根除的先后次序、彻底程度，术中危险的识别和规避，隐蔽区域病变清理方法，什么情况需要彻底清除病变，以及什么情况需要适当保留病变等问题做到恰到好处的处理都需要有相关理论、技术和经验的支持。这是一种综合性和实践性都很强的技术。例如，一般强调病变清除越彻底越好，但往往有病变侵及中耳周围如神经、血管、脑膜、内耳等重要解剖结构时，过分彻底清除病变常会损伤这些结构，导致严重的并发症。

三、后鼓室切开

慢性中耳炎形成的一个重要病理病因是内通风引流阻塞，为了使上鼓室、乳突区清除病变后的炎症静止，不再复发，或者为保证听力重建术获得成功，建立宽畅的术后中耳腔通风引流通道是非常重要的。中、上鼓室与鼓窦之间的区域正好为中耳腔内部通风引流最狭窄的"三角区域"，且鼓峡与后鼓室炎性病变常发生在此区，外科手术重建此处的通风引流通道具有重要的治疗意义。此项核心技术有较大难度，因为手术区域狭小，面神经、半规管、听骨和两窗重要结构都汇集在此区，风险较大。如果后鼓室切开做得不够宽畅，则往往达不到好的通风引流效果，或者很快再封闭又导致顽固性病变的形成。但实际上因为此区四周有精细的重要解剖结构，手术空间十分狭小，且常因此区炎性病变重，清除砧镫骨区、鼓峡、面神经隐凹、后鼓室病变时渗血活跃，术野不清，因此，很难将其开得足够大，如果盲目开大易招致损伤重要解剖结构的危险。术者的经验、手术技巧和术中面神经监护都将起到至关重要的作用。

四、听骨链重建

保存和恢复听力是患者和医师期望达到的一个重要治疗目标。此技术是以恢复或建立听骨链的解剖连续性，恢复传音功能为目标。目前最常用的外科技术是以假体连接镫骨与鼓膜的联系。材料主要有自体组织与各种人工材料。听骨链重建技术已很成熟，但它是一项对术者经验和手术技巧都有很高要求的核心技术。对中耳腔无明显病变，仅行镫骨加高的Ⅲ型鼓室成形术来说并不困难，但面对砧镫骨区有肉芽、胆脂瘤，中鼓室

黏膜炎症明显、面神水平段有管裂且面神经疝向前庭窗区、鼓膜大穿孔、镫骨不完整等情况，手术的复杂程度和难度就会增加很多。如何既能清除病变，又能保证一期听骨链重建成功是对耳科医师的一大挑战。如何精确地将制备的人工听骨安放到位并保持很好的稳定性是对术者手术技巧的考验。如何使人工听骨不与周围结构相接触、粘连，不移位，尽量减少异物排斥反应，减少人工听骨对周围组织的刺激导致肉芽组织的生成等都是术者应考虑的问题。以上这些问题也是进一步研究的方向。

五、术腔充填

慢性中耳炎彻底清除病变后遗留术腔的诸多弊病逐渐被更多的耳科学家所关注，研究消除术腔的技术也成为当今耳外科的一个热门课题。慢性中耳炎中耳腔感染越重，病变范围越广泛，手术清除病变越彻底，术后遗留的术腔就越大。病变的严重程度，手术根除的彻底程度与手术要求遗留小术腔之间形成了一对矛盾。如何既能根除病变，又不遗留大术腔，且保证患者安全的课题已有不少临床研究，但仍在探索当中，亦成为当今中耳炎外科的核心技术之一。中耳乳突术腔的充填材料、技术和方法已有不少报道，术腔充填本身技术并不难，但它不像鼓膜修补、听骨链重建技术，当今并没有现成的很完善的技术方法广泛用于临床。其问题有：在什么情况下，什么病变清除到什么程度？什么病变可以保留？什么病变必须彻底清除？哪些区域的病变可以保留，哪些区域的病变必须彻底清除？在什么情况下中耳乳突术腔可以充填，在什么情况下不能填充？对于这些问题仍然不很清楚。所以这些问题也都是术者在中耳炎手术术腔充填的临床实践中需要认真思考研究解决的。

在慢性中耳炎外科手术中，这些核心技术可能被单独使用，也可能几种技术联合应用。值得注意的是结合某一特定病例的具体病情需要综合设计运用，还必须根据术者的经验、掌握技术的熟练程度作出选择，尽可能不做术者不熟悉或力所不及的手术，以免效果不佳或不良后果的发生。

张全安

第十三节　中耳炎后遗症

内容要点

● 中耳炎症长期静止，中耳腔仍可遗留某些不可逆的永久性病变者称为中耳炎后遗症，常需行改进听力手术。

● 中耳炎时，细菌毒素经圆窗膜渗入内耳引起耳蜗迷路炎，常遗留不同程度的以高频为主的感染性耳聋。

笔者将中耳炎后遗症限定为：中耳炎症长期静止，特别是经数次上呼吸道感染仍无复发，但遗留有鼓膜干性穿孔，钙斑，听骨破坏、固定、粘连、鼓室硬化、纤维化或骨化迷路炎等永久性病理改变，无须进行终止炎症的治疗，常须行鼓室成形等改进听力的外科治疗者。

一、干性鼓膜穿孔

（一）临床表现

它实际上也包括传统的慢性化脓性中耳炎中的炎症完全静止无复发者。有类似慢性中耳炎病史，但停止耳漏时间长，鼓膜紧张部有不同大小的干性穿孔，中耳黏膜色泽大致正常，无明显充血、肿胀、肥厚、肉芽或钙斑等改变，无炎性渗出液。也有残余鼓膜显现钙斑者，多在鼓膜后上、前上区，一般与鼓环无融合。如果钙斑大，与鼓环融合固定，多半有鼓室硬化可能。纯音测听检查多为轻至中度传导耳聋，常合并有以高频下降为主的轻至中度骨导下降。咽鼓管少有真正病理性阻塞者，一般听骨链完整，亦有砧骨长脚吸收或中断者。颞骨CT断层片可见中耳乳突腔充气好，或者鼓窦、乳突气房密度高，但中、上鼓室无明显病变。

（二）治疗

根据穿孔大小，治疗以非手术和外科鼓膜成形术为常用方法。非手术治疗大多适用于穿孔直径<3mm者，常用4%三氯醋酸或15%~30%硝酸银、苯酚烧灼法，也可用穿孔边缘烧灼+石蜡油棉片、吸收性明胶海绵片、鸡蛋内膜贴敷法。基本方法是在穿孔边缘造成一个新的创伤缘，引起创伤修复反应，并附以"脚手架"，帮助成纤维细胞

和上皮细胞向中心生长愈合。也可在贴敷物上加用碱性成纤维细胞生长因子、抗生素膏剂、碘仿等附加剂。一般每次相隔3~5d烧灼、换贴敷物，1~3次即可愈合。

外科手术修补鼓膜穿孔的技术已很成熟，方法和经验也很多。实际上外科基本治疗理论和保守疗法是一样的，都是先造成新的创伤反应，利用创伤–愈合反应，再用新的移植物作"脚手架"，新生毛细血管和成纤维细胞组织顺移植物支架长入并取而代之，增生的上皮移行覆盖移植物表面。所不同的是非手术疗法的贴敷物是人造的，不能成活，在穿孔愈合后可脱离取出；而外科移植物是取自自体或异体的活体组织，留在原位成活或部分被新生组织吸收、取代。手术方法常用的有外贴法、内植法、夹层法、嵌入法。多用自体组织，常用颞肌筋膜、耳后乳突表面骨膜、耳屏软骨膜、静脉瓣、薄断层皮肤、皮下脂肪结缔组织压片等。也有用异体硬脑膜、胎盘膜、羊胎膜等组织者。根据患者鼓膜穿孔大小、医师的技术和经验以及设备等条件选用最适合的术式。

笔者体会穿孔小于6mm直径者用耳后皮下脂肪压片修补法较简便，一般可不做耳道切口，仅做穿孔边缘剔除，轻搔刮创缘处上皮层，扩大创面，鼓室内置吸收性明胶海绵支撑，将用鼓膜成形夹制成的移植片状物，修剪成稍大于穿孔大小的尺寸贴附在穿孔处鼓膜残缘内侧面，外用吸收性明胶海绵或抗生素膏棉片填压即可。

夹层法适用于鼓膜大穿孔，其他方法难以形成足够大的移植创面，且移植物悬空面积大，不易成活。夹层法易固位，保持鼓膜原来位置和形态，成活率高。但要求技术熟练，操作较复杂、

费时。对于外耳道狭窄，且穿孔大者可用外耳道皮下组织压片技术修补，此术可扩大骨性外耳道，便于手术操作。

内植法也适合于中、大型穿孔，其优点是能很好保持鼓膜原有形态，愈合过程不外移。

鼓膜修补术常遇到的困难是：①某些外耳道狭窄弯曲者常常暴露不佳，操作困难。②鼓环前下部有外耳道悬龛遮掩，术野小看不清，操作困难。③穿孔大时，因作夹层法移植物较大，占据外耳道较多空间，难以贴补到位。即使贴补到位，外耳道皮瓣复位后外耳道空间太狭小，填塞很不方便，愈合后鼓膜小，有效振动面积缩小，影响效果。为解决这些问题，笔者设计用外耳道上壁皮下组织作为移植物，同时扩大外耳道。并用外耳道内端后上部舌形皮瓣向前下推移铺在修补鼓膜的外侧，这样较好地同时解决了上述 3 个问题，且不用另做切口取移植物，简化了手术，术后绝大多数一次抽出填塞物即愈合。术后可有一个通畅的外耳道。

（三）诊治注意事项

由于中耳炎时内通风引流易被阻塞，中耳后部区域病变重，有鼓膜穿孔的患者，通常经穿孔无法窥及上鼓室以后的病变情况。根据笔者 CT 薄断层检查的经验，伴鼓膜穿孔者，大部分病例中耳后部区域有肉芽组织等病变。此时就有两个问题需要考虑：其一是患者已较长期无流脓，中鼓室亦无明显病变，但颞骨 CT 显示中耳系统后部区域（上鼓室、鼓窦、乳突）有病变，依现行中耳炎理论，应诊断为慢性单纯性中耳炎或是粘连性中耳炎，而不能诊断为中耳炎后遗症。因此，确诊是一个困难的问题。其二是外科治疗，这两者的外科治疗大致是一样的。不管是慢性单纯性中耳炎还是粘连性中耳炎，此时炎症基本消退，都可行个体化中耳乳突病变清除+鼓室成形术。遇到这种患者，术前最好先不作武断的确诊诊断，与其作出没有把握或不真实的诊断，还不如先行外科手术探查，根据术中所见再最后诊断。即使在中耳乳突有静止的炎性病变——粘连组织，这样治疗也是合理的。因为若病变累及上鼓室，也应行上鼓室、鼓窦凿开，清除病变、松解听骨或去除部分听骨再做成形术。如果病变仅在鼓窦、乳突，只做乳突单凿，不触动听骨，做空腔闭合式或充填闭合式手术，乳突术腔置引流管，同时做鼓膜修补术。

二、鼓室硬化

（一）定义和病理

鼓室硬化症多是增生性体质患者对中耳长期慢性炎症的特异性反应的结果。多出现在各种中耳炎末期，病程跨度大。它可能是炎症完全静止的后遗症，也可与其他未静止的炎性病变，如粘连、肉芽组织、炎性渗出液等多重病变同时存在。因此，严格讲，鼓室硬化症不都属于中耳炎后遗症，一部分与陈旧性或慢性中耳炎相重叠。作为中耳炎后遗症的鼓室硬化主要是指中耳炎症已静止的那部分病例。

鼓室硬化是在黏膜慢性增生性炎症的基础上形成的。病理变化主要是黏膜或黏-骨膜上皮下成纤维细胞对炎性损害的反应性过度增生，使固有层机化增厚，进一步可发生透明变性，玻璃样变，使其中的毛细血管闭塞消失。时间更久者，在透明变性的组织内可有钙质沉着或骨化形成，使组织呈现骨样变硬。多数病例中，此病变仅在黏膜或黏-骨膜层内进行，并不破坏骨质，可与骨质黏着，但易于分离，剔除后其下遗留光滑的骨面。侵及骨质表层，或进一步有新骨形成者少见，剔除病变易损伤周围组织。

病变多发生在上鼓室、后上鼓室听骨链区和前庭窗区，常包绕在听骨链外层，并累及听骨肌腱、韧带，故可严重影响声音传导。严重者可扩展到鼓岬、圆窗龛区、鼓窦入口、鼓窦，但少有超出鼓室者。

（二）临床表现和诊断

临床表现多有慢性中耳炎病史，多有耳漏，亦见无耳漏史者。就诊前大多流脓停止或干耳较久。鼓膜穿孔者常见残余部有钙斑（6-13-1），锤骨长柄变粗多标志听骨链周围包绕有硬化病变。鼓室可见黏膜光滑，呈灰白或浅蜡黄色增厚状。中耳炎症未静止者亦可见鼓室潮湿，有渗出液、肉芽及胆脂瘤组织。鼓膜完整者常见其混浊、增厚、有钙斑。少见于鼓膜穿孔瘢痕愈合者（图6-13-1）。

患者常有渐进性耳聋症状，时间较长，可长达数年或数十年不等。纯音测听呈中至重度传导性或混合性耳聋，一般气骨导差距较大。假鼓膜试验听力无改善，盖氏试验呈阴性。鼓膜完整者鼓室图可呈 AS 型或 B 型图。

颞骨薄断层 CT 扫描可见中耳系统充气，但

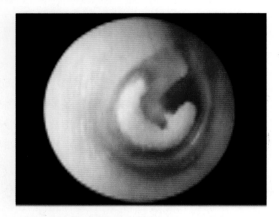

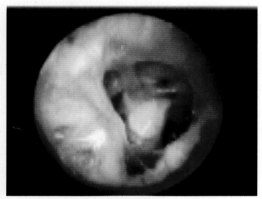

6-13-1　鼓室硬化症表现为鼓膜、鼓岬黏膜有钙斑。

多数有不同程度的高密度病变阴影。特别在上鼓室、后上鼓室可见听骨结构模糊不清，密度较高，鼓岬黏膜增厚，亦可呈现上鼓室-鼓窦-乳突填塞征(图6-13-2)。

确诊依靠手术证实，术中可看到灰白色致密形似软骨样片状硬化斑块，剥离后形似蛋壳状硬化斑片。一般剥离较容易，即使包绕听骨也可用小尖针剔除。剥除后骨面光滑，甚少渗血。严重者硬化斑可将上鼓室、后上鼓室、鼓峡和鼓岬融为一片。

（三）治　疗

手术清除硬化病灶，保存或增进听力是主要目的。手术可在局麻下经耳内切口施行，在显微镜或耳内镜下先探查上鼓室及前庭窗区，据病变范围剥除病变硬化灶，依感染轻重、听骨受损情况，做一期或二期听骨链重建手术。如病变广泛，镫骨足板固定，清除困难者可考虑行镫骨切除手术。

三、皱缩耳

（一）病　理

与鼓室硬化症相反，皱缩耳大多是中耳黏膜、鼓膜对慢性非化脓性中耳炎长期作用的一种萎缩性改变。由于某些不明原因，人体对损伤有不同的反应和修复过程，通常见到的两个典型类型就是增生型和萎缩型。鼓室硬化症属于前者，而皱缩耳属于后者。长期慢性炎症的损害，使中耳黏膜、鼓膜的纤维固有层和上皮发生凋亡，萎缩变薄是其基本病理特征，以薄弱的愈合组织作为病理的终结。

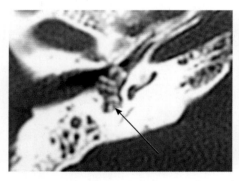 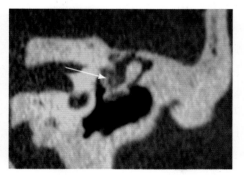

6-13-2　鼓室硬化CT片显示中、上鼓室不规则高密度病变阴影。

（二）临床表现

皱缩耳是中耳炎晚期慢性病程的结果，其病史大多与非化脓性中耳炎无异，一般较轻或没有明显前期自觉症状。就诊时多因耳闷、胀、堵塞感，进行性听力下降（以低频为主）。可有程度不同的耳鸣，以低调耳鸣多见。

典型的鼓膜征象是明显变薄，有的像半透明笛膜，有透明度大者可通过鼓膜看清鼓室黏膜、砧镫骨、关节、圆窗龛等解剖结构。鼓膜活动度大，有的非常灵活，稍施压力就有大幅摆动。鼓膜大多有内陷，也有与鼓室内壁相贴或粘连。锤骨甚至砧镫关节显得有明显外凸，呈现假性鼓膜紧张部大穿孔，经希氏耳镜施加压力鼓膜未粘连部分局部振动或呈大幅度不规则振动。此种鼓膜紧张部内陷与松弛内陷囊袋有时看似相同，其实它们是有区别的。前者主要是鼓膜固有层（即纤维层）因长期炎症损害退变、变薄和中耳负压倾向共同作用的结果，其内侧面中耳腔多无炎性病变或炎症长期呈静止状态，因而这种鼓膜内陷，即使形成囊袋也不会发生胆脂瘤。而松弛部囊袋是上鼓室炎性病变粘连局部鼓膜所致，受中耳炎性病变的浸润刺激，常形成胆脂瘤。

纯音电测听多以传导性听力下降为主，内耳有损害者可呈现不同程度的高频骨导下降。典型鼓室图呈高尖 A 型。

颞骨 CT 薄断层扫描多显示中耳腔系统充气良好，如鼓膜内陷粘连、阻塞鼓峡者可显示不同程度的上鼓室、鼓窦填塞症。

（三）治疗

皱缩耳的治疗报道很少，经验不多。Paparella 采用增宽鼓室腔，切除病变鼓膜，加厚修补鼓膜。鼓膜与鼓岬有粘连者，鼓室腔置硅胶片防止粘连。此种患者外耳道皮肤也多有变薄，手术分离皮瓣时应十分仔细，以免撕碎皮瓣，无法对位复平。如果中耳腔有遗留病变，可清除后一期鼓室成形，多数行Ⅲ型鼓室成形。

四、感音性耳聋

（一）病理

中耳炎病程中，细菌毒素经半透膜圆窗膜进入内耳，先后引起耳蜗浆液性、纤维性和骨化纤维性迷路炎，从而导致感音性听力下降。当中耳炎消退静止后，遗留不同程度的感音性耳聋。它可与鼓室硬化、皱缩耳、干性鼓膜穿孔或其他慢性、残余性中耳炎同时存在，也可以在中耳腔炎症消退痊愈后仅遗留感音性听力下降。如与其他中耳炎并存时，则视为中耳炎的并发症——迷路炎，如炎症都已静止仅遗留感音性耳聋者，可称为中耳炎后遗症。

（二）临床表现及治疗

大多有中耳炎病史，偶尔也见到无病史可查，无意中发现一耳听力下降者。多为渐进性耳聋，耳鸣较常见，以高频为主。电测听显示以感音性耳聋为主，气骨导可有较小的差距。鼓膜多完整，可有内陷、混浊、增厚、钙斑，或变薄等表现。中耳炎症消退，仅遗留内耳损害者，影像学检查中耳多无明显病变。可用神经营养和改善血液循环的药物治疗，一般效果不明显。听力损失严重者可选配助听器或人工耳蜗植入。

张全安

参考文献

[1] 张全安，张青.中耳炎"三段论"分类中华医学会耳鼻咽喉科学法的理论和临床研究.西安交通大学学报（医学版），2004，13（1）：1-7

[2] 中华医学会耳鼻咽喉科学分会，中华耳鼻咽喉头颈外科杂志编辑委员会.中耳炎的分类和分型（2004 年，西安）.中华耳鼻咽喉头颈外科杂志，2005，40（1）：5

第十四节 特异性中耳炎

除非特异性中耳炎外，还有一些特异原因引起的中耳炎。

1. 外伤性中耳炎 此类患者大多是先由外伤造成鼓膜穿孔，再经外耳道途径引起中耳感染。鼓膜外伤大都是掴掌或拳击造成，其次是爆震，其他原因很少见。近年临床比较常见，但多经适当治疗而愈合，少数留有干性穿孔。偶有因耳进水、脏物而引起感染者。

外伤性中耳炎临床表现与急性化脓性中耳炎类似，自述耳闷、耳疼、耳鸣、耳漏，有传导性听力下降，有耳外伤史。检查可见有淡黄或肉汤样脓性渗液，量多者可见经穿孔溢出，或有搏动性闪亮。吸除后可见梭形、三角形或不规则形鼓膜穿孔。根据病史和症状，诊断不难。治疗一般采用外耳道局部给药，3% H_2O_2 或抗生素滴耳液，脓液黏稠者可用 α-糜蛋白酶，或冲洗鼓室。全身用抗生素静脉给药治疗。一般预后良好，穿孔不愈者可行鼓膜修补术。

2.航空性中耳炎 航空性中耳炎又称气压创伤性中耳炎。多因咽鼓管平衡中耳气压功能障碍，当乘坐飞机旅行时，飞机短时间内上升到高空，中耳气压差增大而得不到及时平衡，致使中耳高负压，黏膜毛细血管扩张，血浆漏出积存在中耳腔，形成浆液性中耳炎。近年虽然乘飞机旅行者很多，但气压创伤性中耳炎却很少，说明咽鼓管功能障碍不是引起大多数浆液性中耳炎的主要原因。

乘坐高空飞行后出现耳疼、闷胀、听力下降，或伴有耳鸣者，检查鼓膜大多充血明显、内陷、活动度小。渗液多者可见液平。鼓室图多呈现B型。纯音测听多表现为轻至中度传导性耳聋。鼓膜穿刺有时可抽出淡黄清亮渗液。

抗感染治疗，加用激素治疗1周。必要时行鼓膜穿刺抽液、切开引流，置管平衡中耳压力，一般预后良好。

3.其他 结核性中耳炎、特发性血鼓室、免疫性中耳炎等在此不再详述。

张全安

第七章　中耳炎并发症

中耳位于颅骨的外下方，与许多颅内、外重要解剖结构相邻。中耳的内侧壁有面神经、内耳、耳蜗和半规管、颞骨岩部、颈内动脉管等结构；耳郭后有乳突外板，乳突尖部附着有胸锁乳突肌和二腹肌；中鼓室下壁与颈内静脉球相邻；很薄的鼓室天盖将大脑颞叶与上鼓室相隔；乳突的后方与乙状窦、小脑紧贴。急、慢性中耳乳突炎可因感染向四周扩散，经骨质破坏通道或血运途径侵入邻近结构或器官引起一系列颅内、外并发症。虽然由于生活水平提高，卫生健康状况的改善，近年耳源性颅内、外并发症发病率减少，但贫穷落后地区仍有发生。而专科医师在这方面的临床知识和经验却相对不足，偶有延误诊治造成不良后果者。本章就几种常见并发症给予简要叙述。

第一节　耳周及颈深脓肿

内容要点

● 急、慢性中耳乳突炎有内通风引流通道或外耳道阻塞，致中耳乳突腔内蓄脓压力升高时，脓液可经乳突外板、颧弓根或乳突尖骨质破坏处溢出，形成耳前、后骨膜下脓肿和颈深脓肿。

● 中耳乳突根治+脓肿切开引流是其基本外科治疗方法。

急性中耳乳突炎或慢性中耳乳突炎急性发作时，内通风引流阻塞，中耳乳突腔内蓄脓压力增高时，可因乳突外板、颧突根部或乳突尖内侧骨质破坏而溢出，积聚在耳后乳突骨膜下、耳前颧弓根周围骨膜下或胸锁乳突肌和颈深筋膜中层之间形成脓肿，分别称之为"耳后骨膜下脓肿"、"耳前骨膜下脓肿"和"颈深脓肿"（或称贝佐尔德脓肿）。

1. 耳后骨膜下脓肿主要表现为耳后乳突部皮肤红肿、疼痛、压疼明显，耳郭常被推向前下方，形似招风耳。较重者可有发热、头疼等全身症状。脓肿穿破前有波动感，穿破后疼痛缓解。经久不愈，或有复发者可形成耳后瘘管。颞骨CT断层片常可显示骨质破坏和脓肿范围。一般应及时切开排脓，有中耳胆脂瘤、肉芽组织或其他顽固性炎性病变者应行中耳乳突根治。需配合强力抗生菌治疗。治疗延误者可能会引起其他更严重的颅内并发症。

2. 耳前骨膜下脓肿多由胆脂瘤向前破坏上鼓室前上骨壁引起，主要表现为耳前颧弓根部红肿、压疼，脓肿压力大者可向颞下窝、眼眶周围扩展。应在抗感染治疗的同时，经扩大耳内切口行乳突根治术。

3. 耳源性颈深脓肿多由巨大胆脂瘤破坏乳突尖部骨质引起。乳突腔内感染，压力过高的脓液自二腹肌深处穿出，沿胸锁乳突肌内侧深部组织向前下扩展。患者耳垂下及颈侧上方肿胀、疼痛，转动头部时疼痛更甚。严重者可有发热，颈内静脉同时受累时甚至高热、寒战。如未能及时治疗，有扩展到胸腔纵隔的危险。颞骨和上颈部CT扫描可显示病变细节。通常治疗以根治中耳乳突原发病灶，从胸锁乳突肌前缘切开引流，置引流管，配合抗感染治疗。

张全安　康全清

第二节　耳源性周围面瘫

内容要点

● 中耳炎时面神经常有不同程度潜在性损伤，但一般没有达到出现面瘫的严重程度，手术应避免局部使用毒性强的表面麻醉药物，手术应轻巧，术腔填压不可太紧，避免治疗过程中发生的累加损伤导致面瘫的发生。

周围性面瘫包括外伤、肿瘤引起的面瘫和贝尔氏面瘫等，本节主要简述中耳炎引起的面瘫。

面神经是脑神经中在狭窄骨管内行程最长的神经，其出颅后主要在中耳内侧骨壁中行走，且50%以上有暴露于中耳腔的先天性面神经管裂，多在镫骨上方近第二膝部的水平段，骨管裂处面神经常有神经外膜缺损或面神经经管裂处疝出。因而在急、慢性中耳炎时，由于急性感染的刺激和扩散，或因骨管破坏、神经受压，或因炎症和肉芽组织的侵蚀，使面神经受到损害，出现不同程度的周围性面瘫。

大多数开始表现为渐进性不全麻痹。急性炎症损伤多为面神经的炎性水肿，一般引起的面瘫表现都较重；而慢性损伤，虽然从解剖和病理的角度看损伤较重，但临床表现并不十分明显。笔者遇见巨大胆脂瘤型中耳炎，迷路已形成死迷路，面神经骨管已破坏不复存在，术中见面神经完全被肉芽包绕，将面神经从肉芽中分离出来，在中耳腔恰似"晾衣绳"横空而过，患者仅有很轻微的面瘫。这可能是在慢性病变过程中，面神经已逐步适应耐受了炎性损害的原因。

急性中耳炎引起的面瘫多半是由感染细菌的毒素作用，使面神经管内的神经、血管出现缺血、水肿等急性炎症反应。以抗感染、引流和激素治疗为主，使其尽可能短期恢复。也可配合理疗、神经营养药物、改善血液微循环的药物治疗。如是慢性中耳炎损伤引起者，最有效的方法是行中耳乳突病变根治术，配合抗感染治疗。手术治疗应注意以下几点：①手术治疗一方面根除炎性病变，解除对面神经的压迫，有利于恢复。另一方面手术清理面神经周围的病变时可造成创伤，有使面神经瘫痪加重的可能。因此，手术一定要轻柔，在显微镜下仔细操作。如损伤部位不易确定，

中耳腔肉芽组织多，可将面神经管裂最常发生的近第二膝部的水平段暂时不清理，等四周清理完最后再清理此处，这样术野及其解剖关系看得更清楚，手术操作更精确。②术腔最好不要用表面麻醉药物。因为表面麻醉药物对神经的毒性很强，一般此时面神经的实际损害比表现的要重，表面麻醉药物的使用对面神经是一个累加损害，很可能使面瘫加重。笔者曾在会诊时经历了2例胆脂瘤型中耳炎术后面瘫的患者，术前无面瘫，因用2%丁卡因局部表面麻醉引起严重面瘫者，经面神经减压3个月后1例才大致恢复正常，1例仍有较重面瘫。这是因为此时虽然患者没有表现出面瘫，实际上中耳炎症已对面神经有潜在损害，表面麻醉的累加损害导致了面瘫的发生。③术后术腔填塞压迫要轻，否则加重面瘫，特别是面神经管破坏，神经裸露者很容易受压而加重损害。为使愈合加快，可配合药物、理疗、针灸治疗。④选择面神经减压手术一定要慎重，考虑要全面。多数患者不行面神经减压术就可恢复。因为面神经减压术有治疗和损伤面神经的双重作用，只有当急性中耳炎晚期发生面瘫，经乳突手术治疗2个月内未愈，期间肌电图显示有面神经变性趋向者可行面神经减压术；或者慢性中耳炎破坏骨管，发生面瘫，术中见面神经有肉芽或胆脂瘤压迫，清除后见面神经有水肿者可行面神经减压术，至暴露正常面神经远近端各3~5mm为止。有人主张面神经中耳段减压。有人认为膝状神经节和茎乳孔是两个关键部位，最好做全程减压。手术应在显微镜下完成，手法一定要轻柔，手术操作粗暴可造成面神经的累加创伤，是很危险的。面神经中断者可考虑行面神经移植术。

张全安　朱立团

第三节　耳源性颅内并发症

内容要点

● 炎性病变对颅骨破坏形成的缺损通道，中耳内通风引流通道和外耳道的病理性阻塞，中耳感染急性发作，致使中耳腔脓液压力增高是引起颅内并发症的 3 个主要病理病因。

● 耳源性颅内并发症常有颅内感染、占位和颅内压升高等多种病变同时存在，病理和临床症状表现相当复杂多变。在临床诊断中要理解每种临床症状所反映的颅内相应病理机制，做到多怀疑，勤观察，多检查，善判断。尽可能弄清颅内病变发生的部位、病情变化趋势和病理病因，抓住时机，即时尽早治疗、防止病情恶化。

● 耳源性颅内并发症的治疗应将非手术和外科手术治疗紧密有机结合，将抗感染、降颅压、支持疗法和根除病灶、引流或切除脓肿等多种方法灵活配合使用。

耳源性颅内并发症是耳鼻喉科的严重疾病之一，在乳突凿开、中耳根治、脑脓肿引流术和抗生素问世以前，在全世界范围内是危及生命的一种常见凶险疾病，夺去了很多患者的生命。由于经济和医学的落后，20 世纪 80 年代以前耳源性颅内并发症在我国比较常见，且诊治困难，死亡率为 40%~60%。近 30 年来，随着经济的发展，医学诊治技术的进步，此类疾病发生率明显下降，但时有发生。虽然影像学技术的提高，特别是 CT 扫描检查的广泛应用，颅内并发症的诊断变得简便很多，但由于近些年此类病例渐少见，耳科和神经外科医师对此类病的诊治缺乏经验，对其诊治反而更生疏。

耳源性颅内并发症常有颅内感染和占位病变的双重特点，加之往往有颅内高压的症状重叠和掩盖，病情变化无常，使得诊治相当困难复杂，至今仍是神经外科和耳科一个相当棘手的诊治问题。

一、中耳炎并发症的病理病因

中耳炎引起颅内并发症最常见的有 3 个病理病因，其一是急性感染或慢性中耳炎急性发作，中耳腔系统产生大量脓液；其二是中耳内通风引流通道或外耳道的病理性阻塞，中耳阻塞最常发生在鼓窦入口和鼓峡部；其三是肉芽、胆脂瘤对颅骨破坏形成缺损通道。外耳道以肉芽、耵聍或胆脂瘤堵塞多见，阻塞致使中耳脓液不能引流导致压力增高。这 3 个因素致使中耳腔系统脓液压力迅速增高，继之感染细菌和毒素经过颅内抗压力薄弱的通道和（或）血液循环系统被压进颅内，招致感染。除此之外，当然与致病菌毒力强弱、感染范围大小及患者抵抗力强弱有关。

中耳感染主要通过 3 个路径向颅内扩散。

（1）通过中耳与颅内的血管交通扩散至颅内。中耳黏膜血管通过颅骨与脑膜的小血管互相沟通，感染可通过血流直接将感染扩散到颅内，也可先形成血栓性静脉炎、脓毒血症再感染入颅内。特别是在中耳内通风引流阻塞或外耳引流不畅，中耳腔脓液压力增高时，这种感染方式更容易引起颅内并发症。

（2）通过中耳炎性病变破坏颅骨形成的通道扩散至颅内。

（3）通过内耳与颅内的自然通道扩展到颅内，如蜗小管、前庭小管、内淋巴管、内淋巴囊和第八脑神经鞘（听神经），当中耳引起化脓性迷路炎时，可通过这些径路感染到颅内。

从中耳乳突腔至脑实质，感染可侵犯任何一层解剖结构，发生单一或多种颅内并发症。从外向里，依次可发生硬脑膜外脓肿、侧窦周围炎和脓肿、侧窦栓塞性静脉炎、硬脑膜下脓肿、耳源性蛛网膜炎、脑膜炎和脑脓肿。此外，还可有耳源性良性颅内压增高症，脓毒症等同时发生。

二、硬脑膜外脓肿

1. 病理　脓液积聚在颅骨内板与硬脑膜之间，将这一潜在腔隙撑开形成脓肿腔，称之为硬脑膜外脓肿。常发生在颞叶底部、小脑外侧和乙状窦（或横窦）周围。因为矢状窦、侧窦均是行走在两层硬脑膜之间，侧窦（或横窦）壁实际上就是硬脑膜的延续部分，故横窦周围脓肿亦属硬脑膜外脓肿。硬脑膜外脓肿虽然发生在颅骨内，但尚未侵犯脑神经实质，即对大脑并没有实质性损害，所以是耳源性颅内并发症中最轻者，如能及时正确治疗，一般预后良好，不遗留不良后果。

2. 临床表现及诊断　一般没有明显的颅内感染的自觉症状，以化脓性中耳炎的症状为主要表现，可见外耳道脓液较多或有明显波动感。若患者有不能解释的发热和患侧头痛，特别是脓液突然减少而头痛加重者，应怀疑到硬脑膜外脓肿的可能性。脓肿大者，可有颅内压升高、恶心、呕吐，甚至意识淡漠。清除外耳道脓液可见鼓膜穿孔、肉芽、脱落上皮等。有胆脂瘤者脓液有特殊臭味，亦可见豆腐渣样胆脂瘤组织。颞骨CT断层片可准确显示脓肿的部位、形态和大小，常表现为颅骨内侧梭形或椭圆形、类圆形脓腔，脓腔外壁与颅内板相贴（图7-3-1）。有颅骨破坏者，在脓肿外侧可看到颅骨缺损，经血循环感染者颅骨可完整。不同层面的CT片可显示中耳乳突病变和解剖结构破坏的细节。颞骨CT断层扫描是最准确、简便的检查、诊断方法。

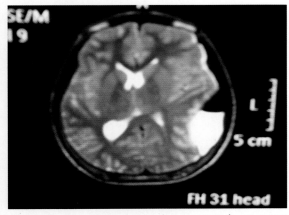

图7-3-1　左侧耳源性硬脑膜外脓肿CT征象,显示硬脑膜与颅骨之间有梭形脓腔,并有气液平面。

3. 治疗　一经确诊，在局麻或全麻下经耳后切口行乳突探查术，打开鼓窦时常见压力高的脓液溢出。吸除脓液，清除病变，仔细检查鼓室天盖、乙状窦前壁、陶特曼三角处的颅骨，寻找颅骨破坏、疏松或肉芽组织掩盖颅骨破损处。如找到颅骨穿透与脓腔相通处，凿除扩大瘘管四周骨质至正常硬脑膜，彻底敞开脓腔，常可见脑膜波动。脓腔内壁硬脑膜上常有肉芽组织，要十分小心，不可轻易搔刮和撕扯，以免损伤脆弱的病变硬脑膜而发生脑脊液耳漏和脑内感染。如患者颅骨尚完整，根据CT断层片显示的脓肿位置，在其相应的颅骨处用电钻钻孔探查后再开放脓腔。如患者情况允许，可一次完成中耳乳突根治，否则可待病情好转后行二期手术。术腔填塞不要太紧，耳后切口一般不一期缝合，特别是伴有复合性颅内并发症者，应等到抗感染治疗颅内炎症消退后再行耳后切口二期缝合。如果患者CT片没有显示硬脑膜下和脑内有脓肿，千万不可做脑穿，以免造成医源性颅内感染扩散。

三、硬脑膜下脓肿

为硬脑膜与软脑膜之间的化脓性病变，未形成明显脓腔者也称硬脑膜下积脓，局限形成脓腔者称硬脑膜下脓肿。与硬脑膜外脓肿不同，以往此病诊断困难，病情凶险危重，治疗很棘手，常久治不愈引起更多严重并发症导致死亡。

1. 病理　中耳炎向颅内感染的3种途径都可能引起此病，根据笔者早年的临床观察研究认为，经中耳乳突周围与颅内交通的末梢小血管感染邻近软脑膜的概率可能较大。其病理过程是：中耳腔感染→经交通小静脉血管→邻近局限性脑膜炎→局限性脑膜炎四周反应性局限粘连→形成潜在空腔→腔内积脓、增大→压入脑内→脑疝形成。因此，它是在由中耳炎引起的邻近局限性脑膜炎的基础上发展起来的脓肿。它好发在小脑幕上、下，桥小脑角（陶特曼三角的内侧）（图7-3-2），大脑镰旁，除脑静脉两侧脑膜易侵犯外，常引起静脉炎脓毒血症，提示多为脑部静脉系统的逆行性感染所引起。

2. 临床表现特点及诊断　临床症状重，除耳科症状外，多表现为急性颅内感染的脑部和全身症状，可有持续高热或弛张热，严重者有寒战、寒热往来。可有不同程度的脑膜刺激症状，如恶心、呕吐、头痛。有颈强直和其他脑膜刺激征存在，一般不十分明显，但持续时间长，很难消失。开始多无明显定位体征，待脓肿增大或炎性病变位于大脑镰旁皮层运动和感觉区者可出现定位体

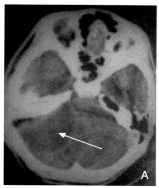
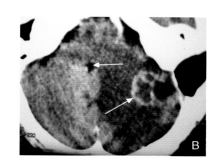
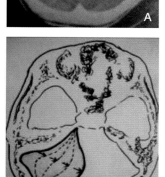

图 7-3-2　右、左桥小脑角硬膜下脓肿（A，B 白箭头所示），空心箭头示第四脑室受压移位（B）。硬膜下脓肿形成过程模式图（C）。

征。幕下脓肿可表现有头晕、嗜睡、四肢活动减少、肌张力下降、虚弱等表现。脓肿增大，压入小脑者可有小脑损害的定位体征。但有时仅是一侧小脑受压，而且将压力传向对侧，整个小脑受压的结果表现为双侧肌张力下降、行走困难，并使单侧局灶性定位体征往往不明显。小脑幕上硬膜下脓肿由于位于小脑幕切迹旁，出现小脑幕切迹疝较早。小脑幕下硬膜下脓肿多位于小脑腹内侧，常压迫或损伤到脑桥腹外侧的前庭神经核团，炎性水肿或压迫影响到脑干上行网状激活系统，多出现比较明显的持久性头晕或眩晕、精神不振或嗜睡状态。

　　笔者曾对 16 例耳源性硬脑膜下脓肿做腰穿后行脑脊液镜检和生化检查，发现大多数患者脑脊液大致正常，白细胞计数不超过 10 个。有不同程度的脑膜刺激征，但脑脊液却正常，这是此种患者的一个特征，笔者称之为"脑膜炎-脑脊液分离现象"。因为一般化脓性脑膜炎都伴有明显的脑脊液异常改变，这也是诊断脑膜炎的基本标准。耳源性硬膜下脓肿出现这种脑膜刺激征与脑脊液检查结果不一致的现象，笔者认为这是此病病理过程的特殊性所决定的。中耳炎在引起邻近局限性脑膜炎的同时，机体的防卫系统作出反应，为限制其向四周扩散，在局限性脑膜炎的四周发生粘连，将炎性反应局限在脑膜粘连的范围之内。

这时，因为脑膜有炎症，就表现出脑膜刺激征；但被局限的炎症反应区被隔离，与脑脊液循环系统不交通，所以炎性反应物如白细胞、蛋白等也无法进入脑脊液循环，因此脑脊液检查结果可正常。这是耳源性硬脑膜下脓肿一个很重要且最具诊断意义的特征。

　　颞骨 CT 断层扫描的出现，使症状错综复杂、诊断困难的耳源性硬脑膜下脓肿的诊断变得容易，并取代了以往许多脑外科检查法。典型的 CT 断层片可显示一与颅骨相切的低密度阴影，其形态从早期的扁平、月牙形发展到蘑菇状（图 7-3-2~3）。脓肿大者可见大脑中线或第四脑室受压向对侧移

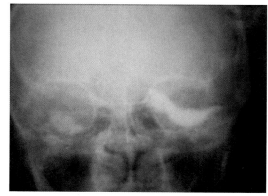

图 7-3-3　左硬膜下脓肿穿刺引流后造影显示呈月牙形。

位。断层片可显示中耳乳突病变及骨质破坏情况，为诊断、治疗提供可靠依据。

3. 治疗　以外科手术根除病灶、彻底引流脓肿和足量抗生素抗感染为基本治疗方法。如情况允许，术前用抗生素治疗，防止手术引起感染扩散。病情危重不能耐受手术者，可给支持疗法，情况改善后可在局麻或全麻下行耳后切口乳突探查术。先清除中耳乳突病变，再穿刺脓肿，抽出脓液。脓液不宜一次抽出太多，以免脓腔快速缩小，脓肿壁相贴粘连，形成有分隔的多个脓腔，给以后的治疗带来困难。由穿刺处切开硬脑膜置入引流管，不可置入太深，以免插入脑实质，将感染带入脑深部。经引流管可轻轻用低浓度抗生素溶液冲洗术腔，不可用力太大，避免冲出脓腔使感染扩散，或者因抗生素溶液刺激脑膜而诱发惊厥或脑膜刺激症状。术后可经引流管注入适量造影剂，以观察脓肿缩小情况，也可经引流管注入适当抗生素溶液冲洗术腔，加强抗感染治疗。脓腔引流过程中注意不要让其缩小、闭塞过快，否则常引起脓肿壁粘连、脓肿复发或形成多腔脓肿无法充分引流。耳后切口等待颅内炎症消退后二期缝合。

应用能通过血脑屏障，对细菌培养药敏试验敏感的足量抗生素治疗。一般开始都加用激素，以减少脑水肿，降颅压，控制高热、惊厥。早期脓肿尚未完全形成，仅是一个扁平的潜在腔隙时，不可盲目穿刺，避免穿透脓肿内壁，使感染向脑内扩散。可找准部位，切开硬脑膜，敞开脓肿。但注意切开一定要部位准确，不要切开脓腔壁与硬脑膜粘连处之外的硬脑膜，以免发生脑脊液漏和感染经切口向脑内扩散。必要时可加用脱水剂降脑压，给予输血、营养物质等支持疗法，促进愈合。

四、耳源性蛛网膜囊肿

1. 病理　在蛛网膜和软脑膜之间，存在着蛛网膜下腔，其中充满着脑脊液，并在脑沟、裂和脑底部有较大的蛛网膜下腔，称之为蛛网膜下腔池。这些蛛网膜下腔池供孔道互相交通。中耳炎扩散至颅内，可使蛛网膜和软脑膜发生炎性粘连，引起脑脊液循环障碍，形成局限性包裹性囊肿，称蛛网膜囊肿。耳源性蛛网膜囊肿好发于脑底、桥小脑角处的脑桥池及侧池。

2. 临床表现及诊断　与硬脑膜下脓肿不同，此种患者早期多无明显颅内急性感染症状，可有轻微头痛不适。囊肿增大，可出现颅内压增高、定位体征等类似颅内占位性病变的表现。可有明显头痛、恶心、呕吐、强迫头位，展神经、面神经麻痹，同侧三叉神经痛，眩晕、眼震、听力下降、耳鸣。小脑受压者可有锥体外系的共济失调、肌力下降等症状。怀疑此病者头颅 CT 扫描可显示均匀一致的低密度阴影，得以确诊。有时易与小脑脓肿相混淆，手术中穿刺后方可明确诊断。

3. 治疗　除手术根治原发病外，经准确定位行囊肿穿刺是简单有效的治疗方法。反复穿刺不愈者，需转神经外科行开颅囊肿摘除术。同时给足量抗生素、激素治疗是必要的。

五、侧窦血栓性静脉炎

侧窦血栓性静脉炎是耳源性颅内并发症最常见的一种，往往同时发生有侧窦周围炎或脓肿形成。侧窦包括横窦（水平部）和乙状窦侧部，向上与矢状窦相延续，向下进入颈部颈内静脉。在侧窦周围，有颅内不少的静脉窦、脑静脉、乳突导血管汇入。侧窦与中耳乳突腔相邻，仅有一薄骨片相隔，因此中耳炎时，很容易直接或间接感染侧窦。感染的主要致病菌有变形杆菌、大肠杆菌、绿脓杆菌和溶血性链球菌等。

1. 病理　侧窦感染一般先发生侧窦周围炎，形成肉芽组织和侧窦周围脓肿。窦壁因炎性浸润刺激，继而引起侧窦内膜炎，使侧窦内壁粗糙，逐渐形成壁立性血栓和阻塞性血栓，发展成为血栓性侧窦静脉炎。严重者窦壁坏死和血栓化脓形成侧窦脓肿，新的感染灶经岩上窦向上扩展为海绵窦血栓，向下引起颈内静脉栓塞，向内扩散发生脑膜炎、脑脓肿，栓子脱落还可经血流到达其他内脏，引起多发性脓肿。大部分患者合并有脓毒血症。除此之外，巨大胆脂瘤可以压迫侧窦，使受压、阻塞部位以上发生血栓，此种血栓可继发感染，亦可无明显感染。

2. 临床表现及诊断　侧窦血栓性静脉炎以脓毒血症为主要特点。一旦感染发展到侧窦内膜炎，便可出现高热、寒战或弛张热，多数每天重复症状一次，也有持续高热者。退热后一般情况尚可，久病者表现为精神委靡、贫血、虚弱等症状。单纯侧窦感染无定位体征，患者可有耳后、枕项部头痛，可随寒热呈阵发性。高热时可有恶心、呕吐。颈静脉孔处甚至颈侧可有压疼。若血栓随血流转移到身体远处，可在肝、肺、肾、关节或心脏等处发生新的炎性感染灶，引起相应症状。

依中耳炎病史、耳科症状及脓毒血症弛张高热，一般诊断不难。脑脊液生化和镜检可以大致正常，脑压测定时可显示同侧压颈试验阴性，提示乙状窦栓塞无血流通过。注意要慎重做健侧压颈对比试验，因患侧已阻塞血流不通，压健侧颈内静脉时间长或过重时对侧不能代偿，会使脑压骤然升高出现危险。血常规检查多显示白细胞显著增高，核左移。病程较长，有贫血者可见红细胞及血红蛋白减少。血液细菌培养+药敏试验对诊断和治疗有指导作用。耳部检查多有中耳炎急性感染，脓液排流不畅表现，耳后皮肤可有肿胀，乳突导血管处可有压疼。脑血管数字减影技术能清楚显示阻塞部位、范围和程度。

3. 治疗 以外科手术根除病灶、足量抗生素控制感染为是基本治疗方法。耳后切口，根除乳突病变，重点检查乙状窦前壁，陶特曼三角区骨质有无吸收破坏、疏松、瘘管、肉芽等改变，沿骨质破坏处扩大暴露乙状窦骨壁至正常硬脑膜，小心清理其表面肉芽组织。如果乙状窦骨壁尚完整，可小心凿开或用电钻磨开探查，若乙状窦周围尚光滑，应观察其有无搏动，轻压有无弹性，或消毒后用空针穿刺窦腔，穿刺阻力大，回抽无血则证实有栓塞。侧窦一般不切开，除非血栓已化脓，穿刺有脓者应切开，敞开窦腔取栓并引流。高热不退，疑有栓子脱落者可以在栓塞部位以下结扎颈内静脉。早期治疗愈合较快，感染重、迁延时间较长者治疗棘手，有时脓毒血症很难控制，即使行颈内静脉结扎效果也不满意。病程长者往往有贫血、虚弱表现，少量多次输血和其他支持疗法亦很重要。颅压高者可用脱水剂或（和）适当激素治疗。并注意其他颅内或远处并发症的出现和诊治。耳后切口应在颅内感染消退后缝合。

六、耳源性脑膜炎

中耳炎向颅内扩散，引起软脑膜化脓性感染，通常有局限性和弥漫性两种。局限性脑膜炎多发展成硬脑膜下积脓或脓肿，耳源性弥漫性脑膜炎与其他脑膜炎的病理和临床表现非常相似。

耳源性弥漫性脑膜炎与流行性脑膜炎及其他脑膜炎都是以颅内急性感染症状为主要表现，出现头痛、恶心、喷射状呕吐、烦躁、易激动，病重者神志不清、意识模糊、谵妄，甚至昏迷等。有的患者有高热、惊厥。神经系统检查可见有颈强直、病理反射等脑膜刺激征。可有中枢性面瘫、动眼神经麻痹、对光反应迟钝、展神经麻痹。脑脊液压力高、混浊，白细胞计数明显升高，糖含量减少，蛋白含量升高。细菌培养可见致病菌生长。

与其他脑膜炎的鉴别在于检查出中耳炎的存在，并且与脑膜炎的发生有确切的因果关系。一般这种患者发病前常有中耳乳突炎急性发作的症状，耳流脓、同测头疼，特别是耳流脓突然停止或减少者，说明因中耳引流不畅而致脑膜炎发生的可能性大。耳部检查多有胆脂瘤、肉芽组织及骨质破坏的征象，可有鼓膜松弛部或紧张部后上象限穿孔，外耳道后上壁向前下塌陷等症状。CT断层片常显示鼓室天盖或乙状窦前骨壁缺损、破坏。脑脊液细菌学检查是与其他脑膜炎相鉴别的重要证据之一。流行性脑膜炎和结核性脑膜炎常可从脑脊液中检查出脑膜炎双球菌或结核杆菌，而耳源性脑膜炎多以变形杆菌、大肠杆菌、绿脓杆菌等致病菌。流行病学资料和别处结核病灶的存在亦有鉴别意义。

其治疗与一般脑膜炎抗感染治疗相同，所不同的是要进行外科手术，行中耳乳突病灶根除和术腔引流术，并彻底暴露、扩大引流向颅内感染的径路。注意脑积水、脑脓肿等其他颅内并发症的发生。

七、源性脑脓肿

耳源性脑脓肿是化脓性中耳炎典型的颅内严重并发症。由于它集颅内占位性病变和感染性病变于一体，且多合并有其他颅内并发症，症状相互交错、掩盖，因此，在颅脑CT扫描问世以前诊治复杂、困难。脓肿大多发生在与中耳乳突腔相邻的颞叶和小脑，经血液循环感染到远处脑实质的其他部位者甚少。致病菌以引起中耳炎的杆菌为多见，约占60%以上，常见的有变形杆菌、铜绿假单胞菌和大肠杆菌，亦有链球菌和溶血性金黄色葡萄球菌者，约占15%左右。

1. 病理 感染可通过向颅内扩散的3种途径进入脑内，但以通过颅骨破坏缺损处通道直接侵入，先感染硬脑膜，再侵入脑内者多见。颅骨最常被破坏的位置在鼓室天盖、乙状窦前骨壁、陶特曼三角区。大多是由于慢性中耳乳突炎急性发作的同时，中耳内通风引流通道或外耳道被病变堵塞，中耳腔系统阻塞部位以后区域脓液聚积、压力增高后经颅骨缺损处向颅内扩散的结果。由于中耳乳突腔脓液压力高，感染病菌经与颅内交通的小静脉扩散至脑实质也时有发生。

感染扩散至脑组织，经过感染的炎症反应和机体抵抗力的局限性反应机制，最后形成脓肿。在脑深部的白质中形成脓肿的机会多。因为脑表面的灰质层血液循环非常丰富，抵抗力很强，不易形成脓肿，即使形成脓肿在很小时就被局限，而不至于形成大的脓肿。而脑白质部血运明显减少，抵抗力弱，感染经血管进入深处白质较容易发生化脓性改变，病理性炎症局限反应弱且慢，故大的脓肿多在此层形成。

脓肿的形成过程大致分为3个阶段：刚感染时出现急性局限性脑炎。脑组织因局部栓塞性静脉炎而出现弥漫性缺血、水肿、斑点状出血，稍后缺血水肿的脑组织发生软化、坏死、液化。第二阶段进入化脓期。大量炎性细胞浸润，液化区迅速扩大，液化的脑组织被含有大量脓细胞的脓液代替。在脓液的刺激下，周围开始有肉芽组织和新生血管生成，这是机体防御性的病理改变，可防止炎症向四周扩散。其外仍有脑组织水肿带。第三阶段是包膜形成期。由脓腔周围的成纤维细胞增生，肉芽组织老化、粘连形成脓肿包膜，最终脓液被局限在包膜内，以阻止向外扩散。一般感染后1个月左右形成完整包膜。典型的成熟期的耳源性脑脓肿主要由3层结构组成，最外层是脑组织水肿带，其内是脓肿包膜，包膜内充满脓液。

因感染细菌的种类、毒力和身体抵抗力不同，脑脓肿形成的病理过程也不完全相同。急性脓肿发展快者，或厌氧菌感染引起的脓肿可以不形成明显包膜。有些慢性脓肿、病程长者脓肿壁可以很厚，或者整个脓肿机化，被形成的肉芽组织所代替。有些则包膜不完整或薄厚不一。靠皮层的一面包膜较厚，近脑室的一侧包膜较薄。所以脓肿增大，腔内压力增高时脓肿容易向脑室或蛛网膜下腔穿破，引起脑室炎和严重的脑膜炎，病情可突然加重。接近脓肿的脑表面也可发生局部脑膜炎。脓肿周围脑组织水肿程度很不一致，通常包膜不明显者水肿范围广且不规则，包膜厚者水肿带较薄且界线清晰。有时水肿带厚度与脓肿大小也不一致。

2. 临床表现及诊断　耳源性脑脓肿随着形成发展过程的推进，其临床表现也有相应的变化规律。其临床症状和体征大致可分为4期。

（1）起病期：有急性局限性脑炎或脑膜炎症状，表现为发热、头痛、恶心、呕吐。有脑膜刺激征，多表现为轻度颈强直。脑脊液轻度异常，白细胞和蛋白含量升高。此过程通常持续数日。

（2）隐期（数日至数周）：此期相当于病理过程中脑组织液化的化脓早期，急性脑炎和脑膜炎反应暂时减轻，无明显自觉症状，体温可接近正常，头痛减轻，脑膜刺激征消失或减弱。但可有烦躁易怒或抑郁不乐。脑脊液恢复正常，无明显神经系统定位体征。

（3）显期（持续时间不定）：脓肿未完全形成，并常有逐渐增大趋向。此期症状多，大体上有一般炎症症状、颅内压升高症状和局灶性定位症状表现。

一般炎症症状可表现为午后低热，或体温低于正常。高热和脉缓者有较大诊断意义。可有慢性消耗性症状，食欲缺乏、疲乏无力、消瘦等。

脓肿增大或合并脑膜脑炎、脑脊液生成增多或脑脊液循环障碍者，可出现颅内压升高症状。常出现嗜睡、精神疲怠、打呵欠、精神障碍，这些症状在大脑脓肿出现较早，在小脑脓肿出现较晚。可有脉缓、行为性格改变等大脑缺氧症状。头钝疼、剧烈痛，夜间重，常难以忍受而喊叫，头痛部位不确定，多为弥散性或前额部头痛。小脑脓肿多表现为枕项部疼。有喷射性呕吐，视神经乳突头水肿。神经系统查体能引出病理反射。

脓肿部位不同，局灶性体征各异。颞叶脓肿可无定位体征或出现较晚。可出现对侧肢体瘫痪。脓肿影响到额回和中央前回下部的Bruca区，可出现运动性失语，影响到颞叶不同区域可出现命名性失语和感觉性失语。影响到视放射可出现同侧偏盲。小脑脓肿主要出现同侧共济不能、肌力减弱或消失、眩晕、步态不稳、中枢性眼颤、言语缓慢、发音困难等症状。

（4）末期：常因脓肿增大，形成脑疝或破入脑室，出现致命性的恶化表现。脑疝形成者先出现血压升高，脉搏慢而有力，呼吸深慢，先停止呼吸，继之心跳停止。如果脓肿破入脑室，则发生剧烈头痛、反复呕吐、昏迷、高热、惊厥、颈强直等暴发性脑膜炎症状。脑脊液混浊呈脓性，血细胞计数显著升高，蛋白含量增高。

由于耳源性脑脓肿形成过程较长，常同时或相继并发其他颅内并发症。加之脓肿本身又可引起脑水肿、脑血液循环障碍、脑受压移位、脑积水、颅内高压等多种颅内病理变化，使症状错综复杂，扑朔迷离，需认真观察，仔细检查分析，才能掌握每例患者的病程特点，作出准确判断。

耳源性脑脓肿是涉及耳科和神经科的一种危重而复杂的病症，临床表现和危险性主要在神经科方面，对于缺乏这方面经验的耳科医生来说诊治有相当的难度。特别在脓肿形成过程的早期，缺少定位体征往往易被忽略。与脑脓肿同时形成的其他颅内并发症如脑膜炎、颅内高压等，可引起比较弥散的脑神经症状，如嗜睡、外展或动眼神经麻痹、眩晕、肢体瘫痪等，易混淆、重叠或掩盖脑脓肿的症状。根据临床经验，有以下情况者可提示有发生脑脓肿的可能：①当颅内感染的其他症状缓解或消失，而头痛加重，夜间更甚，常呼喊难忍，且一般止疼药物效果不佳。②出现难以解释的精神症状，特别是炎症消退、体温逐渐恢复正常，反而出现嗜睡、精神委靡不振、淡漠或意识不清、无意识活动增多。③颅内压增高，脑脊液改变不明显，脉搏变慢，血压升高、脉压增大。④出现恶心、喷射状呕吐者。腰穿检查要慎重，防脑疝形成，对临床表现疑似者，行颅脑CT扫描检查，早期可显示脑水肿、脑软化等边界不清的低密度区，中晚期可见脑脓肿形成的高密度包膜、大小及位置（图7-2-4），脑组织、脑室受压以及脑疝形成的情况，还可显示颅骨破坏的情况，提示感染途径。必要时做强化CT扫描检查。在诊断过程中要做到多怀疑、勤观察，及时检查、善判断。

3. 治疗　耳源性脑脓肿的治疗应将非手术和手术治疗紧密结合，足量敏感抗生素可将感染尽快控制。激素、脱水剂和输血等支持疗法可减轻炎症反应，降低颅内压，增加抵抗力，这些方法应灵活配合使用。有些脑脓肿病程时间长，药物应用必须有长远计划，适当调配。

外科手术是治疗耳源性脑脓肿的主要方法，手术的具体目标是根治中耳病灶，引流或切除脑脓肿，配合药物治疗以期终止炎症。

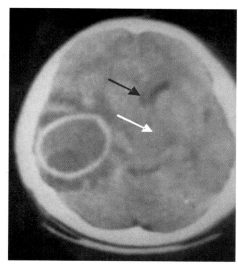

图7-2-4　左侧颞叶脑脓肿包膜形成，CT片显示高密度银环样征象。黑箭头示脑室受压变形、移位。白箭头示大脑镰受压向对侧移位。

原则上耳源性脑脓肿一经确诊就应尽快行中耳根治探查手术。病情危重，暂时不能耐受手术者，可临时给予必要的输液、补血或降颅压、激素等支持疗法。或经颅穿刺脓肿，待病情稳定后再行手术。若患者神志清醒，一般情况较好，能配合手术者可在局麻下手术。神志不清，难以配合手术者可在全麻下施行手术。常规做耳后切口，先清除乳突和中耳病变，查找颅骨破坏、缺损的位置和情况，判断感染扩散的途径。通常在感染入颅处可见骨质破坏或疏松、渗血多、骨髓炎表现，脑膜暴露者可有肉芽附着，清除后可见压力高、脑膜搏动消失，亦有脓液自瘘管口溢出者。若颅骨尚完整，可根据CT扫描片显示的脑脓肿位置和术中观察，判断可能扩散的路径。一般是在靠脓肿最近处，凿开部分颅骨，再观察硬脑膜病变和搏动情况。若患者情况较差，可行以脑脓肿穿刺引流为目的的简化手术，不必断桥或进行其他更复杂、费时的中耳乳突手术。如果患者情况良好，可先行标准的中耳乳突根治术，再经术腔行脑脓肿穿刺。

脑脓肿穿刺引流常用的有经乳突术腔用脑穿针和经颅骨用骨钻或颅锥穿刺法，这两种穿刺法各有利弊。前者手术与乳突根治同时在同一术野操作，且经脑膜暴露处穿刺比较方便，术中可经原穿刺位置反复穿刺抽脓，并可在脓腔留置引流管以利术后引流、冲洗、给药或造影。缺点是穿刺要经过污染区，有使乳突区感染向颅内扩散的可能，有些脓肿经乳突穿刺因角度的关系无法达到，不如经颅骨钻孔穿刺直接。有些病情危重，如脑疝形成，一般情况差，不能耐受手术又急需行脓肿穿刺抽脓者，或者脓肿靠远离乳突区的颅骨内侧表面，经乳突穿刺因角度不合适难以达到，常需要经颅骨钻孔或锥颅穿刺、引流脓肿，经颅骨穿刺不经过污染区，可避免医源性颅内感染的危险。

经乳突术腔穿刺脑脓肿，在完成乳突根治术后，用大量盐水或稀释的抗生素溶液彻底冲洗术腔，然后再用碘酒、酒精消毒术区皮肤及术腔，拟穿刺处的硬脑膜更应严格消毒，更换无菌手套。确定好穿刺位置后，在拟穿刺点用电凝轻烧灼硬膜至发白，用小尖刀轻轻划开约2mm的小口，依脓肿位置确定的穿刺方向将脑穿针缓缓刺入。达到脓肿壁可能会有阻力和弹性，再稍用力，有落空感就提示穿入脓肿。此时抽出针芯，如脓肿腔内压力大，脓液可从针孔涌出，并有搏动感。穿刺针进入脑组织后严格沿同一方向直线推进，切不可摆动针尾改变方向，这样可能使穿刺针在脑组织中呈扇形摆动而严重损伤脑组织和血管，引起不良后果。如针头遇到阻力过大，可能是脓肿壁太厚，不可强行穿入，需再换锐利尖针重新试穿。穿刺不可过深，有落空感，穿过脓肿壁即可，以免针头顶到对侧脓腔壁，或因抽脓后脓肿缩小，对侧壁阻塞针孔而无法抽出更多脓液。脓肿大、压力高者不可放脓或抽脓过快，以免脓腔内出血、吸破对侧包膜，或引起局部颅内压骤降，使脑干移位或刺激生命中枢而出现呼吸、心搏骤停。特别是病情危重，全身状况差，应激能力低的患者应特别注意，必要时做好心肺复苏、气管插管的准备以防不测。如果脓肿压力太大，脓液从针孔向外涌者，应立即将芯插回针孔，使其缓缓放出。用空针抽脓时可抽抽停停，让脓腔慢慢均匀缩小。对有明显包膜感的脓腔，可向脓腔内轻轻冲入0.9%氯化钠注射液或稀释的抗生素溶液，一则换洗脓腔，二则不使脓腔回缩太快、太小，这样比较安全。也可注入造影剂，拍片观察脓腔情况，并为进一步治疗提供信息。抽出脓液应做细菌培养和药敏试验，指导以后的抗生素治疗。

脓肿穿刺结束后经穿刺孔向脓腔置入粗细合适的硅胶管或塑料管，用缝线固定在硬脑膜和切

口皮肤上，供术后再次抽脓、冲洗脓腔、造影、给药用。根据脓腔大小，每次抽脓的多少决定下次抽脓的时间和量。如抽出脓量渐少、变稀、臭味消失后，脓腔完全闭合，炎症消退后数日无复发，可拔出引流管，二期缝合耳后切口。脑脓肿穿刺，颞叶一般不超过5cm，小脑不超过4cm。一个方向未穿出脓者可改变方向再穿2~3次。

经颅骨钻孔或颅锥穿刺脓肿，多用于病情危重，不能耐受手术，或经乳突穿刺达不到脓肿者。根据CT断层片确定颅骨距脓肿最近的穿刺点，消毒，局部麻醉后，在穿刺点处切开头皮，分离达骨面。小钻头钻透颅板，再在硬膜上切开一个小口，用脑穿刺针穿刺脓肿。如用颅锥则可不做皮肤切口，直接刺透全层头皮，达颅骨，反复旋转把柄，钻入约1.0cm，有落空感，或颅锥在钻孔中不能摇晃时表明可能穿透颅骨内板。改用腰穿针顺锥孔探入，无骨质阻挡，有脑膜弹性感时即可确认已穿透颅骨，用腰穿针刺入脓腔可抽出脓液。之后置入细塑料管或硅胶管，固定于头皮。术后处理同经乳突术腔穿刺。

经保守和手术联合治疗，多数耳源性脑脓肿可治愈。但也有一些病例长期不愈，需要神经外科开颅行脓肿摘除或其他处理。这些情况包括脓肿壁过厚，脓肿腔虽经多次抽脓冲洗仍不能闭合，或多发性脓肿（穿刺无法使所有脓腔闭合）。有严重脑疝或脓肿破入脑室引起暴发性脑膜炎者，或者就诊耳科条件和经验受限，诊治无把握者最好与神经外科合作或转入神经外科治疗。

八、耳源性颅内压增高症

1. 病理　耳源性颅内压升高可单独出现，也可合并有其他颅内并发症。基本的机制是各种原因引起的颅内容物量增加，导致颅内压力升高。分析引起耳源性颅内压升高的因素，无非是脑脊液的量和脑组织量的增加。脑脊液量增加的原因可能因颅内炎症使脑脊液分泌过多，或者因炎性蛛网膜颗粒对脑脊液的吸收速度减慢，形成交通性脑积水，或是因脑膜炎性粘连，使脑脊液循环通路梗阻形成梗阻性脑积水。还可因较广泛的脑膜炎、脑炎、血管扩张，脑组织肿胀或脑脓肿形成，使脑的体积增大，颅压升高。也可因囊性蛛网膜炎形成，侧窦栓塞，脑血回流受阻引起颅内

高压，有时是多种因素造成的。

2. 症状 各种原因引起的颅内压升高的症状大致相同，包括头痛、恶心、呕吐；视神经盘水肿，视力减退，展神经受累可表现为展神经麻痹、复视；可引出弥散性病理反射；患者可精神委靡、嗜睡。

耳源性颅内压升高诊断不难，关键是要明确引起颅内压升高的主要病理病因是什么，这样才能治疗针对性明确，效果好。通常耳源性良性颅内压增高症是指中耳炎引起脑脊液分泌增多的交通性脑积水，除了表现为一般颅内高压症状外，往往经腰穿放出少量脑脊液或给予脱水剂降颅压后，大多症状缓解。经手术清除病灶和抗感染，激素治疗可痊愈，无后遗症。

中耳炎引起的颅内感染、蛛网膜粘连所致梗阻性脑积水，通常经脱水药物效果不明显，腰穿放出少量脑脊液即可出现明显椎管内脑脊液压力下降。常需由神经外科诊治。

囊性蛛网膜炎和脑脓肿头颅 CT 扫描均可见囊性占位病变，囊肿和脓肿消除后颅压即恢复。

侧窦栓塞引起的颅内压升高多发生于在右侧侧窦栓塞，因为一般右侧乙状窦较左侧乙状窦粗，栓塞后左侧难以代偿。腰穿做压颈试验患侧显示阴性，一般此种颅压升得不太高。经一段时间治疗，多可通过脑静脉系统的侧支循环代偿而治愈。

九、脑 疝

幕上脓肿一般引起海马沟回疝，或称小脑幕切迹疝，压迫中脑。小脑脓肿多引起枕骨大孔疝，使延髓受压。它们都可损害脑干生命中枢而发生死亡。

1. 临床表现 脑疝开始形成可突然出现剧烈头痛、烦躁不安，继之神志不清，频繁恶心、呕吐，血压升高，呼吸加深、加快，体温升高。脑疝进一步加重，进入代偿期，患者昏迷加深，肌张力下降，呼吸进一步加深、变慢，血压更高，脉搏更慢，可出现中枢性高热不退。小脑切迹疝可因同侧动眼神经和锥体系统受压而出现患侧瞳孔散大，对侧偏瘫。脑疝进入衰竭期，昏迷加深，出现神经生理反射消失，肌张力消失，血压和体温下降，脉搏细弱、不规则，两瞳孔散大固定，周期性呼吸，呼吸渐停止，心跳随之停止。

急性脑疝，患者可很快出现一系列症状，甚至短时间内就发展到呼吸、心跳停止。慢性颅内压升高出现的脑疝则症状不明显，这可能是前者患者尚未能对脑疝产生代偿，不能耐受，而后者患者脑干有足够的时间对受压产生耐受和代偿之故。

2. 治疗 治疗要及时，脑疝一经诊断，立即给予脱水降颅压，并吸入氧气，改善脑缺氧。如是占位病变引起，采用简便的方法尽快消除占位病变，脓肿和蛛网膜囊肿应立即穿刺减压。如确诊为交通性脑积水，可行腰穿放出脑脊液 20~50mL。梗阻性脑积水严禁腰穿，可行脑室穿刺减压。深昏迷、呼吸道有分泌物影响肺气体交换时可行气管切开，吸除呼吸道分泌物，改善缺氧。治疗效果不佳，原因不清者，积极准备心肺复苏的同时，请神经外科协助诊治。对脑疝一定要提高警惕，及早认识，及早采取措施。临床诊治中常犯的错误是诊治总是落后于病情发展，治疗始终处于被动状态。脑疝早期治疗可很快恢复，如治疗不得力，不果断及时，待脑疝已固定时很难还纳，变为不可逆。

十、耳源性颅内并发症的临床观察

大多数耳源性颅内并发症往往集颅内占位病变和感染性病变于一体，加之许多同时发生的并发症交织在一起，临床症状互相重叠、掩盖，变幻莫测，远较单一脑病复杂得多。对于相对缺乏神经科疾病知识和经验的耳科医师来说，其诊治具有很大的难度和挑战性。在诊治过程中要做到多怀疑、勤观察、常检查、善判断。其中观察病情和症状变化是及时获得第一手临床资料，分析其发展动向，掌握诊治主动权的一个重要环节，历来被临床医师所重视。

病情观察的目的是根据相关的解剖、生理和病理知识，通过临床表现的症状及其变化，洞察颅内实际的病变情况和趋向，为制订或调整进一步的诊治计划提供临床依据。要做到这些，熟悉、理解每个症状及其变化的病理意义是非常重要的，否则便不能透过现象看到本质。以下就几个主要应该观察的内容做一简要的讨论。

1. 精神意识（神志） 患者的意识情况能在总体上反映大脑病情的轻重，相当于脑病的晴雨表，但在颅内感染较轻的早期阶段常被医护人员忽略。人的意识、思维中枢主要在大脑额、顶回皮层和脑干网状上行激活系统。患者出现的神志、意识障碍，如表情淡漠、无神、乏力、嗜睡、混沌甚至昏迷等是这些区域的脑组织受损的一种抑制性保护反应。一般来说，意识障碍越重，表明脑受损程度越重。脑炎性水肿、脑受压、颅内高压等引起脑组织缺氧均可出现意识障碍。有些脑脓肿，患者在没有出现其他明显定位症状时，有经验的医师凭着敏锐的观察力，仅依据患者的精神状态变化就会及时检查作出诊断，并及时治疗。颅内高压多表现为嗜睡，但意识尚清楚；如为交通性脑积水，给脱水剂后症状很快好转。脑水肿初期，用激素配合脱水药，也常能使症状减轻。脑疝或后颅窝，特别是桥小脑角脓肿、蛛网膜囊肿压迫脑干影响到上行网状激活系统者意识障碍较重，且不易缓解。意识障碍轻者，生理反射活跃，随着意识障碍的加重，生理反射渐减弱甚至消失，并出现病理反射。

2. 生命体征　主要指心跳、血压、呼吸、脉搏。生命中枢深藏在脑干延髓中部，是颅脑最不易受外伤损害的要害部位。当脑部有病时，它可能作出代偿性调节或自身功能受损的表现。颅内压升高，脑皮层缺氧时，可表现为血压升高、脉压增大、脉搏慢而有力、呼吸深而慢，这是生命中枢的代偿性调节，试图克服因颅内压升高引起的脑供血阻力增加，以改善脑缺氧状况。如果血压下降、脉压变小、脉搏快而弱、呼吸节律紊乱、周期性呼吸，多表示延髓本身受损渐重，进入脑疝衰竭期。

3. 瞳孔变化　也是反映颅脑病变比较敏感的体征。单纯性颅内压升高，人的意识处于抑制状态，交感神经抑制，副交感神经兴奋，常表现为双侧瞳孔缩小。一侧瞳孔散大、对光反应迟钝多提示同侧占位病变较大，可能有脑疝形成。小脑幕切迹疝早期压迫同侧纤细的跨过小脑幕切迹的展神经，使同侧展神经麻痹，其出现可早于瞳孔改变。在脑疝的诊治中，瞳孔的变化常能敏感地反映脑疝的加重、治疗后好转等病理过程。有些急性脑疝的瞳孔散大、经快速脱水或脑脓肿穿刺减压后能立即恢复正常。若双瞳孔散大，对光反应消失，对治疗无反应，则提示脑干受损严重，进入衰竭期，病情极度危重。

4. 脑膜刺激征　脑膜是非常敏感的一层覆盖大脑的薄膜，当受损害或刺激后，便有强烈的刺激反应。表现为剧烈头疼、恶心、喷射状呕吐、怕光和声刺激、神志不清、抽搐、颈项强直、角弓反张，抬腿试验阳性，颈抵抗明显，病理反射阳性等。多是脑膜急性炎症，脑疝形成，脑膜受压刺激引起。局限性脑膜炎或硬脑膜下脓肿一般表现为轻度但持续时间较长的脑膜刺激征，脑脊液改变轻微或正常，出现脑脊液-脑膜炎分离现象，表明脑膜受损范围小，且炎症区与蛛网膜下腔脑脊液循环不交通。枕骨大孔疝以颈项强直、枕部疼痛为主要症状。耳源性颅内感染常出现后颅窝脑基底蛛网膜炎、脑膜炎，除有明显颈项强直外，常有后组脑神经受损症状。

5. 定位体征　通过人体某些部位症状的出现来判断脑组织病变的部位，此过程称为"定位诊断"。无疑，观察记录定位体征及其变化情况有重要临床价值。

6. 大脑半球病变多表现为肌张力增强、腱反射亢进、活动减弱的对侧瘫痪。小脑病变表现为肌张力下降、腱反射减弱或消失、共济失调的同侧瘫痪。脑干受损多表现为交叉性瘫痪，即同侧脑神经瘫痪，对侧肢体瘫痪。颞叶脓肿或损害，常有命名性或感觉性失语，是其特征之一，也有同侧偏盲者。后颅窝硬脑膜下脓肿，常影响到脑桥腹外侧前庭神经核群和脑桥上升网状激活系统而出现头晕、嗜睡、脑膜炎-脑脊液分离现象，且因双侧小脑受压，可有双侧肌张力下降、行走困难、共济失调等症状。

7. 体温　耳源性侧窦感染多表现为弛张热，每天有规律地重复寒战、高热、退热的过程。由于弛张热时心脏不必持续快速搏动，所以不易出现衰竭，可以持续很长时间。因下视丘体温中枢受到影响或脑疝引起的中枢性高热多为持续性，一般抗感染或其他药物很难奏效。中枢性持续高热引起的心率持续加快，心脏无休息的机会，患者往往不能坚持很久就会出现心力、呼吸衰竭。耳源性颅内感染体温升高很常见，但必须弄清体温升高的原因，否则治疗不对症，效果差，还会延误病情。

除此之外，对颅内高压，脑疝等临床表现也应十分熟悉，理解其发生原因、病理过程对临床观察分析和准确诊治也很重要。

临床观察和检查是手段，目的是要弄清楚在颅内什么部位发生了什么样的病变，出现了怎样的变化，是什么原因引起的。准确把握病情变化趋向，弄清其病理病因，抓住时机尽早治疗，阻止病情恶化。

张全安　康全清

参考文献

［1］吴永金.耳源性脑脓肿 15 例临床报告.耳鼻咽喉-头颈外科杂志，2001，8：31

［2］古庆家，秦学玲.耳源性颅内外并发症 23 例临床分析.耳鼻咽喉-头颈外科杂志，2002，9：367-368

［3］王莹，孔维佳.中耳炎的颅内外并发症.临床耳鼻咽喉杂志，2003，17：283-284

［4］张全安，张全忠.耳源性硬脑膜下脑脓肿的临床特征（附 10 例报告）.陕西医学杂志，1993，5（22）：269-271

［5］孙化锟，张永奇.经乳突腔行脑穿刺抽脓术治疗耳源性脑脓肿的体会.耳鼻喉科学报，1987，1（2）：38

［6］吴净芳，倪道凤，杨见明等.中耳炎颅内、外并发症的 20 年临床经验及分析.中华耳科学杂志，2007，6（2）：170-175

［7］杜英华，付玉贵，孙化鲲.经乳突腔穿刺抽脓在耳源性脑脓肿治疗中的应用.中华耳科学杂志，2007，5（2）：152-154

［8］Albers W J. Complications of otitis media:The importance of early recogniyion. Am J Otol ,1999,20:9-12

［9］Kangsanarak J, Navacharoen N, Fooanant S, et al. Intracranial complications of supperative otitis media: 13 years' experience. Am J Otol 1995; 16:104-109